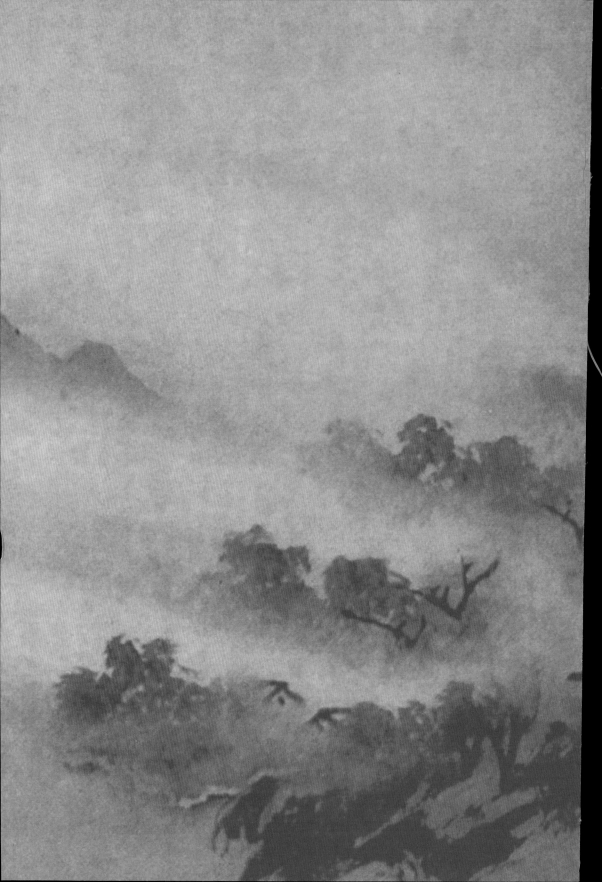

总主编　董尚朴

「医学衷中参西录」临证助读系列

主　编　张再康　冯瑞雪

副主编　贾云芳　张弘
　　　　支正　　侯志会

编委　韩云鹏　杨旭杰　苏敬文
　　　毕胤龙　邢晓静　张紫微
　　　邢鑫　　赵向辉

方论分册

人民卫生出版社

图书在版编目（CIP）数据

《医学衷中参西录》临证助读系列．方论分册/张再康,冯瑞雪主编．—北京：人民卫生出版社,2016

ISBN 978-7-117-21717-0

Ⅰ．①医…　Ⅱ．①张…②冯…　Ⅲ．①中国医药学-中国-现代②方书-中国　Ⅳ．①R2-52

中国版本图书馆 CIP 数据核字(2016)第 219465 号

| 人卫智网 | www.ipmph.com | 医学教育、学术、考试、健康，购书智慧智能综合服务平台 |
| 人卫官网 | www.pmph.com | 人卫官方资讯发布平台 |

《医学衷中参西录》临证助读系列　方论分册

主　　编：张再康　冯瑞雪
出版发行：人民卫生出版社（中继线 010-59780011）
地　　址：北京市朝阳区潘家园南里 19 号
邮　　编：100021
E - mail：pmph @ pmph. com
购书热线：010-59787592　010-59787584　010-65264830
印　　刷：北京铭成印刷有限公司
经　　销：新华书店
开　　本：710×1000　1/16　印张：35　插页：4　字数：628 千字
版　　次：2016 年 12 月第 1 版　2016 年 12 月第 1 版第 1 次印刷
标准书号：ISBN 978-7-117-21717-0/R · 21718
定　　价：59.00 元

打击盗版举报电话：010-59787491　E - mail：WQ @ pmph. com
（凡属印装质量问题请与本社市场营销中心联系退换）

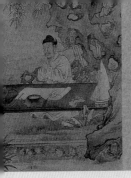

　　学过点儿中医的人，大都知道中国近代有一个中西医汇通学派，有几位代表医家，其中尤为卓著的是张锡纯，他的著作叫《医学衷中参西录》。这都是教材和读物里常常写着的。

　　张锡纯（1860—1933）先生，字寿甫，河北省盐山县张边务村人。他外祖父刘锡论，字纯嘏。《诗·小雅·宾之初筵》曰："锡尔纯嘏，子孙其湛。"他的大名看来是和姥爷的名字相关的。

　　先生生当国势衰颓，民生凋敝的时代，但家境尚可吧？至少自做过迁安县训导的高祖父张宗禹字绍庭者起，曾祖父张云汉字汝霞，祖父张菜字友三，父亲张彤元字丹亭，代代习儒，都是饱读四书五经之类，贡生庠生之类，舞文弄墨的读书人。先生幼受庭训，备考科举近三十年，后承乃祖乃父之业，教书训蒙也近三十年，对中国传统文化，自然是耳濡目染，寝馈其中了。亲炙门生张坤的《盐山名医张锡纯先生事略》说他"于六经诗文、天元数学，皆精研深究，尤邃易理"，应该不是虚饰之言，可见其造诣之深。用当今的话说，国学根底珰珰的。这对于学习中医是极有帮助的。

　　先生祖父、父亲都博通医术，并且"垂训来兹，谓凡后世子孙，读书之外，可以学医"。先生家学渊源，做学生时兼学医学，做教员时也兼授医学。他自述"广求方书，远自农轩，近迄国朝著述诸家，约共搜阅百余种"。古往今来，源流本末，这么大的范围，真可谓"众里寻他千百度"，"独上高楼，望断天涯路"了。

　　归去来兮！闱试不第之后，先生渐渐专心致志于医了。"绝知此事要躬行"，他十余年间"临症者几无虚日"，辨证辨药，孜孜矻矻。其勤笃实验情形，张铭勋《先祖锡纯公传略》中有所例举，而先生著作中呈现在读者眼前的，也满是殚精竭虑，鞠躬尽瘁的身影。古来医谚云"千方易得，一效难求"，临床实践，是医家的第一要务吧？不然，先生贡献给世人的数以百计的效验方剂从何而来呢？又何以风行近百年而至今不衰呢？

　　19世纪，中国内忧外患，风雨飘摇。西风东渐，有志之士欲求科学强国，救亡图存。1897年，先生年近40岁自学代数、几何又及物理、化学、生物学等，成为1904年科举废除后盐山唯一能讲授代数、几何的教员。"苟日新，日日新，又日新。"先生睁开眼睛看世界，学问由古到今至此又由中到外了。而敢为天下先的维新精神、先驱精神则使人感受到了民族和社会的希望所在。

　　然而，怎样对待中外之学又有着种种的不同态度。就医学而言，当时主张废除中医者有之，视西医为异端者有之。即使倡导汇通者，也各有孰为主次的差异。先生"年过三旬始见西人医书，颇喜其讲解新异多出中医之外"，但"研究功深，乃知西医新异之理，原多在中医包括之中"，因而力行汇通，命诊所为"中西汇通医社"，但汇通的方略是——衷中参西。

　　衷中，参西。我总觉得这是救中医于颠覆的智慧思想，是方向。昨天是，今天是，明天也是。且二者不可或缺，不可错位。但须小心，这方向也常常被有意无意、有声无声、时而貌似创新、时而俨然尊古地扭曲抑或忽视，无论是昨天、今天，还是明天。

先生说："人生有大愿力，而后有大建树……故学医者，为身家温饱计则愿力小，为济世活人计则愿力大。"愿力，原是佛教用语，即誓愿的力量，多指善愿功德之力。先生"济世活人"的"大愿力"，显然不仅仅是慈悲怜悯的菩萨心肠，而是忧国忧民、救国救民的家国情怀。他的诗句做了最好的注脚："自命生平原不凡，良医良相总空谈。坎坷无碍胸怀阔，遭际常怜国运艰。""神州倏忽变沧桑，骤雨狂风几莫当。时事怆怀增感慨，天心搔首竟苍茫。""独有拳拳消未尽，同胞疴痒系私衷。"他把书斋命名为"志诚堂"，就是把这"大愿力"贴成了座右铭了。张锡纯之为张锡纯，"良有以也"！

于是人们看到了一样样的建树：从戎做军医正，创办中医院做院长，著书立说筹资发行，开诊所带门徒，为医学报刊撰写文稿，办函授医校广育人才……

还有，前些天偶然浏览到先生舅舅家表兄弟的裔孙刘氏写的《张锡纯先生轶事》，说先生乳名张新，参加了1899年兴起的义和团运动。中外反动势力残酷镇压义和团时，先生避难躲在大仁村外祖父家，并在村里学堂任塾师，至今学舍仍在。还说先生帮助打算开业行医的表兄弟设计制作了药橱，药橱至今还使用着，就在黄骅镇仁村卫生院云云。这一年，先生四十岁，壮年成熟。"虽千万人，吾往矣。"反帝爱国，义薄云天！这浓墨重彩的一笔是不能落下的。还有那学舍，那药橱，也应该采取点儿什么保护措施吧？赶紧的。

然而，先生最大的建树还是中医药学的理论和经验。诸如大气下陷、升陷汤、生石膏、山萸肉、变通白虎汤、卫生防疫宝丹，不胜枚举。他影响了几代中医人，而且还将继续影响下去。高山仰止，景行行止，为民族振兴计，为民众健康计，为中医事业计，我们有责任继承、发扬、传播、普及先生的学术思想，并且也得是赶紧的。

先生不算古远，音容宛在。但时过境迁，医学理论、临床实际、语言文字都发生了一些变化，加之先生对医药又有那么多与众不同的独特见识和经验，这使得当代人特别是初学者研读先生著作有点费力了。先从小处做起，于是我们决计注释、提点、评析先生的著作，给学习、运用者提供方便。

感谢人民卫生出版社编辑的精心策划，感谢若干同好慨然担当、分头行动。我自己也虔诚敬畏地一再审读。倘若这套"助读"，能为读者学用先生著作帮一点点小忙，那就喜出望内了。

我们的修养有限，注评失当之处是难免的。在这儿，弱弱地请一句：有识之士，幸以教焉。

董尚朴

2016年3月18日

编写
说明

《医学衷中参西录》共 8 期。

第 1 期 1918 年出版。 第 2 期、第 3 期 1919 年先后出版。 1920 年将前三期合编（《处方学》），分上、下 2 册各 4 卷共 8 卷出版，印行 3 版。 第 4 期（《药物讲义》）1924 年 1 册 5 卷出版，印行 4 版。 第 5 期（《医论》）1928 年分上、下 2 册共 8 卷出版，印行 3 版。 1929 年第 6 期（《医案附诗草》）1 册 5 卷出版，印行 2 版。 以上 6 期多次版行中，张锡纯多次增删，内容变化较大。 第 7 期（《伤寒讲义》）1 册 4 卷是张锡纯逝世后，其子张荫潮整理，1934 年出版，印行 2 版。

1935 年后，以上 7 期共 30 卷，又多次再版发行，每次都经过其子张荫潮、其孙张铭勋及门生好友等校订。

1957 年，经河北省卫生工作者协会审定，河北人民出版社分 3 册出版全书。 其中，张铭勋献出张锡纯遗稿（《医话拾零》与《〈三三医书〉评》）作为第 8 期编入，并撰写了《先祖锡纯公传略》。 该次审定采用各期最后版本校勘、标点，但删改了与医学无关紧要的文字。 1974 年出版了上、下 2 册的修订本，1977 年出版了合订本。

1985 年河北科学技术出版社出版上、中、下 3 册本，除因篇幅较长，未收第 6 期第 5 卷《种菊轩诗草》外，收入全部内容，文字依其旧貌，各期均以最后一版为底本，参考其他版本校点。

本次"《医学衷中参西录》临证助读系列"注评本，内容、文字以河北科学技术出版社 1985 年版为底本，仍未收入第 6 期第 5 卷《种菊轩诗草》，同时参考其他版本进行了校订，并保持各期各卷独立完整性，分为《药论分册》《方论分册》《医案分册》《医论分册》《伤寒论分册》共 5 册出版。

编排方式，《医学衷中参西录》原著文字采用宋体字，其自注文字、处方药物剂量和炮制法均排小字。 我们所做的注评文字采用楷体字，字词注释排在文内，用括号分开；知识和思路提点排在翻口侧；学术评析按语排在文后。

原文中异体字，一律使用目前通行的规范字，如痠与酸、寖与浸、煖与暖等，用后者。

原文中词汇在各个时期有不同写法，一律使用目前通行的规范写法，如烦燥与烦躁、迟顿与迟钝、（言语）蹇涩与謇涩等，用后者。

原文中中药名称与目前《中华人民共和国药典》（2015 版）名称同音不同字者，一律使用目前通行的规范写法，如黄耆与黄芪、蝉退与蝉蜕、鸭蛋子与鸦胆子、栝楼与瓜蒌等，用后者。

编者

2016 年 3 月 1 日

前言

张锡纯先生被推为中国近代医学第一人，其著作《医学衷中参西录》被称为第一可法之书。其中，他自己创制和化裁的方剂经得起临床反复验证，被称为屡试屡验方。这些方剂涉及阴虚劳热、喘息、阳虚、心病、肺病等35类病证。张锡纯先生对每一首方剂的立方法度、配伍组成、药物用量、加减变化、服用方法、临床疗效都作了详细的分析阐述。这些方剂组成严谨、立意明确、配伍巧妙、药味不多、用量较大、疗效卓著，是其一生治学临证的心血结晶，颇受中医学界的推崇与喜爱。后人称赞道："历试诸方，莫不应手奏效，如鼓桴之相应。真活人之金丹，济世之慈航也。"

《方论分册》涵盖了《医学衷中参西录》前三期合编一到八卷的所有方剂，共187首。张锡纯所处的时代，距今虽不遥远，但行文仍属文言句式，词语半文半白。因此，书中有些字词和语句生僻费解。尽管张锡纯先生对这些屡试屡验方作了详细的分析阐述，但要想较好地把握这些名方的精髓，应该说仍有一定的难度。为了方便初涉张锡纯先生名方的中医爱好者学习，为了方便张锡纯学术思想研究者参考，为了方便中西医结合工作者借鉴，为了方便中医临床工作者应用，我们不揣浅陋对其中的一些生僻字词加以注音和注释，对其中的一些医药术语和关键知识点加以注释和扼要点评，然后再从整体上加以全面和深刻的阐释评议。力求尊重原著，深入浅出，讲深讲透，明白易懂。

如果通过我们的注音和注释、点评和按语分析，能使读者对其方剂精义有了一丁点儿的领悟，对其方剂应用有了一丁点的把握，则张锡纯先生希望的"长作千秋未了缘"如同穿越了时空，得到了长长绵绵的延续。如果张锡纯先生在天有灵的话，也一定会为中医的继承发扬光大感到莫大的慰藉。那我们的小小心愿也就足矣！

张再康

2016 年 3 月

先祖锡纯公传略

先祖名锡纯，字寿甫。清咸丰十年生于河北省盐山县张边务乡。自幼聪明，稍长入学，读诗及经史百家，能过目不忘。年十余岁，先曾祖拟试帖诗课，以"天宝官人"命题，先祖诗中有"月送满宫愁"之句，先曾祖大加称赏。稍长，于读书之暇，兼习医理，能触类旁通，于古人言外之旨，别有会心。及长，临症既多，有所悟则随时记述成篇。自立新方，亦发明其所以然之故，且附验案于后。积久成《医学衷中参西录》八卷，以后屡次重印，屡次增加，即前三期合编是也。先祖临床用药，匠心独运，往往一方中用一药至数两，或仅以一二药为方，力取其专，见效尤捷，故对于药效体验尤深。因将个人独得之秘，为前人所未道者，逐味记述，又附常用西药于后，即《医学衷中参西录》第四期是也。是时，《奉天医学杂志》《上海中医杂志》《医界春秋》《杭州三三医报》《绍兴医学报》《山西医学杂志》《汉口中西医学杂志》《如皋医学报》《新加坡医学杂志》，均先后聘先祖为特约撰述。其稿散见于各志报者甚多，后乃汇为一编，即《医学衷中参西录》第五期是也。至其临床验案，或散见于各杂志，或藏于家，汇集而成《医学衷中参西录》第六期。晚年设国医函授学校于天津，预定讲义先著《伤寒》。是年先祖已七十有四，日间诊病，夜间写稿，辛劳交加，《伤寒》稿甫成，是秋乃一病不起。先君治丧毕，整理遗稿付印，为《医学衷中参西录》第七期。先祖自幼从先曾祖读书于家，稍长即教读于乡，兼研医学。为人治病，往往力排众议，独任其责，群医束手不治之症，先祖辄以大剂生之，远近咸服其胆识。辛亥以后，从戎赴武汉。民国七年去奉天，创设立达中医院。直奉战时，由奉回乡，悬壶于沧县。民国十七年，由沧县徙居天津。先祖一生治学重实验，甘遂、细辛、巴豆、硫磺、花椒之猛，皆亲尝以验其毒性。曾记先祖服花椒二三钱，肺不能吸而胸闷，饮凉水数碗，移时始解；口嚼服甘遂一二钱，未觉瞑眩，惟泻下水饮及凝痰少许，始悟降痰之力数倍于硝、黄，而为治狂之圣药；又曾煎服麻黄八钱，以验其发散之力；又体会气功吸升呼降之法，传授多人，愈疾尤伙。各处有志之士，多列入先祖之门，其尤著者：隆昌周禹锡，如皋陈爱棠、李慰农、通县高砚樵，祁阳王攻醒，深县张方舆，天津孙玉泉、李宝和，辽宁仲晓秋……皆卓然名于时。至于当时与先祖声气相孚之挚友，如汉口冉雪峰、嘉定张山雷、奉天刘冕堂、泰兴杨如侯、广东刘蔚楚、慈溪张生甫、吴县陆晋笙诸先生，皆一时硕彦。先祖于时贤中，独心折冉雪峰先生渊博，以为不可及。先祖一九三三年八月谢世时，铭勋年方十七八，昏昧无知，所闻于先君及先祖及门诸君子者，略如是。至如先祖一生为学术奋斗之精神，及治学方针，张君方舆所撰《事略》较为详尽，附录于后。　　　盐山张铭勋述

盐山名医张锡纯先生事略

呜呼！吾师盐山张先生既殁二十一年矣！其独心孤诣之学，卓荦不羁之行，迄今犹在人耳目。第恐历悠久而不彰也，于是坤谨举所知，述之如次。先生讳锡纯，字寿甫，姓张氏。先世由山东诸城徙居河北，遂为盐山县人。曾祖汝霞，祖菜，父彤元，皆厚德有声庠序。先生幼而颖悟，弱冠补博士弟子员，于六经诗文、天元数学，皆精研深究，尤邃易理。顾性任侠好义，若不知贫富贵贱可择而取也。丁父丧，哀毁骨立，秉遗训专心治医，于《本经》、《内》、《难》、仲景书，寝馈有年。其临症也，化裁古方，独出新意。读《灵》《素》悟得大气之源，制升陷汤，能起膏肓之疾。会西医输入，治中医者多愤慨，先生则挹其精华以翼吾道，取其药物以入吾方，不主故常，乃相得而益彰也。辛亥革命后，应德州驻军统领黄君之聘，为军医正，移师武汉，载誉与俱。内政部长刘君，尤器重之，民国七年设立达医院于沈阳，延先生以为之长。中医之有院，实自此始。西医难治之症，经先生救疗，则多立起，称之者扬溢海内。而海内医学报刊，争列先生之名以为重。先生与江西陆晋笙、杨如侯，广东刘蔚楚，同负盛名，为"医林四大家"；又与慈溪张生甫，嘉定张山雷，为"名医三张"。晚年隐居天津，以著述课徒娱老。教门弟子，力辟医不叩门之谬说。故先生诊病，有疑义难遽断定者，辄翻书箱，或绕室往复不能休。既有所悟，虽昏夜立命车诣病家，携药督煎，维护达旦，盖每救人于殆服已具之顷。先生精心于医，辨症之慎，历四十余年如一日。著述等身，而稿多散佚，行于世者有《医学衷中参西录》二十九卷，《种菊轩诗草》一卷。先生卒于公元一九三三年农历八月八日，春秋七十有四。其年九月，葬盐山张边务祖茔，夫人王氏祔焉。子三：荫潮、荫沆、荫润，女一，适刘某。孙四：铭盛、铭勋、铭凯、铭尧。荫潮治医，胆识过人，有父风焉；铭勋好学，能席祖若父业。先生殁时，有卢俊升者哭甚哀，众劝止，且问之。俊升曰：我籍豫中，幼年孤苦无所依，义父怜我，抚育二十余年，为我授室，令自立门户，始得有今日。闻者亦为泪下。先生殁逾五年，荫潮以心疾卒。翌年，天津洪水没其居，先生之遗书荡然尽矣，而海内求先生书者，遂不可得。坤亲炙于先生，不敢自谓能传先生学术之百一，思先生之教泽甚深，因诠次先生之事实，冀述医学史者，有以采览焉。

公元一九五四年六月，弟子张坤谨述

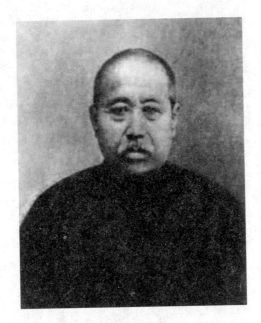

张锡纯寿甫遗像

藐焉俯仰地天中，遭际嶙峋百虑空；
独有拳拳消未尽，同胞疴痒系私衷。
渗淡经营几度年，此心非不爱逃禅；
为求后世堪持赠，长作千秋未了缘。

张锡纯　自题

目录

目录

目录

医学衷中参西录前三期合编

　　吾友寿甫张君，宿学士也。自幼读书即不落恒蹊，长而好学，笃志近思，一字一句不容放过。于六经类多深造而尤邃，于《易》曾衍有图说，以发前人未发之奥。夫《易》由四圣以成，而吾友探赜索隐别具神奇，非大聪明曷克语此。尝见以文会友，谈妙理，揭精蕴，举座倾听，共相首肯，知其得力者深也。方今大重算学、天元代数诸书，耐人寻味，实费人研究，而吾友一见即解。因著书立说，教课生徒，多所成就。凡此固天资高，亦由学力到也。名为实之宾，吾友能励躬行、尚节义、立廉隅、修于己、闻于人，虽身为布衣，而于流俗之披靡，殊有整顿，诚者物之终始，不诚无物。吾友天性谅直，无稍涉虚浮，忠信为本，实事求是，此其所以进德，即其所以立业也。今夫人有文固贵，有本能知尤贵。能行博雅弘通之士，当持论凯切，非不娓娓动人，及征诸日用之地，宣于口者不能体诸身。以视吾友之本末交修、知行并进，岂可同日语哉？其诵读余暇，兼及医学，于中西方书，搜阅极博，而生平得力，实在乎《本经》《内经》。恒因经文一二语，悟出无限法门。故其临证，手到病除。即病势重危，群医束手，一经诊视，立能回春。然此特吾友之绪余，初非以此见长也。迨夫阅历日久，其经验良方，不忍抛弃，爰成斯编，质诸同好。志在济人，殷觉世，指迷津，普慈航，一片婆心，唤醒梦梦。是不独收效于当时，尤将流泽于后世也。虽然天性发为文章，事功根于学问。吾愿览斯编者，不以医视医，而以经术视医。审其制方之精义，用药之要着，化裁通变，方智圆神，于以见医学精华之流露，即以见六经精华之流露也；而吾友之深于经学彰彰矣！乃知道明德立之儒，不为良相必为良医。利用厚生之道与起死回生之能，其事异，其理同也。

宣统二年季春愚弟张慎敬亭氏敬序

医学衷中参西录前三期合编

　　夫古者《神农本经》实为药性之真诠，轩辕《内经》穷尽阴阳之奥旨，于以叹圣神首出，不但利济一时，实能利济万世也。至汉张仲景得伊圣《汤液经》，更上溯《本经》《内经》之精义，著《伤寒》《金匮》两书，医学于以大备，后世论医学者推为正宗。但《本经》《内经》，医者多因其文字艰深，义蕴难窥，束阁不观。《伤寒论》及《金匮》，医者又多畏疑其方而不敢轻试。虽晋唐迄今，诸名家立论，咸遵古训而阐发《本经》《内经》及《伤寒》《金匮》，诸书仍多余蕴。至独出己见更能发前人所未发，则行世方书中诚不易觏也。吾友张寿甫君，盐山博雅士，素有穷经工夫，于《本经》《内经》及仲景以后诸名医著作，莫不探索其精奥；又兼通西人医学及西人化学之理，亦恒运用于方药之中。是以生平临证疏方，活人无算；于内伤、外感诸要证，无不应手辄效。而其屡试屡验之方，久而恐其遗失，辄于方后各加诠解，并附载紧要医案，缉为八卷，名曰《医学衷中参西录》。实能阐发前人所未发，更能融汇中西为一致，见者争相传抄。予于春杪客京师，适见抄本，读阅一过，惊为当时医学中有一无二之著作。函劝于内务部呈请立案，公诸世界。君韪予，言内务部果批准有著作权；而君仍未敢自信也。于夏季正自录真本，并细加研思，夜以继日，心力疲甚，不觉睡去。梦升讲台，对大众演说医理，忽有人捧一冠，若南海大士所戴莲花冠形，为加于首。醒后恍悟曰：此中殆有神灵欲我速成此书，以普济群生也。遂觉精神奋发，顿忘其劳，而付梓之意亦决，并委予以参订。予虽不习医，然十年作吏，于民间疾苦，时痌瘝在抱，颇志同而道合焉。古人云：上医医国。又云：为医等于为相。君之大著，钦佩已深，故乐得而赞成之。

民国六年季秋奉天桓仁愚弟袁澍滋霖普序

医学衷中参西录前三期合编

先王以不忍人之心，行不忍人之政。医书之作，其具不忍人之心乎！生命至重也，辨证不清，投剂多误，时有因此而戕贼人者。斯道也，非寝馈于古今中外各名家诸书，悉心抉择独辟机缄，不足以问世；非洞明阴阳、气运、虚实、表里之理，尽人合天如见肺肝，不足以临证。以故神农、黄帝，而后以医学著者，若扁鹊、若仓公、若张仲景、若王叔和，仅间世一出，岂彼苍有所秘惜欤？诚以医理精微，空谈易，实施良难也。若本其生平之著作，施用于临证之际，而皆能得心应手者，诚旷世不一睹也。仆于往岁有志医学，涉猎群书未竟其事。因西学发明太阳不动、地球绕转之说风行一世，详究其理疑义丛生，因疑生悟，由是研究天地学历十余寒暑，未暇兼顾医学，而倾慕之心仍未有已也。民国五年秋，以自制天地模型入都呈准，大部适有盐山张寿甫先生函寄医书，原稿八卷，签题《医学衷中参西录》，且云拙作本怀救世之心，深恐已误误人，请校正焉。翻阅数过，观其审证精详，立方确当，究药性之宽猛，以老幼强弱为标准，不拘拘成法，不趋于险路，诚所谓独辟机缄如见肺肝者也。以之问世，临证必不胫而走。但仆于医学，粗知津涯，何足负校正之责！必质诸高明，始不负寿甫先生济世之苦心。遂于民国六年春，与同社友张君钟山、姜君指欧，代为呈部注册。立案回奉后，即乞医学研究会正、副会长高振铎、王松阁两先生暨精于医术诸同人，详加校正，不惟人人称绝，凡遵其方施治者，莫不立起沉病疴，是真能振兴医学，大有进化者矣。于是遂与同社友集资代付剞劂，以公诸同好，俾百万苍生群跻寿域，则于不忍人之心庶乎近焉。书成后，爰书数行于编首，以志巅末。

中华民国七年三月九日苏中宣明阳氏序于沈阳天地新学社

医学衷中参西录前三期合编

人生有大愿力，而后有大建树。一介寒儒，伏处草茅，无所谓建树也，而其愿力固不可没也。老安友信少怀，孔子之愿力也；当令一切众生皆成佛，如来之愿力也。医虽小道，实济世活人之一端。故学医者，为身家温饱计则愿力小，为济世活人计则愿力大。而此愿力之在锡纯，又非仅一身之愿力，实乃祖训斯绍也。锡纯原籍山东诸城，自前明迁居直隶盐山边务里，累世业儒。先祖友三公缵修家乘，垂训来兹，谓凡后世子孙，读书之外，可以学医。盖即范文正公"不为良相，必为良医"之意也。锡纯幼时，从先严丹亭公读书，尝述斯言以教锡纯。及稍长，又授以方书，且为指示大意。谓诵读之暇，游艺于此，为益良多，且又遵祖训也。特当时方习举子业，未能大致力于斯耳。后两试秋闱不第，虽在壮年，而淡于进取。遂广求方书，远自农轩，近至国朝著述诸家，约共搜阅百余种。知《本经》与《内经》，诒之开天辟地之圣神，为医学之鼻祖，实即为医学之渊海也。迨汉季张仲景出，著《伤寒》《金匮》两书，为《本经》《内经》之功臣。而晋之王叔和，唐之孙思邈、王焘，宋之成无己，明季之喻嘉言，又为仲景之功臣。国朝医学昌明，人才辈出，若张志聪、徐大椿、黄元御、陈念祖诸贤，莫不率由仲景上溯《本经》《内经》之渊源，故其所著医书，皆为医学正规。特是自晋唐迄今，诸家著述，非不美备，然皆斤斤以传旧为务，初未尝日新月异，俾吾中华医学渐有进步。夫事贵师古者，非以古人之规矩、准绳限我也，惟藉以瀹我性灵、益我神智。迨至性灵神智，洋溢活泼，又贵举古人之规矩、准绳而扩充之、变化之、引伸触长之，使古人可作，应叹为后生可畏。凡天下事皆宜然，而医学何独不然哉！锡纯存此意念，以孜孜研究医学者有年，偶为人疏方，辄能得心应手，挽回沉疴。时先慈刘太君在堂，锡纯恐温清有缺，不敢轻应人延请。适有以急证相求者，锡纯造次未遽应。先慈谓锡纯曰：病家盼医如溺水求援，汝果能治，宜急往救之。然临证时，须多加小心，慎勿卤莽误人。锡纯唯唯受教，自此临证者几无虚日，至今十余年矣。今汇集十余年经验之方，其屡试屡效者，适得大衍之倍数。方后缀以诠解与紧要医案，又兼采西人之说与方中义理相发明，缉为八卷，名之曰《医学衷中参西录》。有客适至，翻阅一过而问曰：观子之书多能发前人未发，于医学诚有进化。然今凡百事皆尚西法，编中虽采取西人之说，而不甚采取西人之药，恐于此道仍非登峰造极也。答曰：中华苞符之秘，启自三坟，《伏羲易经》《神农本经》《黄帝内经》是也。伏羲画《易》，在有文字之前，故六十四卦止有其象，而能包括万事万物之理，经文王、周公、孔子阐发之，而犹有余蕴。《本经》《内经》之包括医理，至精至奥，神妙无穷，亦犹《易经》之包括万事万物之理也。自周末秦越人后，历代诸贤，虽皆各有发明，而较之三圣人之阐发《易经》，实有不及，故其中余蕴犹多。吾儒生古人之后，当竟古人未竟之业，而不能与古为新，俾吾中华医学大放光明于全球之上，是吾儒之罪也。锡纯日存斯心，孜孜忘老，于西法医学，虽尝涉猎，实未暇将其药饵一一试验，且其药多系猛烈之品，又不敢轻于试验，何能多采取乎！然斯编于西法非仅采用其医理，恒有采其化学之理，运用于方药中者，斯乃合中西而融贯为一，又非若采用其药者，仅为记问之学也。特是学问之道，贵与年俱进，斯编既成之后，行将博览西法，更采其可信之说与可用之方，试之确有效者，作为续编。此有志未逮之事，或即有志竟成之事也。

巳酉孟春盐山张锡纯寿甫氏书于志诚堂

题词

渊源仲景旧家声，博考旁通术益精；
薄海同胞关痛痒，中华医界放光明。
满腔热血如潮涌，到处阳春著手成；
脉案方书千万卷，慈心济世独先生。
　　　　　沈阳愚弟李树勋翰宸敬题

抱负非凡韦布身，遭逢时世偃经论；
青囊小试活人术，大地酿成不老春。
　　　　　安新愚弟杨世荣杏村敬题

良医良相本相同，妙药功参造化功；
万里相延时先生寓湖北汉皋来塞外，
活人事业遍辽东。
　　　　　铁岭愚弟刘尚清海泉敬题

同胞疾苦最关心，费尽情神著等身；
恍若旱苗齐待雨，权将灵素化甘霖。
　　　　　沈阳愚弟苗兰生孟馥敬题

八卷方书阐隐微，声名无羽六州飞；
大悲阁上东风起，吹到尘寰转化机。
　　　　黄县同学社弟淳于兆禧廉谿敬题

医界浮沉二十年，读君大著心豁然；
从今识得活人术，历试群方妙胜仙。
　　　　铁岭同学社弟吴衷辑瑞五敬题

阅遍方书意渺茫，偶读大著喜如狂；
中西合撰发名论，医界撑持有栋梁。
　　　　　柳河小弟王德一尊三敬题

忆在荆门睹此书，精言名论近今无；
署名喜出同宗手，一脉相传绍汉初。
　　　　　青县同宗弟树莴敬题

仲景医宗众所钦，后先辉映古同今；
著书尽泄苞符祕，具见先生济世心。
　　　　　南昌愚弟万漂敬题

冀北儒医矫不群，鲰生何幸接兰薰；
雄谈泊汩河悬水，神态悠悠岫出云。
胜日郊坰从遗兴，忘年樽酒快论文；
匆匆半岁驹光尽，风雨鸡鸣辄忆君。
　　　　　滦县愚弟桑麟祥素村敬题

胸罗灵素费揣摩，腹贮奇才胜缓和；
德被群黎消疫疠，功参造化济人多。
　　　　　潜江愚弟朱登五敬题

学贯天人医理通，此心久欲坐春风；
活人无蚤恒河数，妙药深参造化功。
　　　　　天门后学崔寿康兰亭敬题

南阳而后道沉沦，医学纷更莫问津；
幸有此编昭日月，农轩事业又重新。

同邑愚弟李恩日纶敬题

书著活人苦费心，学经阅历益深深；
探源庖羲灵明辟，究极轩岐奥义寻。
神术救时留宝筏，良方饷世度金针；
宣传简册足千古，仲景风规又到今。

同邑愚弟黄祺海仙槎敬题

鸿纲细目手编摩，医界指南受益多；
精力过人成妙手，苦心救世洗沉痾。
神灵默相追仓扁，诊断分明媲缓和；
案列此书生异彩，震惊二竖不为魔。

津沽后学杨秀章学忱敬题

远绍灵素得真传，医药活人到处然；
济救苍生无限苦，学参造化贯人天。

沈阳受业王德竣子冈敬题

心存匡济裕经猷，遭际偃蹇志莫售；
权托刀圭活众庶，良医良相本同流。

枣强受业李书刚毅伯敬题

医国医人易地然，广行仁术遍坤乾；
万言灵素罗胸旅，四海苍黎待保全。
著作为经参造化，中西合撰费陶甄；
心香一瓣留千古，君是长生不老仙。

同邑世晚李焄镕心泉敬题

例言

一、发明药性之书，始于《神农本经》。其书为有文字之后第一书《易》虽在先，其时犹无文字，简策之古可知。其书共载药三百六十五味，以象周天之日数。分上中下三品，上品者养生之药也，中品者治病之药也，下品者攻病之药也。各品之下，皆详载其气味与主治，明其气味，主治之理亦即寓其中矣。而药性独具之良能，又恒有出于气味之外者，古圣洞彻精微，皆能为之一一表出，此在医学中，诚为开天辟地之鼻祖也。乃后人识见短浅，凡于药有独具之良能，不能以气味推求者，皆删去不载。如桂枝治上气吐吸吸不下达即吐出，即喘者之不纳气也甚效，《本经》载之，而后世本草不载也；山茱萸治寒热往来肝虚极者之寒热往来甚效，《本经》载之，而后世本草不载也。若此者不胜举。愚每观至此等处，恒深为惋惜，故斯编于论药性处，皆祖述《本经》，而于后世本草不轻采取也。或有疑其未载明入何脏腑及何经络者，不知其所主何病，即知其药力能至何处。究之服药后，药随气血流行，无处不到，后世之详为分疏其脏腑经络者，似转贻学者以拘墟之弊也。

二、阐发医理之书，始于《黄帝内经》。其书系黄帝与其臣岐伯、伯高、鬼臾、雷公相问答之词，分为《素问》《灵枢》。《素问》大旨以药治病，《灵枢》大旨以针灸治病。特其年远代湮，不无残缺。古时相传多以口授，尤易亡失，故晋皇甫谧言其书不完全，宋林亿疑其书有伪托。且仲景《伤寒论》序谓，撰用《素问》九卷[1]，今《素问》二十四卷，其中有伪托可知，然其醇粹之处，确乎贻之圣神，断非伪托者所能为。即如以针灸治病，此时为东西所共认，设非古圣开其始，后世能创造乎？即西人之细讲剖解者，能创造乎？是以读《内经》之法，但于其可信之处，精研有得，即能开无限法门；其不

---

〔1〕九卷：当代一致认为，《伤寒论》序中的"九卷"是书名，为现今《灵枢》在东汉末年的一种传本。此处从上下文意看，张锡纯将"九卷"视为《素问》一书的卷数了。读者明察。

可信之处，或为后世伪托，付之不论可也。此孟子所谓书难尽信之义也。乃今之偏重西法者，不于《内经》可信之处费心研究，但于其不可信之处极力指摘。推其意见，直谓《内经》真本久失，所传于世者皆系伪托。有斯理乎？夫我四万万同胞，皆黄帝之子孙也，以祖宗嘉惠后人之典册，不知抱残守缺，倍加爱护，而转欲弁毛弃之，此真令人可发浩叹者也。故斯编于各门中，祖述《内经》之处甚多，而于后世医书之祖述《内经》者，若《难经》，若《伤寒》《金匮》诸书，亦偶有所采取焉。

三、斯编所载之方，多系拙拟，间有用古人成方，亦恒有所加减，或于方中独有会心之处，亦偶载其方而详为疏解。又于各门方后，附录西人恒用之效方，及西药试之果有实效者。至论脏腑经络之处，恒兼取道家之说，以其授受有自来也。又间采西人之说，以其剖验有实考据也。

四、古人用药，多是煎一大剂，分三次服下，病愈不必尽剂，不愈者必一日服尽。此法今人不讲久矣。愚治伤寒、瘟疫与一切急证，必用此法。盖治此等证，势如救火，以水泼之，火势稍减。若不连番泼之，则火势复炽，而前功尽弃。若治他证，不必日服药三次，亦必朝夕各服药一次煎渣再服可权作一次，使药力昼夜相继，见效自速也。

五、富贵之家服药，多不用次煎，不知次煎原不可废。慎柔和尚治阴虚劳热，专用次煎。取次煎味淡，善能养脾阴也。夫淡气归胃，《内经》曾言之。淡能养脾阴之义，原自淡气归胃悟出，而其所以然之故，人仍多不解。徐灵胎曰：《洪范》言五行之味，水曰润下，润下作咸；火曰炎上，炎上作苦；木曰曲直，曲直作酸；金曰从革，从革作辛。皆直言其物之本味。至于土，则变其文曰，土爰稼穑，稼穑作甘。盖土本无味，借稼穑之味以为味。夫无味即是淡，故人脾胃属土，凡味之淡者，皆能入脾胃也。又按：治阴虚专责重于脾，人亦多不解。陈修园谓：脾为太阴，乃三阴之长。故治阴虚者，当以滋脾阴为主，脾阴足，自能灌溉诸脏腑也。

六、白虎汤中用粳米，古方生用，今人亦生用。至谓薏米、芡实、山药之类犹粳米也。诸家本草多注炒用者，为丸散计耳。今人用之入汤剂，亦必炒熟，殊令人不解。惟专用以健脾胃，或可炒用，若用以止泻利，即不宜炒。盖生者汁浆稠黏，可以留恋肠胃，若炒熟煮之，则无汁浆矣。至于用以滋阴，用以淡渗，则不宜炒熟，尤彰彰明矣。

七、今之党参即古之人参，为其生于山西之上党山谷，故曰党参。而生于山西之五台山者尤佳，故又别之曰台党参。与今之辽东人参原非一种，而气温性和，实较辽人参为易用。且其价又甚廉，贫家亦可服用，诚济世之良药也。今辽东亦多有此药，不必皆生于山西。然必参皮作横纹，若胡莱菔之纹，而更密于胡莱菔之纹者，方为野山自生之参，用之以代人参甚有功效。若无横纹，系土人种植之物，不堪用也。又斯编方中所用人参，皆可用野党参代之，而不可用辽东秧参代之。辽东秧参俗名高丽参，其性燥热，不宜轻用，而用于伤寒、瘟疫诸方中，尤非所宜。又有潞党参，皮色微红，生于潞安紫团山，故又名紫团参。其补力亚于台党参，而性平不热，用于气虚有热者甚宜。

八、黄芪入汤剂，生用即是熟用，不必先以蜜炙。若丸散剂中宜熟用者，蜜炙可也。若用治疮疡，虽作丸散，亦不宜炙用。王洪绪《证治全生集》曾详言之。至于生用发汗、熟用止汗之说，尤为荒唐。盖因气分虚陷而出汗者，服之即可止汗；因阳强阴虚而出汗者，服之转大汗汪洋。若气虚不能逐邪外出者，与发表药同服，亦能出汗。是知其止汗与发汗不在生熟，亦视用之者何如耳。

九、石膏寒而能散，以治外感有实热者，直同金丹。《神农本经》谓其微寒，则性非大寒可知，且谓其能治产乳，则性甚纯良可知。世人多误认为大寒而煅用之，则辛散之性变为收敛点豆腐者必煅用，以其能收敛也。用于外感有实热者，至一两即能伤人，因外感之热宜散不宜敛也。乃重用煅石膏而偾事者，不知其误在煅，不在石膏，转谓煅用之而犹猛悍如此，则不煅者更可知矣，于是遂视用生石膏为畏途。即有放胆用者，亦不过七八钱而止。夫石膏之质甚重，七八钱不过一大撮耳。以微寒之药，欲用一大撮以挽回极重之寒温，又何能有大效。是以愚治外感有实热者，轻证亦必用至两许。若实热炽盛，又恒重用至三四两。将药煎汤数盅，分三四次温饮下，欲以免病家之疑，且欲其药力常在上焦，而寒凉不侵下焦致滑泻也。盖石膏生用，以治外感实热，断无伤人之理，且放胆用之，亦断无不能退热之理。特是坊间轧细之石膏多系煅者，即方中明开生者，亦恒以煅者充之。因煅者其所素备，且又自觉慎重也。故凡用生石膏者，宜买其整块明亮者，自监视轧细方的。

或问：同一石膏也，何以生用之则能散，煅用之则性之散者骤变为敛乎？答曰：石药之性与草木之药不同，恒因煅与不煅而其性迥异。如丹砂无毒，煅之即有毒；煅石作石灰，其燥烈之性顿发，以水沃之其热如火。石膏原硫、氧、氢、钙化合而成，煅之则硫、氧、氢皆飞去，所余之钙已变为石灰，黏涩异常。是以烧洋灰者，必多用石膏，洋灰岂可服乎。故凡煎石膏，其渣凝结于罐底者，即系煅石膏，其药即断不可服。

十、细辛有服不过钱之说，后世医者恒多非之，不知其说原不可废。凡味辛兼能麻口之药，若花椒、天雄、生半夏大抵皆有此弊，不但细辛也。盖能麻口者，即能麻肺，肺麻则其呼吸即停矣。尝因胃中受凉，嚼服花椒约三十粒，下咽后即觉气不上达，移时呼吸始复常。乃悟古人谏君恐有不测，故有捣椒自随者。由斯观之，用药可不慎哉？

十一、半夏为降逆止呕之主药，今坊间制以白矾。若用以降逆气、止呕吐，恐服后病转增剧，因矾味能令人涌吐也。愚用半夏治此等证，必用微温之水，将半夏淘洗数次，务须将矾味淘净。然淘时须斟酌其矾有多少，即额外加半夏多少，约计其淘净晒干后，仍还足原定分量。至坊间之好清半夏，其矾较少，用时亦须淘之。若专用以利痰，则清半夏不淘亦可。

十二、龙骨、牡蛎，若专取其收涩可以煅用。若用以滋阴、用以敛火，或取其收敛，兼取其开通者二药皆敛而能开，皆不可煅。若用于丸散中，微煅亦可。今用者一概煅之，殊非所宜。

十三、山茱萸之核原不可入药，以其能令人小便不利也。而僻处药坊所卖山茱萸，往往核与肉参半，甚或核多于肉。即方中注明去净核，亦多不为去，误人甚矣。斯编重用山茱萸治险证之处甚多。凡用时愚必自加检点，或说给病家检点，务要将核去净，而其分量还足，然后不至误事。又山萸肉之功用，长于救脱，而所以能固脱者，因其味之甚酸，然间有尝之微有酸味者，此等萸肉实不堪用。用以治险证者，必须尝其味极酸者，然后用之，方能立建奇效。

十四、肉桂气味俱厚，最忌久煎。而坊间又多捣为细末，数沸之后，药力即减，况煎至数十沸乎。至于石膏气味俱淡，且系石质，非捣细煎之，则药力不出，而坊间又多不为捣细。是以愚用石膏，必捣为细末然后煎之。若用肉桂，但去其粗皮，而以整块入煎。至药之类肉桂、类石膏者，可以肉桂、石膏为例矣。

十五、乳香、没药最宜生用，不可炒枯。若用于丸散中，先轧作粗渣，入锅内隔纸烘至半熔，候冷轧之，即成细末，此乳香、没药去油之法。

十六、威灵仙、柴胡诸药，原是用根。坊间恒杂以茎叶，医者不知甄别，即可误事。细辛之叶，其功用亦不如根，故李濒湖《本草纲目》亦谓用根。至樗白皮与桑白皮，亦皆用根上之皮，其真伪尤属难辨，用者必自采取方的。如樗根白皮，大能固涩下焦。而带皮樗枝煎汤，又能通大便。俗传便方，大便不通者，用带皮樗枝七节，每节长寸许，煎汤服之甚效。其枝与根性之相异如此，用者可不慎哉。

十七、赭石为铁氧化合，性同铁锈，原不宜煅。徐灵胎谓，若煅之复用醋淬，即能伤肺。此书诸方中有赭石者，轧细用之。

十八、药有非制过不可服者，若半夏、附子、杏仁诸有毒之药皆是也。虽古方中之附子，亦偶生用，实系卤水淹透、未经炮熟之附子，亦非采取即用也。凡此等药，方中虽未注明如何炮制，坊间亦必为制至无毒。若其药本无毒，原可生用者，斯编方中若未注明制用，皆宜生用。有用斯编之方者，甚勿另加制法，致失药之本性也。

十九、古人服药，病在下者食前服，病在上者食后服，此定法也。后人有谓服药后，必待脾胃消化，而后力能四达。若病在上者食后服，则脾胃必先消化宿食，而后消化药物，是求速而反迟也。此说亦似近理，而不知非也。药力之行于周身，端借人身之气化以传递之，犹空气之传声也。使两间无空气，发声于何处，即止于何处。使人身无气化，脾胃虽能消化药物，亦不能传递于周身。盖人身之气化流行，原无脏腑界限，而药物下咽之后，即附之而行，其传递之神速，诚有顷刻可遍周身者。特是空气传声虽速，实渐远而声渐微，推之气化传药，亦渐远而力渐减。由是观之，病在下者食前服，病在上者食后服，俾药近病所，其直达之力必尤捷也。

二十、凡汤剂，药汁不可煎少，少则药汁仍多半含于渣中。而滋阴清火之药，尤必药汁多煎方效。故斯编凡用重剂之处，必煎汁数杯，分数次服下。又或误将药煎干，复添水重煎，则药尽失其本性，服之病必增剧，即宜弃之勿服。

二十一、煎时易沸之药，医者须预告病家。如知母若至五六钱，微火煎之亦沸，若至一两几不能煎。然此药最易煎透，先将他药煎十余沸，再加此药，敞开药罐盖，略煎数沸，其汤即成。至若山药、阿胶诸有汁浆之药，龙骨、牡蛎、石膏、滑石、赭石诸捣末之药，亦皆易沸。大凡煎药，其初滚最易沸。煎至将滚时，须预将药罐之盖敞开，以箸搅之。迨沸过初滚，其后仍沸，敞盖煎

《医学衷中参西录》临证助读系列 方论分册

之无妨，若不沸者，始可盖而煎之。盖险急之证，安危止争此药一剂。设更委之仆婢，将药煎沸出，复不敢明言，则误事多矣。故古之医者，药饵必经己手修制，即煎汤液，亦必亲自监视也。

二十二、书中所载诸方，其方中紧要之药，有未确知其性味能力者，宜详观四期《药物学讲义》，所载本药后之注解。盖愚对于诸药，虽剧如巴豆、甘遂，亦必亲自尝试。是以凡所用之药，皆深知其性味能力，于诸家本草之外，恒另有发明也。

二十三、古方分量，折为今之分量，诸说莫衷一是。从来愚用古方，原不拘于分量，若间有用古分量时，则以陈修园之说为准说见五卷第一方后。

二十四、书中诸方，除古方数首之外，其余一百六十余方，皆系拙拟。此非矜奇立异，欲与古人争胜也。诚以医者以挽回人命，为孜孜当尽之天职，至遇难治之证，历试成方不效，不得不苦心经营，自拟治法。迨拟出用之有效，且屡次用之，皆能随手奏效，则其方即不忍抛弃，而详为录存。是此一百六十余方，皆迫于孜孜挽回人命之热忱，而日积月累以成卷帙者也。

医学衷中参西录前三期合编第一卷

治阴虚劳热方

资生汤

治劳瘵（zhài）[1]羸（léi，瘦）弱已甚，饮食减少，喘促咳嗽，身热脉虚数者。亦治女子血枯不月闭经。

生山药一两　玄参五钱　於术三钱　生鸡内金捣碎，二钱　牛蒡子炒捣，三钱

热甚者，加生地黄五六钱。

《易》有之"至哉坤元，万物资生"，言土德能生万物也。人之脾胃属土，即一身之坤也，故亦能资生一身。脾胃健壮，多能消化饮食，则全身自然健壮，何曾见有多饮多食，而病劳瘵者哉。《内经·阴阳别论》曰："二阳（阳明胃和大肠）之病发心脾，有不得隐曲（隐匿委曲之事），在女子为不月，其传为风消（枯瘦），其传为息贲（xībēn，指肺积，渐长积聚而成，在右胁下，大如覆杯，令人喘咳）者，死不治。"夫病至于风消、息贲，劳瘵之病成矣。而名为二阳之病者，以其先不过阳明胃腑不能多纳饮食也，而原其饮食减少之故。曰发于心脾，原其发于心脾之故。曰有不得隐曲者何居？盖心为神明之府，有时心有隐曲，思想不得自遂，则心神拂郁（fúyù，郁闷不顺），心血亦遂不能濡润脾土，以成过思伤脾之病。脾伤不能助胃消食，变化精液，以溉五脏，在男子已隐受其病，而尚无显征；在女子则显然有不月之病[2]。此乃即女以征男也。至于传为风消，传为息贲，无论男女病证至此，人人共见，劳瘵已成，挽回实难，故曰不治。然医者以活人为心，病证之危险，虽至极点，犹当于无可挽回之中，尽心设法以挽回之。而其挽回之法，仍当遵二阳之病发心脾之旨。戒病者淡泊寡欲，以养其心，而复善于补助其脾胃，使饮食渐渐加多，其身体自渐渐复原。如此汤用於术[3]以健脾之阳，脾土健壮，自能助胃。山药以滋胃之阴，胃汁充足，自能纳食胃化食赖有酸汁。特是脾为统血之脏，《内经》谓"血生脾"，盖谓脾系血液结成，故中多函血。西人亦

[1] 劳瘵：各种原因导致的虚损重证，表现为形体瘦弱、纳呆、咳嗽喘促、身热汗出、腰膝酸软、脉细数无力等。

[2] 从《黄帝内经》出发，论述脾胃病产生的根源在心，这与通常从肝郁入手分析脾胃病自是不同，很值得玩味。

[3] 即白术。产于浙江省於潜地区者品质优良，为道地药材，故名。

谓脾中多回血管详第二卷补络补管汤下，为血汇萃之所。此证因心思拂郁，心血不能调畅，脾中血管遂多闭塞，或如烂炙，或成丝膜，此脾病之由。而脾与胃相助为理，一气贯通，脏病不能助腑，亦即胃不能纳食之由也。鸡内金为鸡之脾胃，中有瓷、石、铜、铁，皆能消化，其善化有形郁积可知，且其性甚和平，兼有以脾胃补脾胃之妙，故能助健补脾胃之药，特立奇功，迥（jiǒng，远）非他药所能及也。方中以此三味为不可挪移之品[1]。玄参，《神农本草经》[2]谓其微寒，善治女子产乳余疾，且其味甘胜于苦，不至寒凉伤脾胃可知，故用之以去上焦之浮热，即以退周身之烧热；且其色黑多液，《本经》又谓能补肾气，故以治劳瘵之阴虚者尤宜也。牛蒡子体滑气香，能润肺又能利肺，与山药、玄参并用，大能止嗽定喘，以成安肺之功，故加之以为佐使也。

　　地黄生用，其凉血退热之功，诚优于玄参。西人谓其中函铁质，人之血中，又实有铁锈。地黄之善退热者，不但以其能凉血滋阴，实有以铁补铁之妙，使血液充足，而蒸热自退也。又劳瘵之热，大抵因真阴亏损，相火不能潜藏。夫相火生于水脏之命门穴，为阴中之火，方书谓之龙雷之火，犹两间之电气也。电之性喜缘铁传递，为地黄函有铁质，故又善引相火下行，安其故宅。《本经》列之上品，洵（xún，诚实，实在）良药也。然必烧热过甚而始加之者，以此方原以健补脾胃为主，地黄虽系生用，经水火煎熬，其汁浆仍然黏泥，恐于脾胃有不宜也。至热甚者，其脾胃必不思饮食，用地黄退其热，则饮食可进，而转有辅助脾胃之效[3]。

　　生山药，即坊间（指药房）所鬻（yù，卖，出售）之干山药，而未经火炒者。然此药坊间必炒熟，然后鬻之，以俗习所尚使然也。而此方若用炒熟山药，则分毫无效[4]理详后一味薯蓣饮下。

　　於术色黄气香，乃浙江於潜所产之白术也。色黄则属土，气香则醒脾，其健补脾胃之功，迥异（jiǒngyì，

[1] 资生汤证的病机为脾气亏虚、胃阴不足、瘀血阻滞同时并存，故白术、山药、鸡内金同时并用，不可或缺。

[2] 《神农本草经》：又称《本草经》或《本经》，成书于秦汉时期，载药365种，为中医四大经典著作之一。

[3] 地黄为清热凉血补血滋阴之佳品。张锡纯从物理和化学角度加以阐释其药理，体现了其衷中参西的学术思想。

[4] 张锡纯主张山药生用而不炒用。现代药理研究证实，山药含有丰富蛋白质，而蛋白质结构在高温条件下容易变性失去活性，说明张锡纯的见解是科学的。

相差很远）于寻常白术。今坊间鬻者，均名於术，而价值悬殊，其价之廉者，未必出於潜。而但观其色黄气香，即其价值甚廉，用之亦有殊效，此以色味为重，不以地道为重也。且价廉则贫者可服，利济之功亦普也[1]。

西人谓胃之所以能化食者，全赖中有酸汁。腹饥思食时，酸汁自然从胃生出。若忧思过度，或恼怒过度，则酸汁之生必少，或分毫全无，胃中积食，即不能消化。此论与《内经》"二阳之病发心脾"、过思则伤脾之旨暗合[2]。

或问曰：《内经》谓脾主思，西人又谓思想发于脑部，子则谓思发于心者何也？答曰：《内经》所谓脾主思者，非谓脾自能思也。盖脾属土，土主安静，人安静而后能深思，此《大学》所谓自能安而后能虑也。至西人谓思发于脑部，《内经》早寓（yù，寄托，蕴含）其理。《脉要精微论》曰："头者精明之府。"夫头之中心点在脑，头为精明之府，即脑为精明之府矣。既曰精明，岂有不能思之理，然亦非脑之自能思也。试观古文"思"字作"恖"（sī，古同思），囟（xìn，脑门）者脑也，心者心也，是知思也者，原心脑相辅而成，又须助以脾土镇静之力也[3]。

或问曰：子解二阳之病发心脾一节，与王氏[4]《内经》之注不同，岂王氏之注解谬欤（yú，文言助词，表示疑问、感叹、反诘等语气）？答曰：愚（谦辞，用于自称，我）实不敢云然。然由拙（谦辞，我）解以绎经文，自觉经文别有意味，且有实用也。夫二阳之病发心脾，与下"三阳为病发寒热""一阳发病，少气、善咳、善泄"句法不同，即讲法可以变通。盖二阳之病发心脾，谓其病自心脾而来也；三阳为病发寒热，是形容三阳之病状也，故将之病"之"字易作"为"字；至一阳发病数句，其句法又与三阳为病句不同，而其理则同也。

或又问：三阳、一阳病皆形容其发病之状，二阳病独推究其发病之原因者何居？答曰：三阳、一阳，若不先言其病发之状，人即不知何者为三阳、一阳病。至二阳胃腑，原主饮食，人人皆知。至胃腑有病，即不能饮食，此又人人皆知。然其所以不能饮食之故，人多不能知也。故发端不言其病状，而先发明其得病之由来也[1]。

　　或又问：胃与大肠皆为二阳，经文既浑曰二阳，何以知其所指者专在于胃？答曰：胃为足阳明，大肠为手阳明，人之足经长、手经短，足经原可以统手经，论六经者原当以足经为主。故凡《内经》但曰某经，而不别其为手与足者，皆指足经而言，或言足经而手经亦统其中。若但言手经，则必别之曰手某经矣。经文俱在，可取而细阅也[2]。

　　民国二年，客居（在外地居住）大名。治一室女（未婚女子），劳瘵年余，月信不见，羸弱不起。询方于愚，为拟此汤。连服数剂，饮食增多。身犹发热，加生地黄五钱，五六剂后，热退渐能起床，而腿疼不能行动。又加丹参、当归各三钱，服至十剂腿愈，月信亦见。又言有白带甚剧，向忘言及。遂去丹参，加生牡蛎六钱，又将於术加倍，连服十剂，带证亦愈。遂将此方邮寄家中，月余门人高如璧来函云："邻村赵芝林病劳瘵数年不愈，经医不知凡几，服药皆无效。今春骤然咳嗽，喘促异常，饮食减少，脉甚虚数，投以资生汤十剂全愈。"审斯（此）则知此方治劳瘵，无论男女，服之皆有捷效也[3]。

　　女子月信，若日久不见，其血海必有坚结之血。治此等证者，但知用破血通血之药，往往病犹未去，而人已先受其伤[4]。鸡内金性甚和平，而善消有形郁积，服之既久，瘀血之坚结者，自然融化。矧（shěn，况且）此方与健脾滋阴之药同用，新血活泼滋长，生新自能化瘀也[5]。

　　按语：张锡纯开篇即论劳瘵虚损证治，说明他非常重视该证的治疗。劳瘵虚损是指全身脏腑功能和气血阴阳衰退亏虚的一种病证。该病证以五脏虚损为核心。治疗方法历代医家有所不同，有的主张从后天之本脾胃入

[1] 阐述自己注解二阳之病发心脾的正确性。

[2] 张锡纯对《黄帝内经》深有研究。凡大家者，必研经典。

[3] 通过劳瘵闭经、劳瘵咳喘两个医案说明资生汤之效验。注意学习张锡纯验案中的药物加减法。

[4] 临床治疗闭经不可一味活血破血，须辨证论治。若脾气亏虚、胃阴不足，则要配伍健脾滋阴之品。

[5] 鸡内金健补脾胃，善化郁积，生血活血并举，为治女子闭经的要药。该用药经验是对中药学的丰富发展。

手治疗，有的主张从先天之本肾入手治疗，有的主张从先后天并重脾肾兼顾治疗。孰是孰非呢？其实理论上没有对错，关键还是要结合病人具体情况进行辨证论治。

当劳瘵虚损患者出现形体消瘦、饮食减少、女子月经量少甚或血枯不月、舌淡胖齿痕、脉虚弱无力等证候时，则为脾胃虚弱证。张锡纯以补益脾胃为大法，侧重从脾胃入手加以治疗，反映了他重视后天脾胃的学术思想。张锡纯根据《素问·阴阳别论》"二阳之病发心脾，有不得隐曲，女子不月；其传为风消，其传为息贲者，死不治"条文，悟出导致脾胃虚弱的主要病因是情志内伤，这是对《黄帝内经》学术思想的继承和发展，也是与补土学派学术思想一脉相承的。

当劳瘵虚损患者出现身热颧红、盗汗、心悸怔忡、咳喘、胃脘嘈杂、视物模糊、女子月经量少甚或血枯不月、腰膝酸软、舌红少苔、脉虚数等证候时，则为阴虚火旺证。张锡纯以养阴生津、滋阴退热为大法，反映了他重视先天肾命的学术思想。这是他对丹溪学派、肾命学说学术思想的继承和发展。

当劳瘵虚损患者出现形体消瘦、饮食减少、身热颧红、盗汗、心悸怔忡、咳喘、胃脘嘈杂、视物模糊、女子月经量少甚或血枯不月、腰膝酸软、舌淡红胖少苔干燥、脉数无力等证候时，则既有脾胃虚弱证，又伴有阴虚火旺证。张锡纯既补益脾胃，同时又滋阴退热，从而巧妙地处理了棘手复杂的劳瘵虚损证治。张锡纯创制的资生汤正是为该证型而设。

资生汤中生山药大滋脾胃之阴，生白术大补脾胃之阳，脾胃之阴阳充足壮旺，自能纳食消谷生化气血；鸡内金性平和，主要是助生山药、生白术运化之力，更能消化有形郁积、活血化瘀、固摄精气。三药共奏补脾胃、消积聚、益阴血之功，被张锡纯称为"不可挪移之品"。脾胃虚弱不能生化阴血，或者忧思日久暗耗阴血，很容易形成阴虚火旺证。所以，张锡纯在该方中配伍玄参养阴凉血退虚热、清散浮游之火。热甚者，加生地黄助玄参滋阴凉血。脾胃虚弱易生湿酿痰，阴虚火旺易炼液为痰，痰成储于肺金，很容易形成咳喘之证。所以，张锡纯在该方中配伍牛蒡子化痰止咳、降肺定喘。上述五味药物相配，既不像张仲景小建中汤、理中汤那样单纯温补，也不像李东垣补中益气汤那样单纯平补，更不像朱丹溪大补阴丸那样单纯寒补，而是博采众长、别具一格，集平补滋阴、凉血活血化痰于一炉，融五脏六腑于一体，成为了治疗劳瘵虚损证的经典名方。

张锡纯运用该方至臻至熟，化裁加减得心应手。瘀血重者，加丹参、当归；白带多者，重用白术，并加生牡蛎。另外，有两个常用对药，值得重视：一是白术配鸡内金，健脾而不壅滞；二是山药配牛蒡子，补肺而不壅滞。以上这些宝贵经验，都需要加以学习借鉴。

从张锡纯治疗劳瘵虚损全篇来看，他辨证施治不偏不倚，中庸有加，以脾胃为中心，兼顾其他脏腑，将脾胃虚损和阴虚火旺两个证型有机地融合在了一起。这是他在扎根于《黄帝内经》《伤寒杂病论》等经典理论的基础上，又汲取了易水学派、补土学派、丹溪学派等各家之长，加以创新发展的心血结晶。该学术思想自成体系和别具特色，对我们今天治疗虚损病证具有重要的指导价值。

十全育真汤

治虚劳，脉弦数细微，肌肤甲错，形体羸瘦（瘦弱），饮食不壮筋力，或自汗，或咳逆，或喘促，或寒热不时，或多梦纷纭，精气不固[1]。

野台参[2]四钱　生黄芪[3]四钱　生山药四钱　知母四钱　玄参四钱　生龙骨捣细，四钱　生牡蛎捣细，四钱　丹参二钱　三棱钱半　莪术钱半

气分虚甚者，去三棱、莪术，加生鸡内金三钱；喘者，倍山药，加牛蒡子三钱；汗多者，以白术易黄芪，倍龙骨、牡蛎，加山萸肉、生白芍各六钱。若其汗过多，服药仍不止者，可但用龙骨、牡蛎、萸肉各一两煎

[1] 本方不但益元气、滋元阴、固精气、安心神，而且退虚热、通血脉，固护和流通元气并举。十味平淡药物，却构成了保育元真之气的名方，值得细细玩味和领悟。

[2] 为产于五台山的野党参。

[3] 张锡纯将黄芪皆作黄耆。为阅读方便，文中皆改为黄芪。

服，不过两剂其汗即止。汗止后再服原方。若先冷后热而汗出者，其脉或更兼微弱不起，多系胸中大气下陷，细阅拙拟升陷汤在第四卷后跋（bá，写在书籍、文章或书画作品后面的短文）语，自知治法。仲景治劳瘵，有大黄䗪虫丸，有百劳丸[1]，皆多用破血之药。诚以人身经络，皆有血融贯其间，内通脏腑，外溉周身，血一停滞，气化即不能健运，劳瘵恒因之而成。是故劳瘵者肌肤甲错，血不华色，即日食珍馐（zhēnxiū，珍奇名贵的食物）、服参苓，而分毫不能长肌肉壮筋力。或转消瘦支离，日甚一日，诚以血瘀经络阻塞其气化也。玉田王清任[2]著《医林改错》一书，立活血逐瘀诸汤，按上中下部位，分消瘀血，统治百病，谓瘀血去而诸病自愈。其立言不无偏处，然其大旨则确有主见，是以用其方者，亦多效验。今愚因治劳瘵，故拟十全育真汤，于补药剂中，加三棱、莪术以通活气血，窃（qiè，私自，暗中）师仲景之大黄䗪虫丸、百劳丸之意也。且仲景于《金匮》列虚劳一门，特以血痹虚劳四字标为提纲。益知虚劳者必血痹，而血痹之甚，又未有不虚劳者。并知治虚劳必先治血痹，治血痹亦即所以治虚劳也[3]。

或问：治劳瘵兼用破血之药，诚为确当之论，但破血用三棱、莪术，将毋其力过猛乎？答曰：仲景之大黄䗪虫丸与百劳丸所用破血之药，若大黄、干漆、水蛭，皆猛于三棱、莪术，而方中不用三棱、莪术者，诚以三棱、莪术《本经》不载。至梁陶弘景[4]著《名医别录》于《神农本草经》外增药品三百六十五味，皆南北朝以前，名医所用之药，亦未载三棱、莪术。是当仲景时犹无三棱、莪术，即有之，亦未经试验可知。而愚于破血药中，独喜用三棱、莪术者，诚以其既善破血，尤善调气[5]三棱、莪术详解在第八卷理冲汤下。补药剂中以为佐使，将有瘀者瘀可徐消，即无瘀者亦可借其流通之力，以行补药之滞，而补药之力愈大也。况后天资生纳谷为宝，无论何病，凡服药后饮食渐增者易治，饮食渐减者难治。三棱、莪术与参、术、芪诸药并用，大者能

[1] 百劳丸：《医学纲目》卷五引陈大夫传张仲景方，由人参、当归、大黄、乳香、没药、水蛭、虻虫组成。

[2] 王清任：字勋臣，清代著名医家，擅长活血化瘀和补养元气。

[3] 血痹与虚劳互为因果。经络瘀阻，元气不能周流则成虚劳；气血亏虚，血液运行无力则成血痹。因此治疗虚劳要重视流通气血。

[4] 陶弘景：字通明，自号华阳隐居，南朝宋梁间医药学家、道家，著《本草经集注》等。

[5] 三棱、莪术善调气，是张锡纯之创新。

开胃进食，又愚所屡试屡效者也[1]。

或问：劳字从火，诚以劳瘵之证，阴虚发热者居其强半。故钱仲阳之减味地黄丸[2]；张景岳之左归饮，皆为对证良方，以其皆以熟地黄为君，大能滋真阴、退虚热也。子方中何以独不用也？答曰：若论用熟地，我固过来人也。忆初读方书时，曾阅赵氏[3]《医贯》、张氏[4]《八阵》、冯氏[5]《锦囊》诸书，遂确信其说。临证最喜用熟地，曾以八味地黄丸作汤，加苏子、白芍，治吸不归根之喘逆；加陈皮、白芍，治下虚上盛之痰涎；加苏子、厚朴，治肾不摄气，以致冲气上逆之胀满时病人服之觉有推荡之力，后制参赭镇气汤治此证更效，方在第二卷；又尝减茯苓、泽泻三分之二，治女子消渴小便频数《金匮》谓治男子消渴，以治女子亦效，案详第二卷玉液汤下；又尝去附子，加知母、白芍，治阴虚不能化阳，致小便不利积成水肿。又尝用六味地黄丸作汤，加川芎、知母，以治如破之头疼；加胆草、青黛，以治非常之眩晕；加五味、枸杞、柏子仁，以敛散大之瞳子，且信其煎汁数碗，浩荡饮之之说。用熟地四两、茯苓一两，以止下焦不固之滑泻；用熟地四两、白芍一两，以通阴虚不利之小便；又尝于一日之中用熟地斤许，治外感大病之后，忽然喘逆，脉散乱欲脱之险证此证当用后来复汤，彼时其方未拟出，惟（只有）知用熟地亦幸成功，是知冯楚瞻谓熟地能大补肾中元气诚有所试也，且不独治内伤也；又尝用熟地、阿胶大滋真阴之类，治温病脉阳浮而阴不应，不能作汗，一日连服二剂，济阴以应其阳，使之自汗案在寒解汤下；并一切伤寒外感，因下元虚惫而邪深陷者，莫不重用熟地，补其下元，即以托邪外出。惟用以治阴虚劳热之证，轻者可效，若脉数至七八至鲜有效者。彼时犹不知改图，且以为地黄丸，即《金匮》之肾气丸，自古推为良方，此而不效，则他方更无论矣，不知肾气丸原用干地黄，即药坊间之生地也，其桂用桂枝，即《神农本草经》之牡桂也，与今之地黄丸迥不侔（móu，相等）矣。其方《金匮》凡五见，一

[1] 三棱、莪术可以理脾胃之气滞、消脾胃之瘀血，故与健脾益气药配伍大能开胃进食。这是张锡纯的宝贵经验，注意学习应用。

[2] 钱仲阳即钱乙，字仲阳，宋代儿科医家，创立小儿五脏辨证纲领，撰《小儿药证直诀》。减味地黄丸即六味地黄丸。

[3] 赵氏：赵献可，字养葵，明代温补学派医家。著《医贯》《邯郸遗稿》等。

[4] 张氏：张介宾，字惠卿，号景岳，明代温补学派代表医家，著《景岳全书》《类经》《质疑录》等。

[5] 冯氏：冯兆张，字楚瞻，浙江海盐人。清代著名医家，崇尚温补，著《冯氏锦囊秘录》。

治"脚气上入少腹不仁";一治"虚劳腰痛,少腹急拘,小便不利";一治"短气有微饮,当从小便去之";一治"男子消渴,小便反多,饮一斗,小便一斗";一治"妇人转胞,胞系了戾(lèi,萦回盘曲),不得溺(同尿)"。统观五条,原治少腹膀胱之疾居多,非正治劳瘵之药,况后世之修制,又失其本然乎。后治一妇人,年近五旬(xún,十)。身热劳嗽(慢性顽固咳嗽),脉数几至八至。先用六味地黄丸加减作汤服不效,继用左归饮加减亦不效。愚忽有会悟,改用生黄芪六钱、知母八钱为方,数剂见轻,又加丹参、当归各三钱,连服十剂全愈。以后凡遇阴虚有热之证,其稍有根柢(gēndǐ,根基,根本)可挽回者,于方中重用黄芪、知母,莫不随手奏效[1]。始知叔和[2]脉法谓数至七八至为不治之脉者,非确论也。盖人禀(bǐng,承受)天地之气以生,人身之气化即天地之气化,天地将雨之时,必阳气温暖上升,而后阴云会合大雨随之。黄芪温升补气,乃将雨时上升之阳气也;知母寒润滋阴,乃将雨时四合之阴云也。二药并用,大具阳升阴应、云行雨施之妙。膏泽优渥(yōuwò,丰足优厚),烦热自退,此不治之治也此理参观第二卷玉液汤后跋语益明。况劳瘵者多损肾,黄芪能大补肺气,以益肾水之源,使气旺自能生水,而知母又大能滋肺中津液,俾(bǐ,使)阴阳不至偏胜,即肺脏调和,而生水之功益普也黄芪、知母虽可并用以退虚热,然遇阴虚热甚者,又必须加生地黄八钱或至一两,方能服之有效。

或又问:肾气丸虽非专治虚劳之药,而《金匮》虚劳门,明载其治虚劳腰疼,似虚者皆可服之,子独谓无甚效验,岂古方不可遵欤?答曰:肾气丸若果按古方修制,地黄用干地黄,桂用桂枝,且止为丸剂,而不作汤剂,用之得当,诚有效验。盖生地能逐血痹《神农本草经》,而熟地无斯效也;桂枝能调营卫,而肉桂无斯效也。血痹逐则瘀血自消,营卫调则气血自理。至于山萸肉之酸温,亦能逐痹《本经》山茱萸逐寒湿痹;牡丹皮之辛凉，亦能破血；附子之大辛大温，又能温通血脉，与地黄之寒凉相济，以共成逐血痹之功。是肾气丸为补肾之药，实兼为开瘀血之药，故列于《金匮》虚劳门，而为要方也。其止为丸剂，而不作汤剂者，诚以地黄经水火煎熬，则汁浆稠黏性近熟地，其逐血痹之力必减，是以《神农本草经》谓地黄生者尤良也。后贤徐灵胎[1]曾治一人，上盛下虚，胸次痰火壅滞，喘不能卧，将人参切作小块，用清火理痰之药煎汤送服而愈。后其病复发，病家自用原方，并人参亦煎服，病益甚，灵胎仍教以根据从前服法，其病仍愈。夫同一人参也，生切块送服则效，煎汤则不惟不效，转至增剧，触类引伸，可以悟古人制肾气丸之精义矣[2]。

　　或又问：肾气丸既按古方修制可以有效，而《金匮》虚劳门，肾气丸与大黄䗪虫丸之外又有七方，皆可随证采择，则子之十全育真汤，似亦可以不拟欤？答曰：《金匮》虚劳门诸方，虽皆有效，而一方专治虚劳门一证。若拙拟十全育真汤，实兼治虚劳门诸证[3]。如方中用黄芪以补气，而即用人参以培元气之根本；用知母以滋阴，而即用山药、元参以壮真阴之渊源；用三棱、莪术以消瘀血，而即用丹参以化瘀血之渣滓。至龙骨、牡蛎，若取其收涩之性，能助黄芪以固元气；若取其凉润之性，能助知母以滋真阴；若取其开通之性《本经》龙骨主癥瘕，后世本草亦谓牡蛎消血，又能助三棱、莪术以消融瘀滞也。至于疗肺虚之咳逆、肾虚之喘促，山药最良；治多梦之纷纭，虚汗之淋漓，龙骨、牡蛎尤胜。此方中意也，以寻常药饵（yàoěr，药物）十味，汇集成方，而能补助人身之真阴阳、真气血、真精神，故曰十全育真也。

　　劳瘵者多兼瘀血，其证原有两种：有因劳瘵而瘀血者，其人或调养失宜，或纵欲过度，气血亏损，流通于周身者必然迟缓，血即因之而瘀，其瘀多在经络；有因瘀血而成劳瘵者，其人或有跌伤碰伤，或力小任重，或素有吐衄证，服药失宜，以致先有瘀血，日久浸（jìn，逐渐）成劳瘵，其瘀血多在脏腑。此二者服十全育真

[1] 徐灵胎：徐大椿，原名大业，字灵胎，晚号洄溪老人，清代医家，著《医学源流论》《兰台轨范》《神农本草经百种录》《洄溪医案》等。

[2] 药物用法不同，则功效大相径庭。正因如此，张锡纯特别重视药物的炮制、生熟和方剂的煎服法。

[3] 十全育真汤补助全身之气血阴阳，振奋一身之精神，流通一身之气机，与《金匮要略》虚劳门诸方侧重某一局部自是不同，要注意玩味体会。

[1] 虚劳与瘀血可互为因果。瘀血部位和程度不同，用药也要随时变通，不可拘执，否则疗效会大打折扣。

[2] 张锡纯补充了气虚脉数，通俗易懂，是对数脉的发展创新。

[3] 根据病证的寒热虚实权衡黄芪与三棱、莪术和知母的配伍比例，方能与病机息息相符。

汤皆可愈。而瘀血在脏腑者，尤须多用破血之药。又瘀在经络者，亦可用前方资生汤加当归、丹参。瘀在脏腑之剧者，又宜用拙拟理冲汤，或理冲丸方在第八卷。此数方可参变汇通，随时制宜也[1]。

世俗医者，遇脉数之证，大抵责之阴虚血涸。不知元气虚极莫支者，其脉可至极数[2]。设有人或力作，或奔驰，至气力不能支持之时，其脉必数。乃以力倦之不能支持，以仿气虚之不能支持，其事不同而其理同也。愚临证细心体验，凡治虚劳之证，固不敢纯用补药，然理气药多于补气药则脉即加数，补气药多于理气药则脉即渐缓。是知脉之数与不数，固视乎血分之盈亏，实尤兼视乎气分之强弱。故此十全育真汤中，台参、黄芪各四钱，而三棱、莪术各钱半，补气之药原数倍于理气之药。若遇气分虚甚者，犹必以鸡内金易三棱、莪术也。

药性之补、破、寒、热，虽有一定，亦视乎服药者之资禀为转移。尝权衡黄芪之补力，与三棱、莪术之破力，等分用之原无轩轾（xuānzhì，高低优劣）。尝用三棱、莪术各三钱，治脏腑间一切癥瘕（zhēngjiǎ，积聚肿块。坚硬不移动，痛有定处为癥积；聚散无常，痛无定处为瘕聚）积聚，恐其伤气，而以黄芪六钱佐之，服至数十剂，病去而气分不伤，且有愈服而愈觉强壮者。若遇气分甚虚者，才服数剂，即觉气难支持，必须加黄芪，或减三棱、莪术，方可久服。盖虚极之人，补药难为攻，而破药易见过也。若其人气壮而更兼郁者，又必须多用三棱、莪术，或少用黄芪，而后服之不至满闷。又尝权衡黄芪之热力，与知母之寒力，亦无轩轾，等分用之可久服无寒热也此论汤剂，作丸剂则知母寒力胜于黄芪热力。而素畏热者，服之必至增热，素畏寒者，服之又转增寒，其寒热之力无定，亦犹补破之力无定也。故临证调方者，务须细心斟酌（zhēnzhuó，反复考虑以后决定取舍），随时体验，息息与病机相符，而后百用不至一失也[3]。古人云"良工心苦，志在活人"者，尚无愧斯言也。

西法曰：小肠外皮光滑，内皮摺叠，其纹以显微镜窥之，纹上有尖甚密，即吸管之口端。吸管者，吸噏（xī，吸取）食物之精液管也，百派千支，散布肠后夹膜之间，与膜同色，细微难见。食后少顷（短时间），内有精液，始见如白丝然。夹膜有小核甚多，即吸管回旋叠积所成者。一切吸管附近脊处乃合为一，名曰精液总管。在腰骨第二节，附脊骨而上，至颈骨第七节，即屈转而下，左入颈下回血会管会者，两管相会合处，直达于心。食物由胃至小肠头，即与胆汁、甜肉汁会合。渐落渐榨，榨出精液，色白如乳，众管吸之，初甚稀淡，渐入渐浓，远至会管，即混为血。小肠细管病，液核凝大，其人多食犹瘠（jí，瘦弱）。

按：小肠吸管，实为血脉化生之门径，设有不通，人即病瘠。则治劳瘵者，宜兼用破血之药，以化其液核之凝大，更可知矣[1]。

又按：胆汁、甜肉汁，与小肠会合之理，西法言之甚详。其说谓胆乃肝液之囊，存其汁以待用者也。胆汁色绿味极苦，系连右肝内旁之下，其汁乃下部回血回血说在第二卷补络补管汤下至肝所化。其功用能助小肠以化胃中不化之物。盖胃中之液，能化蛋白质为滋养素，然不能化淀粉及脂肪。迨（dài，等到）至传入小肠，小肠饱满，肠头上逼胆囊，使其汁渗入小肠，能助小肠榨化一切食物，为乳糜白汁，以资养血脉。若无胆汁，或汁不足用，则小肠之物，精粗不分，粪色白结而不黄矣。如胆汁过多，则呕吐苦涎，泄泻色青是也。胆管闭塞，胆汁渗入血分，即有疸病俗名黄病，溺色黄赤。胆汁之用，实以得中为贵。甜肉者即"甜肉经"，长约五寸，横贴幽门胃之下口，形如犬舌，头大向右，尾尖向左，中有一汁液管，斜入小肠上口之旁，与胆管入小肠处同路。所生汁如口津水，能参赞胆汁，同助小肠以榨化食物。

按：西人所谓甜肉经，唐容川[2]谓当系胰子。盖胰子善于涤（dí，洗，清除）油，即善消油，故能助小肠

[1] 张锡纯衷中参西，指出理虚与化瘀并治的科学性。

[2] 唐容川：唐宗海，字容川，晚清医家，中西医汇通代表人物，对血证有精到见解，著《中西汇通医经精义》《血证论》等。

以化脂肪。至化淀粉，当全赖胆汁，盖淀粉属土，胆汁属木，木能疏土，物理之自然也[1]。

按语：劳瘵虚损是指全身脏腑功能和气血阴阳衰退亏虚的病证。当劳瘵虚损后期，出现形体消瘦、饮食减少、潮热盗汗、舌淡红少苔、脉细数无力等脾胃虚弱、阴虚火旺证时，治法当滋补脾胃、养阴退热。我们已经在前方资生汤的按语中进行了比较详细的分析，该学术思想自成体系和别具特色。

张锡纯根据长期临床实践经验，并以仲景《辨血痹虚劳病脉证并治》及大黄䗪虫丸、百劳丸为依据，认为劳瘵虚损和血痹血瘀常常互为因果。脏腑功能虚损和气血阴阳亏虚，不能滋养和运行血液，容易导致血痹血瘀；血痹血瘀以后，阻碍正常气机运行，使元气不能适时地供养脏腑，气血阴阳也得不到充养，又会反过来加重劳瘵虚损。所以，他治疗劳瘵虚损非常重视流通气血。

十全育真汤虚劳证中既有形体羸瘦、饮食不壮筋力、寒热不时、脉弦数细微等症状，又有肌肤甲错、自汗、咳逆喘促、多梦纷纭等症状，故该证在脾胃虚弱、阴虚火旺的基础上伴有血脉不通、元气亏虚、精气不固、心神不安等证。因此，在资生汤化裁的基础上增加了活血化瘀、补助元气、固摄精气、镇心安神等药物。方中用野台参、生黄芪、生山药健脾益气，治疗形体羸瘦、饮食不壮筋力；用三棱、莪术、丹参活血化瘀治疗肌肤甲错；玄参、知母养阴退虚热，同时兼制参芪之热，治疗寒热不时；用生龙骨、生牡蛎固摄精气、敛汗止汗、镇静安神、降逆定喘，治疗自汗、多梦纷纭、咳逆喘促。全方融补气、滋阴、退热、固精、安神、活血于一体，符合虚劳证病位广泛、虚中夹实的特点。所以，张锡纯说："此方中意也，以寻常药饵十味，汇集成方，而能补助人身之真阴阳、真气血、真精神，故曰十全育真也。"

方中三棱、莪术两味药物是张锡纯最为常用和最具心得的活血化瘀药对。两药相配伍，具有如下功效：①与补气药物相配，具有补而不滞之功。补气药物黄

[1] 张锡纯是中西医汇通学派的代表医家，主张中医理论原包含西医理论。他将中医五行木土相生相克理论与西医学的消化机制进行了汇通，强调其有异曲同工之妙。

芪、党参等药物虽然能补气，但用多容易导致壅滞气机出现胸脘痞闷等症状，配伍三棱、莪术，则调畅气机、补而不滞，更能发挥其补益作用。②与健脾药物相配，大能开胃进食。三棱、莪术不但具有活血破血作用，还具有消积导滞、促进脾胃运化的作用。若与山药、白术、鸡内金等药物配伍，对胃中顽固之食积和瘀血具有消磨作用，促进脾胃的消化和吸收。

古代医家治疗虚劳，大多用熟地或生地滋补肾阴。张锡纯却舍而不用，创用黄芪配伍知母补肺气、滋肺阴，进而达到滋养一身之阴的目的，体现了肺为水之上源之旨，临床要注意学习应用。正如张锡纯所说："况劳瘵者多损肾，黄芪能大补肺气，以益肾水之源，使气旺自能生水，而知母又大能滋肺中津液，俾阴阳不至偏胜，即肺脏调和，而生水之功益普也"。

醴泉饮

治虚劳发热，或喘或嗽，脉数而弱[1]。

生山药一两　大生地五钱　人参四钱　玄参四钱　生赭石轧细，四钱　牛蒡子炒捣，三钱　天冬四钱　甘草二钱

劳热之证，大抵责之阴虚。有肺阴虚者，其人因肺中虚热熏蒸，时时痒而作嗽，甚或肺中有所损伤，略一动作，辄（zhé，总是，就）发喘促，宜滋补肺阴，兼清火理痰之。有肾阴虚者，其人因肾虚不能纳气，时时咳逆上气，甚或喘促，宜填补下焦真阴。兼用收降之品。若其脉甚数者，陈修园[2]谓，宜滋养脾阴。盖以脾脉原主和缓，脉数者必是脾阴受伤，宜于滋阴药中，用甘草以引之归脾，更兼用味淡之药，如薏米、石斛之类理详例言。特是人身之阴，所盖甚广，凡周身之湿处皆是也。故阴虚之甚者，其周身血脉津液，皆就枯涸。必用汁浆最多之药，滋脏腑之阴，即以溉周身之液，若方中之山药、地黄是也。然脉之数者，固系阴虚，亦系气分虚弱，有不能支持之象，犹人之任重而体颤也。故

[1] 醴（lǐ），甘甜之意。醴泉，即甘甜的泉水。醴泉饮侧重治肾，资生汤、十全育真汤侧重治脾。

[2] 陈修园：陈念祖，字修园，号慎修，清代医家，著《伤寒论浅注》《金匮要略浅注》《灵素节要浅注》《女科要旨》《医学三字经》《医学实在易》《医学从众录》等。

[1] 肺肾阴虚，肾不纳气，故用代赭石、牛蒡子镇降之品。

[2] 肺肾阴虚、虚火上浮证，常兼有痰热瘀血阻滞肺胃，要注意配伍镇逆降气活血之品，如代赭石、牛蒡子、苏子、瓜蒌仁、紫菀、杏仁、丹参、三棱、莪术等药。其中，张锡纯特别喜用代赭石、牛蒡子两味药。同时，要注意补养和攻邪的比例，不可虚虚实实。

[3] 要注意对胸中大气下陷之短气与肾不纳气之喘进行鉴别。短气为呼气困难，气难上行；喘为吸气困难，气不达下。请认真研读升陷汤部分。

用人参以补助气分，与玄参、天冬之凉润者并用，又能补助阴分。且虑其升补之性，与咳嗽上逆者不宜，故又佐以赭石之压力最胜者，可使人参补益之力下行直至涌泉，而上焦之逆气浮火，皆随之顺流而下；更可使下焦真元之气，得人参之峻补而顿旺，自能吸引上焦之逆气浮火下行也[1]。至于牛蒡子与山药并用，最善止嗽，甘草与天冬并用，最善润肺，此又屡试屡效者也。

初制此方时，原无赭石，有丹参三钱，以运化人参之补力。后治一年少妇人，信水数月不行，时作寒热，干嗽连连，且兼喘逆，胸膈满闷，不思饮食，脉数几至七至。治以有丹参原方不效，遂以赭石易丹参，一剂咳与喘皆愈强半，胸次开通，即能饮食，又服数剂脉亦和缓，共服二十剂，诸病皆愈。以后凡治妇女月闭血枯，浸至虚劳，或兼咳嗽满闷者，皆先投以此汤，俾其饮食加多，身体强壮，经水自通。间有瘀血暗阻经道，或显有癥瘕可据者，继服拙拟理冲汤或理冲丸皆在第八卷以消融之，则妇女无难治之病矣。若其人胸中素觉短气，或大便易滑泻者，又当预防其大气下陷大气下陷详第四卷升陷汤。用醴泉饮时，宜减赭石、牛蒡子，并一切苏子、蒌仁、紫菀、杏仁，治咳喘套药皆不宜用[2]。

按：短气与喘原迥异[3]。短气者难于呼气不上达也；喘者难于吸气不下降也。而不善述病情者，往往谓喘为"上不来气"，是以愚生平临证，凡遇自言上不来气者，必细细询问，确知其果系呼气难与吸气难，而后敢为施治也。

又按：方书名咳喘曰"咳逆"，喘曰"喘逆"，因二证多由逆气上干也。而愚临证实验以来，知因大气下陷而咳喘者，亦复不少。盖肺悬胸中，必赖大气以包举之，而后有所附丽；大气以鼓舞之，而后安然呼吸。大气一陷，则包举之力微，肺即无所附丽，而咳嗽易生；鼓舞之机滞，肺必努力呼吸，而喘促易作。曾治一少年，泄泻半载方愈。后因劳力过度，觉喉中之气不舒，五六呼吸之间，必咳嗽一两声，而其气始舒。且觉四肢无力，饮食懒进。诊其脉微弱异常，知其胸中大气下陷，投以拙拟升陷汤，数剂而愈。又曾治一人，年近五旬，素有喘疾。因努力任重，旧证复发。延医服药罔效。后愚诊视其脉，数近六至，而兼有沉濡之象。愚疑其阴虚不能纳气，因其脉兼沉濡，不敢用降气之药。遂用熟地、生山药、枸杞、玄参大滋真阴之药，大剂煎汤，送下人参小块二钱。连服三剂，脉即不数，仍然沉濡；喘虽见轻，仍不能愈。因思此证得之努力任重，胸中大气因努力而陷，所以脉现沉濡，且其背恶寒而兼发紧，此亦大气下陷之征也。亦治以升陷汤。方中升麻、柴胡、桔梗皆不敢用，以桂枝尖三钱代之。因其素有不纳气之证，桂枝能升大气，又能纳气归肾也理详第二卷参赭镇气汤下。又外加滋阴之药，数剂全愈详案在第四卷升陷汤下。按此二证之病因，与醴泉饮所主之病迥异，而其咳喘则同。必详观升陷汤后跋语及所载诸案，始明治此二证之理。而附载于此者，恐临证者审证不确，误以醴泉饮治之也[1]。

　　沈阳商家子娄顺田，年二十二，虚劳咳嗽，其形羸弱，脉数八至，按之即无[2]。细询之，自言曾眠热炕之上，晨起觉心中发热，从此食后即吐出，夜间咳嗽甚剧，不能安寝。因二十余日寝食俱废，遂觉精神恍惚，不能支持。愚闻之，知脉象虽危，仍系新证，若久病至此，诚难挽回矣。遂投以醴泉饮，为其呕吐，将赭石改用一两重用赭石之理详第二卷参赭镇气汤下，一剂吐即止，可以进食，嗽亦见愈。从前五六日未大便，至此大便亦通下。如此加减服之，三日后脉数亦见愈，然犹六至余，心中犹觉发热，遂将玄参、生地皆改用六钱，又每日于午时，用白蔗糖冲水，送服西药阿斯必林[3]药性详后参麦汤下七厘许。数日诸病皆愈，脉亦复常。

　　沈阳苏惠堂，年三十许，劳嗽二年不愈，动则作喘，饮食减少。更医十余人，服药数百剂，分毫无效，羸弱转甚。其姊（zǐ，姐姐）丈李生在京师见《医学衷中参西录》再版，大加赏异，急邮函偾其来院诊治。其脉数六至，虽细弱仍有根柢，知其可治。自言上焦恒

[1] 结合临床验案反复说明大气下陷之喘和醴泉饮之喘不同。病机不同，治法不同，不得有误。

[2] 脉数八至，按之即无，说明肺肾阴虚、阴虚火旺之证重，须重用养阴退热药如玄参、生地、天冬等药物。

[3] 阿斯必林：即阿司匹林。

觉发热，大便三四日一行，时或干燥。遂投以醴泉饮，为其便迟而燥，赭石改用六钱，又加鸡内金二钱捣细，恐其病久脏腑经络多瘀滞也。数剂后饭量加增，心中仍有热时，大便已不燥，间日一行。遂去赭石二钱，加知母二钱，俾于晚间服汤药后，用白蔗糖水送服阿斯必林四分瓦之一瓦之分量详于例言，得微汗。后令于日间服之，不使出汗，数日不觉发热，脉亦复常，惟咳嗽未能全愈[1]。又用西药几阿苏六分、薄荷冰四分，和以绿豆粉为丸，梧桐子大，每服三丸，日两次，汤药仍照方服之，五六日后咳嗽亦愈，身体从此康健。

按：几阿苏，亦名结列阿曹笃（dǔ），乃干馏山毛榉（jǔ，落叶乔木）树脂和那笃伦卤液而振荡之，取其所得之依的儿，及依的儿那笃留谟（mó）之化合物。以硫酸分解之，再以馏精制之，得中性透明微黄色油状之液，有窜透特异之烟臭，仿佛那布答林俗名洋潮脑。其功用近于石碳酸，而其抑制发酵防腐败之力，远胜石碳酸。能消除一切毒菌，凝固蛋白质及血液，故善治肺结核详后参麦汤下及肠胃炎，补内外血管破裂，妊（rèn，怀孕）妇呕吐，小儿吐泻。用其液浸棉晒干塞牙孔，止牙疼如神。惟性过干燥，且又臭味难服，佐以薄荷冰之辛凉芳香，则性味和平，以治肺炎肺结核，其效尤速，故以治久嗽能愈也[2]。

几阿苏之用量，初服宜百分瓦之一。久服之可以渐渐加多，以加至一次服百分瓦之五为极量。在西药中甚属猛烈之品，慎勿多服[3]。

按语：劳瘵虚损见两颧嫩红、低热不退、咽痒咳嗽或动则喘逆、或咯血或痰中带血、腰膝酸软、脉细数无力，为肺肾阴虚证。当以滋补肺肾之阴、止咳平喘为法。醴泉饮所治虚劳发热，或喘或嗽，脉数而弱即为上述病证。

本方当为六味地黄汤合增液汤二方变化而来。方中山药、地黄、玄参滋补肾阴，山药、玄参、天冬滋补肺阴，山药、牛蒡子止嗽定喘化痰。方中人

[1] 要注意根据脉象判断病情轻重预后；要注意代赭石、鸡内金、知母三药的加减变化。

[2] 张锡纯称几阿苏擅长治疗肺结核，体现了他善于融会新知的思想。

[3] 几阿苏性猛烈，故张锡纯多以中药为主配伍极少量几阿苏，体现了其扬长避短、衷中参西之学术思想。

参，一方面可以补助下焦之元气，下焦元气壮旺自能纳气归肾和吸纳浮游之虚火敛降下行；二是与玄参、天冬、生地凉润之品相配伍，气能生津补助阴分。代赭石重坠之性可引逆气和浮游之虚火下行，纳气归肾。全方融补阴、补气、潜降、止咳化痰为一方，补中兼行，主治肾不纳气之咳喘证。

方中有三对药物值得学习：一是山药配牛蒡子，最善止嗽；二是天冬配甘草，最善润肺；三是代赭石配人参，引人参补下焦之真气。古人治疗肾不纳气证，除了补养真阴以外，降逆药物多用苏子、葶苈子、沉香等，这些药物用之不当反易耗伤元气。而张锡纯应用代赭石配人参治疗肾不纳气证，是对方药学的丰富完善，也是对仲景学术思想的发展。

张锡纯创制的醴泉饮和升陷汤都能治疗喘，但有着本质的区别，临床不可混淆。所以，张锡纯在本方中进行了详细的鉴别分析。醴泉饮所主之喘，主要是肾阴不足失于摄纳，气逆于上致喘，即平时所说的肾不纳气之喘。升陷汤所主之喘，为胸中大气下陷，导致肺失托举，肺之宣肃功能异常而作喘，即类似于平时所说的肺气亏虚之喘。肾不纳气证治法当养阴潜阳、纳气平喘，用醴泉饮等方；胸中大气下陷证治法当益气升阳平喘，用升陷汤等方药。两证治疗一主降，一主升，治法用药天壤之别，临证当详细辨别。

张锡纯对脉学有着精深的研究，富有创见，发展了中医脉学理论。如脉细数而无力，治疗当滋补肺肝肾之阴，药物用山药、地黄、玄参、麦冬、天冬、白芍、枸杞子等；若兼有脾胃虚弱，还需要滋补脾阴，药物如山药、薏苡仁、生石斛等。但他同时指出，脉细数无力不仅是阴虚之象，同时兼有气虚之证。脉细数无力，既主阴虚，又主气虚，是对细数无力脉象主证的发展创新。治疗上，他常常是补阴药和补气药同时并用，如黄芪配知母、玄参、天花粉等，人参配玄参、天冬、麦冬、白芍等。这种配伍，可使气和阴之间相互转化，蕴含着阴阳互根之妙。

一味薯蓣饮

治劳瘵发热，或喘或嗽，或自汗，或心中怔忡（zhēngchōng，心中剧烈跳动），或因小便不利，致大便滑泻，及一切阴分亏损之证[1]。

生怀山药四两，切片

上一味煮汁两大碗，以之当茶，徐徐温饮之。

山药之性，能滋阴又能利湿，能滑润又能收涩，是以能补肺、补肾兼补脾胃。且其含蛋白质最多，在滋补药中诚为无上之品，特性甚和平，宜多服常服耳[2]。

陈修园谓山药为寻常服食之物，不能治大病，非也。若果不治大病，何以《金匮》治劳瘵有薯蓣丸。尝治一室女，温病痰喘，投以小青龙加石膏汤，又遵《伤寒论》加减法，去麻黄加杏仁，喘遂定。时已近暮，一夜安稳。至黎明喘大作，脉散乱如水上浮麻，不分至数，此将脱之候也。取药不及，适（刚巧，恰好）有生山药两许，急煮汁饮之，喘稍定，脉稍敛，可容取药，方中仍重用山药而愈[3]详案在第六卷仙露汤下。

一室女，月信年余未见，已成劳瘵，卧床不起。治以拙拟资生汤在前，复俾日用生山药四两，煮汁当茶饮之，一月之后，体渐复初，月信亦通。见者以此证可愈，讶（yà，惊讶）为异事（奇闻异事）[4]。

一妇人，产后十余日，大喘大汗，身热劳嗽。医者用黄芪、熟地、白芍等药，汗出愈多。后愚诊视，脉甚虚弱，数至七至，审证论脉，似在不治。俾其急用生山药六两，煮汁徐徐饮之，饮完添水重煮，一昼夜所饮之水，皆取于山药中。翌日（yìrì，第二天）又换山药六两，仍如此煮饮之。三日后诸病皆愈[5]。

一人，年四十余，得温病十余日，外感之火已消十之八九。大便忽然滑下，喘息迫促，且有烦渴之意。其脉甚虚，两尺微按即无[6]。亦急用生山药六两，煎汁两大碗，徐徐温饮下，以之当茶，饮完煎渣再饮，两日共用山药十八两，喘与烦渴皆愈，大便亦不滑泻。

西人谓食物中之蛋白质最能益人。山药之汁晶莹透

[1] 薯蓣（shǔyù），通称山药。一味薯蓣饮，量小则缓补五脏之阴虚，量大则急补元阴固元气。

[2] 张锡纯非常推崇山药，称其滋补药中无上之品。既可作药饵，又可作食疗。因其性甚和平，故宜多服常服。

[3] 张锡纯重用单味山药纳气定喘固脱。案中喘大作，脉散乱如水上浮麻不分至数，为审证要点。

[4] 通过验案说明山药长期食疗可以补虚损。

[5] 单用、重用、急用山药可大补元气、收敛固脱。案中大喘大汗，脉甚虚弱，数至七至，为审证要点。

[6] 案中脉甚虚、两尺微按即无、大便滑下，喘息迫促，为诊断虚脱的审证要点。

彻，黏而且滑，纯是蛋白之质，故人服之大有补益。然必生煮服之，其蛋白之质始全；若炒焦而后入煎剂，其蛋白之质已涸，虽服亦何益哉[1]。

按语：山药首见于《神农本草经》，称其"味甘温，主伤中，补虚羸，除寒热邪气，补中益气力，长肌肉，久服耳目聪明，轻身，不饥，延年"，并将其列为上品。《本草纲目》称其"益肾气，健脾胃，止泄痢，化痰涎，润皮毛"。

明代医家张介宾在《本草正》中说："山药，能健脾补虚，滋精固肾，治诸虚百损，疗五劳七伤。第其气轻性缓，非堪专任，故补脾肺必主参、术，补肾水必君茱、地，涩带浊须破故同研，固遗泄仗菟丝相济。诸丸固本丸药，亦宜捣末为糊。总之，性味柔弱，但可用力佐使。"清代医家也谓山药为寻常服食之物，不能治大病。但张锡纯经过长期临床实践否定了张介宾和陈修园的观点。他说："陈修园谓山药为寻常服食之物，不能治大病，非也。若果不治大病，何以《金匮》治劳瘵有薯蓣丸。"

张锡纯临证时，特别擅长单用重用大剂量生山药扶危救脱。他所创一味薯蓣饮即单用山药四两治疗劳瘵发热，或喘或嗽，或自汗，或心中怔忡，或大便滑泻等危急重病。大量山药不仅健脾补肺、补肾益精，更是起到了补敛元气、滋补真阴的作用。

张锡纯应用山药的特点是：①生用不炒用：张锡纯所有山药处方都有生山药，因炒用破坏其中蛋白质成分降低其疗效。②危急重证量大急服：山药药性平和，但只有大剂量服用才能起到补敛元气、滋补真阴的作用。如一味薯蓣饮即大量应用，并将其煮汁两大碗，以之当茶徐徐温饮，使药力持续发挥作用。③慢性虚损疾病久服常服：山药药性缓和，只有久服常服才能发挥作用。如其创制珠玉二宝粥治饮食懒进、虚热劳嗽之脾肺亏虚证，用山药二两、生薏苡仁二两、柿霜饼八钱。先将山药、薏苡仁捣成粗渣煮至烂熟，而将柿霜饼切碎调入融化随意服之。

张锡纯将山药应用得得心应手，既有单用山药方如

[1] 张锡纯衷中参西，强调山药一定要生用，反对炒焦。

一味薯蓣饮，也有大量配伍之处方如资生汤、十全育真汤、醴泉饮、参麦汤、参赭镇气汤、薯蓣纳气汤及滋培汤等。纵观这些方剂，山药在其中发挥的作用多集中在以下方面：①补益肺肾治疗咳喘；②补益脾胃治疗纳呆泄泻；③收摄气阴治疗虚脱自汗或心中怔忡。

现代研究表明，山药为药食兼用植物之一，含多种化学成分，具有抗氧化、抗衰老、降血糖、降血脂、抗肝损伤、抗突变、抗肿瘤、抗结核、调节免疫、保护缺血再灌注损伤、延年益寿等多种药理作用。

参麦汤

治阴分亏损已久，浸至肺虚有痰，咳嗽劳喘，或兼肺有结核者[1]。

人参三钱 干麦冬带心，四钱 生山药六钱 清半夏二钱 牛蒡子炒捣，三钱 苏子炒捣，二钱 生杭芍三钱 甘草钱半

人参为补肺之主药，而有肺热还伤肺之虞（yú，忧虑），有麦冬以佐之，则转能退热。麦冬为润肺之要品，而有咳嗽忌用之说，有半夏以佐之，则转能止嗽。至于山药，其收涩也，能助人参以补气；其黏润也，能助麦冬以滋液。虽多服久服，或有壅滞，而牛蒡子之滑利，实又可以相济。且牛蒡子能降肺气之逆，半夏能降胃气、冲气之逆，苏子与人参同用又能降逆气之因虚而逆。平其逆气，则喘与嗽不治自愈矣。用白芍者，因肝为肺之对宫，肺金虚损，不能清肃下行以镇肝木，则肝火恒恣横而上逆，故加芍药以敛戢（liǎnjí，收敛）其火。且芍药与甘草同用，甘苦化合，味近人参，即功近人参，而又为补肺之品也[2]。

按：古方多以麦冬治肺虚咳嗽，独徐灵胎谓嗽者断不宜用。盖以其汁浆胶黏太甚，肺中稍有客邪，即可留滞不散，惟济以半夏之辛燥开通，则不惟治嗽甚效。即治喘亦甚效。故仲景治伤寒解后，虚羸少气，气逆欲吐，有竹叶石膏汤，麦冬与半夏同用。治火逆上气，有

《医学衷中参西录》临证助读系列

方论分册

[1] 参麦汤和醴泉饮都治疗咳喘。前方重在治肺，后方重在治肾。两方都重视化痰降气。

[2] 白芍敛戢肝火，与甘草同用功近人参，故为治疗肺病的要药。张锡纯拓展了白芍的应用范围。注意学习苏子、牛蒡子、半夏化痰降气的经验技巧。

麦门冬汤，以麦冬为君，亦佐以半夏也[1]。又肺虚劳嗽者，医者多忌用半夏，是未知半夏之性者也。徐灵胎曰："肺属金喜敛而不喜散。"盖敛则肺叶垂而气顺，散则肺叶张而气逆。半夏之辛，与姜、桂之辛迥别（特别不同），入喉则闭不能言，涂金疮则血不复出，辛中滞涩，故能疏又能敛也。又辛之敛与酸之敛不同，酸则一主于敛，辛则敛中有发散之意，尤与肺投合也。

又喻嘉言[2]赞麦门冬汤中用半夏曰："于大建中气，大生津液药中，增入半夏之辛温一味，以利咽下气，此非半夏之功，实善用半夏之功也。"

西人谓劳证因肺体生坚粒如沙，名都比迦（jiā）力[3]。或在左肺、或在右肺、或左右俱有，右多过左，上多过下，先生多小粒，在肺本体内，渐合为一大粒。久而溃烂成穴，穴有大小，有肺体全坏者。此证各国俱有，冷地尤多。病原或因父母延累性质，易患此证；或因身虚居处湿地，衣服单薄冷风吹袭；或天时寒热骤变，或热地人迁居冷地，或食物不足，或屋内臭浊不通风气；或辛苦劳倦，或房事过度；或饮酒过度；在女子或漏经带下，或哺（bǔ，喂不会取食的幼儿）婴儿太久。男女患此证者，每在十五岁以上，三十岁以下。病状先干嗽，或有血呛出，渐至气短促，行动呼吸更促，困倦无情神，手足疲软羸瘦，颈变细长，胸膈变窄，略有勤苦则汗出泄泻，食物不化，夜卧不安，脉微细而数，心跳多痰。或咳血胸膈时疼，声音不清，久则哑，手指末节生大甲弯曲。以听病筒听试，觉有声从溃穴泄出。夜晚颜色鲜红，早起多冷汗。舌苔先白后红，或吐痰稠黏、与脓相杂。又有总气管出声之处溃烂，不能出声者；有累大小肠烂，色白过常度者；有因此肝血不得入肺，肝体大过常度者。且都比迦力不但肺有之也，如小儿疳积，肚腹大，四肢瘦，是因大小肠皮膜生都比迦力，饮食之津不能吸入液管所致，食虽多，不长肌肉。法令其改变习气，勿居湿地，勿过劳辛，勿太烦怒，勿提举重物，勿贪色欲，勿饮酒过度，宜散步间适游玩怡

[1] 张锡纯分析了仲景麦门冬汤和竹叶石膏汤中麦冬配半夏的精义，并加以继承发扬而治疗咳喘呕吐。

[2] 喻嘉言：喻昌，字嘉言，明末清初著名医家，著《尚论篇》《医门法律》《寓意草》等。

[3] 都比迦力：即肺结核。张锡纯接受西医新说，对肺结核病因、症状加以详细描述，目的是促进中医对该病的认识。

情，迁徙他处，变易水土，所居之室开户牖（hùdú，门窗）以通外气，着绵当亦名背心，即无袖之短衣也令胸背常暖，频用两臂前后开合，令胸肺舒张呼吸大通；更用酸醋水洗颈前胸膈各处，布巾擦之令热。内服之药，大概以出痰、止血、敛汗、止泻、安身为主。咳嗽用乙毕格散，鸦片酒最宜。或先用呕药以去其痰。汗多宜敛铅散三四厘，白矾四五厘，能收敛止汗。泄泻者用胆矾二厘，鸦片二三厘，配水一两，日服二三钱。肺疼者贴斑蝥膏药。

按：西人所谓，劳证因肺生都比迦力，致有种种羸弱冷热痰嗽诸证，劳瘵病中皆有其病状。而用西人所言之治法治之，则愈者恒鲜也。

迨西历一千八百九十九年，西人遏尔倍儿富儿德氏制阿斯必林药出，治此证较前似有把握。其法用阿斯必林，一日之间少则一瓦，多不过三瓦，皆分为三次服下，以退此证之发热，且同时投以止汗之药，以防其出汗过多。盖此证最要之点，在于发热，热愈甚则气血愈亏，实能促病机之进行。阿斯必林最善解热，且无不良之副作用，惟其性善发汗，而过汗非体虚者所宜，故以同时服止汗之品，以防其过汗也[1]。

东人[2]衍西人之说，名其病曰肺结核，其治法不出西人范围。至丁仲祜[3]推广其说，谓此证自始至终之经过，未有不发热者。因感染结核菌后，有一种物质，生交换产物与崩坏产物，吸收时影响于体温者皆甚大，热即由是而生。又因酿脓菌及各种细菌连锁球菌、葡萄球菌、绿脓菌、四叠菌之类之侵入，起混合续发性传染。气管与空洞之分泌物因之分解，发生腐败性及毒素性之物质。此物质吸收之际，亦发生此热。夫罹（lí，遭受苦难或不幸）此证者，营养原极缺乏，加以发热不已，则食机不振，心力萎弱，分泌蛋白质日见消耗。宜用阿斯必林一瓦半，和以乳糖，分三次服下，佐以利痰健胃之药。至于结核之证，兼小便下血，其生殖器亦有结核者，治以阿斯必林，而以清血止血之药佐之[4]。

[1] 阿司匹林治疗肺结核的优缺点。

[2] 东人：日本人。

[3] 丁仲祜：丁福保，字仲祜，近代藏书家、书目专家、医家，著有《丁氏医学丛书》。

[4] 张锡纯分析了结核病发热机制，药物多用阿司匹林。自20世纪50年代抗结核药异烟肼问世，逐步取代其他药物成为抗结核专药。

愚对于此证，悉心研究，知其治法，当细分为数种[1]。其证有自肾传肺者，如西人所谓色欲过度，及女子经漏带下，致肺生都比迦力者是也；有自肺传肾者，如西人所谓肺生都比迦力，以致现出种种阴虚之证，而成劳瘵者是也；有因肺肾交病，而累及脾胃者，如丁仲祜所谓"结核发热，致食机不振"者是也。肾传肺者，以大滋真阴之药为主，以清肺理痰之药为佐，若拙拟之醴泉饮在前是也；肺传肾者，以清肺理痰之药为主，以滋补真阴之药为佐，若此参麦汤是也；其因肺肾俱病，而累及脾胃者，宜肺肾双补，而兼顾其脾胃，若拙拟之滋培汤在第二卷、珠玉二宝粥在后是也。如此分途施治，斟酌咸宜，而又兼服阿斯必林，凡其脉之稍有根柢可挽回者，需以时日皆愈也。至于但肺有结核，而未累及他脏者，可于斯编肺病门中在第二卷，酌其治法第五期第三卷载有论肺病治法，实合虚劳肺病详细论之也，凡治虚劳及肺病者皆宜参观。

阿斯必林[2]采用亚里斯尔酸制成。其形状为白色细针形之结晶。无臭微酸，似有杨柳皮汁气味。其性凉而能散，善退外感之热，初得外感风热，服之出凉汗即愈。兼能退内伤之热，肺结核者，借之以消除其热，诚有奇效。又善治急性关节肿疼，发表痘毒、麻疹及肠胃炎、肋膜炎诸证，西药中之最适用者也。

特其发汗之力甚猛。若结晶坚而大者，以治外感，半瓦即可出汗；若当天气寒凉，或近寒带之地，须服至一瓦，或至瓦半。若其略似白粉，微有结晶者，药力薄弱，服至一瓦方能出汗，多可服至瓦半或二瓦。是在临证者，相其药力之优劣，而因时、因地、因人制宜也。

至用阿斯必林治内伤，其分量尤须少用。因内伤发热之人，阴虚阳浮，最易发汗。西人用治肺结核之热，日服三瓦，其在欧洲地寒，且其人自幼多肉食，脏腑营卫壮固，或者犹可，在吾中华则定然不可。是以丁仲祜用阿斯必林治肺结核，一日三次共服一瓦半，则视西人所用之分量减半矣。

愚用阿斯必林治肺结核，视西人所用之数，则减之

[1] 张锡纯治疗肺结核重视辨证论治，或治脾，或治肾，或治肺，或脾肺同治，或肺肾同治，对我们今天治疗咳喘具有重要的指导价值。

[2] 自 1899 年到目前为止，阿司匹林已应用百年，成为医药史上三大经典药物之一。具有解热、镇痛、抗风湿、抗炎药、抗血栓作用。张锡纯倡导的中西医汇通，是取其所长为我所用，不是用西医改造中医，这是值得今天的中西医结合学者重视和思考的。

又减。曾治一少年，染肺结核，咳嗽食少，身体羸弱，半载不愈，求为诊治。遂投以理肺清痰、健胃滋阴之药，又于晚间临睡时，用白蔗糖冲水，送服阿斯必林三分瓦之一。须臾（xūyú，不久）周身即得大汗，过三点钟其汗始止，翌日觉周身酸懒，盖因汗太过也。而咳嗽则较前见轻，食欲亦少振，继服滋补之药数剂，每日只用阿斯必林六分瓦之一，作一次服下，或出微汗，或不出汗，从此精神渐渐清爽，调治月余而愈。自此以后，用阿斯必林治肺结核，必先少少试服，初次断不敢稍多也。

至西人谓防其出汗，可与止汗之药同服，亦系善法。然仍恐服后止汗之药不效，而阿斯必林之发汗，仍然甚效也。愚治肺结核证，若一日用至一瓦，或一瓦强，恒作十次，或十余次服下。勿须用止汗之药，亦可不出汗。即有时微见汗，亦系佳兆。

凡劳瘵阴虚之证，其脉之急数者，无论肺结核与不结核，于每服滋补剂外，皆宜服阿斯必林[1]，或半瓦，或至一瓦。恐其出汗多，分几次服下，其初日服之俾微见汗，后日日常服，以或出汗或不出汗为适宜。如此旬日（十日）之间，脉之数者可渐和缓。

乳糖，系用牛乳制干酪（lào，糊状和半凝固食品）之际，蒸发其所生之甘乳清，而采取精制者也。若无乳糖，即以白蔗糖代之，功效相同[2]。

按语： 劳瘵首见于《三因极一病证方论·劳瘵叙论》，又有劳极、传尸劳、传尸、尸注、转注、鬼注等名，广义指虚损的重证，狭义则专指肺痨（现代疾病肺结核）。

参麦汤方由张仲景《金匮要略》麦门冬汤合《伤寒论》芍药甘草汤化裁而来。方中麦冬、山药、白芍滋补肺阴，人参补益肺气；人参虽温但得麦冬、芍药凉润之监制，转而能益气养阴；半夏、苏子、牛蒡子祛痰降气平喘。诸药合用，益气养阴、降气化痰、止咳平喘，主治肺气阴两虚、痰热蕴肺之喘咳，也适用于肺结核见该证者。

参麦汤温凉相济、燥润兼用、攻补兼施，相反相成，有5对药物配伍精妙，值得学习：①人参配麦冬：

人参甘温补肺气，重用麦冬寒凉滋肺阴，一温一凉，人参转能益气养阴生津退热。②麦冬配半夏：麦冬汁浆胶黏，易阻滞气机，导致肺中客邪留滞不散；半夏辛温而燥，易伤肺阴。凉润麦冬配辛燥半夏，则半夏燥性减而降逆化痰之功存，又使麦冬滋而不腻，相反相成。③山药配牛蒡子：山药补肺气、滋肺阴，但汁液稠厚易导致肺气壅滞，有牛蒡子滑利降肺相配伍，大能止嗽定喘。④苏子配人参：人参补肺气易导致肺气上逆，与降逆耗气之苏子相配，降气而不伤气，补气而不助肺逆。⑤芍药配甘草：白芍与甘草相配，甘苦化合，味近人参，即功近人参，具有补肺气、养肺阴之功。

醴泉饮、参麦汤、珠玉二宝粥都是出现在本篇的方药，都可治疗阴虚劳热咳喘。醴泉饮以六味地黄汤合增液汤化裁，重在滋补肾阴，因此主治肾阴不足、肾不纳气之咳喘；参麦汤由麦门冬汤合芍药甘草汤化裁，重在滋补肺阴，因此主治肺阴亏虚之咳喘；珠玉二宝粥由生山药、生薏苡仁、柿霜饼组成，药虽仅三味，但肺脾肾并治，因此主治肺肾两虚兼见脾虚之咳喘。

张锡纯为中西医汇通的先驱，临床特别喜用阿司匹林（阿斯必林）配合中医方药治疗肺结核虚热、关节疼痛、外感风寒等病证。他根据临床实践经验，提出治疗阴虚劳热之肺结核，阿司匹林不可用量过大或配伍中药敛汗之品。肺痨本为阴虚，而汗为阴液所化，故过汗必会加重病情，所以用阿司匹林退热宜小量。而当汗出较多时，在所服方剂中要适当配伍敛汗之品。另外，阿司匹林对胃肠道有副作用，张锡纯在使用阿司匹林时都是用蔗糖送服。

珠玉二宝粥

治脾肺阴分亏损，饮食懒进，虚热劳嗽，并治一切阴虚之证[1]。

生山药二两　生薏米二两　柿霜饼八钱

上三味，先将山药、薏米捣成粗渣，煮至烂熟，再将柿霜饼切碎，调入融化，随意服之。山药、薏米皆清

[1] 珠玉二宝粥治疗脾肺阴虚证之咳喘。但从其组成来看，更适合脾肺阴虚夹痰湿证。方中生山药用量大，具有滋补真阴之功，故张锡纯称并治一切阴虚之证。

。然单用山药，久则失于黏腻；单用薏米，久则失于淡渗，惟等分并用，乃可久服无弊。又用柿霜之凉可润肺、甘能归脾者，以为之佐使。病人服之不但疗病，并可充饥，不但充饥，更可适口。用之对证，病自渐愈，即不对证，亦无他患。诚为至稳善之方也。薏米若购自药房多系陈者，或间有虫粪，宜水淘数次，然后可用。柿霜饼，即柿霜熬成者，为柿霜白而净者甚少，故用其熬成饼者。然熬此饼时恒有掺以薄荷水者，其性即不纯良。遇阴虚汗多之证用之即有不宜，若果有白净柿霜尤胜于饼。

一少年，因感冒懒于饮食，犹勤稼穑（jiàsè，农事的总称），枵腹（xiāofù，空腹饥饿）力作，遂成劳嗽。过午发热，彻夜咳吐痰涎[2]。医者因其年少，多用滋阴补肾之药，间有少加参、芪者。调治两月不效，饮食减少，痰涎转增，渐至不起，脉虚数兼有弦象，知其肺脾皆有伤损也。授以此方，俾一日两次服之，半月全愈。

或问：脉现弦象，何以即知其脾肺伤损？答曰：脉虽分部位，而其大致实不分部位，今此证左右之脉皆弦，夫弦为肝脉，肝盛必然侮脾，因肝属木、脾属土也。且五行之中，惟土可以包括四行，即脾气可以包括四脏。故六部脉中，皆以和缓为贵，以其饶（ráo，富足）有脾土之气也。今其脉不和缓而弦硬[3]，其脾气受伤，不能包括四脏可知。又肺属金，所以镇肝木者也，故肺金清肃之气下行，肝木必不至恣横（zìhéng，放纵专横），即脉象不至于弦。今其脉既现如此弦象，则肺金受伤，不能镇肝木更可知也。

按语：张锡纯创制珠玉二宝粥主治脾肺阴分亏损导致饮食懒进、虚热劳嗽。本病的关键在于脾胃虚弱。因为脾胃虚弱不能运化阴血，日久肺阴亏虚，甚至肾阴也亏虚，最终导致阴虚劳热产生。张锡纯重用生山药补脾化生阴血，达到滋养肺阴的目的。服用日久，也可滋养全身之阴，故张锡纯称本方并治一切阴虚之证。张锡纯从脾胃入手加以治疗，是其重视后天之本脾胃学术思想的重要体

[1] 山药、薏苡仁、柿霜饼药食兼具，清补脾肺和食疗善后皆佳。

[2] 懒于饮食为脾虚；彻夜咳吐痰涎为肺中有痰湿。

[3] 弦脉临床最为常见，为肝病之脉。但张锡纯根据五行生克理论，推断弦硬脉主脾土虚弱和肺金不足，是对弦脉主病的创新发展，对平脉辨证具有重要的指导价值。

现，这在首方资生汤及其十全育真汤中体现得非常明确。

张锡纯治疗脾胃虚弱，常常是山药配伍白术、鸡内金，称三味为不可挪移之品。为什么在本方中却配伍生薏苡仁呢？关键是本证脾虚兼有痰湿过重。生薏苡仁性凉味甘淡，具有健脾渗湿、除痹止泻之功。它和白术、鸡内金的不同点在于具有良好的化痰利湿之功，对于脾虚痰湿停滞所见的腹泻、水肿、脚气、小便不利、肌肉酸重、湿痹拘挛、咳痰有良好的作用。所以，当脾虚见明显的痰湿停滞时，必须以山药配伍生薏苡仁，或山药、白术、鸡内金配伍生薏苡仁加以治疗，方能有良好的效果。

柿霜饼气味甘凉，入肺经，具有清热润燥化痰之功，主治肺热燥咳、咽干喉痛、口舌生疮、吐血、咯血、消渴等病证。《本草纲目》说："柿霜，乃柿精液，入肺病上焦药尤佳。"《本草汇言》说："柿霜，清上焦虚火之药也。如病久畏药味者，用此可作药中果珍，每日早晚白汤调服数钱。"张锡纯更是盛赞该药说："柿霜入肺，而甘凉滑润。其甘也，能益肺气；其凉也，能清肺热；其滑也，能利肺痰；其润也，能滋肺燥。"

珠玉二宝粥是张锡纯的经典食疗方。方中山药、薏苡仁、柿霜饼都是药食两用之品，用之煮粥都有汁浆稠厚之特点，留恋于脾胃之中，更能充分发挥补脾胃、淡渗利湿除痰、润肺化痰之功。薏苡仁类似珍珠，生山药类似白玉，故名为珠玉二宝粥。珠玉二宝粥口感好、味道佳，更适合慢性虚损患者、老年虚损患者、小儿虚损患者长期服用。

用药食两用之品煮粥祛病延年益寿，在我国有着悠久的历史。张锡纯更是将其运用得炉火纯青，为粥疗法的个中翘楚。他临床喜用山药煮粥或配伍其他药品煮粥，是其突出特点。不但治疗内伤虚损，也用于治疗外感实邪；不但与滋阴药相和，也与温阳药为伍；不但与收敛涩肠药相合，也与利尿通淋药相伍，为后世山药食疗法留下宝贵经验。除珠玉二宝粥治疗脾肺阴虚外，著蓣半夏粥用山药配半夏少入砂糖，治疗气机上逆的呕吐不止、恶闻药味，诸药不能下咽者；用山药煮粥送服川贝细末，治疗阴虚咳嗽吐血，脉象虚数者；用山药煮粥配三七、鸦胆子治疗赤痢等。

沃雪汤

治同前证，更兼肾不纳气作喘者[1]。

生山药一两半　牛蒡子炒捣四钱　柿霜饼冲服六钱

一人，年四十余，素有喘证，薄受外感即发。医者投以小青龙汤，一剂即愈，习以为常。一日喘证复发，连服小青龙汤三剂不愈。其脉五至余，右寸浮大，重按即无[2]。知其从前服小青龙即愈者，因其证原受外感；今服之而不愈者，因此次发喘原无外感也，盖其薄受外感即喘；肺与肾原有伤损，但知治其病标，不知治其病本，则其伤损必益甚，是以此次不受外感亦发喘也。为拟此汤服两剂全愈，又服数剂以善其后。

按语：沃雪汤治同前证，更兼肾不纳气作喘者。也就是说，沃雪汤治疗的是脾肺肾阴分亏损而见饮食懒进、虚热劳嗽、动则喘逆等证。

沃雪汤是由珠玉二宝粥去掉生薏苡仁，加牛蒡子化裁而来。因为有饮食懒进之脾胃虚弱，故仍保留山药滋补脾胃，并兼滋补肺肾之阴。因为有肺阴亏虚，故保留柿霜饼滋阴润肺。因为有肾阴亏虚、肾不纳气之喘逆，而无脾虚痰湿之停滞，故去生薏苡仁，加牛蒡子滑利降气归肾、止嗽定喘。生山药与牛蒡子的配伍，在张锡纯书中多次出现，如在资生汤、醴泉饮中均用这一对药治疗阴虚喘嗽。沃雪汤药虽仅三味，却兼顾肺脾肾三脏。生山药药性缓和，若用于治疗肾不纳气之喘，必须重用方可，故该方中山药用一两半，有一味薯蓣饮之精义。

具体到临床实践，贵在灵活应用。如补肾纳气还可结合前面方剂醴泉饮化裁应用，酌加生地、玄参、天冬、白芍、生赭石、人参、甘草等，加强滋补肺肾之阴和纳气归肾之力。中焦脾胃有痰湿停滞，合用珠玉二宝

《医学衷中参西录》临证助读系列 方论分册

[1]　本方在珠玉二宝粥基础上去生薏苡仁，加牛蒡子而成。变粥为汤，滋养脾肺肾阴分之功增强。

[2]　右寸浮大为肺气散越，重按即无为真阴衰竭。脉五至余为气阴亏虚所致。

粥加生薏苡仁也未尝不可。临床不可胶柱鼓瑟。

水晶桃

　　治肺肾两虚，或咳嗽，或喘逆，或腰膝酸疼，或四肢无力，以治孺子（rúzǐ，儿童，小孩）尤佳。

　　核桃仁一斤　柿霜饼一斤

　　先将核桃仁饭甑（zèng，蒸食用具）蒸熟，再与柿霜饼同装入瓷器内蒸之，融化为一，晾冷随意服之。

　　果之有核，犹人之有骨，是以骨亦名骸，其右旁皆从亥也。肾主骨而为生育之本，果核之仁，亦为生生之机。故凡果核之仁，具补益之性者，皆能补肾。核桃乃果核之最大者，其仁既多脂，味更香美，为食中佳品，性善补肾可知[1]。柿霜色白入肺，而甘凉滑润，其甘也能益肺气，其凉也能清肺热，其滑也能利肺痰，其润也能滋肺燥，与核桃同用，肺肾同补，金水相生，虚者必易壮实。且食之又甚适口，饥时可随便服之，故以治小儿尤佳也。

　　【附方】 俗传治劳嗽方，秋分日取鲜莱菔十余枚去叶，自叶中心穿以鲜槐条，令槐条头透出根外，悬于茂盛树上满百日，至一百零一日取下。用时去槐条，将莱菔切片煮烂，调红沙糖服之，每服一枚，数服即愈。

　　按：莱菔色白入肺，槐条色黑入肾，如此作用，盖欲导引肺气归肾[2]。其悬于茂盛树上者，因茂树之叶多吐氧气，莱菔借氧气酝酿（yùnniàng，产生变化），其补益之力必增也。悬之必满百日者，欲其饱经霜露，借金水之气，以补金水之脏也。邑（yì，旧指县）中孙姓叟（sǒu，年老的男人），年近六旬，劳喘，百药不效，后得此方服之而愈。每岁多备此药，以赠劳喘者，服之愈者甚多六卷仙露饮后附有来函中载治嗽方，其第二方甚效，宜选用。

　　按语：肺为气之主，肾为气之根，肺肾与呼吸关系最为密切。张锡纯在其《总论喘证治法》中尤其详细阐述了喘咳和肺肾二脏的关系，辨证治疗上更是以此二脏为根本。故无论是水晶桃方还是附方槐条莱菔方，

[1] 核桃性善补肾，侧重于补养肾精。

[2] 槐条莱菔方也是食疗之方。全方导引肺气归肾，但以化痰为主。

药虽只有两味，却都兼顾肺肾两脏，治疗虚喘证。

水晶桃方中核桃仁补肾精，柿霜饼补肺阴润肺燥，两药相配，可起到肺肾同补、金水相生之功。蒸熟晾冷，可随意服之，且食之又甚适口，故适合素体较弱、久病不愈的患者服用，尤其适合小儿和老人虚喘。本方用了核桃仁而没有用山药，所以要注意与由山药组成的珠玉二宝粥、沃雪汤等方进行比较鉴别。山药侧重补肾阴，适用于肾阴亏虚之咳喘；核桃仁侧重补肾精，适用于肾精亏虚之咳喘。

槐条莱菔方虽为民间验方，其组方理论和张锡纯对于喘证的认识不谋而合。从组方来看，槐条莱菔方适合于肾阴虚咳喘痰多者，因为莱菔片善于消食化痰。服用时需加用红砂糖调和，因为红糖性温味甘，既可监制莱菔片之寒凉伤胃，又甘甜爽口，也适合素体较弱、久病不愈的患者、小儿和老人长服久服。

水晶桃方和附方槐条莱菔方都是简便廉验的食疗方。但水晶桃方和附方槐条莱菔方也有不同之处：一偏温，一偏凉；一偏补肾，一偏化痰。

既济汤

治大病后阴阳不相维系[1]。阳欲上脱，或喘逆，或自汗，或目睛上窜，或心中摇摇如悬旌（xuánjīng，飘荡的旌旗，比喻不宁静）；阴欲下脱，或失精，或小便不禁，或大便滑泻。一切阴阳两虚，上热下凉之证。

大熟地一两　萸肉去净核，一两　生山药六钱　生龙骨捣细，六钱　生牡蛎捣细，六钱　茯苓三钱　生杭芍三钱　乌附子一钱

一人，年二十余，禀资素羸弱，又耽（dān，沉迷）烟色（嫖妓），于秋初患疟，两旬始愈。一日大便滑泻数次，头面汗出如洗，精神颓溃，昏昏似睡。其脉上盛下虚，两寸摇摇，两尺欲无，数至七至[2]。延医二人皆不疏方。愚后至为拟此汤，一剂而醒，又服两剂

《医学衷中参西录》临证助读系列

方论分册

[1] 真阴亏虚，阴阳不相维系，阴阳离决，可表现为上脱、下脱和外脱。本方所治为上下脱并见，病情尤为凶险危重。

[2] 该脉象为诊断的要点。两寸摇摇为阳欲上脱。两尺欲无，为真阴衰竭。正气虚极，故脉数至七至以自救。

遂复初。

友人张寿田沧州人，其子侄从愚学医，曾治一少年，素患心疼，发时昼夜号呼。医者屡投以消通之药，致大便滑泻，虚气连连下泄，汗出如洗，目睛上泛，心神惊悸，周身瞤动（shùndòng，肌肉掣动），须人手按，而心疼如故[1]。延医数人皆不敢疏方。寿田投以此汤，将方中萸肉倍作二两，连服两剂，诸病皆愈，心疼竟从此除根。

或问：既济汤原为救脱之药，方中何以不用人参？答曰：人参之性补而兼升，以治上脱，转有气高不返之虞（yú，忧虑）。喻嘉言《寓意草》中论之甚详。惟与赭石同用，始能纳气归根。而证兼下脱者，赭石又不宜用，为不用赭石，所以不敢用人参[2]。且阳之上脱也，皆因真阴虚损，不能潜藏元阳，阳气始无所系恋而上奔。故方中重用熟地、山药以峻补真阴，俾阴足自能潜阳。而佐以附子之辛热，原与元阳为同气，协同芍药之苦降《本经》味苦，自能引浮越之元阳下归其宅。更有萸肉、龙骨、牡蛎以收敛之，俾其阴阳固结，不但元阳不复上脱，而真阴亦永不下脱矣。

或问：此方能治脱证宜矣，而并能治心疼者何也？答曰：凡人身内外有疼处，皆其气血瘀而不通。《本经》谓"山茱萸主心下邪气、寒热、温中、逐寒湿痹"，是萸肉不但酸敛，而更善开通可知。李士材[3]治肝虚作疼，萸肉与当归并用。愚治肝虚腿疼，曾重用萸肉随手奏效详案在第四卷曲直汤下。盖萸肉得木气最厚，酸敛之中大具条畅之性，故善于治脱，尤善于开痹也[4]。大抵其证原属虚痹，气血因虚不能流通而作疼。医者不知，惟事开破，迨开至阴阳将脱，而其疼如故，医者亦束手矣。而投以此汤，惟将萸肉加倍，竟能于救脱之外，更将心疼除根。此非愚制方之妙，实寿田之因证施用，而善于加减也。

按语：脱证最早见于《灵枢》。《灵枢·通天》曰："阴阳皆脱者，暴死不知人也。"脱证是全身阴阳气血津液严重耗损的结果，属急危重症。临床上把大汗、大吐、大泻、大失血或精液大泄等精气急骤耗损导致阴阳离决者，称为暴脱。若久病耗伤，精气逐渐消亡导致的阴阳离决，称为久脱。

根据元气散脱的趋势，将脱证分为外脱、上脱、下脱3种类型。外脱证见神志模糊、呼吸微弱、大汗淋漓、目合口开、手撒尿遗等。上脱证则是在外脱的基础上又见心慌动悸、烦躁不安、喘逆甚剧或有痰鸣或咳吐泡沫痰、张口抬肩、鼻翼扇动、端坐不能平卧、稍动则喘剧欲绝等症状。下脱证见失精滑精、小便不禁、大便滑泻、崩漏、胎滑不固、带下清稀等。

根据证候性质，将脱证分为阳脱和阴脱两种类型。阳脱见神志模糊、面色苍白、四肢厥冷、冷汗淋漓、口唇青紫、呼吸微弱或喘逆、舌淡黯苔润等症状。阴脱则见神志模糊、面色潮红、四肢不冷、烦躁内热、热汗淋漓、口唇干红、呼吸微弱或喘逆、舌光绛黯红而干等症状。

既济汤证中上脱证、下脱证、阴脱证并存，其形成原因既可以是暴脱也可以是久脱。该方由六味地黄汤化裁而来，共同点是补益肾阴，不同点是既济汤峻补真阴、敛阴固脱。方中用大剂量熟地、山萸肉、山药为主峻补真阴引上浮下脱之元阳元气归位；用山萸肉、白芍、生龙骨、生牡蛎之酸敛收摄阳气。方中少用辛热之附子，与元阳同气相求，协同芍药之苦降，更易引浮越之元阳下归其宅。茯苓健脾气、安心神，一方面有助于运化药力，一方面与生龙骨、生牡蛎配伍重镇安养心神。其中，张锡纯临床尤其喜用山萸肉、白芍、生龙骨、生牡蛎四味药联合使用，以收敛固脱、维系阴阳。综观全方，法度严谨，阴阳并用，动静结合，温凉并济，是对六味地黄丸的创新发展，是对仲景和钱乙学术思想的创新发展。

张锡纯用熟地黄组成的方剂有既济汤、薯蓣纳气汤、济阴汤、滋阴固下汤、加味理中地黄汤5首，或滋阴退热，或止咳平喘，或固泻止痢，或利尿消肿，但都是为了治疗真阴亏乏之重证。可见，张锡纯对于脾胃虚弱或阴虚劳热热象明显者多选用生地，真阴严重不足欲成脱证时多选用熟地。

对于脱证，无论上脱还是下脱，必有元气亏虚，张锡纯却舍大补元气的人参不用。这是因人参助气上行，若用于下脱证则可。若单纯用于上脱证则不可，在配伍代赭石、生龙骨、生牡蛎、磁石等潜镇药物的情况下可适量应用。既济汤证存在上脱证，故不宜用人参；又存在下脱证，也不能配伍代赭石等药物。张锡纯处方配伍精当，殚精竭虑，可见一斑。

来复汤

治寒温外感诸证，大病瘥（chài，病愈）后不能自复，寒热往来，虚汗淋漓；或但热不寒，汗出而热解，须臾又热又汗，目睛上窜，势危欲脱；或喘逆，或怔忡，或气虚不足以息，诸证若见一端，即宜急服[1]。

萸肉去净核，二两　生龙骨捣细，一两　生牡蛎捣细，一两　生杭芍六钱　野台参四钱　甘草蜜炙，二钱

一人，年二十余，于孟冬（指冬季的第一个月，即农历十月）得伤寒证，调治十余日，表里皆解。忽遍身发热，顿饭顷，汗出淋漓，热顿解，须臾又热又汗。若是两昼夜，势近垂危（chuíwēi，接近死亡，面临死亡），仓猝迎愚延医。及至，见汗出浑身如洗，目上窜不露黑睛，左脉微细模糊，按之即无，此肝胆虚极，而元气欲脱也[2]。盖肝胆虚者，其病象为寒热往来，此证之忽热忽汗，亦即寒热往来之意。急用净萸肉二两煎服，热与汗均愈其半，遂为拟此方，服两剂而病若失。

一人，年四十余，外感痰喘，愚为治愈，但脉浮力微、按之即无[3]。愚曰：脉象无根，当服峻补之剂，以防意外之变。病家谓：病人从来不受补药，服之即发狂疾，峻补之药实不敢用。愚曰：既畏补药，如是备用亦可，病家依愚言。迟半日急发喘逆，又似无气以息，汗出遍体，四肢逆冷，身躯后挺，危在顷刻。急用净萸肉

[1] 来复汤和既济汤都治疗脱证，一为真阴亏虚之上脱和下脱并见证；一为真阴亏虚之外脱证、上脱证或外脱上脱并见证。本方证较之既济汤外脱和上脱之势更加危急，故重用山萸肉二两。

[2] "汗出浑身如洗，目上窜不露黑睛，左脉微细模糊，按之即无"为辨证关键。目上窜不露黑睛为肝风内动之象。

[3] 脉浮力微、按之即无，为真阴亏损、阴不敛阳之征。

[1] 单味重用净萸肉四两和暴火煎一沸即饮下为本案特色,注意在中医急证中学习应用。

[2] 张锡纯用山萸肉治疗脱证毫不犹豫,但用人参治疗脱证则非常谨慎,不能单味用于上脱证。若用则需配伍代赭石等药物。本案中先用山萸肉,后用人参,即含此意。

[3] 本案脱证为真阴亏虚和胸中大气下陷并见之脱证,药用山萸肉外,还配伍了黄芪、知母这一对药以益气升陷。脉沉迟细弱,而右部之沉细尤甚,为诊断胸中大气下陷之着眼点。

[4] 本案上脱和下脱兼具,故张锡纯只用山萸肉、山药大补真阴、固摄元气,未用人参。

[5] 张锡纯苍生大医之仁心仁术,跃然纸上。

四两,暴火煎一沸(沸腾,俗称滚、开锅)即饮下,汗与喘皆微止[1]。又添水再煎数沸饮下,病又见愈。后添水将原渣煎透饮下,遂汗止喘定,四肢之厥逆亦回。

一少年,素伤烟色,又感冒风寒,医者用表散药数剂治愈。间日忽遍身冷汗,心怔忡异常,自言气息将断,急求为调治,诊其脉浮弱无根,左右皆然。愚曰:此证虽危易治,得萸肉数两,可保无虞。时当霖雨(línyǔ,连绵大雨),药坊隔五里许,遣(qiǎn,派,打发)快骑冒雨急取净萸肉四两、人参五钱,先用萸肉二两,煎数沸急服之,心定汗止,气亦接续,又将人参切作小块,用所余萸肉,煎浓汤送下,病若失[2]。

一人,年四十八,大汗淋漓,数日不止,衾褥(qīnrù,被子和褥子)皆湿,势近垂危。询方于愚,俾用净萸肉二两,煎汤饮之,其汗遂止。翌晨迎愚诊视,其脉沉迟细弱,而右部之沉细尤甚[3],虽无大汗,遍体犹湿。疑其胸中大气下陷,询之果觉胸中气不上升,有类巨石相压。乃恍悟(猛然省悟)前此之汗,亦系大气陷后,卫气无所统摄(总辖、总管)而外泄之故。遂用生黄芪一两,萸肉、知母各三钱,一剂胸次豁然,汗亦尽止,又服数剂以善其后此案参看第四卷升陷汤后跋语方明。

一妊妇得霍乱证,吐泻约一昼夜,病稍退胎忽滑下。觉神气顿散,心摇摇似不能支持,求愚治疗[4]。既至,则病势大革,殓服(liànfú,给死人穿的衣服)在身,已舁(yú,抬)诸床,病家欲竟不诊视。愚曰:一息犹存,即可挽回[5]。诊之,脉若有若无,气息奄奄,呼之不应。取药无及,适此舍翁,预购药两剂未服,亦系愚方,共有萸肉六钱,急拣出煎汤灌下,气息稍大,呼之能应。又取萸肉、生山药各二两,煎汤一大碗,徐徐温饮下,精神顿复。俾日用生山药末两余,煮粥服之,以善其后。

历观以上诸案,则萸肉救脱之功,较参、术、芪不更胜哉。盖萸肉之性，不独补肝也，凡人身之阴阳气血将散者，皆能敛之。故救脱之药，当以萸肉为第一[1]。而《本经》载于中品，不与参、术、芪并列者，窃（qiè，谦辞，指自己）忆古书竹简韦编（古代用竹简书写，用皮绳编缀称韦编），易于错简，此或错简之误欤。

凡人元气之脱，皆脱在肝[2]。故人虚极者，其肝风必先动，肝风动，即元气欲脱之兆也。又肝与胆脏腑相依，胆为少阳，有病主寒热往来；肝为厥阴，虚极亦为寒热往来，为有寒热，故多出汗。萸肉既能敛汗，又善补肝，是以肝虚极而元气将脱者服之最效。愚初试出此药之能力，以为一己之创见，及详观《神农本经》山茱萸原主寒热，其所主之寒热，即肝经虚极之寒热往来也。特从前涉猎（shèliè，粗读，浏览）观之，忽不加察，且益叹《本经》之精当，实非后世本草所能及也。又《本经》谓山茱萸能逐寒湿痹，是以本方可用以治心腹疼痛。四卷曲直汤用以治肢体疼痛，为其味酸能敛。二卷中补络补管汤，用之以治咳血吐血。再合以此方重用之，最善救脱敛汗，则山茱萸功用之妙，真令人不可思议矣。

【附录】 湖北张港崔兰亭君来函："张港红十字会朱总办之儿媳，产后角弓反张，汗出如珠，六脉散乱无根，有将脱之象，迎为诊治。急用净萸肉二两，俾煎汤服之，一剂即愈[3]。举家感谢云：'先生之方如此效验神速，真神医也。'愚应之曰：'此非我之功，乃著《衷中参西录》者之功也。'总办因作诗一首，托寄先生相谢，且以表扬先生之大德云。"

按语： 既济汤为上脱、下脱、阴脱三证并存，而来复汤则为外脱、上脱、阴脱并存证。故治疗起来较既济汤相对不甚棘手。

因为是阴虚不能敛阳导致的阳气外脱或上脱，故表现症状为两类：一类是外脱症状，如寒热往来，虚汗淋漓；或但热不寒，汗出而热解，须臾又热又汗。另一类是上脱症状，如目睛上窜，势危欲脱；或喘逆，或

[1] 张锡纯认为山萸肉为救脱第一要药，是对中医治疗急危重症的重大贡献。

[2] 张锡纯认为"凡人元气之脱，皆脱在肝"，是对中医脱证病机的重大发展和创新，发千古之未发。山萸肉"最善救脱敛汗"，是张锡纯对中药学的重大发展和创新。临证时要时时存念于心。

[3] "产后角弓反张，汗出如珠，六脉散乱无根"为诊断关键。急用净萸肉二两，而未用蜈蚣等息风药物，是本案之特点。

怔忡。

来复汤的突出特点是重用山萸肉二两为君。张锡纯说："救脱之药，当以萸肉为第一。"他又说："凡人元气之脱，皆脱在肝。"这是为什么呢？这是因为元气虽然秘藏于下焦，但需要借助肝气升发疏泄上达而游行于三焦。当肝阴虚极时，也是肝阳亢盛之极时。肝阳亢极，肝气升发疏泄太过难以遏制，元气随之外泄而为外脱，元气失于内敛随之上散而为上脱，元气随之下泄而为下脱。因此可见，无论何种脱证，都与肝虚极疏泄升发太过密切相关。张锡纯对脱证的独特见解，是对中医病因病机的重大发展和创新。张锡纯对山萸肉救脱的独特见解，是对中药学的重大发展和创新。

治疗脱证首重养肝敛肝和收敛固脱，其次是补养元气。来复汤中生杭芍、生龙骨、生牡蛎助山萸肉养肝敛肝和收敛固脱；野台参补益元气。同时，白芍与炙甘草配伍，张锡纯认为有人参补气样作用。全方共奏补肝敛肝、益气固摄救脱之功。方中之人参，适合于阴虚外脱证。若是阴虚上脱证，则宜将人参去掉，配伍代赭石等药物纳气归根。

镇摄汤

治胸膈满闷，其脉大而弦，按之似有力，非真有力，此脾胃真气外泄，冲脉逆气上干之证，慎勿作实证治之[1]。若用开通之药，凶危立见。服此汤数剂后脉见柔和，即病有转机，多服自愈。

野台参五钱　生赭石轧细，五钱　生芡实五钱　生山药五钱　萸肉去净核，五钱　清半夏二钱　茯苓二钱

服药数剂后，满闷见轻，去芡实加白术二钱[2]。脉之真有力者，皆有洪滑之象。洪者如波涛叠涌，势作起伏；滑者指下滑润，累累如贯珠。此脉象弦直，既无起伏之势，又无贯珠之形，虽大而有力，实非真有力

[1] 该脉的特点是弦硬大，但不可看做实证。张锡纯在多处加以阐释，是对中医脉学的发展。
[2]《日华子本草》载芡实"开胃助气"。因本证满闷由虚而来，一旦症状稍减，则去芡实之开散治标，加白术补益治本。

之象[1]。

　　和缓者脾胃之正脉，弦长者肝胆之正脉。然脾胃属土，其脉象原宜包括金、木、水、火诸脏腑，故六部之脉皆有和缓，乃为正象。今其脉弦而有力，乃肝木横恣（héngzì，专横放肆），侵侮脾土之象，故知其脾胃虚也[2]。

　　冲脉上隶阳明，故冲气与胃气原相贯通。今因胃气虚而不降，冲气即易于上干。此时脾胃气化不固，既有外越之势，冲气复上干而排挤之，而其势愈外越，故其脉又兼大也[3]。

　　一媪（ǎo，老妇人的通称），年过六旬，胸腹满闷，时觉有气自下上冲，饮食不能下行。其子为书贾，且知医。曾因卖书至愚书校，述其母病证，且言脉象大而弦硬[4]。为拟此汤，服一剂满闷即减，又服数剂全愈。

　　一人，年近五旬，心中常常满闷，呕吐痰水。时觉有气起自下焦，上冲胃口。其脉弦硬而长，右部尤甚，此冲气上冲，并迫胃气上逆也[5]。问其大便，言甚干燥。遂将方中赭石改作一两，又加知母、生牡蛎各五钱，厚朴、苏子各钱半，连服六剂全愈。

　　按语：本方之所以称为镇摄汤，有两层含义：一是镇降胃气和冲气之上逆，二是固摄冲气之上冲。因为胃气上逆，所以患者可以出现胸脘满闷、恶心、呕吐、嗳气、咳嗽、喘逆、心悸怔忡等症状。但是，导致胃气上逆的原因一方面是胃气虚弱，但更重要的原因在于冲气上干。冲脉起于下焦肝肾，上隶于阳明。肝肾精血不足，不能摄纳冲气则易导致冲气上干。所以，治疗这种胸膈满闷等症状，不仅要认识到是脾胃虚弱、胃气上逆所致，更重要的是要认识到问题的关键是肝肾精血不足不能摄纳冲气所致。

　　镇摄汤中用生山药、生芡实、山萸肉滋补肝肾，吸纳冲气潜降；代赭石、清半夏镇降冲气上干和胃气上逆；生山药、芡实、茯苓配伍强壮脾胃，自能抵御冲气上干导致的胃气上逆；人参滋补下焦元气。全方立法重

[1] 张锡纯提出实脉的诊断标准为有力之中兼有洪滑之象，值得学习研究。并进而与弦硬长大脉之假实脉加以鉴别，唯恐误诊。

[2] 张锡纯根据五行生克制化理论，见弦硬长大脉推知脾胃虚弱。是"见肝之病，知肝传脾，当先实脾"在脉诊上的具体体现。

[3] 张锡纯根据阳明与冲脉的隶属关系，见大脉则知冲气上冲。

[4] 脉象大而弦硬是该证诊断的关键。

[5] 该案中脉弦硬而长，右部尤甚为诊断关键。通过此案呕吐痰水，张锡纯用苏子、厚朴、牡蛎、知母等降气化痰药，说明该证易夹有痰邪上逆。

在治本，滋补肝脾肾虚为主，镇降胃气上逆和冲气上干为辅。

镇摄汤中有3对常用药物配伍值得重视：①人参配伍代赭石：当胃气虚弱胃气上逆时，用人参配伍代赭石既可补胃气又可降胃气，防止因人参上升与胃气上逆不利；当肝肾精血亏虚、冲气上干时，用人参配伍代赭石既可补下焦元气又可降冲气，防止因人参上升与冲气上干不利。②清半夏配代赭石：清半夏善降胃气和冲气上逆，配伍代赭石相辅相成，镇降逆气之功更加显著。③山药配伍芡实：山药与芡实配伍加强了补肾纳气之功。

胸膈满闷一般多考虑为肝气犯胃、胃气上逆之实证。本证则主要为肝脾肾不足、冲气上干和胃气上逆之虚证。临床如何鉴别诊断呢？张锡纯非常重视脉诊，把脉诊作为诊断该证的主要指征。其脉象的突出特点是弦大长硬，既无起伏之势，又无贯珠之形，虽长大而有力，实非真有力之象。弦硬脉是由于肝肾精血不足，肝木不得滋养柔和而横恣克伐所致；长大脉为脾胃虚弱，冲气上干，胃气外越所致。可见，弦硬长大脉，代表着肝肾不足、肝木侮土、脾胃虚弱、冲气上干、胃气上逆的综合病机。治疗该证的根本方法是滋补肝肾和柔肝养肝，山萸肉为首选药物。不可因见胸膈满闷而误用、过用、滥用疏肝理气和降气开破之品，如香附、柴胡、槟榔、厚朴、枳实、青皮、陈皮、沉香等药物。

肝肾不足、肝木侮土、脾胃虚弱、冲气上干、胃气上逆的综合复杂病机，易挟痰上逆于胃中，更会加重胸膈满闷。如果患者出现胸膈满闷、呕吐痰水、大便干燥等表现，则要酌情配伍苏子、莱菔子、葶苈子、瓜蒌、牛蒡子、生龙骨、生牡蛎等药物。这在其第二个医案中有所体现。

医学衷中参西录前三期合编第二卷

治喘息方

[1] 参赭镇气汤治疗肾不纳气之喘。肾虚不摄之胸闷咳喘，注意与肝郁气滞、胸中大气不足等证之满闷鉴别。

[2] "浮而微数、按之即无"为阴不制阳、阳气浮越之象，在案中为诊断要点。

[3] 张锡纯善用代赭石，将其诸多功效高度总结概括。元气不足者配伍人参，是张锡纯对仲景学术思想的发挥。

[4] 用代赭石、芡实两味药物，实即参赭镇气汤之简略方，也说明代赭石、芡实为方中之主要药物。

参赭镇气汤

治阴阳两虚，喘逆迫促，有将脱之势。亦治肾虚不摄，冲气上干，致胃气不降作满闷[1]。

野台参四钱　生赭石轧细，六钱　生芡实五钱　生山药五钱　萸肉六钱，去净核　生龙骨六钱，捣细　生牡蛎捣细，六钱　生杭芍四钱　苏子炒捣，二钱

一妇人，年三十余，劳心之后兼以伤心，忽喘逆大作，迫促异常。其翁知医，以补敛元气之药治之，觉胸中窒碍（zhìài，阻碍）不能容受。更他医以为外感，投以小剂青龙汤喘益甚。延愚诊视，其脉浮而微数、按之即无，知为阴阳两虚之证[2]。盖阳虚则元气不能自摄，阴虚而肝肾又不能纳气，故作喘也。为制此汤，病患服药后，未及复杯曰："吾有命矣。"询之曰："从前呼吸惟在喉间，几欲脱去，今则转落丹田矣。"果一剂病愈强半，又服数剂全愈。

按： 生赭石压力最胜，能镇胃气、冲气上逆，开胸膈，坠痰涎，止呕吐、通燥结，用之得当，诚有捷效。虚者可与人参同用[3]。

一人，当上脘处发疮，大如核桃，破后调治三年不愈。疮口大如钱，觉自内溃烂，循胁渐至背后，每日自背后以手排挤至疮口，流出脓水若干。求治于愚，自言自患此疮后，三年未尝安枕，强卧片时，即觉有气起自下焦上逆冲心。愚曰：此即汝疮之病根也。俾用生芡实一两，煮浓汁送服生赭石细末五钱，遂可安卧。又服数次，彻夜稳睡。盖气上逆者，乃冲气之上冲，用赭石以镇之，芡实以敛之，冲气自安其宅也[4]。拙拟活络效灵丹在第四卷，加生黄芪、生赭石各三钱煎服，日进一剂，半月全愈。

一人，伤寒病瘥后，忽痰涎上涌，杜塞咽喉几不能息。其父用手大指点其天突穴，息微通点天突穴法详第三卷，急迎愚调治。遂用香油二两熬热，调麝香一分灌

之，旋灌旋即流出痰涎若干。继用生赭石一两、人参六钱、苏子四钱煎汤[1]，徐徐饮下，痰涎顿开。

一妇人，年近五旬，得温病，七八日表里俱热，舌苔甚薄作黑色，状类舌斑，此乃外感兼内亏之证。医者用降药两次下之，遂发喘逆。令其子两手按其心口，即可不喘。须臾又喘，又令以手紧紧按住，喘又少停。诊其脉尺部无根、寸部摇摇，此将脱之候也[2]。时当仲夏，俾用生鸡子黄四枚，调新汲（jí，从井里打水）井泉水服之，喘稍定，可容取药。遂用赭石细末二钱同生鸡子黄二枚，温水调和服之，喘遂愈，脉亦安定[3]。继服参赭镇气汤，以善其后。

一妇人，连连呕吐，五六日间勺水不存，大便亦不通行，自觉下腔之处疼而且结，凡药之有味者，入口即吐；其无味者，须臾亦复吐出，医者辞不治。后愚诊视，脉有滑象，上盛下虚，疑其有妊[4]。询之，言月信不见者五十日矣。然结证不开，危在目前。《内经》谓"有故无殒亦无殒也"，遂单用赭石二两煎汤饮下。觉药力至结处不能下行，复返而吐出，继改用赭石四两，又重罗出细末两许，将余三两煎汤调细末服下，其结遂开，大便亦通，自此安然无恙（yàng，病），至期方产[5]。

友人毛仙阁曾治一妇人，胸次郁结，饮食至胃不能下行，时作呕吐。仙阁用赭石细末六钱，浓煎人参汤送下，须臾腹中如爆竹之声，胸次、胃中俱觉通豁，至此饮食如常[6]。

友人高夷清曾治一人，上焦满闷，艰于饮食，胸中觉有物窒塞。医者用大黄、蒌实陷胸之品十余剂，转觉胸中积满，上至咽喉，饮水一口即溢出。夷清用赭石二两、人参六钱为方煎服，顿觉窒塞（zhìsāi，阻塞）之物降至下焦。又加当归、肉苁蓉，再服一剂，降下瘀滞之物若干，病若失。

友人李景南曾治一人，寒痰壅滞胃中，呕吐不受饮食，大便旬日未行。用人参八钱、干姜六钱、赭石一

[1] 中医急救法点天突穴和香油熬热调麝香值得学习。案中生赭石、人参、苏子治疗痰涎上涌，堪称精妙配伍。

[2] "脉尺部无根、寸部摇摇"为诊断要点。

[3] 张锡纯急中生智，重用生鸡子黄滋养精血和新汲井泉水清热养津挽回脱证，若非真知灼见者断不可为也。后用赭石细末二钱配生鸡子黄二枚服用，更具巧思。

[4] 有孕滑脉之特点，为上盛下虚。

[5] 案中重用代赭石治疗妊娠恶阻所致噎膈重证，极具胆识，也充分证明了该药"于气分实分毫无损"的安全性。注意案中代赭石的服用方法和持续用药之特点。张锡纯应用代赭石治疗急性呕吐和大便不通，为中医急救学增添了宝贵的方法。

[6] 代赭石配人参降胃气、开胸膈、补胃气，为张锡纯喜用之经典药对，发展创新了仲景学说。

[1] 人参、代赭石配干姜者，因胃阳虚。上案和本案加当归、肉苁蓉者，因为大便秘结不通。

[2] 此证为脾胃虚弱、胃气上逆、痰饮上泛所致。

[3] 张锡纯将代赭石赞誉为救颠扶危之大药，对中医急证学有重要的意义。虚者佐用人参，尤其要注意学习应用。

[4] 从中西医汇通角度对代赭石治疗妊娠恶阻的机制和安全性进行了阐述。其提出的代赭石有养血补血之功，功同铁锈，是对中药学的发展和创新。

两，一剂呕吐即止。又加当归五钱，大便得通而愈[1]。

门人高如璧曾治一叟，年七十余，得呃逆证，兼小便不通，剧时觉杜塞咽喉，息不能通，两目上翻，身躯后挺，更医数人治不效。如璧诊其脉浮而无力。遂用赭石、台参、生山药、生芡实、牛蒡子为方投之，呃逆顿愈。又加竹茹服一剂，小便亦通利[2]。

历观以上诸治验案，赭石诚为救颠扶危之大药也[3]。乃如此良药，今人罕用，间有用者，不过二三钱，药不胜病，用与不用同也。且愚放胆用至数两者，非卤莽也。诚以临证既久，凡药之性情能力及宜轻宜重之际，研究数十年，心中皆有定见，而后敢如此放胆，百用不至一失。且赭石所以能镇逆气，能下有形瘀滞者，以其饶有重坠之力，于气分实分毫无损。况气虚者又佐以人参，尤为万全之策也。其药虽系石质，实与他石质不同，即未经火煅，为末服之，亦与肠胃无伤。此从精心实验而知，故敢确凿（quèzáo，确实无误）言之。

或曰：赭石质甚重坠，故《别录》谓其坠胎，诸案中如此重用赭石，以治他证犹可，以治妊妇恶阻、肠胃坚结，纵能治愈，独不近于行险乎？答曰：此中理甚精奥，非细心研究不知也。赭石之原质，系铁七氧三化合而成，其质原与铁锈相似铁与氧气化合则生锈。铁锈善补血，赭石亦善补血[4]。故《本经》谓其主赤沃漏下；《别录》谓其治带下，养血气；《日华》谓其治月经不止；《普济方》用治血崩。统视以上主治，则赭石善于理血养血可知。既能养血，其血足不自能荫（yìn，荫庇，保护）胎乎？而《别录》谓其坠胎者，指五六月以后之胎而言也。盖五六月以后之胎，已成形体，赭石重坠有压力，故可迫之下坠。若恶阻时，胞室之血脉初次凝结，无所谓形体也。此时惟过用破血之药可以坠胎。岂善于养血之赭石，服之亦虑其坠胎乎？且恶阻至于肠胃坚结，百药不效，性重用赭石，犹可救挽，纵有坠胎之弊，犹当权其事之轻重缓急，而放胆用之。此孙思邈所谓"心欲小而胆欲大"也。况用之又断不至坠胎乎。

按：赭石色赤，氧气与铁化合之色也。其原质类铁锈，故与铁锈同色。铁锈研末服之，不妨肠胃，故赭石生研服之，亦于肠胃无损也。铁锈之生，层层作薄片，而赭石亦必层层作薄片。且其每片之两面，一面点点作凸形，一面点点作凹形者，方为真赭石。故有钉头赭石及龙眼赭石之名[1]。

仲景旋覆代赭石汤，赭石、人参并用，治"伤寒发汗，若吐若下解后，心下痞硬，噫气不除者"。参赭镇气汤中人参借赭石下行之力，挽回将脱之元气，以镇安奠定之，亦旋覆代赭石汤之义也[2]。

一妇人，年二十余，因与其夫反目，怒吞鸦片。已经救愈，忽发喘逆，迫促异常。须臾又呼吸顿停，气息全无，约十余呼吸之顷，手足乱动，似有蓄极之势，而喘复如故。若是循环不已，势近垂危，延医数人，皆不知为何病。后愚诊视其脉，左关弦硬，右寸无力，精思良久，恍然悟曰：此必怒激肝胆之火，上冲胃气。夫胃气本下行者也，因肝胆之火冲之，转而上逆，并迫肺气亦上逆，此喘逆迫促所由来也。逆气上干，填塞胸膈，排挤胸中大气，使之下陷。夫肺悬胸中，须臾无大气包举之，即须臾不能呼吸，此呼吸顿停所由来也此理参观第四卷升陷汤后跋语方明。迨大气蓄极而通，仍上达胸膈，鼓动肺脏，使得呼吸、逆气遂仍得施其击撞，此又病势之所以循环也。《神农本经》载，桂枝主上气咳逆、结气、喉痹、吐吸吸不归根即吐出，其能降逆气可知。其性温而条达，能降逆气，又能升大气可知。遂单用桂枝尖三钱，煎汤饮下，须臾气息调和如常。夫以桂枝一物之微，而升陷降逆，两擅其功，以挽回人命于顷刻，诚天之生斯使独也。然非亲自经验者，又孰信其神妙如是哉！继用参赭镇气汤，去山药、苏子，加桂枝尖三钱、知母四钱，连服数剂，病不再发。此喘证之特异者，故附记于此[3]。

喻嘉言《寓意草》中有重用赭石治险证之案数则，与上所载之案参观，其理益明[4]。

按语：喘有实证，有虚证。实证可见寒邪犯肺、

[1] 从化学角度阐释代赭石功同铁锈，如何鉴别真假赭石。

[2] 旋覆代赭石汤中赭石、人参并用降胃补胃。参赭镇气汤中赭石、人参并用不仅降胃补胃，还降冲补肾，是对仲景学术思想的发展。

[3] 从本证症状特点来看，似乎有急性呼吸衰竭之表现。张锡纯不拘泥于肺病，而是从肝气横逆迫胸中大气下陷角度分析此病证，道破天机。妙用桂枝一味，降肝升陷两擅其功，挽回人命于顷刻，更是将仲景学术思想发挥到了极致。

[4] 对于代赭石的应用，张锡纯推崇喻嘉言，说明张锡纯善用代赭石可能受到喻嘉言的启发。

热邪壅肺、痰邪阻肺、瘀血阻肺等证；虚证则多分为肺本身亏虚和肾不纳气证两种。参赭镇气汤针对的是肾阴阳两虚证。从该方组成来看，张锡纯所说的肾阴阳两虚证，应该说是肾气亏虚证更为恰当。

参赭镇气汤用生山药、生芡实、山萸肉滋补肾精、潜藏逆气；生龙骨、生牡蛎收敛逆气；代赭石、苏子镇降冲气、胃气、肺气；山萸肉、白芍补肝敛肝，防止肝气横逆犯肺；代赭石配人参滋补壮旺下焦元气，辅助生山药、生芡实、山萸肉滋补肾中精气。

该方与前方镇摄汤有类似之处。肾气亏虚、肾不纳气、冲气上干、胃气上干，则会出现胸膈满闷、胃脘满闷如有物杜塞、饮食至胃间不下、恶心、呕吐、嗳气、大便干燥等病症。因此，本方也治疗"肾虚不摄，冲气上干，致胃气不降作满闷"。

张锡纯领悟医圣张仲景旋覆代赭汤之精义，不仅将代赭石应用于胃气上逆，还应用到冲气和肺气上逆的喘证。他用代赭石配伍人参，不仅补助胃气，还用其壮旺下焦元气。这是对仲景学术思想的丰富和发展，也是对方药学的丰富和发展。他用代赭石有 3 个特点：①生用；②用量大；③或散剂，或煎剂，或单用，或合用。有时散剂和煎服并用，更能提高疗效。

张锡纯在其验案中有诸多抢救措施简单实用、简便廉验。如生芡实配生赭石细末治不能平卧安枕、点天突穴和香油热热调麝香治疗痰涎上涌杜塞咽喉几不能息、用生鸡子黄调新汲井泉水和代赭石细末配生鸡子黄治疗温病喘逆、代赭石煎汤治疗妊娠恶阻、代赭石配人参治疗呕吐不能饮食、妙用一味桂枝治喘逆中呼吸停顿等。这些宝贵经验对中医临床抢救急危重症具有重要的指导价值，值得进一步总结研究和继承发扬。

薯蓣纳气汤

治阴虚不纳气作喘逆。

生山药一两　大熟地五钱　萸肉去净核，五钱　柿霜

饼冲服，四钱　生杭芍四钱　牛蒡子炒捣，二钱　苏子炒捣，二钱　甘草蜜炙，二钱　生龙骨捣细，五钱

　　前方，治阴阳两虚作喘，此方乃专治阴虚作喘者也[1]。方书谓肝肾虚者，其人即不能纳气，此言亦近理，然须细为剖析。空气中有氧气，乃养物之生气也氧气详解在后补络补管汤下。人之肺脏下无透窍，而吸入之氧气，实能隔肺胞息息通过，以下达腹中，充养周身。肝肾居于腹中，其气化收敛，不至膨胀，自能容纳下达之气，且能导引使之归根。有时肾虚气化不摄，则上注其气于冲，以冲下连肾也。夫冲为血海，实亦主气，今因为肾气贯注，则冲气又必上逆于胃，以冲上连胃也。由是，冲气兼挟胃气上逆，并迫肺气亦上逆矣，此喘之所由来也[2]。又《内经》谓肝主疏泄，肾主闭藏。夫肝之疏泄，原以济肾之闭藏，故二便之通行，相火之萌动（méngdòng，发生），皆与肝气有关，方书所以有"肝行肾气"之说。今因肾失其闭藏之性，肝遂不能疏泄肾气使之下行，更迫于肾气之膨胀，转而上逆。由斯，其逆气可由肝系直透膈上，亦能迫肺气上逆矣，此又喘之所由来也[3]。方中用地黄、山药以补肾，萸肉、龙骨补肝即以敛肾，芍药、甘草甘苦化阴，合之柿霜之凉润多液，均为养阴之妙品，苏子、牛蒡又能清痰降逆，使逆气转而下行，即能引药力速于下达也。至方名薯蓣纳气汤者，因山药补肾兼能补肺，且饶有收敛之力，其治喘之功最弘也。

　　或问：氧气虽能隔肺胞透过，亦甚属些些无多，何以当吸气内入之时，全腹皆有膨胀之势？答曰：若明此理，益知所以致喘之由。人之脏腑皆赖气以撑悬（支持），是以膈上有大气，司肺呼吸者也；膈下有中气，保合脾胃者也；脐下有元气，固性命之根蒂者也。当吸气入肺之时，肺胞膨胀之力，能鼓舞诸气，节节运动下移，而周身之气化遂因之而流通。且喉管之分支下连心肝，以通于奇经诸脉，当吸气内入之时，所吸之气原可由喉管之分支下达，以与肺中所吸之气，相助为理也。

[1] 本方与参赭镇气汤不同，主要无野台参、代赭石，所以专治阴虚不纳气作喘逆。

[2] 肾虚失摄，冲气上逆、胃气上逆、肺气上逆，此肾不纳气之一也，人多容易理解。

[3] 肾阴虚则肝阴虚，肝失疏泄而亢逆，肾气、冲气、胃气、肺气则愈加上逆，此肾不纳气之二也，人多不解和忽视。这是张锡纯对《黄帝内经》肝行肾气理论的继承发扬和创新，也是其治疗喘证的奥妙所在。

下焦肝肾奇经与肾相维系属阴，阴虚气化不摄则内气膨胀，遂致吸入之气不能容受而急于呼出，此阴虚者所以不纳气而作喘也[1]。

[1] 中西医汇通阐释肾阴虚所以不纳气而作喘的机制，赋予其科学性和通俗性。

按语： 参赭镇气汤治疗阴阳两虚之喘逆，薯蓣纳气汤治疗治阴虚不纳气作喘逆。从张锡纯用熟地来看，该方应该以治疗肾精亏虚、肾不纳气为佳。

方中重用山药补肾兼能补肺，且有收敛之功，擅长治疗肾精亏虚之气喘。张锡纯对山药推崇备至，为药食两用之品，具有补肺、健脾、滋肾之功，用于治疗虚证洵为良药。配以熟地滋补肾精、纳气定喘；山萸肉、龙骨补肝；白芍、甘草酸甘化阴，合柿霜之凉润多液，均为养阴之妙品，辅助上述药物滋补肝肾之阴；苏子、牛蒡子能清痰降逆，使逆气转而下行。全方共奏滋肾补肝、降逆化痰、纳气定喘之功。

方中为什么用熟地不用生地呢？张锡纯在治疗阴虚虚热明显时一般主张应用生地清热凉血养血退虚热，如资生汤中称热甚者加生地。但若治疗肾精亏虚而热象不明显时，则用熟地。方中为什么不用代赭石呢？主要是方中未用野台参补气，故不必用代赭石配野台参以壮旺下焦元气。方中为什么去掉生牡蛎保留生龙骨呢？生龙骨、生牡蛎虽然都具有收敛元气、安魂定志等作用，但生牡蛎偏重咸寒，不利于热象不显的肾精不足证。本方应用生龙骨之意，不主要是为了发挥其敛降逆气之功，而是用其配伍山萸肉、白芍敛肝补肝，防止肝气横逆迫冲气上逆、胃气上逆、肺气上逆。通过补肝敛肝治疗肾不纳气之喘证，人多不解和忽视。这是张锡纯对《黄帝内经》肝行肾气理论的继承发扬和创新，也是其治疗喘证的奥妙所在。具体到临床，选用生地还是熟地，是否加用代赭石和生牡蛎，要根据具体情况灵活应用，不可胶柱鼓瑟。

方中为什么多加了牛蒡子一味药？肾主水液。肾精亏虚，不能运化水湿，则易生痰。痰邪阻肺，则更易发生喘逆。所以，当肾不纳气时，多伴有痰邪阻肺证。这就是参赭镇气汤用苏子的原因之一。痰邪阻遏日久易化热，形成热痰。所以，当患者咳吐白黏痰或黄痰时，加牛蒡子清热化痰降气。另外，肺失宣降，患者不仅有喘证，也很容易伴有咳嗽。张锡纯喜用山药配牛蒡子治疗咳嗽，近贤施今墨赞赏说"宣肺气、清肺热、健脾胃，祛痰止咳"。

滋培汤

治虚劳喘逆，饮食减少，或兼咳嗽，并治一切阴虚羸弱诸证[1]。

生山药一两　於术三钱，炒　广陈皮二钱　牛蒡子炒捣，二钱　生杭芍三钱　玄参三钱　生赭石轧细，三钱　炙甘草二钱

痰郁肺窍则作喘，肾虚不纳气亦作喘。是以论喘者恒责之肺肾二脏，未有责之于脾胃者。不知胃气宜息息下行，有时不下行而转上逆，并迫肺气亦上逆即可作喘。脾体中空，能容纳诸回血管之血，运化中焦之气，以为气血宽闲之地，有时失其中空之体，或变为紧缩，或变为胀大，以致壅激（堵塞激起）气血上逆迫肺，亦可作喘[2]。且脾脉缓大，为太阴湿土之正象；虚劳喘嗽者，脉多弦数，与缓大之脉反对，乃脾土之病脉也[3]。故重用山药以滋脾之阴，佐以於术以理脾之阳，脾脏之阴阳调和，自无或紧缩、或涨大之虞。特是脾与胃脏腑相依，凡补脾之药皆能补胃。而究之脏腑异用，脾以健运磨积，宣通津液为主；胃以熟腐水谷、传送糟粕为主。若但服补药，壅滞其传送下行之机，胃气或易于上逆，故又宜以降胃之药佐之，方中之赭石、陈皮、牛蒡是也。且此数药之性，皆能清痰涎、利肺气，与山药、玄参并用，又为养肺止嗽之要品也。用甘草、白芍者，取其甘苦化合，大有益于脾胃，兼能滋补阴分也。并治一切虚劳诸证者，诚以脾胃健壮，饮食增多，自能运化精微以培养气血也。

一人，年二十二，喘逆甚剧，脉数至七至，用一切治喘药皆不效，为制此方[4]。将药煎成，因喘剧不能服，温汤三次始服下，一剂见轻，又服数剂全愈。

[1] 肝肾亏虚可以导致喘逆，脾胃虚弱也可以导致喘逆。该方通过滋补脾胃治疗虚劳喘咳，故名滋培汤。

[2] 张锡纯指出脾胃虚弱、胃气上逆也可作喘，开创了治疗喘证的新途径。

[3] 脾胃虚弱、阴虚火旺的诊断要点是脉多弦数无力。弦乃肝脉，为肝气乘脾之征；数为有热，为阴虚火旺之征。体现了张锡纯重视脉诊的学术思想。

[4] 喘逆甚剧，脉数至七至，用一切治喘药皆不效，正是因为仅仅着眼于肺肾二脏，未从补养脾胃入手加以治疗。

或问：药之健脾胃者，多不能滋阴分，能滋阴分者，多不能健脾胃，此方中芍药、甘草同用，何以谓能兼此二长？答曰：《神农本草经》谓芍药味苦，后世本草谓芍药味酸。究之，芍药之味苦酸皆有。陈修园笃信《神农本草经》谓芍药但苦不酸。然嚼服芍药钱许，恒至齿，兼有酸味可知。若取其苦味与甘草相合，有甘苦化阴之妙甘苦化阴说始于叶天士[1]，故能滋阴分。若取其酸味与甘草相合，有甲己化土之妙甲木味酸、己土味甘，故能益脾胃。此皆取其化出之性以为用也[2]。又陈修园曰：芍药苦平破滞，本泻药非补药也。若与甘草同用，则为滋阴之品，与生姜、大枣、桂枝同用，则为和营卫之品；与附子、干姜同用，则能收敛元阳，归根于阴，又为补肾之品。本非补药，昔贤往往取为补药之主，其旨微矣。按此论甚精，能示人用药变化之妙，故连类及之。

西人谓：心有病可以累肺作喘，此说诚信而有征。盖喘者之脉多数，夫脉之原动力发于心，脉动数则心动亦数可知。心左房之赤血与右房之紫血，皆与肺循环相通理详后定心汤下。若心动太急，逼血之力过于常度，则肺脏呼吸亦因之速过常度，此自然之理也。然心与肾为对待之体，心动若是之急数，肾之真阴不能上潮，以靖（jìng，平定，使安定安静）安心阳可知。由是言之，心累肺作喘之证，亦即肾虚不纳气之证也[3]。

西人又谓：喘证因肺中小气管，痰结塞住，忽然收缩，气不通行，呼吸短促，得痰出乃减。有日日发作者，又数日或因辛苦寒冷而发作者，又有因父母患此病传延者。发作时，苦剧不安，医治无良法。应用纸浸火硝水内，取出晒干，置盆内燃点，乘烟焰熏腾时，以口吸氧气入肺（火硝多含氧气）。或用醉仙桃干叶当烟吸之，内服樟脑鸦片酒壹贰钱、更加姜末一分半、白矾七厘共为散，水调服。虽未必能除根，亦可渐轻。按：此证乃劳疾之伤肺者，当名为肺劳。虽发作时甚剧，仍可久延岁月。其治法当用拙拟黄芪膏。

[1] 叶天士：叶桂，字天士，号香岩，清代医家，著《温热论》《临证指南医案》等。

[2] 张锡纯从甘苦化阴、甲己化土两个化出之性阐释芍药甘草汤兼具补脾胃和滋补阴分之功。

[3] 中西医汇通阐释心衰累肺作喘，在中医为肾不纳气之喘。其脉多浮细数无力。

按：醉仙桃即曼陀罗花也[1]。其花白色，状类牵牛而大，其叶大如掌而有尖，结实大如核桃，实蒂有托盘如钱，皮有芒刺如包麻，中含细粒，如火麻仁。渤海之滨生殖甚多，俗呼为洋金花。李时珍[2]谓："服之令人昏昏如醉，可作麻药。"又谓："熬水洗脱肛甚效。"盖大有收敛之功也。西人药学谓：用醉仙桃花实叶，俱要鲜者榨汁，或熬干，或晒干作膏。每服三厘，能补火止疼、令人熟睡、善疗喘嗽。正与时珍之说相似。然此物有毒不可轻用。今人治劳喘者，多有取其花与叶，作烟吸之者，实有目前捷效，较服其膏为妥善也。

按语：喘证之因虚者多责之肺气本身之虚和肾不纳气之虚。对脾胃之虚所致喘证认识往往不太深刻，因此临床多加忽视。

为什么脾虚可以导致喘逆呢？脾主运化气血和运化水液。脾虚不能运化气血，土不生金，则可导致肺气亏虚，肺气上逆则作喘；脾虚不能运化水液，水液停留为痰，上逆畜于肺中，肺气上逆则作喘，正所谓"脾为生痰之源，肺为贮痰之器"。肺气既虚又被痰阻，则喘逆之证更易发生。

如何诊断脾虚所致喘逆呢？诊断要点有二：①脾虚证见少气懒言、倦怠乏力、面色萎黄、饮食减少、腹胀、便溏等；②肺气亏虚兼有痰阻：胸闷喘逆、或兼咳嗽、喉中痰鸣、脉弦滑数。

滋培汤以资生汤为基础方化裁而来。方中用山药、白术，一则重滋养脾阴，一则重滋养脾阳，共同补助升发脾气；代赭石、陈皮、牛蒡子，一方面降胃气，一方面降肺气化痰治疗喘逆。玄参与山药配伍，既滋养脾阴又滋养肺阴；与牛蒡子相配，止咳定喘。白芍配甘草，甘苦合化益于脾胃，兼能滋补阴分。若痰黏稠难以咳出者，可加用远志、硼砂融化痰涎、流通气机。

方中有两药对值得学习：①山药配牛蒡子：山药以

[1] 曼陀罗花起麻醉作用的主要成分是东莨菪碱。除麻醉作用外，还有止咳平喘功效，可以治疗寒性咳喘、少痰等病症。临床不可轻用，防止中毒。

[2] 李时珍：字东璧，晚年自号濒湖山人，明代著名医药学家，著《本草纲目》《奇经八脉考》《濒湖脉学》等。

补为主，牛蒡子以清为要，二药伍用，一补一清，清补结合，具有健脾清肺、祛痰止咳之功。②白芍配甘草：芍药味苦酸，其苦味与甘草相合，有甘苦化阴之妙；其酸味与甘草相合，有甲己化土之妙。两药配合，具有滋补脾胃之阴之功。

治阳虚方

敦复汤

治下焦元气虚惫，相火衰微，致肾弱不能作强《内经》云肾者作强之官，脾弱不能健运，或腰膝酸疼，或黎明泄泻，一切虚寒诸证[1]。

野台参四钱　乌附子三钱　生山药五钱　补骨脂炒捣，四钱　核桃仁三钱　萸肉去净核，四钱　茯苓钱半　生鸡内金捣细，钱半

或问：人之相火生于下焦，而游行于中焦、上焦。夫下焦既为相火所生之地，其处当热于他处，何以人之下焦转多畏寒乎？答曰：此段理解，微妙难言，然可罕譬而喻也。君不见夫西洋火柴乎，夫火柴原蕴蓄（蕴藏积蓄）一团火气，然以手扪之，初不觉其热也，惟手执火柴以其顶着物而划之，且划至如许之远，而后火发而热炽，是以火柴之火与热，实生于与物相磨之道路一也。火柴有然，人身之相火何莫不然。当其初起于命门，原是一缕生发之气，息息上达以流行于周身，与周身之经络相磨相荡而生热，犹火柴之划物而生热也[2]。是人之下焦所以多畏寒者，诚以相火始生，其热力犹微也。且相火为水中之元阳，乃阴中之火犹两间之电气也，电气无处不有，随物而寓（yù，居），即含电气最多之物，亦非热于他物。如铁能含电，尤善传电，西人以两铁相磨而生电光，两铁之相磨愈速，电光之生亦愈速。故凡欲补相火者，须兼补肾中元气，元气旺则流行于周身者速，磨荡于经络者必加力，而相火之热力，即

《医学衷中参西录》临证助读系列　方论分册

[1] 敦复：敦厚忠实地复归正道。敦复汤主治肾阳虚证。

[2] 张锡纯通过通俗易懂、形象生动的比喻，认为相火初起于命门，为一缕生发之气，寄于两肾，游行于中上二焦，与周身之经络相磨相荡而生热。这是张锡纯的命门说，与明代孙一奎肾间动气说既有相似性又有不同，是对中医命门学说的新发展。

因之而增也。故拙拟敦复汤，原为补相火之专方，而方中以人参为君，与萸肉、茯苓并用，借其收敛下行之力，能大补肾中元气，元气既旺，相火自生。又用乌附子、补骨脂之大热纯阳，直达下焦，以助相火之热力；核桃仁之温润多脂，峻补肾脏，以浓相火之基址（基础）。且附子与人参同用名参附汤，为回元阳之神丹；补骨脂与核桃仁并用名青蛾丸，为助相火之妙品核桃仁属木，补骨脂属火，并之有木火相生之妙。又恐药性太热，于下焦真阴久而有碍，故又重用生山药，取其汁浆稠黏，能滋下焦真阴，其气味甘温，又能固下焦气化也。至于鸡内金，其健运脾胃之力，既能流通补药之滞，其收涩膀胱之力，又能逗留（dòuliú，暂时停留）热药之性也。

人身之热力，方书恒责重相火，而不知君火之热力，较相火尤胜。盖生育子女以相火为主，消化饮食以君火为主。君火发于心中，为阳中之火，其热下济，大能温暖脾胃，助其消化之力，此火一衰，脾胃消化之力顿减。若君火旺而相火衰者，其人仍能多饮多食可享大寿，是知君火之热力，关于人身者甚大也[1]。愚自临证实验以来，遇君火虚者不胜计，其人多廉于饮食，寒饮留滞为恙，投以辛热升补之剂，即随手奏效拙拟理饮汤为治是病的方，方在第三卷。彼谓心脏恶热，用药惟宜寒凉者，犹是一偏之论。曾治一人，年二十余，嗜睡无节，即动作饮食之时，亦忽然昏倒鼾睡。诊其脉两尺洪滑有力，知其肾经实而且热也。遂用黄柏、知母各八钱，茯苓、泽泻各四钱，数剂而愈。是知人之资禀不齐：心脏多恶热，而亦有宜温补者；肾脏多恶寒，而亦有宜凉泻者。是在临证时细心与之消息，不可拘于成见也[2]。

欲明心火之热力，今又得一确实证验。愚资禀素强壮，心火颇旺而相火少衰，饮食不忌寒凉，恒畏坐凉处。因此，数年来，常于食前，服生硫黄如黑豆大一块，约有四厘服生硫黄法在第八卷，甚见效验。后见道家书，有默运心火下行，与肾气互相交

[1] 张锡纯对君火和相火进行阐释。"盖生育子女以相火为主，消化饮食以君火为主"是张锡纯对君相火作用的高度简明概括，是中医君相火理论的新发展。

[2] 病理君相二火，皆有虚有实，有君火亢盛者，也有君火虚衰者；有相火妄动者，也有相火虚衰者。临床注意辨证论治。张锡纯通过验案加以说明之。这是对"肾无实证"说的否定，也是对中医基础理论的创新发展。

[1] 抱朴子：葛洪，字稚川，自号抱朴子，东晋医药学家、道家，著《抱朴子》《肘后备急方》等。

[2] 凡医学大家，莫不把养生防病放在首位。张锡纯先是服生硫黄温补相火以养生，后采用道家心肾相交法补助相火以养生。值得效法。

[3] 伍冲虚：伍守阳，原名阳，字端阳，自号冲虚子，明代后期著名内丹家，内丹清修派的集大成者。清代以后伍氏一脉以"伍柳派"名世。著《天仙正理》《仙佛合宗》《金丹要诀》等。

[4] 张锡纯阐释默运心火下行，与肾气互相交感的具体方法。同时，强调要清心宽欲，戒谨色欲，才能有效。这是张锡纯的养生观。

[5] 婴儿：道教外丹术语，指铅。

[6] 姹女：道教外丹术语，指朱砂。

感之法，且引《崔公入药镜》"先天气，后天气，得之者，常似醉"四语为注解。初未深信，后观抱朴子[1]《大丹问答篇》有"意双则和，和则增寿"之语，疑即此法。反复寻绎，恍悟《内经·四气调神论》所谓"使志若伏若匿，若有私意，若已有得"者，即此法之权舆（quányú，起始，萌芽）也。遂效而行之，数日觉下元温暖，即不欲再食硫黄[2]。月余功效异常，其神妙有不可言传者，由此观之，心火之功用何其大哉。

按：人之元神在心元神藏于脑而出于心，人之元气在肾。欲心肾相交者，须于有意无意之间，运心中元神随呼吸之气息息下降，与肾中元气会合。然从前道家书皆谓"呼升吸降"，独明伍冲虚[3]谓"吸升呼降，方合有意无意之奥旨"，善哉此论，诚千古未发之秘也。愚未睹此论时，尝默自体验，亦是如此，忽睹此论，欣喜异常，益信愚所体验者，诚不误也。盖心中元神，若必随吸气下降，则拘于迹象，久之气分必觉不顺。惟呼气外出之时，心中元神默默收敛，内气下降，与肾中元气会合浑融，不使随呼气外出，则息息归根，存之又存而性命之根蒂自固也。不但此也，此法须心肾互相交感，不惟心感肾，肾亦感心。当呼气外出之时，肾中元气原自上升，宜少加主宰之力，俾其上升之机稍大，始能与心中下降之元神欣欣相遇，互相交感。则一念在心，一念在肾，抱朴子所谓"意双则和"也。然此法功候不可太过，使热力炽盛，宜休息行之。又宜清心宽欲，戒谨色欲，涵养真水，与真火相济，始能有效[4]。

或问：子所论交心肾之功，至精至确矣，似与道书所谓"媒合婴儿[5]姹女（chànǚ）[6]，以结金丹"之功无异，将毋遵斯道而专心行之，即可为学仙之基础乎？答曰：非也。仙与佛同一宗旨，当于"精明之府"《内经·脉要精微论》曰头者精明之府，常保此无念之正觉，有如日丽中天照临下土，无心而成化也。此中消息自然而然，纯属先天至微至妙，原非浅学所能窥，愚何人斯，敢参末议乎！至愚上所云云者，皆系后天工夫，欲人借以却病也，非妄谈修仙之道，以误人也[1]。

心火之热力大矣哉，闻之肾为先天，脾为后天，二脏不失职，诸脏皆和。然非君火之阳光有以普照之，肾与脾亦无以伸其用。盖肾中相火虽亦能熏蒸脾土，腐熟水谷，不过依君火之末光以成功也。仆自去秋，黎明泄泻，屡治不效，自疑无药可医矣。偶与友弟寿甫言及，寿甫授以吸升呼降，以心温肾之法。初试之四五日间，觉丹田生暖，由斯工夫加密，泄泻遂愈[2]。乃知心为百体所从，令心所至气必至，以心气交肾气，即以心火温肾水。夫斯以水火既济，而病可却也。然非吾友之先觉，剀切（kǎiqiè，恳切规谏）指示，何由得焉！疾即愈，喜甚，因志之以示不忘云。

庚戌仲春愚小兄张慎敬亭敬识

天地交，而后阴阳和，万物生。人身一小天地也，心肾常交而身始无病。余患寒饮证，发则喘急，不坐亦不卧，服药无效，间习道家运气之方，亦无大验。戊申冬，友人张君寿甫告以吸升呼降之说，余乃恍然悟，悟而喜甚，如获拱璧（gǒngbì，古代一种大型玉璧，后比喻极其珍贵之物），依法习之。今年余矣，觉丹田常暖，热力充于周身，而病遂番然（省悟貌，此处指痊愈）已[3]。神哉术乎，道家之奥乎，医林之秘乎，抑天地之精乎！非明造化之机者，孰能与于斯，慎之、秘之，非人勿传。然而有心摄养者，细绎此书，当自得之。

庚戌眷日（juànrì，纪念日）愚弟弋文藻翔高敬题

世谓参赞（参与协助）化育之功，古今人不相及，非也。余素不留心道家书，以其虽能寿身，未能寿世。及读友兄寿甫《医学衷中参西录》，见有炼气治病法，要旨在吸升呼降，亦以为道家吐纳之术，而未之奇也。庚戌春，因事北上，路感风寒，鼻息热而痰涎郁胸。食梨一颗，下焦觉凉，痰热如故。遂于车中试吸升呼降

[1] 张锡纯称交通心肾之功为养生却病而设，非妄谈修仙之道以误人，体现了其实事求是的思想。

[2] 通过治疗黎明泄泻实例，说明默运心肾相交气功疗法可祛病养生、延年益寿。

[3] 通过治疗寒饮证实例，说明默运心肾相交气功疗法可以养生治病。

法, 约行三十里, 觉心爽体舒, 外感顿解[1]。炼气之功, 神妙竟至此哉! 盖人之心火, 常与肾气交感, 则元气充周, 血脉流通, 新症即时可除, 夙病久将自愈。使人尽得此术, 既可保身于预, 又可救患于猝, 无须用药而能济世活人, 参赞化育之功, 孰大于斯。然寿甫传之, 余幸得之, 尚望不仅予得之也, 于是乎书。

庚戌孟夏愚弟丁振殿 (yì) 翊 (yì) 仙敬题

按语: 张锡纯在该方中首先阐述了自己对命门相火的认识。他通过通俗易懂、形象生动的比喻, 认为命门独立于两肾之外, 内含一团大气。该大气敷布于两肾中逐渐形成相火, 但在两肾中相火尚处在刚刚萌发之时, 并不壮旺。但随着游行于中上二焦, 与周身之经络相磨相荡而生热壮旺起来, 发挥着温煦全身的作用。由于两肾中相火处于刚刚萌发之时, 热力犹微、并不壮旺, 因此人之下焦腰腿处多畏寒。若因先天禀赋不足, 或因后天失养, 或因久病及肾, 皆易导致相火亏虚。这就是张锡纯的命门说, 与明代孙一奎肾间动气说既有相似性又有不同, 是对中医命门学说的新发展。

张锡纯所说的两肾中相火即平时所指的肾阳。相火亏虚即是肾阳亏虚。敦复汤方中重用野台参为君药, 再配以山萸肉、茯苓酸敛下行引人参直抵下焦补助命门元气, 此即方名的由来。其次, 敦复汤方用黑附子、补骨脂、核桃仁直接补助肾阳。最后, 重用气味甘温之生山药滋补真阴, 能固下焦气化, 正所谓"阴中求阳"。用鸡内金健运脾胃、固摄下焦, 既能流通补药之滞, 又能收涩下焦和逗留热药之性。敦复汤由金匮肾气丸、参附汤、青蛾丸三方化裁而来, 但张锡纯不是侧重补助肾阳, 而是以补命门元气为中心, 通过补助命门元气达到补助肾阳的目的, 这是其命门学说学术思想的具体体现, 也是敦复汤方的精华所在。

敦复汤方中为什么去掉熟地、泽泻、丹皮3味药物呢？熟地虽然补养真阴，但是过于滋腻，既牵制黑附子、人参壮旺阳气，也有碍脾胃运化药物生化阳气，所以张锡纯在该方中去之。泽泻淡渗利湿伤阳，丹皮清热凉血碍阳气，故方中也去之。茯苓虽然也淡渗利湿，但其与泽泻相比作用较轻，且有健脾安神助运化的作用，故保留之。

张锡纯不仅通过敦复汤温补肾阳，而且非常重视道家心肾相交之气功疗法温补肾阳。这体现了张锡纯"未病先防""既病防变"的学术思想，重视养生的学术思想，以及重视非药物疗法的学术思想。

既然阐释相火，就不得不涉及君火以及君相二火的关系。君火为心阳，相火为肾阳，共同起着温养脏腑的作用。张锡纯认为，他们的作用有所侧重，君火侧重辅助脾阳主消化，相火则侧重主生殖。君火心阳虚衰时，张锡纯创制了理饮汤给予治疗；相火肾阳虚衰时，张锡纯创制敦复汤给予治疗。当然，君相二火也有妄动亢盛时，张锡纯主张临证时细心与之消息，不可拘于成见。该学术思想又是对中医君相火理论的新发展。

治心病方

定心汤

治心虚怔忡[1]。

龙眼肉一两　酸枣仁炒捣，五钱　萸肉去净核，五钱
柏子仁四钱，炒捣　生龙骨捣细，四钱　生牡蛎捣细，四钱
生明乳香一钱　生明没药一钱

心因热怔忡者，酌加生地数钱。若脉沉迟无力者，其怔忡多因胸中大气下陷，详观拙拟升陷汤在第四卷后跋语及诸案，自明治法[2]。

《内经》谓"心藏神"，神既以心为舍字，即以心中之气血为保护，有时心中气血亏损，失其保护之职，心中神明遂觉不能自主而怔忡之疾作焉。故方中用龙眼

[1] 古代医家多认为心悸有虚有实，怔忡多属虚证。故张锡纯称"心虚怔忡"。怔忡也有虚实之分，当辨证论治为是。

[2] 根据气虚脉迟、阴虚脉数给予加减，是张锡纯的宝贵临床心得。

肉以补心血，枣仁、柏仁以补心气，更用龙骨入肝以安魂，牡蛎入肺以定魄。魂魄者心神之左辅右弼也，且二药与萸肉并用，大能收敛心气之耗散，并三焦之气化亦可因之团聚。特是心以行血为用，心体常有舒缩之力，心房常有启闭之机，若用药一于补敛，实恐于舒缩启闭之运动有所妨碍，故又少加乳香、没药之流通气血者以调和之[1]。其心中兼热用生地者，因生地既能生血以补虚，尤善凉血而清热，故又宜视热之轻重而斟酌加之也。

西人曰：人身心肺关系尤重，与脑相等。凡关系重者，护持之尤谨，故脑则有头额等八骨以保护之，而心肺亦有胸胁诸骨以保护之。心肺体质相连，功用亦相倚赖（yīlài，依赖，依靠），心之功用关系全体，心病则全体皆受害，心之重如此。然论其体质，不过赤肉所为，其能力专主舒缩，以行血脉。有左右上下四房；左上房主接肺经赤血；右上房主接周身回血；左下房主发赤血，营运周身；右下房主接上房回血过肺，更换赤血而回左上房；左上房赤血，落左下房入总脉管，以养全体；右上房回血，落右下房上注于肺，以出碳气而接氧气此理与后补络补管汤跋语参看方明。故人一身之血，皆经过于心肺[2]。心能运血周流一身，无一息之停，实时接入，实时发出，其跳跃即其逼发也，以时辰表验试，一瞥眤（yīmínnì，即一分钟）跳七十五次，每半时跳四千五百次，一昼夜计跳十万八千次。然平人跳不自觉，若觉心跳即是心经改易常度。心房之内左浓于右，左下房浓于右下房几一倍，盖左房主接发赤血，功用尤劳，故亦加浓也。心位在胸中居左，当肋骨第四至第七节，尖当肋骨第五第六之间，下于乳头约一寸至半寸，横向胸骨。病则自觉周遭皆跳，凡心经本体之病，或因心房变薄变浓，或心房之门有病，或夹膜有病，或总管有病。亦如眼目之病，或在明角罩（角膜），或在瞳人（瞳孔），或在睛珠（晶状体），非必处处皆病也。大概心病左多于右，因左房功用尤劳故耳。心病约有数

[1] 张锡纯通过补养气血以安神，结合西医知识加流通气血药。补通结合，以补为主。与其说酸枣仁、柏子仁补心气，不如说补阴血更合适。因此，定心汤定为补养心血之剂为妥。

[2] 张锡纯详细讲述心脏的解剖、生理、病理、诊断、鉴别诊断、治疗、预防护理等，意在使中医能够掌握西医心脏病知识为我所用，此正是其衷中参西学术思想之体现。

端[1]：一者，心体变大，有时略大，或大过一半。因心房之户，有病拦阻，血出入不便，心舒缩之劳过常度。劳多则变大，亦与手足过劳则肿大之理相同。大甚，则逼血舒缩之用因之不灵矣。一者，心房门户变小、或变大、或变窄、或变阔，俱为非宜。盖心血自上房落下房之门，开张容纳血入后，门即翕（xī，闭合，收拢）闭，不令血得回旋上出。其自下房入总管处亦有门，血至则开张使之上出，血出后门即翕闭，不令血得下返。若此处太窄太小，则血不易出。太大太阔，则血逼发不尽，或已出复返，营运不如常度矣。再者心跳：凡无病之人心跳每不自觉。若因病而跳时时自觉，抚之或觉动。然此证有真有假：真者心自病而跳也，或心未必有病，但因身虚而致心跳，亦以真论；若偶然心跳，其人惊惧，防有心病，其实心本无病，即心跳亦临时之事，是为假心跳证，医者均须细辨。凡心匀跳无止息，侧身而卧，可左可右，呼吸如常，大概心自不病。所虑跳跃不定，或三四次一停，停后复跳不能睡卧，左半身着床愈觉不安，当虑其门户有病，血不回运如常。有停滞妄流而为膨胀者，有累肺而咳嗽、难呼吸或喘者，有累脑而昏蒙头疼、中风慌怯者，有累肝而血聚积满溢者，有累胃不易消化、食后不安、心更跳者，皆心病之关系也。若心自不病，但因思虑过多，或读书太劳，或用力过度，或惊惧喜怒失度，或色欲醉饱无节，或泄泻失血，或多食泻药，或夜失睡，在妇女或因月事不调，凡遇此等心跳病，医者应审察致病之由。如因房劳者，令戒房事；因饮食者，戒口止酒，更服黄连水、樟脑酒以安心，服鸡那或铁酒以补虚弱，戒勤劳行动，常平卧以安身体，游玩散步以适情意，停止工作以养精神，此治心跳良法也。若胸胁骨之下有时动悸，人或疑为心跳，其实因胃不消化，内有风气，与心跳病无涉，虚弱人及妇女患者最多，略服补胃及微利药可也。若饮食太少，或更过于菲薄（fěibó，微

[1] 西医心脏病分成 3 类：一者，心体变大；二者，瓣膜疾病；三者，他病影响。他病影响者，要以治疗他病为主，同时注意保养。张锡纯在当时对西医掌握的如此详细精当，难能可贵。

薄，指数量少、质量次），亦可令心跳，宜服鸡那及铁酒，兼多食肉为宜。

按：西人论心跳证有真假，真者手扪之实觉其跳，假者手扪之不觉其跳。其真跳者又分两种：一为心体自病，若心房门户变大小窄阔之类，可用定心汤，将方中乳香、没药皆改用三钱，更加当归、丹参各三钱；一为心自不病，因身弱而累心致跳，当用治劳瘵诸方治之。至假心跳即怔忡证也，其收发血脉之动力，非大于常率，故以手扪之不觉其跳。特因气血虚而神明亦虚，即心之寻常舒缩，徐徐跳动，神明当之，亦若有冲激之势，多生惊恐，此等证治以定心汤时，磨取铁锈水煎药更佳[1]。至于用铁锈之说，不但如西人之说，取其能补血分，实借其镇重之力以安心神也。载有一味铁养汤，细观方后治验诸案，自知铁锈之妙用。惟怔忡由于大气下陷者，断不宜用。

又按：西人谓人之知觉运动，皆脑气筋东人名脑髓神经。遂谓人神明皆在于脑而与心无涉，且设法能即物之脑而实验之。然西人凡事必实验而后信，若心之能知觉与否，固不能若脑之可实验也。《内经》谓"心者，君主之官，神明出焉"；又谓"神游上丹田，在泥丸宫（指脑部）下"。夫脑之中心点，即泥丸宫一也。古文"思"字作"恖（cōng，古同聪）"，上从"囟"，即顶门骨。徐氏[2]《说文》释此字谓"自囟至心如丝相贯不绝"，是知心与脑相辅而成思。而自脑至心，皆为神明之所贯彻普照也[3]。

此理也，即可以西人之说证之。西人谓脑之左右，各育血脉管两支分布，两支在前，两支在后，此管由心而出，运血养脑，以全体之血计之，脑得七分之一。由其所言形迹论之，心与脑显然相通，岂神明之于中者，犹有隔阂（géhé，阻隔）而不相通乎[4]。

又丁韪（wěi）良者，西人之甚博雅者，曾为同文馆之总教习。然其人于中书亦甚有研究工夫，故所著《天道溯源》一书，凡论思想处，皆归于心，而不仍西

《医学衷中参西录》临证助读系列

方论分册

[1] 张锡纯将辨西医的病和辨中医的证有机结合起来，可谓病证结合的先驱。心体自病，用定心汤加减；心自不病，因身弱而累心致跳，当用治劳瘵诸方或定心汤加减，即中医整体观念思想。

[2] 徐氏：应为"许氏"，指许慎，东汉著名经学家、文字学家，著《说文解字》。

[3] 结合古代医家认识，张锡纯主张心脑一体论。

[4] 通过西医解剖心脑相通，说明心脑共主神明。

人之旧说，此诚研究中书而有得者也[1]。

又明金正希[2]曰："人见一物必留一影于脑中。"此言人脑中如摄影镜子一般，此理虽无处可实验，而实确有可信。愚于此语悟得心与脑虽功用相辅助，有时亦有偏重于一部之时。如人追忆往事，恒作抬头想象之状，此凝神于脑，以印证旧留之影也。若研究新理，恒作低头默思之状，此凝神于心，无所依傍以期深造也[3]。

更以愚自体验者明之[4]。愚素留心算学，而未谙（ān，熟悉，精通）西法，欲学之又无师承。岁在丁酉，遂自购代数、几何诸书，朝夕研究，渐能通晓。而每当食蒜之后研究算学，即觉心上若有蛛丝细网幂住，与算理即有隔膜，因此不敢食蒜。且人陡遇惊恐甚剧之事即心中怔忡，或至手扪之亦觉其跳动。若谓神不在心，何他处不跳动乎？若谓伤脑其人即无知觉，试问果伤其心，其人亦复能知觉乎？。

按语：心悸俗称心慌，有实证有虚证。而怔忡为心悸之甚者，多为虚证。其实，心悸和怔忡，在临床上很难区分鉴别，也都有虚实之分，不可胶柱鼓瑟。

本方用于心悸怔忡之属于心血虚者。尽管张锡纯称该方也补心气，但从方剂组成来看基本上都属于滋补心血的药物。定心汤方中用龙眼肉、酸枣仁、柏子仁三药养心血、安心神，用山萸肉酸敛心气之耗散即是安养心血，用生龙骨、生牡蛎镇心安神，并协助山萸肉收敛心之气血。心血不足，则无以流通气机易导致心血郁阻，故少加乳香、没药流通气血。全方以宁心安神定志为主，以理气活血通络、流通气机为辅，酸敛疏通、养心镇心并举，集补、通、敛、散、养、镇于一方，相反相成，则心悸怔忡可定矣。

临床应用本方时贵在灵活加减。若心阴虚有热者，则于上方加生地滋阴凉血退虚热；若瘀血较重者，可加当归、丹参等活血化瘀；若伴有湿热内阻者，可加黄连、苦参、茯苓、木通、竹叶等清心除湿；若心跳明显者，可加生铁锈、琥珀等加强镇心

[1] 西方学者尚有推崇神明出于心者。

[2] 金正希：金声，一名子骏，字正希，号赤壁。明崇祯年间进士。治学严谨，道德文章，备受后人推崇。遗著有《金太史文章》《尚志堂集》等。

[3] 张锡纯通过生活常识，指出心脑主神明各有侧重。

[4] 张锡纯通过自身体验，再次说明心主神明的科学性。

安神；若胸闷、气短、呼吸困难、脉沉濡弱无力尤以右寸脉凹陷明显者，为胸中大气下陷所致心气虚证，则与上方中合用升陷汤，加用生黄芪、柴胡、升麻、桔梗、知母等药。

安魂汤

治心中气血虚损，兼心下停有痰饮，致惊悸不眠[1]。

龙眼肉六钱　酸枣仁炒捣，四钱　生龙骨捣末，五钱　生牡蛎捣末，五钱　清半夏三钱　茯苓片三钱　生赭石轧细，四钱

若服一两剂后无效者，可于服汤药之外，临睡时用开水送服西药臭剥性详第七卷加味磁朱丸下一瓦，借其麻痹神经之力，以收一时之效，俾汤剂易于为力也[2]。

方书谓痰饮停于心下，其人多惊悸不寐。盖心，火也，痰饮，水也，火畏水刑，故惊悸至于不寐也。然痰饮停滞于心下者，多由思虑过度，其人心脏气血，恒因思虑而有所伤损[3]。故方中用龙眼肉以补心血，酸枣仁以敛心气，龙骨、牡蛎以安魂魄，半夏、茯苓以清痰饮，赭石以导引心阳下潜，使之归藏于阴，以成瞌睡之功也。

一媪，年五十余，累月不能眠，屡次服药无效。诊其脉有滑象，且其身形甚丰腴。知其心下停痰也[4]。为制此汤，服两剂而愈。

一妇人，年三十许，一月之间未睡片时，自言倦极仿佛欲睡，即无端惊恐而醒。诊其脉左右皆有滑象，遂用苦瓜蒂十枚，焙（bèi，用微火烘烤）焦轧细，空心时开水送服，吐出胶痰数碗，觉心中异常舒畅，于临眠之先又送服熟枣仁细末二钱，其夜遂能安睡。后又调以利痰养心安神之药，连服十余剂，其证永不反复矣[5]。

[1] 本方虽说治疗惊悸不眠，但失眠辨证属于心中气血虚损兼心下停有痰饮者皆可应用。

[2] 中西药各有千秋，某些情况下可中西药并用，取其长、补其短。西药臭剥即溴化钾，神经镇静剂，常用于治疗神经衰弱、癔病、神经性失眠、精神兴奋等疾病。

[3] 张锡纯阐释痰饮停于心下多惊悸不寐的机理。并指出心血虚伴痰饮停滞是惊悸失眠的主要病机，对我们治疗失眠具有重要指导价值。

[4] 该案中脉有滑象、形体丰腴为诊断要点。

[5] 该案患者一月之间未睡片时，无端惊恐而醒，脉左右皆有滑象为诊断要点。

《内经·邪客篇》有治目不得瞑方。用流水千里以外者八升，扬之万遍，取其清五升煮之，炊以苇薪[1]。水沸，置秫米（shúmǐ，高粱米）一升，制半夏制好之半夏五合，徐炊令竭为一升半。去其渣饮汁一小杯，日三稍益，以知为度知觉好也。故其病新发者，复杯则卧，汗出而已矣，久则三饮而已也。观此方之义，其用半夏，并非为其利痰，诚以半夏生当夏半，乃阴阳交换之时，实为由阳入阴之候，故能通阴阳、和表里，使心中之阳渐渐潜藏于阴，而入睡乡也。秫米即芦稷之米俗名高粱，取其汁浆稠润甘缓，以调和半夏之辛烈也。水用长流水，更扬之万遍，名曰劳水[2]，取其甘缓能滋养也。薪用苇薪，取其能畅发肾气上升，以接引心气下降，而交其阴阳也。观古人每处一方，并其所用之薪与水及其煎法、服法，莫不详悉备载，何其用心之周至哉。

按：《内经》之方多奇验，半夏秫米汤，取半夏能通阴阳，秫米能和脾胃，阴阳通、脾胃和，其人即可安睡。故《内经》谓"饮药后，复杯即瞑"，言其效之神速也。乃后世因其药简单平常，鲜有用者，则良方竟埋没矣[3]。门生高如璧治天津河北玄纬路刘姓，年四十二，四月未尝少睡，服药无效，问治法于愚，告以半夏秫米汤方。高如璧因其心下发闷，遂变通经方，先用鲜莱菔四两切丝，煎汤两茶杯，再用其汤煎清半夏四钱服之。时当晚八点钟，其人当夜即能安睡，连服数剂，心下之满闷亦愈[4]。

按语：失眠一证，病因病机非常复杂，治疗起来非常棘手。《灵枢》谓："卫气不得入于阴，常留于阳。留于阳则阳气满，阳气满则阳蹻盛，不得入于阴则阴气虚，故目不瞑矣。"可见，失眠是因为阴阳不得相交所致。而阴阳相交，既需要阴阳自身充盛，也需要气机通畅，阴阳出入无阻。所以，惊悸失眠首分虚实。实证多见心火、胆火、肝火、湿热、痰阻、血瘀、食积等内扰阻滞引起；虚证多见心血虚、肝血虚、心阴虚、肾阴虚

[1] 张志聪曰："苇乃水草，炊以苇薪者，助水中之生气也。"

[2] 劳水：也称甘澜水。把水放在盆内，用瓢将水扬起来再倒下去，如此反复多次，看到水面上有无数水珠滚来滚去便是。

[3] 张锡纯重视学习研究《黄帝内经》，给我们树立了榜样。

[4] 高如璧用鲜莱菔代替秫米，增强了消积化痰下气之力，很有巧思。

等不能荣养所致。

本方适用于心血不足兼心下停有痰饮所导致的惊悸不眠。患者既有心血不足不能养血安神，又伴有胃中痰饮扰动，则失眠更易发作且更为严重。诊断要点有惊悸失眠、眠浅易醒、噩梦纷纭、面色萎黄、头晕头昏、形体消瘦、面色晦暗、胃脘满闷、饮食不能消化、咽堵吐痰、舌淡苔白腻、脉细滑无力。

从张锡纯的验案中，我们对该证的诊断能得到很大的启发。主要有两个特点：①病情重，常常是经年累月不得安睡，即使睡着也眠浅易醒，服药多无明显效果；②多见脉滑。

安魂汤是在定心汤和《黄帝内经》半夏秫米汤两方的基础上化裁而来。方中用龙眼肉、酸枣仁补养心血，用生龙骨、生牡蛎镇心安神，兼有化痰之功，用半夏、茯苓涤化痰饮，以代赭石配半夏、生龙骨、生牡蛎坠痰饮、降胃气、降冲气，使痰饮逆气不扰动心神，则可安睡矣。张锡纯每每能师岐黄、仲圣之心化裁出新方，在其著作中比比皆是，熠熠生辉，使我中华医学不断发扬光大。

治肺病方

黄芪膏

治肺有劳病，薄受风寒即喘嗽，冬时益甚者[1]。

生黄芪四钱　生石膏捣细，四钱　鲜茅根锉碎，四钱，如无鲜者，可用干者二钱代之　生怀山药三钱，细末　粉甘草二钱，细末　净蜂蜜一两

上药六味，先将黄芪、石膏、茅根，煎十余沸去渣，澄取清汁二杯，调入甘草、山药末同煎，煎时以箸（zhù，筷子）搅之，勿令二末沉锅底，一沸其膏即成。再调入蜂蜜，令微似沸，分三次温服下，一日服完，如此服之，久而自愈。然此乃预防之药，喘嗽未犯时，服

《医学衷中参西录》临证助读系列　方论分册

[1] 黄芪膏为预防慢性肺病反复发作的治本之方。用膏的目的是方便长期服用。

之月余，能被除病根[1]。

肺胞之体，原玲珑通彻者也。为其玲珑通彻，故具阖（xī，翕字之误。翕，xī，关闭）辟之机，而司呼吸之气。其阖辟之机无碍，即呼吸之气自如也。有时肺脏有所损伤，其微丝血管及肺胞涵津液之处，其气化皆湮淤（yānyū，淤塞，堵塞）凝滞，致肺失其玲珑之体，即有碍于阖辟之机，呼吸即不能自如矣。然当气候温和时，肺叶舒畅，呼吸虽不能自如，犹不至甚剧。有时薄受风寒，及令（时令）届（到）沍（hù，冻结）寒之时，肺叶收缩，则瘀者益瘀，能阖而不能辟，而喘作矣。肺中之气化，瘀而且喘，痰涎壅滞，而嗽亦作矣[2]。故用黄芪以补肺之阳，山药以滋肺之阴，茅根以通肺之窍，俾肺之阴阳调和，窍络贯通，其阖辟之力自适均也。用石膏者，因其凉而能散，其凉也能调黄芪之热，其散也能助茅根之通也。用甘草者，因其味甘，归脾益土，即以生金也。用蜂蜜者，因其甘凉滑润，为清肺润肺，利痰宁嗽之要品也[3]。

茅根不但中空，周遭爿（pán，劈成片的竹木等）上兼有十余小孔，乃通体玲珑之物，与肺胞之形体大有相似，故善通肺胞之窍络。又治病之法，当兼取对宫之药，茅根系萑（huán，古代指芦苇一类的植物）苇之属，于卦为震，禀初春少阳之气，升而能散，原肺脏对宫，肝家之药也。夫肺金主敛，肝木主散，此证因肺金之敛太过，故用茅根导引肝木之气，入肺以宣散之，俾其阖辟之机自若，而喘嗽均不作矣[4]。

或问：凡药之名膏者，皆用其药之原汁，久经熬炼而成膏。今仅取黄芪、石膏、茅根之清汁，而调以山药、甘草之末与蜜，以成膏者何也[5]？答曰：古人煎药，皆有火候，及药之宜先入后入，或浸水掺入；及药之宜汤、宜膏、宜丸、宜散之区别，然今人不讲久矣。如此方黄芪、茅根过炼则宣通之力微，石膏过炼则清凉

[1] 黄芪膏的制备方法。张锡纯在此明确指出该方为预防和治本之剂。

[2] 张锡纯指出痰瘀壅滞是导致慢性喘嗽的关键病机。

[3] 张锡纯阐释黄芪膏的组成。美中不足之处是化痰和活血药不多。

[4] 张锡纯阐释白茅根为疏达肝气、宣通肺络之药，是对药物学的发展和创新。张锡纯擅长应用禀初春少阳之气具有轻清透发、宣散上浮之药，是其重要学术思想之一。

[5] 张锡纯特别强调本膏和古人制膏方法不同，不得过久熬炼而失却其宣通透发、清凉之力。否则，违背肺宣降之特性。

之力减，此三味所以不宜熬膏也。然犹恐药入胃之后，由中焦而直趋下焦，其力不能灌注于肺。故加山药、蜂蜜之润而黏，甘草之和而缓者，调入成膏。使人服之，能留恋胃中不遽（jù，急，仓促，很快）下，俾其由胃输脾，由脾达肺也。

或问：调之成膏者，恃（shì，依赖，仗着）山药、蜂蜜也。至甘草何不与黄芪、石膏同煎取汁，而亦为末调入？答曰：西人谓甘草微有苛苛即薄荷辣之味，煎之则甘味减，而苛辣之味转增。是以西人润肺之甘草水，止以开水浸之，取其味甘且清轻之气上升也。此方将甘草调入汤中，止煎一沸，亦犹西人作甘草水之意也[1]。

按语：肺为娇脏，易寒易热，易虚易实。一旦受到外感或内伤的损伤，往往寒热虚实夹杂而缠绵难愈，形成慢性疾病，治疗起来非常棘手。张锡纯有感于此，创制黄芪膏治肺有劳病，薄受风寒即喘嗽，冬时益甚者。

黄芪膏中黄芪补肺气，山药养肺阴，气阴双补，共为君药；生石膏、茅根清肺热，兼以辛凉宣肺通络，并监制黄芪之热性；辅助以生甘草者，既可清肺热，又可补土生金和调和诸药；辅助以甘凉滑润之蜂蜜，助生石膏、茅根、生甘草清肺，助山药润肺，为利痰宁嗽之要品。全方共奏补气养阴、清热化痰、宣肺通络之功，标本兼治。日久服之可断其病根，预防慢性肺病反复发作，为平素预防和治本之剂。

张锡纯选用轻清透发、宣散上浮之白茅根治疗肺病，是其治疗肺病的重要学术思想之一。肺主宣发，若顺其宣发之性则可透发肺中余邪和火热。否则，过分敛降，反而导致邪气留恋不解，病情缠绵难愈。张锡纯阐释白茅根为疏达肝气、宣通肺络之药，是对白茅根功效的丰富和发展创新。

张锡纯根据肺主宣发的特点，制备黄芪膏颇具特

[1] 张锡纯衷中参西，阐释生甘草不宜久煎，久则失却其轻清上升宣通之性，反于肺之宣发不利。张锡纯与时俱进、融会新知、为我所用的精神，永远值得学习。

色，是对古人制备膏剂的发挥和创新。古人制膏，多强调久经熬炼而成膏。但他却仅取生黄芪、生石膏、白茅根之清汁，生甘草为末调入，都是为了防止过炼使这些药物失却其宣通透发、清凉之力。张锡纯将辨证论治的思想贯穿到药物的煎服法和制备之中，也是其重要学术思想之一。

张锡纯在阐述该证的病机时，指出瘀和痰壅滞是导致肺失宣肃的重要环节，但该方化痰和活血药物有所不足。在病情需要时可适当加入知母、浙贝母、川贝母、天花粉、牛蒡子、丹参、三七、乳香、没药、僵蚕、蝉蜕、地龙等药更佳。

清金益气汤

治尪羸少气，劳热咳嗽，肺痿失音，频吐痰涎，一切肺金虚损之病[1]。

生黄芪三钱　生地黄五钱　知母三钱　粉甘草三钱
玄参三钱　沙参三钱　川贝母二钱，去心　牛蒡子炒捣，三钱

一妇人，年四十，上焦发热，咳吐失音，所吐之痰自觉腥臭，渐渐羸瘦，其脉弦而有力。投以清火润肺之药，数剂不效。为制此汤，于大队清火润肺药中，加生黄芪一味以助元气，数剂见轻，十余剂后，病遂全愈[2]。

或问：脉既有力矣，何以复用补气之药？答曰：脉之有力，有真有假。凡脉之真有力者，当于敦厚（dūnhòu，厚实）和缓中见之，此脾胃之气壮旺，能包括诸脏也脾胃属土，能包括金、木、水、火诸脏腑。其余若脉象洪而有力，多系外感之实热。若滑而有力，多系中焦之热痰[3]。若弦而有力，多系肝经之偏盛，尤为有病之脉，此证之脉是也。盖肺属金、肝属木，金病不能镇木，故脉现弦而有力之象[4]。此肝木横恣，转欲侮金之象也。凡肺痿、肺痈之病，多有胁下疼者，亦系肝木偏胜所致。

[1] 频吐痰涎说明痰热较盛。

[2] 痰热蕴肺，故上焦发热、失音、痰腥臭。渐渐羸瘦为火热耗伤气阴所致，故加生黄芪以助元气。

[3] 张锡纯对脉象有独到见解，值得深入学习研究。如鉴别脉之真有力和假有力之方法，滑而有力多系中焦之热痰，洪而有力多系外感之实热等，皆为临床经验之谈。

[4] 张锡纯对弦脉有深刻的认识。弦脉多为肝木横恣之象，多影响脾胃、肺、肾、冲脉等。兼有和缓之象者，为真有力；兼有硬大者，为假有力，注意养肝敛肝。

[1] 浮而有力、
关前兼滑为审证要
点。浮而有力为外
感，关前兼滑为痰
热蕴肺。

[2] 越婢汤：由
麻黄、石膏、生
姜、大枣、甘草组
成，出《金匮要
略》。

一人，年三十余，肺中素郁痰火，又为外感拘束，频频咳嗽，吐痰腥臭。恐成肺痈，求为延医。其脉浮而有力，关前兼滑[1]。遂先用越婢（bì）汤[2]，解其外感，咳嗽见轻，而吐痰腥臭如故。次用葶苈生者，三钱，纱袋装之大枣七枚，擘开汤，泻其肺中壅滞之痰，间日一服。又用三七、川贝、粉甘草、金银花为散，鲜地骨皮煎汤，少少送服，日三次。即用葶苈大枣汤之日，亦服一次。如此调治数日，葶苈大枣汤用过三次，痰涎顿少，亦不腥臭。继用清金益气汤、贝母、牛蒡子各加一钱，连服十余剂，以善其后。

按语：清金益气汤主治以气阴两虚、痰热较盛为特点；黄芪膏主治以气阴两虚、痰热不著为特点。清金益气汤以治疗为主，黄芪膏以预防为主。

清金益气汤用生黄芪、沙参益气，生地黄、玄参、知母养阴退虚热，川贝母、炒牛蒡子、粉甘草清热化痰。全方共奏益气养阴、清热化痰之功。热象重者，加金银花；吐痰腥臭者，加葶苈子、大枣、三七、金银花、地骨皮清热解毒、活血化痰；脉浮有表证，可先解表或配伍解表药物。

方中补气为什么用生黄芪而不用党参或人参呢？黄芪性甘温配伍其中会助热吗？黄芪、人参、党参均属补气良药，但人参偏重于大补元气，党参偏重于补脾胃之气，黄芪偏重于补肺气和肝气。故方中选用生黄芪。黄芪是微温之品，配伍生地黄、知母、粉甘草、玄参、沙参等清热养阴之品，则不虑其生热助火，同时反能益气生津。张锡纯曾创生黄芪配知母经典对药，用于滋养肺阴和全身之阴。

方中为什么用川贝母不用浙贝母呢？川贝母和浙贝母都具有清热化痰、散结解毒之功。川贝母味微苦、性微寒，偏重于清热化痰止咳之功，尚有一定的养阴润肺补肺之功；浙贝母味大苦、性大寒，偏重于清热散结解毒。清金益气汤主治气阴两虚、痰热咳喘、肺金虚损之证，所以选用川贝母为佳。现在川贝母价格较昂贵，本方临床可以用浙贝母代替。

历代本草皆称三七性甘温，但案二中却选用了三七，这是为什么呢？张锡纯在本方中选用三七不仅是为了活血，更重要的是利用其清热解毒作用。对于其清热解毒活血作用，他曾创制三七三宝粥（三七、生山药、鸦胆子）治痢久见脓血腥臭、肠中欲腐，创制毒淋汤（三七、金银花、鸦胆子、海金沙、石韦、牛蒡子、生杭芍、甘草梢）治花柳毒淋见尿道疼痛异常，或兼白浊，或兼溺血。张锡纯提出三七性平、具有清热解毒的作用，敢于言古人之未言，是对三七性味、功效的重大发展和创新。

地骨皮甘寒，具有清退虚热和凉血作用，多用于治疗阴虚潮热盗汗和各种出血证。案二中为什么用鲜地骨皮煎汤送服呢？为什么不用桑白皮呢？地骨皮不但具有退虚热之功，尤其善于清肺中实热伏火，作用强于桑白皮。正如《藏府药式补正》所说："地骨皮，能清骨中之热，泄火下行，以视桑皮，则寒凉又胜一等。而清肺热，导气火，亦引皮肤水气顺流而下，不嫌燥烈伤津、破耗正气，则与桑皮异曲同工。"具体到临床，配伍桑白皮也未尝不可。

清金解毒汤

治肺脏损烂，或将成肺痈，或咳嗽吐脓血者，又兼治肺结核[1]。

生明乳香三钱　生明没药三钱　粉甘草三钱　生黄芪三钱　玄参三钱　沙参三钱　牛蒡子三钱，炒捣　贝母三钱　知母三钱　三七捣细，二钱，药汁送服

将成肺痈者去黄芪，加金银花三钱[2]。

一人，年四十八，咳吐痰涎甚腥臭，夜间出汗，日形羸弱。医者言不可治，求愚诊视。脉数至六至、按之无力[3]，投以此汤，加生龙骨六钱，又将方中知母加倍，两剂汗止，又服十剂全愈。肺结核之治

[1] 清金解毒汤由清金益气汤化裁而来。用于治疗痰热蕴肺、气阴两虚日久导致肺痈者，兼治肺结核属痰热蕴肺、瘀血阻络、气阴两虚者。

[2] 用金银花配伍牛蒡子、三七、乳香、没药加强清热解毒、活血化痰消痈之力。暂时去黄芪防其助火。

[3] 案中脉数至六至、按之无力为审证要点，说明气阴两虚。加生龙骨者固摄敛汗，将知母加倍者滋阴退热止汗。

法，曾详载于参麦汤下，然所论者，因肺结核而成劳瘵之治法，此方及下方乃治肺结核而未成劳瘵者也。若服此二方不见效时，亦可兼服阿斯必林，其服法亦详参麦汤下。或兼服几亚苏薄荷冰丸，其药性及服法详载于醴泉饮在第一卷下。盐酸规尼涅（niè，可做黑色染料的矾石）详第七卷加味小柴胡汤下亦可为辅用之品，因其善退肺炎，又能治贫血，炎退血生，结核之溃烂者自易愈也，其用量，每次服半瓦，一日可服两次。

按语：肺痈是肺部发生痈疡、咳唾脓血的病证，可见于西医学的肺脓肿、支气管扩张合并感染、肺坏疽等疾患。多因外邪侵袭或过食辛辣厚味导致痰热蕴肺、血瘀肉腐、成痈化脓所致。中医多将其分为表证期、酿脓期、溃脓期。表证期主要表现为恶寒发热、出汗、咳嗽胸痛、脉浮数等；酿脓期主要表现为咳吐黄痰、胸痛、时时振寒、脉象滑数等；溃脓期主要表现为咳吐大量黄绿色脓痰或脓血腥臭痰、脉滑数无力。

张锡纯用清金解毒汤治肺脏损烂，或将成肺痈，或咳嗽吐脓血者，说明本证处于溃脓期。本期和酿脓期的主要区别在于三点：①血瘀肉腐化脓导致脓痰；②容易合并出血造成脓痰中带血；③损伤正气，更易导致气阴两虚。因此，张锡纯在治疗该证时特别注意这三方面的治疗。

清金解毒汤由清金益气汤化裁而来。方用仍用生黄芪、沙参益气，玄参、知母养阴退虚热，川贝母、炒牛蒡子、粉甘草清热化痰。因为有血瘀肉腐，故加乳香、没药、三七活血排脓，三七兼有活血止血作用。去生地，防止其滋腻不利于活血排脓。若脉象虚弱甚者，可加重生黄芪、沙参的用量。若脉象较有力、舌红苔黄厚腻，热象明显者，可暂时去生黄芪，加金银花清热解毒。

张锡纯称清金解毒汤又兼治肺结核，反映了其辨证论治治疗肺结核的学术思想。本节黄芪膏、清金益气汤、清金解毒汤、安肺宁嗽丸、清凉华盖饮都是可以移治肺结核的，不可拘泥于一方一药。西医治疗肺结核的一线抗结核药物有异烟肼、利福平、吡嗪酰胺、乙胺丁醇等。临床治疗肺结核时，应继承发扬张锡纯衷中参西的学术思想，在辨证论治的基础上结合西药加以治疗。

安肺宁嗽丸

治肺郁痰火及肺虚热作嗽，兼治肺结核。

嫩桑叶一两　　儿茶一两　　硼砂一两　　苏子一两，炒捣

粉甘草一两

上药五味为细末，蜜作丸三钱重，早晚各服一丸，开水送下[1]。

肺脏具阖辟之机，治肺之药，过于散则有碍于阖，过于敛则有碍于辟。桑得土之精气而生根皮甚黄燋，应夏季是其明征，故长于理肺家之病，以土生金之义也。至其叶凉而宣通，最解肺中风热，其能散可知；又善固气化，治崩带脱肛肺气旺自无诸疾，其能敛可知。敛而且散之妙用，于肺脏阖辟之机尤投合也。硼砂之性凉而滑，能通利肺窍；儿茶之性凉而涩，能安敛肺叶。二药并用，与肺之阖辟亦甚投合。又佐以苏子之降气定喘，甘草之益土生金，蜂蜜之润肺清燥，所以治嗽甚效也[2]。

按： 硼砂[3]、儿茶，医者多认为疮家专药。不知其理痰宁嗽，皆为要品。且二药外用，能解毒化腐生肌，故内服亦治肺结核，或肺中损烂，亦甚有效验[4]。

或问：《本经》谓桑根白皮主五劳、六极。此方治劳嗽，不用皮而用叶，且不用霜桑叶，而用嫩叶者何居？答曰：树之有叶，犹人之有肺，是故人以肺为呼吸，植物即以叶为呼吸化学家谓叶能呼碳气、吐氧气。以其叶治肺，实有同声相应、同气相求之妙也。且桑

[1] 安肺宁嗽丸为清化肺中顽痰之剂，可配合清金益气汤、清金解毒汤应用。

[2] 张锡纯阐释安肺宁嗽丸的配伍机制，尤其是对桑叶的功效作了详细讲解，对指导临床应用桑叶具有重要启发意义。

[3] 硼砂又名月石，为矿物硼砂经精制而成的结晶，主含成分为 $Na_2B_4O_7 \cdot 10H_2O$。

[4] 硼砂、儿茶本为外科要药，但张锡纯将其内服，治疗肺痈和肺结核等疾病，颇具巧思。

[1] 吴鞠通：吴瑭，字鞠通，清代著名温病学家，提出温病的三焦辨证学说，著《温病条辨》。

[2] 张锡纯对桑叶和桑白皮的优劣进行比较说明，对我们临床用药很有指导价值。他主张桑叶要用嫩的，既能宣肺又有补益作用。

根白皮，虽有补益之力，而与嗽之夹杂外感者，实有不宜。吴鞠通[1]曾详论之，其言故不可废也。至桑叶必用嫩者，因嫩叶含有液质嫩叶采下叶蒂必出白浆，故能于人有所补益[2]。若霜桑叶，乃干枯腐败之物，作柴用之尚可，岂可以之为药乎。

按语：张锡纯治疗肺病方，概括起来有四大突出的学术思想：一是重视益气滋阴；二是重视宣肃肺气；三是重视清热化痰；四是重视活血通络。

安肺宁嗽丸即体现了他重视宣肃肺气和清热化痰的学术思想。方中桑叶宣降肺气，一药两善其功，故为君药；硼砂、儿茶本为外科疮家要药，但张锡纯将其内服用于化肺中之顽痰，颇具巧思；苏子化痰止咳、降气定喘，助硼砂、儿茶祛痰；生甘草、蜂蜜清热养阴、润肺化痰、补养脾胃、调和诸药。治疗肺郁痰火证，一方面化痰涤痰，一方面宣降肺气，两者相辅相成，缺一不可。

桑叶轻清上浮，常用于宣肺止咳。但张锡纯根据其治崩带脱肛、固气化之功，悟出其又具有收敛之功能，让我们对桑叶有了一个全新的认识，是对中药学的发展和创新。他认为桑叶和桑白皮不同，桑叶侧重宣肺通肺，若夹有外感者选桑叶为佳；桑白皮侧重肃肺敛肺，若无外感且喘者选桑白皮为佳。他主张桑叶用药时以嫩者为佳，不但有利于宣通而且尚有一定的补益作用，否则只能作干柴用。这和他主张药用青连翘的学术思想是一致的。

张锡纯认为该法也可用于治疗肺虚热作嗽，主要是因为桑叶不但宣敛肺气，尚具有一定的滋养肺阴和退虚热作用。但是本方毕竟以清热涤痰为特长，故治肺郁痰火最为恰当。若用于治疗肺虚热痰郁作嗽，滋补肺阴退虚热药尚嫌不足，可酌情加入知母、玄参、沙参、白芍、麦冬、天冬、女贞子、黄芪等药。

清凉华盖饮

治肺中腐烂，浸成肺痈，时吐脓血，胸中隐隐作疼，或旁连胁下亦疼者。

甘草六钱　生明没药不去油，四钱　丹参四钱　知母四钱

病剧者加三七二钱捣细送服。脉虚弱者，酌加人参、天冬各数钱[1]。

肺痈者，肺中生痈疮也。然此证肺中成疮者，十之一二；肺中腐烂者，十之八九。故治此等证，若葶苈、皂荚诸猛烈之药，古人虽各有专方，实不可造次轻用，而清火解毒化腐生肌之品，在所必需也[2]。甘草为疮家解毒之主药，且其味至甘，得土气最浓，故能生金益肺，凡肺中虚损糜烂，皆能愈之。是以治肺痈便方，有单用生粉草四两煎汤，频频饮之者。而西人润肺药水，亦单有用甘草制成者。特其性微温，且有壅滞之意，而调以知母之寒滑，则甘草虽多用无碍，且可借甘草之甘温，以化知母之苦寒，使之滋阴退热，而不伤胃也[3]。丹参性凉清热，色赤活血，其质轻松，其味微辛，故能上达于肺，以宣通脏腑之毒血郁热而消融之。乳香、没药同为疮家之要药，而消肿止疼之力，没药尤胜，故用之以参赞丹参，而痈疮可以内消。三七化瘀解毒之力最优，且化瘀血而不伤新血，其解毒之力，更能佐生肌药以速于生肌，故于病之剧者加之[4]。至脉虚者，其气分不能运化药力，方虽对证无功，又宜助以人参。而犹恐有肺热还伤肺之虞，是以又用天冬，以解其热也[5]。

一人，年三十余，昼夜咳嗽，吐痰腥臭，胸中隐隐作疼，恐成肺痈，求为诊治。其脉浮而有力，右胜于左，而按之却非洪实。投以清金解毒汤在前，似有烦躁之意，大便又滑泻一次。自言从前服药，略补气分，即觉烦躁，若专清解，又易滑泻，故屡

---

[1] 清金解毒汤和清凉华盖饮皆治疗肺痈，不同之处在于清凉华盖饮侧重清热解毒、活血止痛，清金解毒汤侧重益气养阴、化痰排脓。

[2] 在肺痈溃脓期，张锡纯主张慎用葶苈、皂荚诸猛烈之药，而需用清火解毒、化腐生肌之品，因为该期大多存在正气不足。

[3] 张锡纯称生甘草为疮家解毒之主药，配伍知母寒滑，相得益彰，为桔梗甘草汤之变方。

[4] 对乳香和没药加以鉴别应用。对三七更加重视其化瘀解毒生肌之力。

[5] 清凉华盖饮的加减变化，为临证之宝贵经验，不可轻视。

次延医无效也。遂改用粉甘草两半，金银花一两，知母、牛蒡子各四钱，煎汤一大碗，分十余次温饮下，俾其药力常在上焦，十剂而愈。后两月，因劳力过度旧证复发，胸中疼痛甚于从前，连连咳吐，痰中兼有脓血。再服前方不效，为制此汤，两剂疼止[1]。为脉象虚弱，加野台参三钱、天冬四钱，连服十剂全愈。

邑孝廉（明清对举人的雅称）曾钧堂先生，愚之往年友也。精通医学，曾告愚曰：治肺痈方，林屋山人[2]犀黄丸最效。余用之屡次，皆随手奏功，今录其方于下，以备参观。

《证治全生集》王洪绪所著犀黄丸，用乳香、没药末各一两，麝香钱半，犀牛黄三分，共研细。取黄米饭一两捣烂，入药再捣为丸，莱菔子大，晒干忌火烘。每服三钱，热陈酒送下[3]。

徐灵胎曰："苏州钱复庵（ān）咳血不止，诸医以血证治之，病益剧。余往诊，见其吐血满地，细审血中似有脓而腥臭。因谓之曰：此肺痈也，脓已成矣。《金匮》云'脓成则死'，然有生者。余遂多方治之，病家亦始终相信，一月而愈。盖余平日，因此证甚多，集唐人以来验方，用清凉之药以清其火，滋肺之药以养其血，滑降之药以祛其痰，芳香之药以通其气，更以珠黄之药解其毒，金石之药填其空，兼数法而行之，屡试必效。今治复庵，亦兼此数法而痊。"

按：此论诚为治肺痈者之准绳，故录之以备参观[4]。

西人、东人，对于肺结核，皆视为至险之证。愚治以中药汤剂，辅以西药阿斯必林，恒随手奏效，参麦汤下论之甚详。而于近今，又得一治法。奉天[5]清丈局科员宿贯中之兄，辽阳人，年近五旬，素有肺病。东人以为肺结核，屡次医治皆无效。一日忽给其弟来

[1] 胸中疼痛甚于从前，说明当前瘀血阻络为主要病机，故再用粉甘草、金银花、知母、牛蒡子不效。

[2] 林屋山人：当为"林屋散人"。王维德，字洪绪，别号林屋散人，著《外科证治全生集》。

[3] 介绍王洪绪《外科证治全生集》中治疗肺痈验方犀黄丸。该方侧重解毒活血。

[4] 张锡纯推崇徐灵胎治肺痈之经验，将其定为治疗之准绳。他是借徐灵胎之说阐发自己治疗肺痈的学术主张。

[5] 奉天，行省名，即今辽宁省，清代光绪末置。

电报，言病势已革，催其速还。贯中因来院中，求为疏方，谓前数日来信言，痰嗽较前加剧，又添心中发热，今电文未言及病情，大约仍系前证，而益加剧也。夫病势至此，诚难挽回，因其相求恳切，遂为疏方：玄参、生山药各一两，而佐以川贝、牛蒡、甘草诸药。至家将药煎服，其病竟一汗而愈。始知其病之加剧者，系有外感之证。外感传里，阳明燥热，得凉润之药而作汗，所以愈也。其从前肺病亦愈者，因肺中之毒热随汗外透，暂觉愉快，而其病根实犹伏而未除也。后旬余其肺病复发，咳嗽吐痰腥臭。贯中复来询治法，手执一方，言系友人所赠，问可服否。视之林屋山人犀黄丸也。愚向者（以往，从前）原拟肺结核可治以犀黄丸，及徐氏所论治肺痈诸药。为其价皆甚昂，恐病者辞费，未肯轻于试用。今有所见与愚同者，意其方必然有效。怂恿制其丸，服之未尽剂而愈[1]。夫黄、麝原为宝贵之品，吾中医恒用之以救险证，而西人竟不知用何也？

奉天车站开饭馆者赵焕章，年四十许。心中发热、懒食、咳嗽、吐痰腥臭，羸弱不能起床。询其得病之期，至今已迁延三月矣。其脉一分钟八十五至，左脉近平和，右脉滑而实，舌有黄苔满布，大便四五日一行且甚燥。知其外感，稽留于肺胃，久而不去，以致肺脏生炎，久而欲腐烂也。西人谓肺结核证至此，已不可治。而愚慨然许为治愈，投以清金解毒汤，去黄芪，加生山药六钱、生石膏一两，三剂后热大清减，食量加增，咳嗽吐痰皆见愈。遂去山药，仍加黄芪三钱，又去石膏，以花粉六钱代之，每日兼服阿斯必林四分之一瓦，如此十余日后，病大见愈。身体康健，而间有咳嗽之时，因忙碌遂停药不服。二十日后，咳嗽又剧，仍吐痰有臭，再按原方加减治之，不甚效验。亦俾服犀黄丸，病遂愈[2]。

按语：清金解毒汤和清凉华盖饮皆治疗肺痈，不同之处在于清凉华盖饮侧重清热解毒、活血止痛，清金

[1] 张锡纯阐述治疗肺痈之方犀黄丸也可辨证施治于肺结核。

[2] 通过该案可知，犀黄丸较清金解毒汤和清凉华盖饮的优点在于清热解毒力强，故临床根据病情要配合应用。

解毒汤侧重益气养阴、化痰排脓。

清凉华盖饮中重用生甘草清热解毒，并能补中益肺气，因其有壅滞之性，故配知母之寒滑；丹参、没药清热解毒、活血消痈、通络止疼。全方共奏清热解毒、活血止痛之功。主治肺中腐烂，浸成肺痈，时吐脓血，胸中隐隐作疼，或旁连胁下亦疼者。当疼痛较重时，则需配伍三七。因为三七化瘀解毒之力最优，其解毒之力可助生甘草，其活血止痛生肌之力可助丹参、没药。至脉虚者，其气分不能运化药力，方虽对证无功，又宜助以人参。而犹恐有肺热还伤肺之虞，是以又用天冬以解其热。在肺痈溃脓期，张锡纯主张慎用葶苈、皂荚诸猛烈之药，而主张用清火解毒、化腐生肌之品，因为该期大多存在正气不足。

纵观张锡纯治疗肺痈之方和其推崇的犀黄丸，能够反映出其治疗该病的学术思想。非常巧妙的是，张锡纯并没有直接点明，而是借徐灵胎之口间接含蓄地给予暗示，将其作为治疗肺痈的准绳。正如徐灵胎说："盖余平日，因此证甚多，集唐人以来验方，用清凉之药以清其火，滋肺之药以养其血，滑降之药以祛其痰，芳香之药以通其气，更以珠黄之药解其毒，金石之药填其空，兼数法而行之，屡试必效。今治复庵，亦兼此数法而痊。"

治呕吐方

镇逆汤

治呕吐，因胃气上逆，胆火上冲者[1]。

生赭石轧细, 六钱　青黛二钱　清半夏三钱　生杭芍四钱　龙胆草三钱　吴茱萸一钱　生姜二钱　野台参二钱

按语：呕吐是因胃气上逆所致。但导致胃气上逆

的原因有多种，其中肝胆火热犯胃，导致胃气上逆者较为常见。

镇逆汤由仲景旋覆代赭汤化裁而来。方中以代赭石为主药，配伍清半夏镇胃气上逆，配伍青黛、龙胆草、生杭芍又镇胆火上逆。妙在少用辛温吴茱萸与青黛、龙胆草配伍，可防止这些药物过分苦寒冰伏气机，导致肝胆之气机阻遏，肝胆之火反而不得宣泄；妙在少用温胃散寒止呕之生姜，既可防止青黛、龙胆草苦寒伤胃，又可助代赭石、半夏和胃止呕；妙在少用野台参，既可防止青黛、龙胆草过分苦寒伤耗胃气，又可防止呕吐损伤胃气。全方苦寒清泄肝胆火热以治本，镇降胃气和肝胆火热上逆以治标，佐以辛温走窜、益气和胃之药，以成万全之策，用以治疗肝胆火热犯胃之呕吐。

薯蓣半夏粥

治胃气上逆，冲气上冲，以致呕吐不止，闻药气则呕吐益甚，诸药皆不能下咽者[1]。

生山药一两，轧细　清半夏一两

上二味，先将半夏用微温之水淘洗数次，不使分毫有矾味。用做饭小锅勿用药甑煎取清汤约两杯半，去渣调入山药细末，再煎两三沸，其粥即成，和白沙糖食之。若上焦有热者，以柿霜代沙糖，凉者用粥送服干姜细末半钱许[2]。

按： 吐后口舌干燥，思饮水者，热也。吐后口舌湿润，不思饮水者，凉也。若呕吐既久，伤其津液，虽有凉者亦可作渴，又当细审其脉，滑疾为热，弦迟为凉。滑而无力，为上盛下虚，上则热而下或凉。弦而有力，为冲胃气逆，脉似热却非真热。又当问其所饮食者，消化与否，所呕吐者，改味与否，细心询问体验，自能辨其凉热虚实不误也[3]。

从来呕吐之证，多因胃气冲气并而上逆。半夏为降胃安冲之主药，故《金匮》治呕吐，有大小半

[1] 薯蓣半夏粥为急则治标之方。

[2] 薯蓣半夏粥的制备方法和根据寒热加减的方法。

[3] 张锡纯强调临床当根据口渴、饮食、脉象等情况，细心询问体验，辨别呕吐的寒热虚实。其中，脉象最为重要。

[1] 张锡纯汲取了仲景大小半夏汤的精华，称半夏为降胃安冲之主药。

[2] 阐释用山药和用粥的精义，这是该方半夏能够发挥疗效的关键。

[3] 张锡纯该案似宜移到镇逆汤下，对理解胆火犯胃证可能更好。

夏汤[1]。特是呕者，最忌矾味，而今之坊间鬻者，虽清半夏亦有矾，故必将矾味洗净，而后以治呕吐，不至同于抱薪救火（比喻用错误的方法去消除灾祸，结果使灾祸反而扩大）也。其多用至一两者，诚以半夏味本辛辣，因坊间治法太过，辣味全消，又经数次淘洗，其力愈减，必额外多用之，始能成降逆止呕之功也。而必与山药作粥者，凡呕吐之人，饮汤则易吐，食粥则借其稠黏留滞之力，可以略存胃腑，以得药力之施行。且山药在上大能补肺生津，则多用半夏不虑其燥；在下大能补肾敛冲，则冲气得养，自安其位。且与半夏皆无药味，故用于呕吐甚剧，不能服药者尤宜也[2]。

有因"胆倒"而呕吐不止者。《续名医类案》载许宣治一儿十岁，从戏台倒跌而下，呕吐苦水，绿如菜汁。许曰：此"胆倒"也，胆汁倾尽则死矣。方用温胆汤，加枣仁、代赭石，正其胆腑。可名正胆汤，一服吐止[3]。

按： 此证甚奇异，附载于此，以备参考。

按语： 张锡纯极为重视冲气致病理论，冲脉气逆理论是其重要学术思想，对临床实践具有重要指导意义。

1. 冲脉之生理　张锡纯说："冲为血海，实亦主气。"冲脉起于胞中，上隶属于阳明胃经，与胃气相贯通；下连属于少阴肾经，与肾脏气化相通。可见，冲脉之气与肾脏和脾胃的敛降作用密切相关。同时，肺气的肃降、肝气的调畅，也是冲脉之气能够安藏于下焦的重要条件。

2. 冲脉之病理　冲脉之气的病理变化主要是冲气上逆。张锡纯认为导致冲气上逆的原因主要有4个：

（1）下元虚损：肾主封藏吸纳，其气化收敛之力能摄纳引导诸气使之归根。若下元虚损，无论肾气不足，还是阴液亏损，均可致下焦气化失常不能固摄而冲气上冲。

（2）中气不足：冲脉隶属阳明，胃气旺盛充足则能镇安冲气使其安藏于下焦。若脾胃虚弱，中气不足，则阳明胃气不能息息下降，其气化不能下行以镇安冲气，冲气则乘虚上逆。张锡纯认为中气不足是冲气上逆的重要病因。

（3）肝气失和：肝肾同居下焦，肝肾同源。肾之封藏功能正常依赖肝气的畅达。肝气畅达，则疏泄肾气下行，助其归根下元。若肝气郁结，或肝火上炎，或肝阴亏虚、相火妄动，均可引动冲气逆而上冲。

（4）大气虚陷：张锡纯所说的大气即宗气。若大气虚弱，其气下陷，诸气之条贯紊乱，可致冲气上逆。

3. 冲气上逆之病证　冲气上逆之病证甚多，不仅与闭经、痛经、崩漏、妇科倒经、经行呕吐等病证有关，更可见各种内科杂病如头目眩晕、头疼、中风、牙痛、口腔溃疡、胸膈烦热、惊悸不寐、喘促咳嗽、痰涎壅滞、呕吐呃逆、吐血衄血、大便干结等。上述病证虽然在心，或在肺，或在胃肠等，但皆与冲胃气逆密切相关。

4. 冲气上逆之治疗　在临床上，要根据冲气上逆的不同病机进行辨证论治，但降逆镇冲、敛冲安冲则贯穿始终。降逆镇冲之品常用代赭石、清半夏、龙骨、牡蛎等药，敛冲安冲则常用山药、芡实、山萸肉、白芍等。其中，半夏、代赭石为张锡纯降逆安冲镇冲的常用之品，是对仲景旋覆代赭汤、大半夏汤、小半夏汤等方剂的发扬。他认为代赭石具有重坠之力，一者能够镇安冲气，使不上冲；二者能引胃气下行，使不上逆；三者含有金气，能制肝木之横恣，使气不得上干。山药为张锡纯敛冲安冲的常用之品，他认为怀山药"补肾兼能补肺，饶有收敛之力"，使"冲气得养，自安其位"。

薯蓣半夏粥即是为治疗下元虚衰、冲气上冲、胃气上逆之呕吐而设。故方中用清半夏降胃气和冲气上逆以治标，用山药补肾气敛冲安冲以治本。若效果不显著时，还可加代赭石镇冲降逆。本方用山药做粥，目的是使药力留连胃中以发挥作用，为本方能够发挥疗效的关键，不可轻视。

本方尽管有山药补胃和胃、补肾气敛冲安冲，但主要是急则治标之方。在呕吐不止，闻药气则呕吐益甚，诸药皆不能下咽的情况下，先用该粥止吐是关键。然后再根据寒热虚实加以辨证治疗。呕吐物清稀者，可考虑寒证；呕吐物酸腐质稠者，可考虑热证；吐后口舌干燥思饮水者，可考虑热证；吐后口舌湿润不思饮水者，可考虑寒证。更要结合脉象加以判断，脉滑疾者为热证，脉迟缓者为寒证。脉滑而无力，为上盛下虚，上则热而下或凉。脉弦硬有力，要考虑肝阴不足、肾气亏虚、冲气上逆、胃气上逆等复杂病证，不能做实证看待。

治膈食方

参赭培气汤

治膈食（géshí，指饮食吞咽受阻，或食入即吐的病证）第五期《衷中参西录》第三卷论胃病噎膈（yēgé，即膈食）治法及反胃治法宜参看。

潞党参[1]六钱　天门冬四钱　生赭石八钱，轧细　清半夏三钱　淡苁蓉四钱　知母五钱　当归身三钱　柿霜饼五钱，服药后含化徐徐咽之

人之一身，自飞门以至魄门，一气主之，亦一气悬之。故人之中气充盛，则其贲门胃之上口宽展，自能容受水谷，下通幽门胃之下口以及小肠、大肠，出为二便，病何由而作？若中气衰惫（shuāi bèi，衰弱，虚衰），不能撑悬于内，则贲门缩小，以及幽门、小肠、大肠皆为之紧缩。观膈证之病剧者，大便如羊矢，固因液短，实亦肠细也。况中气不旺，胃气不能息息下降，而冲气转因胃气不降，而乘虚上干，致痰涎亦随逆气上并，以壅塞（阻塞）贲门。夫此时贲门已缩如藕孔，又加逆气痰涎以壅塞其间，又焉能受饮食以下达乎？故治此证者，当以大补中气为主，方中之人参是也。以降逆安冲

[1] 潞党参又名上党参，产于山西长治一带。该药材品质优良，为道地药材。隋代将山西长治称潞州，故名。

为佐，以清痰理气为使，方中之赭石、半夏、柿霜是也。又虑人参性热、半夏性燥，故又加知母、天冬、当归、柿霜，以清热润燥、生津生血也。用苁蓉者，以其能补肾，即能敛冲，冲气不上冲，则胃气易于下降。且患此证者，多有便难之虞，苁蓉与当归、赭石并用，其润便通结之功，又甚效也。若服数剂无大效，当系贲门有瘀血，宜加三棱、桃仁各二钱[1]。

一叟，年六十余得膈证，向愚求方。自言犹能细嚼焦脆之物，用汤水徐徐送下，然一口咽之不顺，即呕吐不能再食，且呕吐之时，带出痰涎若干。诊其脉关后微弱、关前又似滑实，知其上焦痰涎壅滞也。用此汤加邑武帝台所产旋覆花二钱，连服四剂而愈[2]。

仲景《伤寒论》有旋覆代赭石汤，原治伤寒发汗，若吐若下解后，心下痞硬，噫气不除者。周扬俊[3]、喻嘉言皆谓治膈证甚效[4]。拙拟此方，重用赭石，不用旋覆花者，因旋覆花《神农本草经》原言味咸，今坊间所鬻旋覆花，苦而不咸，用之似无效验。惟邑武帝台为汉武帝筑台望海之处，地多咸卤，周遭所产旋覆花，大于坊间鬻者几一倍。其味咸而兼辛，以治膈食甚效，诚无价之良药也。夫植物之中，含咸味者甚少，惟生于咸卤之地，故能饶有咸味，与他处产者迥异。为僻在海滨，无人采取购买，其处居民亦不识为药物俗名六月兰，但取其作柴，惜哉！

或问：《本经》旋覆花，未言苦亦未言辛。药坊之苦者，既与《本经》之气味不合，岂武帝台之辛者，独与《本经》之气味合乎？答曰：古人立言尚简，多有互文以见义者。《本经》为有文字后第一书，其简之又简可知。故读《本经》之法，其主治未全者，当于气味中求之；其气味未全者，即可于主治中求之。旋覆花《本经》载其主结气、胁下满、惊悸、除水、去五脏间寒热、补中下气。三复《本经》主治之文，则覆花当为平肝降气之要药，应借辛味，以镇肝木，其味宜咸而兼辛明矣[5]。至于苦味，性多令人涌吐，是以旋

[1] 张锡纯认为胃气虚衰、胃气上逆、痰瘀阻塞，兼以肾气亏虚、冲气上逆为噎膈的主要病机。治疗大法是大补中气，兼以化痰活血、降逆冲胃。这对我们今天治疗食管癌、胃癌等癌症具有重要指导意义。

[2] 脉关后微弱、关前又似滑实为诊断要点。邑武帝台指河北盐山武帝台，所产旋覆花，味咸且辛，平肝、降胃、开痰、利气效良。

[3] 周扬俊：字禹载，清代医家，著《温热暑疫全书》《伤寒论三注》《金匮玉函经二注》，擅长治疗血证。

[4] 古代医家用《伤寒论》旋覆代赭汤治疗膈证甚效，张锡纯深受启发，但因药房所售旋覆花味苦不咸，故去而不用。

[5] 从《本经》主治角度分析旋覆花之味应辛咸，为平肝降气之要药，是对中药学的完善补充。

[1] 叶子戏是一种古老的汉族纸牌博戏，最早出现于唐代，被认为是扑克、字牌和麻将的鼻祖。

[2] 案中脉弦长而硬是审证要点。弦长而硬似有力，非真有力。弦长为冲气和胃气上冲之象，硬为精血亏虚不荣之象。

[3] 案中弦细无力为审证要点。弦细无力当为肝郁乘脾、脾胃虚弱、气血亏虚，故加龙眼肉、白术健脾养血。脾胃虚弱，不能运化饮食则生痰；肝郁气滞，气滞则痰停。故张锡纯谓弦脉也主痰。当结合其他痰象共同诊断为佳。

[4] 脉略似滑实、重按无力为审证要点。无力为气血亏虚，脉滑为痰。

[5] 脉弦长有力、右部尤甚，为审证要点。弦硬长大脉，为肝阴不足、肾气亏虚、冲气上逆、脾胃虚弱、胃气上逆等复杂病机的脉象表现。

覆花不宜兼此味也。且其花开于六月，而能预得七月庚金之气，故《尔雅》又名之曰"盗庚"。庚者金也，其味辛也，顾其名而思其义，则旋覆花宜咸而兼辛尤明矣。有用拙拟之方者，有可用之旋覆花，其味不至甚苦，亦可斟酌加入也。

一人，年四十六，素耽叶子戏[1]，至废寝食。初觉有气上冲咽喉，浸至妨碍饮食，时或呕吐不能下行。其脉弦长而硬，左右皆然[2]。知系冲气挟胃气上冲。治以此汤，加武帝台旋覆花二钱、生芡实四钱，降其冲逆之气而收敛之，连服十剂而愈。

族（同姓之亲属）家姑，年五旬有六，初觉饮食有碍，后浸增重，惟进薄粥，其脉弦细无力[3]。盖生平勤俭持家，自奉甚薄，劳心劳力又甚过。其脉之细也，因饮食菲薄而气血衰；其脉之弦也，因劳心过度而痰饮盛也。姑上有两姊，皆以此疾逝世，气同者其病亦同，惴惴自恐不愈。愚毅然以为可治，投以此汤，加白术二钱、龙眼肉三钱，连服十余剂全愈。

堂侄女，年四十八岁，素羸弱多病。媛婿（yuànxù，指堂侄女丈夫）与两甥皆在外营业，因此自理家务，劳心过度，恒彻夜不寐。于癸卯夏日得膈证。时愚远出，遂延他医调治，屡次无效。及愚旋里（回家），病势已剧。其脉略似滑实，重按无力[4]。治以此汤，加龙眼肉五钱，两剂见轻，又服十余剂全愈。

奉天北镇县，萧叟年六十七岁，友人韩玉书之戚也。得膈证延医治不愈。迁延五六月，病浸加剧，饮水亦间有难下之时。来院求为延医。其脉弦长有力，右部尤甚[5]。知其冲气上冲过甚，迫其胃气不下降也。询其大便，干燥不易下，多日不行，又须以药通之。投以参赭培气汤，赭石改用一两。数剂后，饮食见顺，脉亦稍和，觉胃口仍有痰涎杜塞。为加清半夏三钱，连服十剂，饮食大顺，脉亦复常，大便亦较易。遂减赭石之半，又服数剂，大便一日两次。遂去赭石、柿霜饼、当归、知母，加於术三钱，数剂后自言，觉胃中消化力稍弱，此时痰涎已清，又觉胃口似有疙瘩，稍碍饮食之路。遂将於术改用六钱，又加生鸡内金捣细二钱，佐於术以健运脾胃，即借以消胃口之障碍，连服十余剂全愈。

友人吴瑞五奉天铁岭治姜姓叟，年六十余，得膈食证。屡次延医调治，服药半载，病转增进。瑞五投以参赭培气汤，为其脉甚弦硬，知其冲气上冲，又兼血液枯少也，遂加生芡实以收敛冲气，龙眼肉以滋润血液，一剂能进饮食，又连服七八剂，饮食遂能如常[1]。

按语：噎膈是指饮食不下或食入即吐的病证。由于受西医学的影响，很多中医往往重视从痰瘀论治该病，喜用、重用攻破药物。但张锡纯却另辟蹊径，认为中气虚衰、胃气上逆是噎膈的主要病机。中气不足日久，不能运化水液和气血，不仅气血津液亏虚，且酿痰成瘀堵塞胃口贲门，最终形成中气虚衰、津血不足、胃气上逆、痰瘀壅塞的复杂病机。素体肾阴不足或病久及肾，还可能会兼有肾阴不足，出现肾阴亏虚不能敛冲、冲气上逆之证，病情则更为复杂严重。

如何诊断和治疗该种噎膈证呢？通过张锡纯治愈的验案，可以从中受到启发：①饮食减少困难，甚至呕吐不能饮食；②大便干燥不通，或如羊矢；③脉象弦细无力，或沉滑而无力，或弦长有力或弦长硬有力。弦或滑主痰，无力主气血亏虚。弦长有力主冲气上冲，弦长硬有力则主肾阴不足、冲气上冲。治疗方法以大补中气为主，其次降胃气、滋养阴血，最后化痰活血、理气开郁。他这种以补为主辅助攻邪治疗噎膈的学术思想，对我们今天治疗食管癌或胃癌等癌症具有重要的指导价值。

参赭培气汤为张锡纯在参悟医圣仲景旋覆代赭汤的精义，吸取清代著名医家的经验基础上，加以化裁而来。方中的主药是人参，大补中气，运化气血和津液；佐以代赭石、半夏，降胃气、镇冲、坠痰、通下大便；佐以知母、天冬、当归、肉苁蓉等养血生津、润燥通

[1] 脉甚弦硬为审证要点。生芡实具有敛冲气作用，龙眼肉具有滋润血液作用，注意学习应用。

便；柿霜饼色白入肺，凉可润肺、甘能归脾，具有益肺气、清肺热、利肺痰、滋肺燥之功，配伍代赭石、半夏、知母等药物可以化痰、降痰、坠痰。若有瘀血者，可以再配伍三棱、莪术、桃仁、红花、丹参等药。

现代报道有人用该方治疗食管癌、贲门痉挛、胃食管反流病、食管癌术吻合口狭窄、食管癌放疗吞咽困难等，均取得了较好疗效。

治吐衄方

寒降汤

治吐血、衄血，脉洪滑而长[1]，或上入鱼际，此因热而胃气不降也，以寒凉重坠之药，降其胃气则血止矣。

生赭石轧细，六钱　清半夏三钱　蒌仁炒捣，四钱　生杭芍四钱　竹茹三钱　牛蒡子炒捣，三钱　粉甘草钱半

一童子，年十四，陡然吐血，一昼夜不止，势甚危急，其父通医学，自设有药房，亦束手无策。时愚应其邻家延请，甫（fǔ，刚刚）至其村，急求为诊视。其脉洪长、右部尤重按有力[2]，知其胃气因热不降，血随逆气上升也。为拟此汤，一剂而愈，又服一剂，脉亦和平。

一人，年十八，偶得吐血证，初不甚剧，因医者误治，遂大吐不止。诊其脉如水上浮麻[3]、莫辨至数，此虚弱之极候也。若不用药立止其血，危可翘足而待。遂投以此汤，去竹茹，加生山药一两，赭石改用八钱，一剂血止。再诊其脉，左右皆无，重按亦不见[4]。愚不禁骇然，询之心中亦颇安稳，惟觉酸懒无力。忽忆吕沧洲曾治一发斑证，亦六脉皆无。沧洲谓脉者血之波澜，今因发斑伤血，血伤不能复作波澜，是以不见，斑

[1] 脉洪滑而长，或上入鱼际，为诊断寒降汤证之关键。

[2] 脉洪长、右部尤重按有力为其诊断要点。

[3] 脉如水上浮麻、莫辨至数，为气随血脱之候，张锡纯加用生山药固摄元气，但仍显不足，应重用山萸肉、人参、生龙骨、生牡蛎等标本兼治，方为稳妥。

[4] 沉取无脉正是气血衰极之象，故用大剂六味地黄汤加人参、赭石化裁。人参配代赭石纳气归肾。

消则脉出矣。遂用白虎加人参汤，化其斑毒，脉果出详案在第七卷青盂汤下。今此证大吐亡血，较之发斑伤血尤甚，脉之重按不见，或亦血分虚极，不能作波澜欤？其吐之时，脉如水上浮麻者，或因气逆火盛，强迫其脉外现欤？不然闻其诊毕还里，途中复连连呕吐，岂因路间失血过多欤？踌躇（chóuchú，犹豫不决）久之，乃放胆投以大剂六味地黄汤，减获苓、泽泻三分之二，又加人参、赭石各数钱，一剂脉出。又服平补之药二十余剂，始复初。

《金匮》治心气不足吐衄，有泻心汤，大黄与黄连、黄芩并用，后世未窥仲景制方之意，恒多误解。不知所谓心气不足者，非不足也，若果不足，何又泻之。盖此证因阳明胃腑之热，上逆冲心，以致心中怔忡不安，若有不足之象。仲景从浅处立说，冀人易晓，遂以心气不足名之。故其立方，独本《内经》吐血、衄血，责重阳明不降之旨，用大黄直入阳明之腑，以降其逆上之热，又用黄芩以清肺金之热，使其清肃之气下行，以助阳明之降力，黄连以清心火之热，使其元归潜伏，以保少阴之真液，是泻之实所以补之也。且黄连之性肥肠止泻，与大黄并用，又能逗留大黄之力，使之不至滑泻，故吐衄非因寒凉者，服之莫不立愈。且愈后而瘀血全消，更无他患，真良方也[1]。即使心气果系不足，而吐衄不止将有立危之势，先用泻心汤以止其吐衄，而后从容调补，徐复其正，所谓急则治标，亦医家之良图也。乃世人竟畏大黄力猛，不敢轻用，即或用之，病家亦多骇疑（hàiyí，惊恐疑惧）。是以愚不得已，拟此寒降汤，重用赭石，以代大黄降逆之力，屡次用之，亦可随手奏效也[2]。

或问：后世本草谓血证忌用半夏，以其辛而燥一也。子所拟寒降汤，治吐衄之因热者，何以方中仍用半夏独不虑其辛燥伤血乎？答曰：血证须有甄别，若虚劳咳嗽，痰中带血，半夏诚为所忌。若大口吐血，或衄血不止，虽虚劳证，亦可暂用半夏以收一时之功，血止以后，再

[1] 张锡纯阐释《金匮》大黄黄连泻心汤为治疗吐衄之良方。他认为大黄黄连泻心汤中心气不足当训解为"心中怔忡不安，若有不足之象"。该说甚为新颖，也符合临床实际。

[2] 寒降汤是受仲景大黄黄连泻心汤的启发创新而来。方中用赭石代大黄降逆，甚为精妙。张锡纯师医圣仲景之心，善于变通，称得上伤寒大家。

徐图（从容地设法谋取）他治。盖吐血之证，多由于胃气挟冲气上逆；衄血之证，多由于胃气、冲气上逆，并迫肺气亦上逆。《内经·厥论篇》曰："阳明厥逆，喘咳身热，善惊，衄、呕血。"煌煌（huánghuáng，光彩夺目貌）圣言，万古不易（永远不改变）。是治吐衄者，原当以降阳明之厥逆为主，而降阳明胃气之逆者，莫半夏若也[1]。

斯更可以前哲之言征之。黄坤载[2]曰："人之中气，左右回旋，脾主升清，胃主降浊。在下之气不可一刻而不升，在上之气不可一刻而不降。一刻不升则清气下陷，一刻不降则浊气上逆。浊气上逆，则呕哕痰饮皆作，一切惊悸、眩晕、吐衄、咳喘、心痞、胁胀、膈噎（géyē，指食物吞咽受阻，或食入即吐的一种疾病）、反胃种种诸病于是生焉。胆为少阳之腑，属甲木而化相火，顺则下行，而温肾水，相火宁秘，故上清而下暖；逆则上行，出水府而升火位，故下寒而上热。然甲木所以息息归根温水脏者，缘于胃腑戊土之下降。戊土不降，甲木失根，神魂飘荡，此惊悸、眩晕所由来也。二火升炎，肺金被克，此燥渴、烦躁所由来也。胆胃上逆，木土壅迫，此痞闷、膈噎所由来也。凡此诸证，悉宜温中燥土之药，加半夏以降之。其火旺金热者，须用清敛金火之品，然肺为病标，胃为病本，胃气不降，金火无下行之路也。半夏辛燥开通，沉重下达，入胃腑而降逆气[3]。胃土右转，浊痰扫荡，肺腑冲和，神气归根，绵绵不竭矣。血原于脏而统于经，升于肝而降于肺。肝脾不升，则血病下陷；肺胃不降，则血病上逆。缘中脘湿寒，胃土上郁，浊气冲塞，肺气隔碍，收令不行，是以吐衄。此与虚劳惊悸，本属同原。未有虚劳之久不生惊悸，惊悸不止不至吐衄者。当温中燥土，暖水敛火，以治其本，而用半夏降摄胃气，以治其标。庸工以为阴虚火动，不宜半夏，率以清凉滋润之法，刊诸纸素。千载一辙（自古相同），四海同风（处处相同）。《灵枢》半夏秫米之奥旨治疗目不得瞑，在《邪客

[1] 半夏为降阳明胃气上逆之要药，配伍恰当则不必虑其辛燥之性。

[2] 黄坤载：名元御，号研农，清代医家，著《素问悬解》《灵枢悬解》《难经悬解》《伤寒悬解》《金匮悬解》等。

[3] 黄坤载对半夏有着深刻认识，称其"辛燥开通，沉重下达，入胃腑而降逆气"，擅长治疗痰饮停留、胃气上逆所致的惊悸、眩晕、吐衄、咳喘、心痞、胁胀、膈噎、反胃等多种疾病。张锡纯甚为推崇，需认真玩味。

篇》，鲜有解者，可胜叹哉！"

按：因寒因热，皆可使胃气不降[1]。然因热胃气不降者，人犹多知之；因寒胃气不降者，则知者甚鲜。黄氏论胃气不降，专主因寒一面，盖有所感触而言也。曾有一少妇，上焦烦热，不能饮食，频频咳吐，皆系稀涎，脉象弦细无力。知系脾胃湿寒，不能运化饮食下行，致成留饮为恙也。询其得病之初，言偶因咳嗽懒食，延本处名医投以瓜蒌、贝母、麦冬之类，旋愈旋即反复，服药月余竟至如此。遂为开苓桂术甘汤，加干姜、半夏细观第三卷理饮汤后跋语自知，且细为剖析用药之意。及愚旋里，其药竟不敢服，复请前医治之，月余而亡。夫世之所谓名医者，其用药大抵如此，何不读黄氏之论，而反躬自省也哉！

门人高如璧实验一方。赭石、滑石等分研细，热时新汲井泉水送服，冷时开水送服一两或至二两，治吐衄之因热者甚效。如璧又在保阳，治一吐血证甚剧者，诸药皆不效。诊其脉浮而洪，至数微数，重按不实。初投以拙拟保元寒降汤，稍见效，旋又反复[2]。如璧遂放胆投以赭石二两、台参六钱、生杭芍一两，一剂而愈。

唐容川曰："平人之血畅行脉络，充达肌肤，是谓循经，谓循其经之常道也。一旦不循其常，溢出于肺胃之间，随气上逆，于是吐出。盖人身之气游于血中而出于血外。故上则出为呼吸，下则出为二便，外则出于皮毛而为汗。其气冲和，则气为血之帅，血随之而运行；血为气之守，气得之而静谧（jìngmì，平静）。气结则血凝，气虚则血脱，气迫则血走，气不止而血欲止不可得矣。方其未吐之先，血失其经常之道，或由背脊走入膈间，由膈溢入胃中。病重者其血之来辟辟（象声词，如手指弹石之声）弹指，漉漉（lùlù，象声词，液体慢慢地流过）有声，病之轻则无声响，故凡吐血胸背必疼，是血由背脊而来，气迫之行不得其和，故见背疼之证。又或由两胁下走油膜入小肠，重则潮鸣有声，逆入于胃以致吐出，故凡失血复多腰胁疼痛之证。此二者来

[1] 无论胃寒或胃热，皆可使胃气不降。胃寒者咳吐稀涎，用苓桂术甘汤加干姜、半夏。

[2] 反复之原因在于降胃气之药力不足所致。

[1] 止血、消瘀、宁血、补虚为唐容川治疗吐血证的四大方法。其中，"阳明之气下行为顺，今乃逆吐，失其下行之令，急调其胃，使气顺吐止，则血不致奔脱矣"，是该文画龙点睛之笔。

[2] 张锡纯引用唐容川《血证论》原文的目的，是为其寒降汤提供理论依据。

路不同，治法亦异。由背上来者，以治肺为主；由胁下来者，以治肝为主。盖肺为华盖，位在背与胸膈，血之来路，既由其界分溢而出，自当治肺为是；肝为统血之脏，位在胁下，血从其地而来，则又以治肝为是。然肝肺虽系血之来路，而其吐出，实则胃主之也。凡人吐痰吐食，皆胃之咎（jiù，过失，罪过）。血虽非胃所生，然同是吐证，安得不责之于胃。况血之归宿在于血海，冲为血海，其脉隶于阳明，未有冲气不逆上，而血逆上者也。仲景治血以治冲为要。冲脉隶于阳明，治阳明即治冲也。阳明之气下行为顺，今乃逆吐，失其下行之令，急调其胃，使气顺吐止，则血不致奔脱矣。此时血之原委不暇（xiá，空闲）究治，惟以止血为第一要法。血止之后，其离经而未吐出者，是为瘀血。既与好血不相合，反与好血不相能，或壅而成热，或变而成痨，或结瘕成刺疼，日久变证未可预料，必亟（jí，急切）为消除以免后来诸患，故以消瘀为第二法。止吐消瘀之后，又恐血再潮动，则须用药安之，故以宁血为第三法。邪之所凑，其正必虚，去血既多，阴无有不虚者。阴者阳之守，阴虚则阳无所附，久且阳随而亡，故又以补虚为收功之法。四者乃通治血证之大纲也。"[1]

按：此论甚精当。愚向拟治吐衄诸方，犹未见唐氏书，今补录之以备参观[2]。

按语：吐血在临床上为急危重症。张锡纯在研究《黄帝内经》《金匮要略》《血证论》等经典医籍的基础上，悟出吐血的关键病机在于胃气上逆，气升则血升，气逆则血逆。治疗的重心在于降胃气，而不在于单纯止血。因为单纯止血，不降胃气，则没有消除导致出血的关键病机，则血不止。或即使血止，也会反复。

导致胃气上逆的原因又是什么呢？原因有二：一是胃热。《素问·至真要大论》曰："诸逆冲上，皆属于火""诸呕吐酸，暴注下迫，皆属于热"。二是胃寒。张锡纯说："因寒因热，皆可使胃气不降。然因热胃气不降者，人犹多知之；因寒胃气不降者，则知者甚鲜。"

如何诊断胃热所致胃气上逆呢？张锡纯非常重视脉诊对该证的诊断。其中，洪大滑长有力之脉为诊断胃热炽盛、胃气上逆的关键。因为洪大滑脉主热邪炽盛，气血波涛汹涌；而长脉甚至上入鱼际，主胃气和冲气上干。其中，滑脉既主热盛，但也要注意考虑是否兼有痰邪。

寒降汤深受仲景《金匮要略》大黄黄连泻心汤的启发，在旋覆代赭汤、小陷胸汤、温胆汤等方的基础上创新而来。代赭石、清半夏镇降胃气以止血，为治标之法，为方中主药；瓜蒌仁、牛蒡子、竹茹、甘草清胃热、降胃气、化痰止呕，为治本之法；白芍清肝火，防止肝火横逆反胃，同时又具有敛降胃气的作用。诸药合用，清热治本，镇降治标，标本兼治，共成止血之功。综观本方，侧重降胃气，有急则治标之意。清胃热之力尚嫌不足。临证应用时可根据病情伍用清胃火药物如黄连、黄芩、生栀子、蒲公英等。大便秘结者，大黄也要考虑应用。

吐血量过大或反复吐血不止者，都容易导致气随血脱之证。若出现脉见心中怔忡、脉如水上浮麻，莫辨至数或浮大无根之象，宜急用单用重用生山药、山萸肉、生龙骨、生牡蛎、人参等药收敛固摄元气，或配伍到寒降汤中，方为稳妥。

胃气上逆导致吐血可以理解，为什么还会导致衄血呢？衄血虽然病位在肺，但是胃热导致肺热，胃气上逆导致肺气上逆，所以，寒降汤同时治疗衄血。

温降汤

治吐衄，脉虚濡而迟，饮食停滞胃口不能消化，此因凉而胃气不降也，以温补开通之药，降其胃气，则血止矣[1]。

白术三钱　清半夏三钱　生山药三钱　干姜三钱　生赭石轧细，六钱　生杭芍二钱　川厚朴钱半　生姜二钱

[1] 寒降汤用于胃热吐衄，温降汤用于胃寒吐衄证。

[1] 脉甚迟濡、右关尤甚，为诊断要点。

[2] 病证在疑似之间，难以避免误诊。但能及时改弦易辙，否定自我，是苍生大医也。

[3] 本段体现了张锡纯整体观念思想。张锡纯治病用药常常寒温并用、升降并用、敛散并用、补泻并用，相反相成，要注意研究应用。

一童子，年十三四，吐血数日不愈，其吐之时，多由于咳嗽，诊其脉甚迟濡、右关尤甚[1]。疑其脾胃虚寒，不能运化饮食，询之果然。盖吐血之证，多由于胃气不降。饮食不能运化，胃气即不能下降。咳嗽之证，多由于痰饮入肺，饮食迟于运化，又必多生痰饮，因痰饮而生咳嗽，因咳嗽而气之不降者，更转而上逆，此吐血之所由来也。为拟此汤，一剂血止，数剂咳嗽亦愈。

一童子，年十三，从愚读书。一日之间衄血四次。诊其脉甚和平，询之亦不觉凉热。为此证热者居多，且以童子少阳之体，时又当夏令，遂略用清凉止血之品，衄益甚，脉象亦现微弱[2]，遂改用此汤，一剂而愈。

或问：此汤以温降为名，用药宜热不宜凉矣。乃既用干姜之热，复用芍药之凉，且用干姜而更用生姜者何也？答曰：脾胃与肝胆，左右对待之脏腑也。肝胆属木，中藏相火，其性恒与热药不宜。用芍药者，所以防干姜之热力入肝也。且肝为藏血之脏，得芍药之凉润者以养之，则宁谧（níngmì，安定平静）收敛，而血不妄行。更与生姜同用，且能和营卫，调经络，引血循经，此所以用干姜又用生姜也[3]。

按语：寒降汤用于胃热、胃气上逆吐衄证；温降汤用于脾胃虚寒、胃气上逆之吐衄证。一寒一热，泾渭分明。但张锡纯在两方中多次提及热证多、寒证少，因此临床辨证时可根据先热后寒之次序给予辨证治疗。

如何诊断脾胃虚寒、胃气上逆呢？除了胃脘冷痛、饮食停滞胃口不能消化、频频咳吐稀涎、大便溏薄、舌淡苔润等症状外，张锡纯也非常重视脉象在该证的诊断。他说："治吐衄，脉虚濡而迟，饮食停滞胃口不能消化，此因凉而胃气不降也，以温补开通之药，降其胃气，则血止矣。"脉迟缓无力为阳虚之象，濡为湿邪停滞之象，湿停则气停，气停则易上逆，故虚濡而迟为阳虚湿邪停滞、气机上逆之脉。

温降汤中生赭石、半夏为主药，降胃止呕、消痞散结、燥湿化痰；少用厚朴与半夏配伍，下气除满、降逆止呕；山药、白术、干姜健脾燥湿、温胃散寒。方中干姜温中散寒、温肺化饮、回阳通脉，张仲景有名方甘草干姜汤，是治疗脾胃虚寒的要药，在本方中配伍山药、白术发挥着治本的重要作用。妙用凉润白芍养肝敛肝，潜藏肝胆所藏相火，防止温热干姜助肝火对吐衄不利。妙用生姜配干姜，即能有助于温胃散寒，又能和营卫、调经络、引血循经。方中寒温并用、敛散并用、补泻并用，相反相成，体现了张锡纯整体观念的学术思想。

清降汤

治因吐衄不止，致阴分亏损[1]，不能潜阳而作热，不能纳气而作喘。甚或冲气因虚上干，为呃逆、为眩晕。心血因虚甚不能内荣，为怔忡、为惊悸不寐。或咳逆，或自汗，诸虚证蜂起（fēngqǐ，像群蜂飞舞，纷然并起）之候。

生山药一两　清半夏三钱　净萸肉五钱　生赭石轧细，六钱　牛蒡子炒捣，两钱　生杭芍四钱　甘草钱半

按语：吐衄之证，为危急重症。若不能迅速止血，或吐衄反复不止，日久必将导致全身阴血亏虚。全身阴虚亏虚，阴不制阳，则导致虚火内生，则两颧潮红、低热绵绵、自汗盗汗；若导致心血不足，则心悸怔忡、惊悸不寐；若导致肺阴亏虚，则咳嗽、胸痛；若肾阴亏虚，肾不纳气作喘，冲气上干则呃逆、眩晕；若肝阴虚，则两目干涩、两胁隐痛、烦躁易怒等。正是张锡纯所谓"诸虚证蜂起之候"。

治疗的方法，一是继续清胃降胃止血，一是补养阴血。方在寒降汤的基础上，保留生赭石、清半夏、牛蒡子、生杭芍、甘草，去掉寒凉化痰之瓜蒌仁、竹茹，加用生山药、山萸肉滋补一身之阴血，故名清降汤。

张锡纯喜用山药平补一身之阴。如资生汤用山药配用白术、鸡内金、玄参、牛蒡子，治疗阴虚劳热、饮食减少；一味薯蓣饮用山药治疗劳瘵发热，或喘，或嗽，

或自汗等；醴泉饮用山药配生地黄、天门冬、玄参等，治疗肾阴虚喘咳；既济汤以山药配大熟地、山萸肉、生龙骨、生牡蛎等，治大病后阴阳不相维系；玉液汤用山药配生黄芪、知母、鸡内金、葛根、天花粉、五味子，治疗消渴等等。

张锡纯喜用山萸肉酸敛滋补肝肾、敛汗固脱、纳气定喘、养心安神、固冲安冲等。如固冲汤中用山萸肉配伍白术、白芍、生龙骨、生牡蛎、海螵蛸、茜草、五倍子等，治疗妇女血崩；如定心汤用山萸肉配伍酸枣仁、柏子仁、龙眼肉、生龙骨、生牡蛎，治疗心虚怔忡；薯蓣纳气汤用山萸肉配伍生山药、大熟地、白芍、柿霜饼、生龙骨、苏子、牛蒡子、甘草，治疗阴虚不纳气作喘逆等等。

保元寒降汤

治吐血过多，气分虚甚[1]，喘促咳逆，血脱而气亦将脱。其脉上盛下虚，上焦兼烦热者[2]。

生山药一两　野台参五钱　生赭石轧细，八钱　知母六钱　大生地六钱　生杭芍四钱　牛蒡子炒捣，四钱　三七轧细，两钱，药汁送服

一叟，年六十四，素有劳疾，因劳嗽太甚，呕血数碗。其脉摇摇无根，或一动一止，或两三动一止。此气血虚极，将脱之候也。诊脉时见其所咳吐者，痰血相杂。询其从前呕吐之时心中发热[3]。为制此汤，一剂而血止，又服数剂，脉亦调匀。

按语：保元寒降汤治疗在阴血亏虚的基础上兼有元气将脱证。因为气随血脱，其阴虚重证和气脱证同时并存，除表现为喘促咳逆外，尚有上焦烦热、舌红少苔干裂或无苔、脉见浮大无根，或脉上盛下虚，或一动一止，或两三动一止。

保元寒降汤重用生山药、大生地、生杭芍滋补肝肾之阴、纳气归肾；知母滋阴退虚热；野台参补气；生赭

[1] 该方为治疗吐衄日久致气阴两虚证。

[2] 脉上盛下虚，上焦兼烦热说明阴虚火旺重。

[3] 心中发热、痰血混杂、脉摇摇无根，或一动一止，或两三动一止，为诊断要点。

《医学衷中参西录》临证助读系列

方论分册

106

石、牛蒡子降胃止血；三七止血。同时，代赭石配野台参，能引人参下潜壮旺元气，更有利于纳气归肾，不至于因其性升转而气高难返。

既然是元气将脱，为什么不用山萸肉酸敛固脱呢？该证阴虚虚火较重，表现为上焦烦热、舌红干裂等症状。山萸肉性温，不利于当前阴虚火旺证的治疗。所以，方中加生地、知母，去山萸肉，清退虚热、滋阴降火。待虚热退后，再考虑用山萸肉不迟。其实，这也是本方未用半夏的原因。因为半夏辛散而温燥，对于元气将脱和阴虚火旺较重者不利。待病情缓解后，再考虑用半夏不迟。

前几首处方中都无三七止血，为什么该方中加三七止血呢？因为该证气随血脱，病情较前证危急，所以加三七急急止血非常重要。要知道，对于当前病证来说，止血也是为了固脱。当然，前几方在出血时也可以配伍三七止血。

保元清降汤

治吐衄证，其人下元虚损，中气衰惫，冲气胃气因虚上逆[1]，其脉弦而硬急、转似有力者[2]。

野台参五钱　生赭石轧细，八钱　生芡实六钱　生山药六钱　生杭芍六钱　牛蒡子炒捣，六钱　甘草钱半

友人毛仙阁曾治一少年吐血证。其人向经医者治愈，旋又反复。仙阁诊其脉弦而有力，知其为冲胃之气上逆也。遂于治吐血方中，重用半夏、赭石以降逆，白芍、牡蛎不煅以敛冲泻热，又加人参以补其中气，使中气健旺以斡旋（wòxuán，周旋）诸药成功。有从前为治愈之医者在座，颇疑半夏不可用，仙阁力主服之。一剂血止，再剂脉亦和平，医者讶为异事。仙阁晓知曰："此证乃下元虚损，冲气因虚上逆，并迫胃气亦上逆，脉似有力而非真有力，李士材《四字脉诀》所谓'直上直下，冲脉昭昭（zhāozhāo，明显貌）'者，即此谓也，若误认此脉为实热，而恣（zì，放纵）用苦寒之药凉其血分，血分因凉而凝，亦可止而不吐，而异日瘀血

[1] 该方治疗冲气胃气因虚上逆所致吐衄。脉弦而硬急、转似有力为诊断要点。

[2] 脉弦而硬急，转似有力为保元清降汤之诊断要点。

为恙，竟成劳瘵者多矣。今方中用赭石、半夏以镇冲气，使之安其故宅，而即用白芍、牡蛎以敛而固之，使之永不上逆。夫血为气之配，气为血之主，气安而血自安矣，此所以不治吐血，而吐血自止也。况又有人参之大力者，以参赞诸药，使诸药之降者、敛者，皆得有所凭借以成功乎。"医者闻之，肃然（形容十分恭敬的样子）佩服，以为闻所未闻云[1]。

[1] 说明冲气胃气因虚上逆证不为一般医家所容易理解掌握。

按语： 本方所治吐衄，为下焦肝肾和中焦脾胃同时受损证。脾脉主柔缓，现脾胃受损导致胃气亏虚，不能生化气血以滋柔筋脉，故脉象出现弦硬之脉；因为肝肾亏虚，不能敛降冲脉，冲气上逆，逼迫胃气浮越，故出现浮大之象。故弦硬浮大，按之似有力，非真有力，为下元虚损、中气衰惫、冲气胃气上逆之证。该证貌似实证，实为虚证。张锡纯曾在镇摄汤治疗胸膈满闷、镇肝熄风汤治疗内中风证中对此脉反复加以阐述，应认真加以学习研究。我们已经在薯蓣半夏粥方后按语中对冲脉的生理、病理、诊断、治疗等进行了详细论述，请读者凡遇到冲胃气逆者，参看该处。

方中用生山药、生芡实既滋补肝肾敛冲，又滋补脾胃制冲，代赭石、牛蒡子镇冲降冲；用白芍酸敛补肝柔肝，防止肝火横逆逼冲；代赭石配人参壮旺下焦元气敛冲；白芍配生甘草，甘苦合化，有类似人参样补气作用。本方未用半夏降胃气上逆和冲气上冲，可能与半夏辛燥耗损元气有关。在元气亏虚和肝肾阴虚不重的情况下，半夏也可考虑应用。上方毛仙阁治少年吐血证验案即用了半夏。

本方还可加用山萸肉以补肝敛肝，加生龙骨、生牡蛎以敛冲镇冲，加熟地以滋补肾阴。临证贵在学习张锡纯大师之心法也。

秘红丹

治肝郁多怒，胃郁气逆，致吐血、衄血及吐衄之证屡服他药不效者，无论因凉因热，服之皆有捷效[1]。

川大黄细末一钱　油肉桂细末一钱　生赭石细末六钱

上药三味，将大黄、肉桂末和匀，用赭石末煎汤送下。

一妇人，年近三旬，咳嗽痰中带血，剧时更大口吐血，常觉心中发热。其脉一分钟九十至，按之不实。投以滋阴宁嗽降火之药数剂无效。因思此证，若用药专止其嗽，嗽愈其吐血亦当愈。遂用川贝九钱，煎取清汤四茶钟，调入生山药细末一两，煮作稀粥。俾于一日连进二剂，其嗽顿止此方可为治虚嗽良方，吐血证亦遂愈。数日后，觉血气上潮，肺复作痒而嗽，因此又复吐血。自言夜间睡时，常作生气恼怒之梦，怒极或梦中哭泣，醒后必然吐血。据所云云，其肝气必然郁遏，遂改用舒肝连翘、薄荷，不可多用、泻肝龙胆、楝子之品，而以养肝柏子仁、生阿胶、镇肝生龙骨、生牡蛎之药辅之，数剂病稍轻减，而犹间作恼怒之梦，梦后仍复吐血。欲辞不治，病家又信服难却，再四踌躇，恍悟平肝之药，以桂为最要，肝属木，木得桂则枯一也以桂做钉钉树，其树立枯，而单用之则失于热；降胃止血之药，以大黄为最要观《金匮》治吐衄有泻心汤重用大黄可知，胃气不上逆，血即不逆行也，而单用之又失于寒；若二药并用，则寒热相济，性归和平，降胃平肝，兼顾无遗。况俗传方，原有用此二药为散，治吐血者详后化瘀理血汤[2]下，用于此证当有捷效，而再以重坠之药辅之，则力专下行，其效当更捷也。遂用大黄、肉桂细末各一钱和匀，更用生赭石细末煎汤送下，吐血顿愈，恼怒之梦，亦从此不作[3]。后又遇吐血者数人，投以此方，皆随手奏效。至其人身体壮实而暴得吐血者，又少变通其方，大黄、肉桂细末各用钱半，将生赭石细末六钱与之和匀，分三次服，白开水送下，约点半钟服一次生赭石可以研末服之，理详前参赭镇气汤下。

按： 肉桂味辣而兼甜，以甜胜于辣者为佳，辣胜于甘者次之。然约皆从生旺树上取下之皮，故均含有油

[1] 秘红丹所治吐衄为肝郁犯胃所致胃气上逆证。

[2] 化瘀理血汤：当为"化瘀理膈丹"。

[3] 通过本案详细讲述了创制秘红丹费尽心血的曲折过程。

性，皆可入药，至其薄厚不必计也，若其味不但不甚甜，且不甚辣，又兼甚干枯者，是系枯树之皮，不可用也[1]。

[1] 药物质量的优劣与药效密切相关。为医者不仅处方用药，还要认药识药。

按语：秘红丹治疗肝郁犯胃所致吐血、衄血及吐衄证。既然有肝气郁结，则当疏肝解郁。为什么秘红丹中无疏肝解郁药呢？为什么医案中舒肝（连翘、薄荷）、泻肝（龙胆、楝子）之品，养肝（柏子仁、生阿胶）、镇肝（生龙骨、生牡蛎）等方法皆无效验？为什么肝郁犯胃证张锡纯用平肝法呢？张锡纯的平肝法和镇肝法有何不同呢？张锡纯说："吐血、衄血及吐衄之证屡服他药不效者，无论因凉因热，服之皆有捷效。"照这么说来，难道就靠屡服他药不效来作为诊断要点吗？难道不用辨寒热虚实了吗？所以，该方证有很多令人困惑的地方，也很值得研究探讨。我们姑且谈谈我们的看法，权作为抛砖引玉吧。

从张锡纯秘红丹方剂的组成来看，该证的病机当为肝寒胃热，很类似《伤寒论》乌梅丸证。其基本病因为病久损伤肝阳。其基本病机为肝阳虚衰。肝阳虚衰，寒气凝滞，则肝气凝滞郁结。这种肝气郁结，和平时我们所说的情志刺激导致的肝气郁结有着本质的不同，治法殊异。疏肝、养肝、镇肝皆非正治之法，清肝、泻肝更是大错特错。治疗当温养肝脏。肝阳虚衰，不能疏达脾胃，则脾胃气机郁结，郁而化热。胃热导致胃气上逆，则吐血、衄血。故其同时伴有胃火上炎、胃气上逆之病机。

该证的诊断要点有：①肝阳虚衰证：疲倦乏力、头晕、喜叹息或梦中恼怒、肝经不适、舌淡胖苔白滑、脉沉弦迟无力；②胃火上炎证：吐血、衄血、胃脘热痛、牙龈肿痛、口臭、小便短赤、大便干燥、舌边尖红等症状。

秘红丹用肉桂温煦肝阳。肝阳得温，则肝郁自然疏解，肝气自然不得横逆。此即张锡纯所谓肉桂为平肝之要药。但肉桂性属大辛大热之品，用量大极易助热生火，与该证同时存在的胃火上炎证不宜。小量肉桂，既能温肝疏肝平肝，又不助胃火上炎。大黄被称为将军，量大则通腑泄热；同时，量大苦寒损伤肝阳，故用量也要小。用小量大黄，不仅无泄下作用，却能清胃火，能降胃气止吐衄。小量肉桂配小量大黄，一温一凉，一升一降，正如张锡纯所言："若二药并用，则寒热相济，性归和平，降胃平肝，兼顾无遗。"再配以小量赭石末煎汤送下，加强小量大黄降胃气的作用。正如张锡纯所说："再以重坠之药辅之，则力专下行，其效当更捷也。"

二鲜饮

治虚劳证，痰中带血[1]。

鲜茅根四两，切碎　鲜藕四两，切片

煮汁常常饮之，旬日中自愈。若大便滑者，茅根宜减半，再用生山药细末两许，调入药汁中，煮作茶汤服之[2]。

茅根善清虚热而不伤脾胃，藕善化瘀血而兼滋新血，合用之为滋养真阴之妙品[3]。且其形皆中空，均能利水，血亦水属，故能引泛滥逆上之血徐徐下行，安其部位也。

堂兄赞宸（chén）年五旬，得吐血证，延医治疗不效。脉象滑数，摇摇有动象，按之不实[4]。时愚在少年，不敢轻于疏方。因拟此便方，煎汤两大碗，徐徐当茶温饮之，当日即见愈，五六日后病遂脱然（舒适貌，指疾病痊愈）。自言未饮此汤时，心若虚悬无着（无所依托，没有着落），既饮后，觉药力所至，若以手按心，使复其位，此其所以愈也。

按：茅根遍地皆有，春初秋末，其根甚甜，用之尤佳。至于藕以治血证，若取其化瘀血，则红莲者较优，若用以止吐衄，则白莲者胜于红莲者[5]。

按语：本方只有二味中药，组成简单。两药都味

[1] 二鲜饮为清热凉血之剂，无论虚热和实热导致的血热出血，皆可应用。

[2] 二鲜饮加减法。

[3] 茅根、藕片有清热生津凉血之功。称其"滋养真阴之妙品"，目的是让读者不要轻视之。

[4] "脉象滑数，摇摇有动象，按之不实"，说明火热迫血妄行，日久正气不足。

[5] 品种和采挖季节不同，药效不同。

甘性凉，具有清热生津、凉血止血之功。无论虚热和实热导致的血热出血如鼻衄、吐血、尿血、咯血、便血、子宫出血，皆可应用。方中两味中药均以鲜者入药，因而冠名二鲜饮。

但是，两药的凉血止血作用较弱，所以临床用量宜大。尤其是出血量较大时，两药用量更需要增大。所以，张锡纯在该方中两药各用四两，并煮汁当茶饮，以便使药效持续。药量过大，若遇到脾胃虚寒者则可能引起腹泻，这时可将茅根减量，再用生山药细末两许，调入药汁中，煮作茶汤服之。

该方既可单独应用，也可配伍到处方中应用。茅根若一时找不到鲜者，则可以药房干者代替。鲜藕则可以用药房藕节代替。茅根、藕片都属于药食同源植物，张锡纯将它们制作成口感好、疗效高、经济便宜、治大病的凉茶，对我们今天研制开发新的凉茶饮料有重要启发价值。

三鲜饮

治同前证兼有虚热者，即前方加鲜小蓟根二两[1]。

京都名蓟门（jìmén，指北京），故畿（jī，古代称靠近国都的地方）内之地，各处皆有大、小蓟。乃以本地土物，医者犹多不能辨认。恒以大蓟为小蓟，小蓟为大蓟，殊属可怪。夫二蓟之形象，最易辨别。大蓟叶络，初贴地而生，状类蒲公英，嫩时可生啖当菜蔬，老则自叶心出茎，高二三尺，茎上亦有小叶，花黄色亦如蒲公英，俗名曲曲菜。小蓟边有芒刺故亦名刺蓟，嫩时即生茎，其叶在茎上，高尺许，花紫色状如小绒球，嫩时可作羹（gēng，煮或蒸成的汁状、糊状、冻状的食品），俗名青青菜，亦名刺儿菜。大、小蓟皆能清血分之热，以止血热之妄行，而小蓟尤胜[2]。凡因血热妄行之证，单用鲜小蓟根数两煎汤，或榨取其自然汁，开水冲服，均有捷效，诚良药也。医者多视为寻常土物而忽之，可

[1] 三鲜饮较之二鲜饮多了虚热症状，说明鲜小蓟根善退虚热。

[2] 大小蓟都能清热凉血止血，但张锡纯更加推崇小蓟。

谓贵耳贱目矣[1]。

　　小蓟茎中生虫，即结疙瘩如小枣。若取其鲜者十余枚捣烂，开水冲服，治吐衄之因热者甚效。邻村李心泉，愚之诗友也。曾告愚曰："余少年曾得吐血证，屡次服药不效，后得用小蓟疙瘩便方，服一次即愈。因呼之谓清凉如意珠，真药中之佳品也[2]。"

　　按语：本方在前方二鲜饮（鲜茅根、鲜藕）的基础之上加入鲜小蓟根，所以冠名三鲜饮。张锡纯称"治同前证兼有虚热者"，说明鲜小蓟根既善清实热，又善退虚热。

　　小蓟叶、小蓟梗、小蓟根的清热凉血、退虚热功效是逐次递增的。所以，张锡纯用的是小蓟根。若一时找不到鲜小蓟根，可以用干者代替。开方时若单开小蓟根，在中药房也很难抓到药物。目前，我们处方小蓟实际是干小蓟叶、干小蓟梗、干小蓟根的混合品。

　　小蓟甘凉，入心、小肠、膀胱经，具有凉血止血、活血解毒、利尿通淋等功效，有凉血止血而不留瘀的特点。治吐血，常与大蓟、侧柏叶、白茅根、山栀、茜草等同用，如十灰散；治尿血，常与生地、山栀、藕节、滑石、蒲黄等同用，如小蓟饮子。

　　大蓟与小蓟性味功效大致相同，但大蓟散瘀消肿力佳，小蓟则擅治止血。二药在临床应用时，可相须配伍以增强疗效。

　　张锡纯记载的清凉如意珠小蓟疙瘩，在其他本草中皆无药用记载，这是对祖国中药学宝库的丰富和完善。

化血丹

　　治咳血，兼治吐衄，理瘀血，及二便下血[3]。
　　花蕊石煅存性，三钱　三七两钱　血余煅存性，一钱
　　共研细，分两次开水送服。
　　世医多谓三七为强止吐衄之药，不可轻用，非也。
盖三七与花蕊石同为止血之圣药，又同为化血之圣药，

[1] 鲜小蓟根清热凉血之力也很强。

[2] 张锡纯记载的清凉如意珠小蓟疙瘩，丰富了祖国中药学宝库。

[3] 止血的同时又理瘀血，故名化血丹。

且又化瘀血而不伤新血，以治吐衄，愈后必无他患。此愚从屡次经验中得来，故敢确信言之。即单用三七四五钱，或至一两，以治吐血、衄血及大小便下血，皆效。常常服之，并治妇女经闭成癥瘕。至血余，其化瘀之力不及花蕊石、三七，而其补血之功则过之，以其原为人身之血所生，而能自还原化，且煅之为炭，而又有止血之力也[1]。

曾治一童子，年十五，大便下血，数月不愈，所下者若烂炙，杂以油膜，医者诿（wěi，推托）谓不治。后愚诊视其脉，弦数无力。俾用生山药轧细作粥，调血余炭六七分服之，日二次，旬日全愈[2]。

作血余炭法：用壮年剃头的短发，洗净剪碎，以锅炒至融化，晾凉轧细，过罗服之。

按语：花蕊石、三七、血余炭三药配伍用以治疗咳血、吐衄、二便下血，为什么不冠名为止血丹，而冠名为化血丹呢？因为三味药物在止血的同时又同时具有活血化瘀作用，具有止血不留瘀的特点。张锡纯为了能突出该特点，将其命名为化血丹。若将该方称作止血化血丹，可能会更好地反映出该方特点。

花蕊石味酸涩，性平，具有止血活血之功。《医林纂要》称其"泻肝行瘀血，敛肺生皮肉"。但是由于其为矿物药，在临床应用不宜过量，中病即止。

三七又名田七，是中药中的一颗明珠，其茎、叶、花均可入药。临床中常使用其根茎部，多为研末冲服，具有止血补血而不留瘀的优点，是妇科、血液科等多科疾病的治疗要药。明代著名药学家李时珍称其为"金不换"。三七不但止血、活血，还具有类似人参样补气血的作用。清代《本草纲目拾遗》称："人参补气第一，三七补血第一，味同而功亦等，故称人参、三七，为中药中之最珍贵者。"

血余炭味苦，性微温，具有止血、消瘀、利小便的功效。张锡纯在前人的基础之上认为该药有补血养血之

[1] 张锡纯对三七、花蕊石、血余炭的认识至精至微。

[2] 以山药配血余炭治疗脾虚不能统血之便血，很有巧思。

功，是对中药学的补充完善。

补络补管汤

治咳血、吐血，久不愈者[1]。

生龙骨捣细，一两　生牡蛎捣细，一两　萸肉去净核，
一两　三七研细，二钱，药汁送服

服之血犹不止者，可加赭石细末五六钱。

一妇人，年三十许，咳血三年，百药不效，即有愈
时，旋复如故。后愚诊视，其夜间多汗，先用龙骨、牡
蛎、山萸肉各一两煎服，以止其汗。一剂汗止，再服一
剂，咳血之病亦愈[2]。自此永不反复。后又治一少年，
或旬日，或浃辰（jiāchén，十二日）之间，必吐血数
口，浸（jìn，逐渐）至每日必吐，屡治无效。其脉近
和平，微有扎象，亦治以龙骨、牡蛎、萸肉各一两，三
剂而愈。张景岳谓："咳嗽日久，肺中络破，其人必咳
血。"西人谓胃中血管损伤破裂，其人必吐血。龙骨、
牡蛎、萸肉，性皆收涩，又兼具开通之力三药之性，详第
一卷既济汤、来复汤与第四卷理郁升陷汤，第八卷清带汤下，
故能补肺络与胃中血管，以成止血之功，而又不至有遽
止之患，致留瘀血为羔也。又佐以三七者，取其化腐生
新，使损伤之处易愈，且其性善理血，原为治衄之妙
品也。

咳血之原由于肺，吐血之原由于胃，人之所共知
也。而西人于吐血，论之尤详。其说谓胃中多回血管
（静脉），有时溃裂一二处而血出，其故或因胃本体自
生炎证，烂坏血管，或因跌打外伤，胃中血管断裂，其
血棕黑而臭秽，危险难治。但此类甚少，常见之证，大
概血管不曾溃裂，其血亦可自管中溢出，其血多带黑
色。因回血管之血色原紫黑，而溢出在胃，胃中酸汁又
能令血色变黑也。若血溢自胃中血管，即时吐出，其色
亦可鲜红。其病原，或因胃致病，或因身虚弱血质稀
薄，皆能溢出。有胃自不病，或因别经传入于胃，如妇

[1] 补络补管汤
为治疗慢性出血之
方，为急性出血善
后之方。

[2] 通过该案中
夜间多汗，可知补
络补管汤主要适用
于虚证出血患者。

[1] 从西医角度对吐血机制进行了分析。

[2] 张锡纯讲述心血管系统的相关知识，反映了其深厚的西医学功底。他善于融会新知，成为中西医汇通学派代表人物。

女倒经，是子宫之血传入于胃。又如肝脾胀大，血不易通行，回血管满溢，入胃则吐出，入大、小肠则便出，便与吐之路不同，其理一也[1]。

吐血紫黑者，方书多谓系瘀血，愚向疑其不然，又不能确指其果系何故。今观此论，心始昭然(zhāorán，明明白白，显而易见)。又论中所谓回血管，乃导回紫血入心之管也。管内有门，门无定处，其体比脉管稍薄，其径稍大，有血则圆，无血则扁。总管二支，由心右上房而出。一支向下以接下身脏腑两足之回血，一支向上以接头脑两手之回血，散布小支，一如脉管之状。但脉管深居肉内者多，而回血管深浅皆蓝色无脉者是也。另有一种，名曰微丝血管（微循环血管），目力不能见，以镜显之，见密结如网，骨肉内外遍体皆然，与血脉管（动脉）、回血管两尾相通，故赤紫两血通行无碍。夫血以赤色为正，其有紫色者何也？凡血运行，由心左下房发源，直出血脉总管，流布周身，长骨肉，养身命。然渐行渐改其性，迨由微丝血管入回血管之中，其色遂变为紫矣。由是紫血由回血管行近至心，流归总血管，以达心右上房，转落右下房。右下房有大血管一支，长寸许，即分为二，以入肺左右叶，运行肺中，随呼气吐出碳气，复随吸气纳进氧气，其色复变为赤。即由肺血管左右各二支回心左上房，转落左下房，复出血脉总管，往来运行，如环无端[2]。

按： 化学家谓空气中所含之气，大要可分为二种，一为氧气，一为氮气。氮气居百分之七十九，氧气居百分之二十一。氧气者，养人之生气也。然氮气多而氧气少者，诚以氧气浓烈，必须以氮气淡之，而后得其和平。人之百体，日有消长，其合骨肉用者，固赖血以生之；不合骨肉用者，又须赖血以出之。何以血行渐改变为紫色，缘其中有碳气也。碳气者，乃身体中无用之物，杂化为气，与氧气合即有毒，与炭气同类，故曰碳气。凡人一呼一吸，合为一息，呼者吐碳气也，吸者吸氧气也。氧气入血则赤，赤为正血；碳气入血则紫，紫为坏血。故紫血必须入肺，运至气胞之上，泄碳气于胞内，气管递而出之，是为一呼；碳气既出，复递生气以入，直抵胞内，血遂摄之，是为一吸。呼吸一停，转流改换，人始无病[1]。

或问：西人回血管之说，甚微妙矣，然其说可确信乎？答曰：其说确有凭据，以其虽为行血之管，而按之无动脉一也。心体常动，每呼吸之间，约动四次。每心一动，即激发新血注于脉管中，而周身之脉管，皆随之一动，特其管多深藏肉里，故人周身动脉处无多。至回血管，多浅在肉外，微透青色，世俗误呼为青筋者皆是，虽密络周身，而按之皆不动。与血脉管之行血，实有进退之分。血脉管鼓进新血，随心力运行，故按之常动。回血管收回陈血，不随心力运行，故按之不动。盖运久之血，中含碳气，渐变紫色，赖心部收回，注之于肺，呼出碳气，吸进氧气，仍变为赤，此造化之神妙也。若心于回血管，亦鼓之使动，则其气机外向，即不能收回陈血。是以不借心力鼓之，惟借血脉管之余力，透过微丝血管以运行之，如微弱之水，涓涓徐流，不起波澜，以转回于心部。故曰因其按之无动脉，而可决为回血管也，向尝疑治瘀证者，刺血管放血，其血莫不发紫。若谓其证因热甚而血发紫，何以因寒之证其血亦紫。且周身之血既发紫，何以止刺其数处出血少许，病或即愈。今乃知其所刺者皆回血管，其出血无多而病可愈者，放出碳气之力也[2]。

或又问：西人回血管之说既可信，则其隔肺呼出碳气，吸进氧气，血仍变赤，复归于心之说，亦必可信，何以古圣贤皆未言及？答曰：此理《内经》言之，扁鹊《难经》亦言之，而《难经》较详。其书第一节曰"十二经皆有动脉，独取寸口，以决五脏六腑，死生吉凶之法，何谓也？然答词也寸口者脉之大会，手太阴之动脉也。人一呼脉行三寸，一吸脉行三寸，呼吸定息，脉行六寸。人一昼夜凡一万三千五百息，脉行五十度《内经》谓十六丈二尺为一度周于身，漏水下百刻。荣卫行

[1] 张锡纯讲述动静脉血之不同。

[2] 张锡纯对静脉系统给予分析，并从中西医汇通角度分析了针刺放血疗法的科学性，意在说明中医对静脉系统有一定的认识。

阳二十五度，行阴二十互度，为一周也。故五十度复会于手太阴。寸口者，五脏六腑之所终始，故取法于寸口也。"盖人之脏腑，皆有血脉管与回血管。其回血管之血，由心至肺将碳气呼出，是诸脏腑之回血管至此而终也。迨吸进氧气，其血仍赤，归于心而散于诸脏腑，是诸脏腑之血脉管自此而始也。故曰五脏六腑之所终始也。为肺能终始诸脏腑，是以诸脏腑之病，可于肺之寸口动脉候之，而寸口之动脉，遂可分其部位而应诸脏腑矣。特古书语意浑含，有待于后世阐发耳[1]。

[1] 通过温习经典，说明中医对动脉系统也有一定的认识。

或又问：回血管之说，证以秦越人《难经》益可确信。然据西人之说，谓吐紫黑成块者，亦系回血管之血，何以人之腑中或胁下，素有瘀积，偶有因吐紫黑成块之血而愈者？答曰：此等证，西人亦尝论及，谓有因肝脾瘀血及他处瘀血由胃而出，而胃自不病者，吐后即觉松适，所谓以病医病也。然他处瘀血，既假道于胃而出，虽云胃自不病，而胃中回血管必有溃裂之处，亦宜治以化瘀兼收涩之药。浓煎龙骨牡蛎汤，送下三七细末，可以顷刻奏效。若但认为瘀血，任其倾吐，未有不危殆（dài，危险）者。此有关性命之证，医者切宜知之[2]。

[2] 用中医整体观念思想，分析西医吐血之机制和中医治疗方法。

或又问：据西人之说，是他经之血，皆可以借径于胃而吐出。至咳血出于肺，而他处之血，亦或借径于肺而上行否？答曰：此问甚精微，然可实指而确论之也。吾友苏明阳先生，当世之哲学士也著有《天地新学说》。尝告愚曰：肺管下行连心，连肝及胆。其相连之处，心及肝胆，皆有门与之相通，再下行至脐下，连于气海（以气海穴为中心的一定区域，养生家所称下丹田）。气海即《医林改错》谓其状若倒提鸡冠花者是也。然相连之处，仍有膜膈之在若通若不通之间。因气海之中，所存者元气，若与此管不通，则元气不能上达；若与此管过通，元气又不能存蓄也。气海之下，又有管与之相连，亦在若通若不通之间。其管由气海之下，转而上行，循脊梁上贯脑部，复转而下行。气海上之管任脉也，下之管督脉也。人当未生之时，息息得母之气化，以贯注于气海。迨其气化充满，即冲开督任二脉，以灌溉诸脏腑，此人之先天，督任所以常通也。既生之后，气海之来源既停，其中所存之元气，遂蕴蓄其中，以为百年寿命之根。而其所以培养诸脏腑者，端借呼吸与饮食之力，此人之后天，督任所以不通也。愚曾即其言，验诸物类，剖解之时，其形迹亦分毫不谬。由是观之，是心肝之血皆可由喉出也。任脉在下焦，又与冲脉血海相通，斯下焦之血亦可由喉出也。夫喉为肺管，其正支入肺，其分支即为任脉之管。凡血自任脉上溢而出于喉者，虽非借径于肺，与借径于肺者无异也。再者，人之咳嗽不已则气必上升，而血即可随之上溢。其血因嗽可从肺管上溢，久之亦可因嗽自胃管上溢。故凡自上失血之证兼咳嗽者，无论咳血、吐血、衄血，皆当急治愈其咳嗽，为要着也[1]。

或问：《内经》谓阳明厥逆，则吐衄。西人谓胃中血管损伤破裂出血，则吐血。此二说亦相通乎？答曰：阳明厥逆，胃腑气血必有膨胀之弊，此血管之所以易破也。降其逆气，血管之破者自闭[2]。设有不闭，则用龙骨、牡蛎诸收涩之药以补之，防其溃烂，佐以三七、乳香、没药诸生肌之品以养之。此拙拟补络补管汤所以效也[3]。设使阳明未尝厥逆，胃中血管或因他故而破裂，则血在胃中，亦恒随饮食下行自大便出，不必皆吐出也。

此方原无三七，有乳香、没药各钱半。偶与友人景山谈及，景山谓："余治吐血，亦用兄补络补管汤，以三七代乳香、没药，则其效更捷。"愚闻之遂欣然易之[4]。

景山又谓："龙骨、牡蛎能收敛上溢之热，使之下行，而上溢之血，亦随之下行归经。至萸肉为补肝之妙药，凡因伤肝而吐血者，萸肉又在所必需也，且龙骨、牡蛎之功用神妙无穷，即脉之虚弱已甚，日服补药毫无起象，或病虚极不受补者，投以大剂龙骨、牡蛎，莫不立见功效，余亦不知其何以能然也。"愚曰：人身阳之精为魂，阴之精为魄。龙为天地之元阳所生理详第五卷从龙汤下，故能安魂。牡蛎为水之真阴结成海气结为蚝山

[1] 从中西医汇通角度和用中医整体观思想说明"故凡自上失血之证兼咳嗽者，无论咳血、吐血、衄血，皆当急治愈其咳嗽，为要着也"。

[2] 从中西医汇通角度，阐明西医胃中血管损伤破裂出血与中医胃气上逆密切相关。

[3] 通过此处，说明补络补管汤用于慢性吐血，为急性出血善后之方。

[4] 三七代乳香、没药安全效捷。张锡纯虚怀若谷的品格跃然纸上。

[1] 龙骨、牡蛎为安魂魄、定意志、重镇降逆、收敛止血、补虚损之妙药。张锡纯将其功用发挥得淋漓尽致。

[2] 阐发于平津先生重用赤石脂治疗吐血之精义，令人叹服。

[3] 山楂酸敛化瘀，与补络补管汤之意相近，故获意外之效。山楂能治吐血，丰富补充了中药学宝库。

即牡蛎山，故能强魄。魂魄安强，精神自足，虚弱自愈也。是龙骨、牡蛎，固为补魂魄精神之妙药也[1]。

邑有吐血久不愈者。有老医于平津先生，重用赤石脂二两，与诸止血药治之，一剂而愈。后其哲嗣（zhésì，对别人儿子的尊称）锦堂向愚述其事，因诘之曰："重用赤石脂之义何居？"锦堂曰："凡吐血多因虚火上升，然人心中之火，亦犹炉中之火，其下愈空虚，而火上升之力愈大，重用赤石脂，以填补下焦，虚火自不上升矣。"愚曰："兄之论固佳，然犹有剩义。赤石脂重坠之力，近于赭石，故能降冲胃之逆；其黏涩之力，近于龙骨、牡蛎，故能补血管之破。兼此二义，重用石脂之奥妙，始能尽悉[2]。是以愚遇由外伤内，若跌碰致吐血久不愈者，料其胃中血管必有伤损，恒将补络补管汤去萸肉，变汤剂为散剂，分数次服下，则龙骨、牡蛎不但有黏涩之力，且较煎汤服者，更有重坠之力，而吐血亦即速愈也。"锦堂闻之欣然曰："先严（对已离世父亲的尊称）用此方时，我年尚幼，未知详问，今闻兄言，觉我多矣。"

邑张某家贫佣力，身挽鹿车运货远行，因枵腹努力太过，遂致大口吐血。卧病旅邸（lǔdǐ，旅馆）。恐即不起。意欲还里，又乏资斧（zīfǔ，利斧，今借作旅费）。乃勉强徒步徐行，途中又复连吐不止，目眩心慌，几难举步。腹中觉饥，怀有干饼，又难下咽。偶拾得山楂十数枚，遂和干饼食之。觉精神顿爽，其病竟愈。盖酸者能敛，而山楂则酸敛之中，兼有化瘀之力。与拙拟补络补管汤之意相近，故获此意外之效也[3]。

按语：补络补管汤，顾名思义，即是用于肺胃等脏腑的细小络脉破损所致的出血。这种出血的特点是血量不大，但常常反复，久治不愈，甚为棘手。因此，补络补管汤是用于治疗慢性出血的一首方剂，也可以作为急性出血后善后之方。所以，张锡纯称该方"治咳血、吐血，久不愈者"。

中医是如何认识细小络脉出血的机制呢？细小络脉

属于肝脏。由于肝之阴血不足，不能濡养细小络脉，导致细小络脉绌急挛缩，因而破裂出血。同时，细小络脉绌急挛缩，血液郁滞于此处而膨胀，也会破裂出血。所以，治疗的方法当从肝论治。滋养肝之阴血，兼以活血通络，方为正治。补络补管汤用山萸肉补肝敛肝，为君药；同时，用生龙骨、生牡蛎助山萸肉敛肝；佐以三七活血止血。全方寓补、敛、通为一炉，补通结合，敛通结合，用于虚中夹瘀之出血病证。对于上部出血，服之血犹不止者，可加代赭石引血下行。

张锡纯从西医血液循环系统入手，运用中医整体观念，阐述了治疗咳血、吐血不仅要看到肺胃本身疾病，也要考虑到其他脏腑疾病所致。根据西医知识，分析了生龙牡收敛止血、三七生肌止血、活血止血和代赭石降胃止血的科学性。在此基础上，又阐发赤石脂和山楂治疗出血和其创制补络补管汤有异曲同工之妙，让人从中受到很多启发。

化瘀理膈丹

治力小任重，努力太过，以致血瘀膈上，常觉短气。若吐血未愈者，多服补药或凉药，或多用诸药炭，强止其血，亦可有此病，皆宜服此药化之[1]。

三七两钱，捣细　鸦胆子去皮，四十粒

上药二味，开水送服，日两次。凡服鸦胆子，不可嚼破，若嚼破即味苦不能下咽，强下咽亦多呕出[2]。

一童子，年十四，夏日牧牛野间。众牧童嬉戏，强屈其项背，纳头裤中，倒缚其手，置而弗（fú，不）顾，戏名为看瓜。后经人救出，气息已断。俾盘膝坐，捶（chuí，敲打）其腰背多时方苏（苏醒）。惟觉有物填塞胸膈，压其胸中大气，妨碍呼吸。剧时气息仍断，两目上翻，身躯后挺。此必因在裤中闷极之时努挣不出，热血随努挣之气上溢，而停于膈上也。俾单用三七三钱捣细，开水送服，两次全愈[3]。

一人，年四十七，素患吐血。医者谓其虚弱，俾服补

[1] 化瘀理膈丹放于该处，主要是因为该方为血止留瘀于胸膈的补救善后方。

[2] 鸦胆子内服法。

[3] 本案说明三七为治疗胸膈瘀血之良药。

药，连服十余剂，觉胸中发紧，而血溢不止。后有人语以治吐血便方，大黄、肉桂各五分轧细，开水送服，一剂血止。然因从前误服补药，胸中常觉不舒，饮食减少，四肢酸懒无力。愚诊之，脉似沉牢，知其膈上瘀血为患也。俾用鸦胆子五十粒去皮，糖水送服，日两次，数日而愈[1]。

按语： 本节为治吐衄之方，而化瘀理膈丹为化胸膈瘀血之方。该方似乎不应放在此处，这是为什么呢？因为该方主要是针对吐衄患者，由于医者误治导致血留瘀于胸膈的补救善后方，故将该方放于吐衄方之后，既有利于医者针对性治疗，同时也警醒医者治疗血证务必辨证论治，不可见血止血留瘀为患。

化瘀理膈丹由三七、鸦胆子组成，简单明了。既然是活血化瘀，那为什么不用桃仁、红花、当归、川芎、丹参等药呢？这是因为该证前提是有过出血史，若用上述活血药不当则易导致重新出血，而用三七、鸦胆子活血又止血，则安全有效。

三七味甘、微苦，性温，可以入心、肺经，具有活血而不留瘀、养血而不伤正的优点，为治疗胸膈瘀血之良药，对于胸痹绞痛、跌打损伤后胸腔瘀血等都有很好的治疗作用。

鸦胆子大苦大寒，内服去壳取仁用胶囊或龙眼肉包裹吞服为宜。张锡纯称："凡服鸦胆子，不可嚼破，若嚼破即味苦不能下咽，强下咽亦多呕出。"该药具有清热解毒、活血凉血等功效。张锡纯常用该药内服凉血解毒治疗热性赤痢、二便因热下血、梅毒及花柳毒淋等。专门用该药活血，可能仅此一方。

治消渴方

玉液汤

治消渴。消渴，即西医所谓糖尿病[2]，忌食甜物。

《医学衷中参西录》临证助读系列 方论分册

[1] 本案说明鸦胆子内服为治疗胸膈瘀血之良药。

[2] 张锡纯是较早将中医消渴与西医糖尿病关系明确的人。

生山药一两　生黄芪五钱　知母六钱　生鸡内金捣
细，二钱　葛根钱半　五味子三钱　天花粉三钱

消渴之证，多由于元气不升，此方乃升元气以止渴
者也。方中以黄芪为主，得葛根能升元气。而又佐以山
药、知母、花粉以大滋真阴。使之阳升而阴应，自有云
行雨施之妙也。用鸡内金者，因此证尿中皆含有糖质，
用之以助脾胃强健，化饮食中糖质为津液也[1]。用五
味者，取其酸收之性，大能封固肾关，不使水饮急于下
趋也。

邑人某，年二十余，贸易津门，得消渴证。求津门
医者，调治三阅月（三个月），更医十余人不效，归家
就医于愚。诊其脉甚微细，旋饮水旋即小便，须臾数
次。投以玉液汤，加野台参四钱，数剂渴见止，而小便
仍数，又加萸肉五钱，连服十剂而愈[2]。

方书（此处指古代医籍）消证，分上消、中消、
下消[3]。谓上消口干舌燥，饮水不能解渴，系心移热
于肺，或肺金本体自热不能生水，当用人参白虎汤；中
消多食犹饥，系脾胃蕴有实热，当用调胃承气汤下之；
下消谓饮一斗溲亦一斗，系相火虚衰，肾关不固，宜用
八味肾气丸。

按：白虎加人参汤，乃《伤寒论》治外感之热，
传入阳明胃腑，以致作渴之方。方书谓上消者宜用之，
此借用也。愚曾试验多次，然必胃腑兼有实热者，用之
方的。中消用调胃承气汤，此须细为斟酌，若其右部之
脉滑而且实，用之犹可，若其人饮食甚勤，一时不食，
即心中怔忡，且脉象微弱者，系胸中大气下陷，中气亦
随之下陷，宜用升补气分之药，而佐以收涩之品与健补
脾胃之品，拙拟升陷汤在第四卷后有治验之案可参观。
若误用承气下之，则危不旋踵（形容危险很快来临。
旋踵：旋转脚跟，比喻时间极短）。至下消用八味肾气
丸，其方《金匮》治男子消渴，饮一斗溲亦一斗。而
愚尝试验其方，不惟治男子甚效，即治女子亦甚效。曾
治一室女得此证，用八味丸变作汤剂，按后世法，地黄

[1] 该方治消渴
侧重从脾胃虚弱入
手，进而益气养
阴，不可不知。

[2] 案中用山萸
肉、野台参，注意
学习其经验。

[3] 张锡纯总结
了古代医家治疗消
渴的经验，分上
消、中消、下消进
行论治，目的是说
明消渴有不同病
机，临床上要进行
辨证论治。

[1] 张锡纯特别指出了古人治疗中消之不足，应当分虚实论治。若脉象微弱者，则必须应用玉液汤、升陷汤等方加减治疗，否则危不旋踵。从此处更可窥见张锡纯玉液汤从中焦脾胃论治消渴之端倪。

[2] 张锡纯通过取类比象悟出消渴上中下三消的病机与治疗方法。上消当清心肺；中消则补脾胃或清湿热或温化寒湿；下消则温补肾阳。

[3] 苍柏二妙散：炒苍术、炒黄柏。出《丹溪心法》。

[4] 丹溪越鞠丸：苍术、香附、川芎、神曲、栀子各等分。出《丹溪心法》。

用熟地、桂用肉桂，丸中用几两者改用几钱，惟茯苓、泽泻各用一钱，两剂而愈。后又治一少妇得此证，投以原方不效，改遵古法，地黄用干地黄即今生地，桂用桂枝，分量一如前方，四剂而愈。此中有宜古宜今之不同者，因其证之凉热，与其资禀之虚实不同耳[1]。

尝因化学悟出治消渴之理。今试以壶贮凉水置炉上，壶外即凝有水珠，恒至下滴。迨壶热则其水珠即无。盖炉心必有氢气上升，与空气中之氧气合，即能化水，着于凉水壶上，即可成珠下滴。迨壶热则所着之水，旋着旋即涸去，故又不见水。人腹中之气化壮旺，清阳之气息息上升，其中必挟有氢气上升，与自肺吸进之氧气相合，亦能化水，着于肺泡之上，而为津液。津液充足，自能不渴。若肺体有热，有如炉上壶热，所着之水旋即涸去，此渴之由来也。当治以清热润肺之品。若因心火热而铄（shuò，消损）肺者，更当用清心之药。若肺体非热，因腹中气化不升，氢气即不能上达于肺，与吸进之氧气相合而生水者，当用升补之药，补其气化，而导之上升，此拙拟玉液汤之义也。然氢气必随清阳上升，而清阳实生于人身之热力，犹炉心有火，而炉心即不能始有氢气上升也。故消渴之证，恒有因脾胃湿寒、真火衰微者，此肾气丸所以用桂、附。而后世治消渴，亦有用干姜、白术者[2]。尝治一少年，咽喉常常发干，饮水连连，不能解渴。诊其脉微弱迟濡。投以四君子汤，加干姜、桂枝尖，一剂而渴止矣。又有湿热郁于中焦作渴者，苍柏二妙散[3]、丹溪越鞠丸[4]皆可酌用。

按语： 消渴病为临床常见疑难疾病。张锡纯首先对古代医家治疗消渴病分上中下三消给予了肯定，指出治疗消渴病不可拘泥于一端，临床要进行辨证论治。但张锡纯对古代医家应用调胃承气汤治疗中消有不同的看法，认为中消见阳明腑实证者比较少，临床要慎重应用，除非见脘腹胀满、大便干燥秘结、口干舌燥，右部之脉滑实者，否则祸不旋踵。因此，张锡纯努力继承探索创新中消的治法，以弥补古人治疗消渴的不足。

　　古代医家将中焦消渴多分成两个类型进行辨证论治：一是中焦寒湿，用四君子汤、理中汤、桂枝汤等加减治疗；二是中焦湿热，用苍柏二妙散、丹溪越鞠丸等方加减治疗。张锡纯根据自己长期的临床经验，发现中焦脾胃虚弱、元气亏虚不升也是其中一个常见证型，弥补了古代医家从中焦治疗消渴的不足，也是其从中焦论治消渴学术思想的具体体现。

　　针对消渴脾胃虚弱、元气不升的病机，张锡纯主要采用补脾胃、生发元气的方法加以治疗，创制了著名方剂玉液汤。方中重用黄芪峻补元气；山药、鸡内金相配伍，补脾胃以生化元气，张锡纯曾称山药、白术、鸡内金三味药为健补脾胃不可挪移之品；再配伍葛根有助于脾气之升发；知母、天花粉清热滋阴生水以恢复元气，正所谓津能载气，有一分津液便有一分生机；五味子味酸以收敛元气。全方配伍严谨，四组药物都紧紧围绕补脾胃、生发元气而设置。

　　现代临床报道用玉液汤配伍治疗非胰岛素依赖型糖尿病各种中医证型均取得良好疗效，尤其是气阴两虚型报道最多。可见玉液汤是一首治疗糖尿病的良方，经得起临床验证。

滋膵饮

　　治同前证[1]。

　　生箭芪五钱　大生地一两　生怀山药一两　净萸肉五钱　生猪胰子切碎，三钱

　　上五味，将前四味煎汤，送服猪胰子一半，至煎滓时，再送服所余一半。若遇中、上二焦积有实热，脉象洪实者，可先服白虎加人参汤数剂，将实热消去强半，再服此汤，亦能奏效[2]。

　　消渴一证，古有上中下之分，谓其证皆起于中焦而极于上、下。究之无论上消、中消、下消，约皆渴而多

[1] 前证即消渴，西医所谓糖尿病。但前方侧重从脾胃虚弱治疗，该方侧重从肝肾亏虚治疗。

[2] 滋膵饮方加减法。注意伴有中上焦之火热加减法。

[1] 张锡纯赞成消渴病证起于中焦、累及上焦之见识，故很重视从中焦脾胃入手治疗消渴。

[2] 由中焦脾胃之病累及肺，导致肺津不足，不能通调水道，而为上消。

[3] 由中焦脾胃累及肾脏，导致肾关不固，更不能润肺，而为下消。

[4] 猪胰子为脏器疗法，是从脾胃入手以治本者。可用鸡内金代替。

饮多尿，其尿有甜味。是以《圣济总录》论消渴谓："渴而饮水多，小便中有脂，似麸而甘。"至谓其证起于中焦，是诚有理，因中焦膵病，而累及于脾也[1]。盖膵为脾之副脏，在中医书中，名为"散膏"，即扁鹊《难经》所谓脾有"散膏"半斤也膵尾衔接于脾门，其全体之动脉又自脾脉分支而来，故与脾有密切之关系。有时膵脏发酵，多酿甜味，由水道下陷，其人小便遂含有糖质。迨至膵病累及于脾，致脾气不能散精达肺《内经》谓脾气散精，上达于肺则津液少，不能通调水道《内经》谓肺通调水道，下归膀胱则小便无节，是以渴而多饮多溲也。尝阅《申报》有胡适之者，因病消渴，求治于北平协和医院，久而无效，惧而旋里，亦以为无药可医矣。其友劝其延中医治疗，服药竟愈。所用方中以黄芪为主药，为其能助脾气上升，还其散精达肺之旧也[2]。《金匮》有肾气丸善治消渴。其方以干地黄即生地黄为主，取其能助肾中之真阴，上潮以润肺，又能协同山萸肉以封固肾关也。又向因治消渴，曾拟有玉液汤方在前，方中以生怀山药为主，屡试有效。近阅医报且有单服山药以治消渴而愈者，以其能补脾固肾，以止小便频数；而所含之蛋白质，又能滋补膵脏，使其"散膏"充足；且又色白入肺，能润肺生水，即以止渴也[3]。又俗传治消渴方，单服生猪胰子可愈。盖猪胰子即猪之膵，是人之膵病，而可补以物之膵也。此亦犹鸡内金，诸家本草皆谓其能治消渴之理也。鸡内金与猪胰子，同为化食之物也[4]。愚因集诸药合为一方，以治消渴屡次见效。因敢笔之于书，以公诸医界。

【附记】天津卢抑甫君评此方云：按糖尿病一证，在西医病理上之研究，由于膵脏之岛素组织萎缩，制造内分泌之机能减却，故对于付肾之内分泌物亚笃列那林助肝脏造糖之过胜技能不能制止，因而血液内含糖量过多，以致尿内亦含有糖质，西医起初无适切之治法。自西历一千九百二十年，西医邦廷古氏由牛、马、豕等之膵脏抽出其内分泌物，名之曰依苏林，注射于皮下或静脉内，能使血内过量之糖立即减少，虽至病剧陷于昏睡时，亦有起死回生之望。今先生治糖尿病之处方内，有猪胰一味，属于古来脏器疗法，与现今西医之内分泌疗法暗合。但古人只知以脏补脏，不知其有内分泌物之作用。又内服之法不如注射，因经口入胃，其有效成分为酸性胃液所破坏，即难奏效；注射则成分直达于病所，其奏效必确也。如除去猪胰子之脂肪、结缔组织及蛋白酵素，制成水制流膏，使仅含有抗糖物质，再加碱性液以防制其胃液之酸性，则内服之缺点可以免去。病人不欲行注射者，当以此法为最良矣[1]。中国古方治糖尿病有黄芪汤与八味丸，以新学理释之，必有使糖量减少之作用。至于何种药味有此作用，尚待研究，此时难以指定也。日医博士上条秀介，曾于中药何首乌抽出一种有效成分，名之曰巴利够宁，以治糖尿病，确有减少糖质作用，发表治验报告，东西医界甚为惊异。我国医家如能于黄芪汤、八味丸抽出某药成分，证明有减糖质作用，则上条秀介不能专美于前矣。然而未能抽出者，科学落后，其程度不如人也。以哲学的药性治哲学的病理，则终于哲学的范围而已。而先生此方由黄芪汤与八味丸脱胎变体而来，有西医制方之精神，又加猪胰子之脏器疗法，暗合于科学之原理，此则为现今医界所未有，而为鄙人所钦佩无已者也[2]。

又先生所著之《医学衷中参西录》中，各种处方类于此方之理想者甚多，鄙人临证采用多收良效，拟撰《张氏医方新解》，以西医之理发明之，俾西医界中亦可放胆试用，此诚沟通中西之资籍也。以后得暇，当按方循序披露，登于拙撰医学报即《医药卫生浅说报》，以便使中西医界之参考，庶于当今医学有小补云[3]。

观卢君此段议论，诚当今医界之伟人也。卢君印谦先毕业于西医校，后又自精心研究中医，生平临证以西理断病，以中药治病，自命为新医学家。凡所用之中药，皆细心研究其成分，将其有用之成分提出，制成为流液，或制为结晶用之，较诸药片恒有捷效，且将其提

[1] 介绍西医对糖尿病的认识和治法。

[2] 滋脺饮由黄芪汤、八味丸、猪胰子脏器疗法等综合变化而来。主张对其进行科学研究，体现了中西医汇通之学术思想。

[3] 卢抑甫主张用西医之理阐释张锡纯之验方，体现了中西医汇通之学术思想。

出诸药之成分，恒披露于所撰医报中。卢君自命为新医学家，洵非虚语也[1]。

[1] 张锡纯对卢抑甫中西医汇通之思想给予了高度评价。

按语： 张锡纯治疗消渴重视从脾虚入手加以治疗，兼顾肺津亏虚和肾阴亏虚。玉液汤侧重从脾虚治疗，兼顾肺津亏虚证。滋膵饮也从脾虚治疗，但侧重肾阴亏虚。

滋膵饮中猪胰子为脏器疗法，是从脾胃入手以治本者。若无猪胰子，可用鸡内金代替。用生黄芪补助脾气以升清达肺。因为伴有肾阴亏虚，故用生地、山药、山萸肉补助肾阴，同时具有滋润肺津和固摄肾气之作用。该方由黄芪汤、八味丸、猪胰子脏器疗法等综合变化而来，用于治疗下消见小便多者效果良好。正如张锡纯所说："愚因集诸药合为一方，以治消渴屡次见效。因敢笔之于书，以公诸医界。"若遇中、上二焦积有实热，脉象洪实者，注意配伍白虎加人参汤等。

治癃闭方

宣阳汤

治阳分虚损，气弱不能宣通，致小便不利[2]。

野台参四钱　威灵仙钱半　寸麦冬六钱，带心　地肤子一钱

[2] 虽曰治疗阳分虚损，但据其方剂组成来看，此方为补气宣通利小便而非补阳宣通利小便。

按语： 此方为补气宣通利小便之方，而非补阳宣通利小便之剂。但称之为宣阳汤者，一者是因气属阳也，二者是疏通经络宣发阳气也。

人之水饮，需要元气之运化宣通。元气虚弱，气化不利，升降停滞，则致小便不通。方中以野台参为君，大补一身之元气。元气足，则肺通调水道、脾运化水液和肾蒸腾气化水液功能正常，三焦运化输布水液功能也通畅，何患水液停滞、小便不利哉？麦门冬为佐，以制约人参之热。威灵仙性温，能通行十二经络、宣通三焦之滞，故能行气通络利水。人参配威灵仙，大补元气而

不滞。地肤子专入肾和膀胱经，滑利走窜，具有通淋利小便之功，为治小便不利癃闭的引经良药。全方共奏补元气、通经络、利小便之功，故对元气亏虚、津液不行、经络郁滞、小便不利之癃闭能发挥良好效果。

方中麦冬本系肺药，有润肺养肺之功，有助于肺发挥主治节和通调水道之能，也发挥着利小便治癃闭的作用。此正所谓"提壶揭盖"之意。张锡纯创制的宣阳汤、温通汤二方均用威灵仙。宣阳汤中谓其"行参之滞"，温通汤谓其"取其温窜之力，化三焦之凝滞，以达膀胱，即化膀胱之凝滞以达溺管也"，有何不同？其实没有差别，都是利用威灵仙温通走窜之性，宣通十二经脉和三焦之凝滞，而达到通闭利水治癃之功。《本草经疏》谓："威灵仙辛温宣通，而达于上焦。咸温疏利，达于下焦，引而竭之以泄水，走窜消克，彻上引下，故心膈痰水，膀胱宿脓恶水亦随之而去。"

济阴汤

治阴分虚损，血亏不能濡润，致小便不利[1]。

怀熟地一两　生龟板五钱，捣碎　生杭芍五钱　地肤子一钱

阴分阳分俱虚者，二方并用，轮流换服，如下案所载服法。小便自利[2]。

一媪，年六十余，得水肿证，延医治不效。时有专以治水肿名者，其方秘而不传。服其药自大便泻水数桶，一身肿尽消。言忌咸百日，可保永愈。数日又见肿，旋复如故。服其药三次皆然，而病患益衰惫矣。盖未服其药时，即艰于小便，既服药后，小便滴沥全无，所以旋消而旋肿也。再延他医，皆言服此药，愈后复发者，断乎不能调治。后愚诊视，其脉数而无力[3]。愚曰：脉数者阴分虚也，无力者阳分虚也。膀胱之腑，有下口无上口，水饮必随气血流行，而后能达于膀胱，出为小便。《内经》所谓"州都之官，津液藏焉，气化则能出"者

[1]《易·系辞》：总论《易经》大义，有学者认为该篇是《易经》中思想水平最高的作品。

是也。此脉阴阳俱虚，致气化伤损，不能运化水饮以达膀胱，此小便所以滴沥全无也。《易·系辞》[1]曰："日往则月来，月往则日来，日月相推，而明生焉。寒往则暑来，暑往则寒来，寒暑相推，而岁成焉。往者屈也，来者信伸音（同伸）也，屈信相感，而利生焉。"此天地之气化，即人身之气化也。爰（yuán，于是）立两方，一方以人参为君，辅以麦冬以济参之热，灵仙以行参之滞，少加地肤子为向导药，名之曰宣阳汤，以象日象暑；一方以熟地为君，辅以龟板以助熟地之润，芍药以行熟地之滞芍药善利小便，故能行熟地之泥，亦少加地肤子为向导药，名之济阴汤，以象月象寒。二方轮流服之，以象日月寒暑相推、往来屈伸相感之义。俾先服济阴汤，取其贞下起元（培补下焦元阴之意）也。服至三剂小便稍利，再服宣阳汤，亦三剂小便大利，又再服济阴汤，小便直如泉涌，肿遂尽消。病家疑而问曰：前服济阴汤，小便微通，此时又服之，何其功效百倍于从前？答曰：善哉问也。前服济阴汤，似于冬令，培草木之根，以厚其生长之基也，于服宣阳汤数剂后，再服济阴汤，如纯阳月（指四月）后，一阴二阴甫生，时当五六月大雨沛行（沛雨甘霖，充足而甘美的雨水），万卉之畅茂，有迥异寻常者矣。

或问：西人谓膀胱有进水之口，在出水之口下，其口斜透膀胱，且有油膜绕护，故不易辨认。西人实验最精，其说必不差谬（chàmiù，错误，差错）。子论膀胱，何以仍遵古说？答曰：西人之说虽得之实验，然必以中法参之，始能尽脏腑之微奥。唐容川曰："三焦之根，出于肾系。两肾之间，有油膜一条连于脊骨，自下而上，第七节命门穴处，即肾系也。由肾系下生连网油膜俗名网油，西人名连网，是为下焦；中生板油（一板一板的肥油），是为中焦；上生膈膜，是为上焦。盖三焦即人身之油膜，上络心肺、中络脾胃、下络肠与肾连膀胱。食入于胃由肠而下，饮入于胃则胃之四面皆有微丝血管将水吸出，散走油膜之，即三焦也。水缘三焦下行，由肾漉（lù，液体慢慢地滤过）过，以达膀胱。"今试取物脬验之，其出水口下，油膜绕护之处，即与三焦连网相连之处，初无外露之口。三焦气化流行，自能运转水饮，由连网而达于膀胱。《内经》所谓"三焦者，决渎之官，水道出焉"者是也。由斯观之，其进水之口，原在若有若无之间，谓之有可也，谓之无亦无不可也。彼西人驳（bó，否定旁人的意见）三焦之说，而不知其所谓连网即三焦，且不知连网生于肾系，是实验虽精而犹未精也[1]。

一妇人，年三十许，因阴虚小便不利，积成水肿甚剧，大便亦旬日不通，一老医投以八正散不效。友人高夷清为出方，用生白芍六两，煎汁两大碗，再用阿胶二两，熔化其中，俾病人尽量饮之[2]。老医甚为骇疑，夷清力主服之，尽剂而二便皆通，肿亦顿消。后老医与愚觌（dí，相见）面，为述其事，且问此等药何以能治此病？答曰：此必阴虚不能化阳，以致二便闭塞。白芍善利小便，阿胶能滑大便，二药并用，又大能滋补真阴，使阴分充足，以化其下焦偏胜之阳，则二便自能通利也。

长子荫潮治一水肿证。其人年六旬，二便皆不通利，心中满闷，时或烦躁。知其阴虚积有内热，又兼气分不舒也，投以生白芍三两，橘红、柴胡各三钱，一剂二便皆通[3]。继服滋阴理气、少加利小便之药而愈。

一妇人，年四十许，得水肿证，百药不效。偶食绿豆稀饭，觉腹中松畅，遂连服数次，小便大利而愈。有人向愚述其事，且问所以能愈之故。答曰：绿豆与赤小豆同类，故能行水利小便，且其性又微凉，大能滋阴退热。凡阴虚有热，致小便不利者，服之皆有效也[4]。

按语：肾主水液，肾阴充足则肾气旺盛，以发挥其气化功能。若肾阴不足，不能濡养，阴不化阳，气化失职，则致小便不利。济阴汤方中重用熟地一两为君，大补肾中真阴。张景岳曾称赞熟地说："形体之本在精血，熟地至静之性，以至甘至厚之味，实精血形成中第

[1] 张锡纯根据唐容川三焦为有形之网膜，阐释了中医上焦心肺、中焦脾胃、下焦肝肾运转水饮，由连网而达于膀胱的整个过程。其中三焦正常的气化流行是关键。

[2] 方中白芍、阿胶用量之大，值得注意。

[3] 重用白芍滋阴，稍加橘红、柴胡疏肝理气流通气机，配伍巧妙。

[4] 张锡纯对绿豆与赤小豆滋阴利水之功给予阐释。

一纯厚之药。"辅以龟板滋阴退虚热、白芍滋利小便，少加地肤子通淋利小便为导引。全方共奏大补真阴退虚热以治本、利尿通闭以治标，标本兼顾，使阴分充足，以化其下焦偏胜之阳，则小便自能通利。肝气郁滞者，加柴胡、橘红，大便干燥加阿胶、玄参、知母等，虚热重者加绿豆、赤小豆、地骨皮、白薇等。

对于真阴亏虚、水源枯竭之癃闭证，张锡纯记载的友人高夷清和长子荫潮两个验案，并未用熟地和龟板，而是重用白芍三两到六两即取得了良好疗效，这是为什么呢？白芍性凉多液，重用之则能大补肝肾之阴退虚热以化气，同时又能通利小便，疏通尿闭，有标本兼治之妙。故不用熟地、龟板，也能发挥良好作用。可以说，重用一味白芍即可替代济阴汤。

张锡纯认为，癃闭之证虽有虚实之分，但实者少，而虚者多。阳虚气弱者，不能宣通；阴损血亏者，不能濡润。两者均使三焦气化不利，导致小便不利而形成癃闭。治疗方法应该是塞因塞用，不可过分通利，违反虚虚实实之戒。阳虚之癃闭治以宣阳汤，阴虚之癃闭治以济阴汤。阴阳两虚者，则两方轮流服用。正如自然界中日月寒暑相推、往来屈伸相感一样，使体内的阴阳重新达到平衡。具体应用时宜先服济阴汤培补下焦元阴，后服宣阳汤壮旺元气。

白茅根汤

治阴虚不能化阳，小便不利，或有湿热壅滞，以致小便不利，积成水肿[1]。

白茅根一斤，掘取鲜者，去净皮与节间小根，细切

将茅根用水四大碗煮一沸，移其锅置炉旁，候十数分钟，视其茅根若不沉水底，再煮一沸，移其锅置炉旁，须臾视其根皆沉水底，其汤即成。去渣温服多半杯，日服五六次，夜服两三次，使药力相继，周十二时，小便自利[2]。

茅根形象中空，颇类苇根。鲜者煮稠汁饮之，则其

《医学衷中参西录》临证助读系列

方论分册

[1] 白茅根汤既可滋阴，又可清热利湿，用于阴虚癃闭和湿热癃闭。但量必须大，方能取效。

[2] 张锡纯白茅根汤煎服法至为精妙。煮仅为两沸，意欲保留其清凉宣通之力。昼夜服7～9次，意欲药力相继。

性微凉，其味甘而且淡。为其凉也，故能去实火；为其甘也，故能清虚热；为其淡也，故能利小便。且其根不但中空，周遭丬上有十二小孔细视可见，象人十二经络。故又能宣通脏腑，畅达经络，兼治外感之热，而利周身之水也[1]。然必须如此煮法，服之方效。若久煎，其清凉之性及其宣通之力皆减，服之即无效矣。所煮之汤，历一昼夜即变绿色，若无发酵之味，仍然可用。

一妇人，年四十余，得水肿证。其翁固诸生[2]，而精于医者，自治不效，延他医诊治亦不效。偶与愚遇，问有何奇方，可救此危证。因细问病情，知系阴虚有热，小便不利。遂俾用鲜茅根煎浓汁，饮旬日全愈。

一媪，年六十余，得水肿证。医者用药，治愈三次皆反复，再服前药不效。其子商于梓匠（木工），欲买棺木，梓匠固其亲属，转为求治于愚。因思此证反复数次，后服药不效者，必是病久阴虚生热，致小便不利。细问病情，果觉肌肤发热，心内作渴，小便甚少[3]。俾单用鲜白茅根煎汤，频频饮之，五日而愈[4]。

一妇人，年四十许，得水肿证。其脉象大致平和，而微有滑数之象。俾浓煎鲜茅根汤饮之，数日病愈强半。其子来送信，愚因嘱之曰：有要紧一言，前竟忘却。患此证者，终身须忌食牛肉[5]。病愈数十年，食之可以复发。孰意其子未返，已食牛肉。且自觉病愈，出坐庭中，又兼受风。其证陡然反复，一身尽肿，两目因肿甚不能开视。愚用越婢汤发之，以滑石易石膏用越婢汤原方，常有不汗者，若以滑石易石膏则易得汗，一剂汗出，小便顿利，肿亦见消。再饮白茅根汤，数日病遂全愈。

按：白茅根，拙拟二鲜饮与三鲜饮，用以治吐衄。此方又用以治水肿，而其功效又不止此也。愚治伤寒温病，于大便通后，阳明之盛热已消，恒俾浓煮鲜茅根汤，渴则饮之，其人病愈必速，且愈后即能饮食，更无反复之患[6]。盖寒温愈后，其人不能饮食与屡次复病者，大抵因余热未尽与胃中津液未复也。白茅根甘凉之性，既能清外感余热，又能滋胃中津液。至内有郁热，

[1] 张锡纯阐释茅根功用之广泛：养阴津、退虚热、清实热、利小便、宣脏腑、畅经络、解肌表，为解表清里补虚泻实之妙药。真可谓白茅根之知音也。

[2] 古代经考试录取而进入中央、府、州、县各级学校，包括太学学习的生员。生员有增生、附生、廪生、例生等，统称诸生。

[3] 注意阴虚癃闭之特点：病情反复、肌肤发热、心内作渴、小便甚少。

[4] 张锡纯善于用平淡之药治疗危重疑难病症，注意学习应用。

[5] 水肿患者皆忌食牛肉，以其壅滞气血。

[6] 张锡纯再次补充阐发白茅根功效之余蕴：凉血止血、利小便、清外感余热、滋胃中津液、开胃口、清透火热等。张锡纯把白茅根作为伤寒温病善后之方，别有巧思，不愧为伤寒和温病大家。

外转觉凉者，其性又善宣通郁热使达于外也。

又按：凡臌胀（gǔzhàng，以腹胀如鼓，腹皮青筋显露，肤色苍黄为主要表现的疾病），无论或气、或血、或水肿。治愈后，皆终身忌食牛肉。盖牛肉属土，食之能壅滞气血，且其彭亨（pénghēng，腹部胀大貌）之形，有似腹胀，故忌之也。医者治此等证，宜切嘱病家，慎勿误食[1]。

[1] 饮食宜忌，切勿轻视。

按语：白茅根始载于《神农本草经》，具有凉血止血、清热利尿之功。常用于治疗热病烦渴、肺热咳嗽、胃热呕哕、热淋，小便不利、水肿、尿血、吐血、衄血、崩漏、黄疸等，还可解酒毒。

张锡纯为白茅根之知音。他在继承古人白茅根认识的基础上，有独特的创新发展。具体体现在4个方面：

1. 功效方面 有三点超越古人的新认识：①疏通三焦和辛凉解表作用：白茅根有良好的调畅气机、通阳化气、辛凉解表作用，这是该药利小便的机制所在。②清阳明余热和开胃口作用：白茅根能清阳明之余热、滋胃中津液，故为阳明热病善后之妙药和具有良好的开胃口作用。另外，他还用白茅根作为越婢汤治疗水肿病善后之药，作为二鲜饮、三鲜饮治疗吐衄善后之药。③清透郁热治疗真热假寒证：张锡纯认为，白茅根辛凉之性可清透内郁之热，又能畅达气机，故为治疗真热假寒之要药。

2. 药材取用方面 张锡纯主张应用白茅根汤以鲜者为好。但是，临床无鲜者，用干者也可。

3. 用量和服法方面 张锡纯白茅根汤用量极大且强调昼夜连续服用。这是因为白茅根清热滋阴利尿力量较为缓和，故用量宜极大，并连续服用保持药力接续。

4. 煎煮法方面 张锡纯主张白茅根不宜久煎。他煮鲜茅根仅两沸，意欲保留其清凉宣通之力。

[2] 温通汤用于下焦感受寒邪证。

温通汤

治下焦受寒，小便不通[2]。

椒目炒捣，八钱　小茴香炒捣，二钱　威灵仙三钱

人之水饮，由三焦而达膀胱。三焦者，身内脂膜也。曾即物（此指动物）类验之，其脂膜上皆有微丝血管，状若红绒毛，即行水之处。此管热则膨胀，凉则凝滞，皆能闭塞水道。若便浊兼受凉者，更凝结稠黏杜塞溺管，滴沥不通[1]。故以椒目之滑而温、茴香之香而热者，散其凝寒，即以通其窍络。更佐以灵仙温窜之力，化三焦之凝滞，以达膀胱，即化膀胱之凝滞，以达溺管也[2]。凉甚者，肉桂、附子、干姜皆可酌加。气分虚者，更宜加人参助气分以行药力。

按语：下焦受寒是外来寒邪侵袭小腹、膀胱、少腹和阴器等肚脐以下部位，导致膀胱小便不通和局部冷痛为特点的病证。其临床表现有小便不通、睾丸冷痛、小腹或少腹冷痛，遇寒加重，得温痛减，畏寒喜暖，舌淡苔白，脉沉弦紧或沉迟。

温通汤中以椒目为君药，其性温能散下焦之寒，其性滑能通利小便；炒小茴香温阳理气散寒；威灵仙性温走窜，可宣通十二经络和三焦之凝滞，以达膀胱。三药相配，共奏散寒、理气、通经之功，对寒凝三焦、气化失利之小便不通，用药可谓丝丝入扣。

就温通汤组成来看，适用于外来寒邪侵袭下焦导致小便不通之实证，故其脉当沉弦紧或沉迟有力。但是，外来寒邪侵袭下焦，往往存在素体阳气不足。故具体到临床，也可见到脉象沉弦紧或沉迟无力者。这时，需要温补下焦阳气扶正祛邪，可加附子、肉桂、干姜、吴茱萸。兼有少腹疼痛者，可加当归、枸杞、乌药、香附、沉香等养肝理气止痛。正如张锡纯所说："凉甚者，肉桂、附子、干姜皆可酌加。气分虚者，更宜加人参助气分以行药力。"所以，本方恰当化裁，也可用于下焦阳虚所致的小便不通。

加味苓桂术甘汤

治水肿小便不利，其脉沉迟无力，自觉寒凉者[3]。

[1] 张锡纯阐释下焦实寒导致小便不通之机理。

[2] 温通汤的配伍方法。

[3] 温通汤用于实寒证，加味苓桂术甘汤用于虚寒证。

[1] 方中甘草当炙用。其性甘缓，易阻气机，故为水肿证忌用之品。张锡纯对水肿证用甘草法颇有心得，值得效仿。

[2] 硫黄乃火之精者，温阳之力大于桂、附等草木之品，且无附子升发之弊。故张锡纯以此治脾肾阳虚之重证。

[3] 张锡纯用生硫黄治疗阳虚水肿和用威灵仙作为小便不利的引经药物，为其两大创见，注意效法。

於术三钱　桂枝尖二钱　茯苓片二钱　甘草一钱　干姜三钱　人参三钱　乌附子二钱　威灵仙一钱五分

肿满之证，忌用甘草[1]，以其性近壅滞也。惟与茯苓同用，转能泻湿满，故方中未将甘草减去。若肿胀甚剧，恐其壅滞者，去之亦可。

服药数剂后，小便微利；其脉沉迟如故者，用此汤送服生硫黄末四五厘[2]。若不觉温暖，体验渐渐加多，以服后移时觉微温为度。

人之水饮，非阳气不能宣通。上焦阳虚者，水饮停于膈上；中焦阳虚者，水饮停于脾胃；下焦阳虚者，水饮停于膀胱。水饮停蓄既久，遂渐渍（zì，浸）于周身，而头面肢体皆肿，甚或腹如抱瓮（wèng，一种盛水或酒等的陶器），而臌胀成矣。此方用苓桂术甘汤，以助上焦之阳。即用甘草协同人参、干姜，以助中焦之阳。又人参同附子，名参附汤能固下焦元阳将脱，协同桂枝，更能助下焦之阳桂枝上达胸膈，下通膀胱，故肾气丸用桂枝不用肉桂。三焦阳气宣通，水饮亦随之宣通，而不复停滞为患矣。至灵仙与人参并用，治气虚小便不利甚效此由实验而知，故前所载宣阳汤并用之。而其通利之性，又能运化术、草之补力，俾胀满者服之，毫无滞碍（zhìài，阻碍），故加之以为佐使也。若药服数剂后，脉仍如故，病虽见愈，实无大效，此真火衰微太甚，恐非草木之品所能成功。故又用生硫黄少许，以补助相火[3]。诸家本草谓其能使大便润、小便长，补火之中大有行水之力，故用之因凉成水肿者尤良也。服生硫黄法，其中有治水肿之验案宜参观。

脉沉水肿，与脉浮水肿迥异。脉浮者，多系风水，腠理（肌肉和皮肤的纹理）闭塞，小便不利。当以《金匮》越婢汤发之，通身得汗，小便自利。若浮而兼数者，当是阴虚火动，宜兼用凉润滋阴之药。脉沉水肿，亦未可遽以凉断。若沉而按之有力者，系下焦蕴热未化，仍当用凉润之药，滋阴以化其阳，小便自利。惟其脉沉而且迟，微弱欲无，询之更自觉寒凉者，方可放胆用此汤无碍。或但服生硫黄，试验渐渐加多，亦可奏效。特是肿之剧者，脉之部位皆肿，似难辨其沉浮与有力无力，必重按移时，使按处成凹，始能细细辨认[1]。

　　按：苓桂术甘汤，为治上焦停饮之神方。《金匮》曰："短气有微饮，当从小便去之，苓桂术甘汤主之，肾气丸亦主之。"喻嘉言注云："呼气短，宜用苓桂术甘汤，以化太阳膈上之气；吸气短，宜用肾气丸，以纳少阴肾经之气。"推喻氏之意，以为呼气短则上焦阳虚，吸气短则下焦阳虚，故二方分途施治。然以之为学人说法，以自明其别有会心则可；以之释《金匮》，谓其文中之意本如是则不可。愚临证体验多年，见有膈上气旺而膺（yīng，胸）胸开朗者，必能运化水饮，下达膀胱，此用苓桂术甘汤治饮之理也；见有肾气旺，而膀胱流通者，又必能吸引水饮，下归膀胱，此用肾气丸治饮之理也。故仲景于上焦有微饮而短气者，并出两方，任人取用其一，皆能立建功效[2]。况桂枝为宣通水饮之妙药，茯苓为淡渗水饮之要品，又为二方之所同乎。且《金匮》之所谓短气，乃呼气短，非吸气短也。何以言之？吸气短者，吸不归根即吐出，《神农本草经》所谓吐吸，即喘之替言也。《金匮》之文，有单言喘者，又有短气与喘并举者。若谓"短气有微饮"句，当兼呼气短与吸气短而言，而喘与短气并举者，又当作何解耶惟论溢饮[3]变其文曰气短，似言吸气短。

　　用越婢汤治风水，愚曾经验，遇药病相投，功效甚捷[4]。其方《金匮》以治风水恶风，一身悉肿，脉浮不渴，续自汗出，无大热者。而愚临证体验以来，即非续自汗出者，用之亦可，若一剂而汗不出者，可将石膏易作滑石分量须加重。

　　按语：加味苓桂术甘汤是在《金匮要略》苓桂术甘汤的基础上创制而来，主治心脾肾阳虚之水肿。方中桂枝、干姜、炙甘草、人参不仅能温补脾阳，又能温补心阳，为治疗上中二焦阳气不足之要品，实取自张仲景桂枝甘草汤、干姜甘草汤等方之要义。故张锡纯称苓桂

[1] 水肿证为临床重病，诊断颇难。张锡纯对水肿的诊断主要靠脉诊区分，先分浮沉，次分虚实，再分迟数，可谓层次分明，指路明灯。即使脉之部位水肿，难辨浮沉虚实，也必苦心求之。

[2] 张锡纯阐释了苓桂术甘汤和肾气丸的方义，指出苓桂术甘汤为上焦阳虚水停之神方（张锡纯所创理饮汤可佐证），肾气丸用于下焦阳虚水停证。张锡纯点出桂枝和茯苓为治疗阳虚水停证的要品。

[3] 溢饮：四肢皮肤水肿，当汗出而不汗出，身体疼痛。

[4] 张锡纯此处讲风水，是为了与阳虚水肿进行鉴别，并推崇用越婢汤治疗风水证。用越婢汤一剂后汗不出者，说明石膏制约了麻黄的发汗作用，故改用滑石。滑石性凉质滑，不仅可清热，同时可引水下达膀胱。

术甘汤为治上焦停饮之神方。再配伍附子，合以干姜、桂枝、人参，同为治疗下焦阳气亏虚之要品，实取自四逆汤、干姜附子汤、附子汤、参附汤等名方之要义。

张锡纯所创加味苓桂术甘汤的独到之处在于温补中焦阳气，兼顾上下焦，三焦同治，温阳化气利水，是善于学习继承圣人仲景并有所创新之楷模。若真火衰微至极，加味苓桂术甘汤也难以奏功时，张锡纯创用生硫黄治疗阳虚水肿，实为开创治疗阳虚水肿之一大法门。张锡纯认为："硫黄之性，温暖下达，诚为温补下焦第一良药。"张锡纯力倡硫黄生用内服，以"渐渐加多"，"觉微温为度"，以药胜病为标准，为临床运用提供了指导。

威灵仙味苦，性温，无毒，入肺、肾二经，具有祛风除湿、通络止痛、化痰散积之功。临床主要用于风湿痹痛、肢体麻木、筋脉拘挛、屈伸不利、脚气、癥瘕积聚、破伤风、诸骨鲠咽等。考诸本草未见明确记载威灵仙有利小便作用，但张锡纯却用威灵仙作为小便不利的主要引经药，气虚配人参，阳虚配附子，寒凝配小茴香、椒目等，实为一大创见。现代药理学证实该药有解除食管、支气管、输尿管、胃及胆道等处平滑肌痉挛的作用，并有较强的消炎止痛作用。以上古代医家的认识和现代药理研究，为张锡纯威灵仙利小便作用提供了有力的佐证。

寒通汤

治下焦蕴蓄实热，膀胱肿胀，溺管闭塞，小便滴沥不通[1]。

滑石一两　生杭芍一两　知母八钱　黄柏八钱

一人，年六十余，溺血数日，小便忽然不通，两日之间滴沥全无。病人不能支持，自以手揉挤，流出血水少许，稍较轻松。揉挤数次，疼痛不堪揉挤。彷徨无措（pánghuángwúcuò，犹豫不决，没有办法），求为延医。其脉沉而有力[2]，时当仲夏，身复厚被，犹觉寒凉[3]。

[1] 寒通汤与温通汤（用于实寒）相对，用于实热。张锡纯所称下焦蕴蓄实热，当指下焦湿热。

[2] 脉沉而有力为审证要点。

[3] 此寒凉为真热假寒证。

知其实热郁于下焦，溺管因热而肿胀不通也。为拟此汤，一剂稍通，又加木通、海金沙各二钱，服两剂全愈[1]。

按语：寒通汤与温通汤相对，前者用于实热，后者用于实寒。从寒通汤的组成来看，张锡纯所称下焦蕴蓄实热，当指下焦湿热。

下焦湿热由外感湿浊或过食辛辣肥甘醇酿等，湿热注于下焦肠腑、膀胱，气机受阻，气化失司，腑气不利的病理变化。其临床表现为小便不利或小便频数短涩、尿赤、小腹憋胀、舌红苔黄腻、脉濡数或滑数等。

寒通汤中重用黄柏八钱为君药。黄柏性苦寒主入膀胱经，善清下焦膀胱之湿热以治本。湿热之邪最易伤耗阴精，用知母清热滋阴，以补黄柏之不足。知母与黄柏为经典配伍，主治下焦湿热伤阴之证。滑石淡渗利小便，芍药滋阴利小便。滑石配芍药，能助黄柏、知母导湿热外出。诸药合用，苦寒燥湿、淡渗利湿、养阴利小便三法并举，苦寒燥湿、淡渗利湿的同时而不伤阴，可谓有制之师。然本方毕竟大苦大寒之黄柏和知母用量极大，清泻之力较为猛烈，适合于舌红苔黄厚腻、脉沉实有力之急证暂用，不可长期久用。临床可根据具体情况配伍萹蓄、瞿麦、石韦、川木通、海金沙、金钱草、车前子、灯心草、淡竹叶、金银花、半枝莲、桑寄生等。

本方可用于西医学的前列腺炎、前列腺肥大、慢性肾盂肾炎、尿路结石等。

升麻黄芪汤

治小便滴沥不通。偶因呕吐咳逆，或侧卧欠伸，可通少许，此转胞[2]也。用升提药，提其胞而转正之，胞系不了戾，小便自利。

生黄芪五钱　当归四钱　升麻二钱　柴胡二钱

一妇人，产后小便不利，遣人询方。俾用生化汤加白芍，治之不效，复来询方。言有时恶心呕吐，小

[1] 注意木通、海金沙的加减应用。

[2] 指因女子胞下垂压迫膀胱，出现下腹胀而微痛和小便不通的病证。女子胞相当于子宫。

[1] 有时恶心呕吐，小便可通少许，为审证要点。

[2] 张锡纯阐释转胞气陷病机。

[3] 陆定圃：陆以湉，字定圃，清代医家，著《冷庐医话》。

[4] 观察：官名。唐代后期出现的地方军政长官，全称为观察处置使。

[5] 通过古代医家验案，张锡纯阐释了生黄芪为治疗水肿之要药，而且需要重用。

便可通少许[1]。愚恍悟曰：此必因产时努力太过，或撑挤太甚，以致胞系了戾，是以小便不通。恶心呕吐，则气机上逆，胞系有提转之势，故小便可以稍通也。遂为拟此汤，一剂而愈。

三焦之气化不升则不降。小便不利者，往往因气化下陷，郁于下焦，滞其升降流行之机也。故用一切利小便之药不效，而投以升提之药恒多奇效。是以拙拟此汤，不但能治转胞，并能治小便癃闭也[2]。

古方有但重用黄芪治小便不利，积成水肿者。陆定圃[3]《冷庐医话》载："海宁许珊林观察[4]，精医理。官平度州时，幕友（相当于幕僚）杜某之戚王某，山阴人。夏秋间，忽患肿胀，自顶至踵（zhǒng，脚后跟），大倍常时，气喘声嘶，大小便不通，危在旦夕。因求观察诊之。令用生黄芪四两，秫米一酒盅（zhōng，饮酒或喝茶用的没有把儿的杯子），煎一大碗，用小匙逐渐呷（xiā，小口喝）服。至盏许，气喘稍平。即于一日间服尽，移时小便大通，溺器易三次，肿亦随消，惟脚面消不及半。自后仍服此方，黄芪自四两至一两，随服随减。佐以祛湿平胃之品，两月复元，独脚面有钱大一块不消。恐次年复发，劝其归，届期果患前证。延绍城医士诊治，痛诋前方，以为不死乃是大幸。遂用除湿猛剂，十数服而气绝。次日，将及盖棺，其妻见其两目微动，呼集众人环视，连动数次。复用芪米汤灌救，至满口不能下，少顷眼忽一睁，汤俱下咽，从此便出声矣。服黄芪至数斤，并脚面之肿全消而愈。观察之弟，辛未曹部（官署中的办事人员），谓此方治验多人。先是嫂吴氏，患子死腹中，浑身肿胀，气喘身直，危在顷刻。余兄遍检名人医案，得此方遵服，便通肿消，旋即产下，一无所苦。后在平度有姬顾姓，患肿胀脱胎，此方数服而愈。继又治愈数人。王某更在后矣。"盖黄芪实表，表虚则水聚皮里膜外，而成肿胀。得黄芪以开通水道，水被祛逐，胀自消矣[5]。

按：水肿之证，有虚有实，实者似不宜用黄芪。然其证实者甚少，而虚者居多[1]。至其证属虚矣，又当详辨其为阴虚阳虚，或阴阳俱虚。阳虚者气分亏损，可单用重用黄芪，若《医话》中所云云者；阴虚者其血分枯耗，宜重用滋阴之药，兼取阳生阴长之义，而以黄芪辅之；至阴阳俱虚者，黄芪与滋阴之药可参半用之[2]。医者不究病因，痛诋为不可用，固属卤莽（lǔmǎng，冒失），至其连用除湿猛剂，其卤莽尤甚。盖病至积成水肿，即病因实者，其气血至此，亦有亏损。猛悍（猛烈强悍）药，或一再用犹可。若不得已而用至数次，亦宜以补气血之药辅之。况其证原属重用黄芪治愈之虚证乎。至今之医者，对于此证，纵不用除湿猛剂，亦恒多用利水之品。不知阴虚者，多用利水之药则伤阴；阳虚者，多用利水之药亦伤阳。夫利水之药，非不可用，然贵深究（深入追究）其病因，而为根本之调治，利水之药，不过用作向导而已[3]。

【附方】葛稚川《肘后方》治小便不通，用大蝼蛄二枚，取下体，以水一升渍饮，须臾即通。又《寿域方》用土狗后半，焙研调服半钱，小便即通，生研亦可。又《唐氏经验方》用土狗后截和麝香捣，纳脐中缚定，即通。

按：土狗即蝼蛄[4]。《日华本草》谓其治水肿，头面肿。李时珍谓其通大小便，治石淋，诚为利小便要药。凡小便不通者，无论凉热虚实，皆可加于药中以为向导[5]。即单服之，亦甚有效验。然观古方，皆用其后半截。盖其前半，开破之力多，后半利水力多。若治二便皆不通者，当全用之。

俗传治小便不通闻药方[6]：用明雄黄一钱，蟾酥五分焙发，麝香六厘，共研细，鼻闻之，小便即通。

西法曰：膀胱失却舒缩功用，而成瘫证，小便或全不出，或满积后略出涓滴。因膀胱无力，不能使小便畅出。或因中风所致，或因下身截瘫，或偏瘫所累。亦有老人无瘫证，忽然膀胱自失功用。又有脑证、热证溺秘不出者。凡病人自言溺不利，不能全出，有时涓滴而

[1] 张锡纯强调治疗水肿要辨证论治，并特别指出虚证居多，对我们治疗水肿很有指导价值。

[2] 张锡纯主张治疗虚证水肿，生黄芪贯穿始终。

[3] 治疗水肿要辨证论治，不可一味利水。

[4] 由于烘干后的蝼蛄身体紧缩，头向腹部弯曲，六足紧抱，像条卧着的狗，故取名土狗。

[5] 张锡纯指出蝼蛄可作为小便不通之向导要药。

[6] 张锡纯介绍治疗小便不通之闻药方，说明其广收博采。

出，无力畅送，医者即应推究，膀胱中积溺多少，有无关系。小腹胀大，旁击之觉有水，是有积溺也。治法用引溺银管，自阳茎透入膀胱，将溺引出，立觉轻松。引溺银管，以银为之，外面须极光滑，有大小、长短、曲直，或大曲、略曲，须各种俱备今各种皆有卖者。临证常用微弯者，约长七八寸，略似鹅毛管，弯端左右有细眼五六，溺自眼入，即可引出。若膀胱偶失功用，无别证者，引一二次即愈。若兼别证，须另治病源，仍用引出法以松适之可也。引溺后，服斑蝥酒数滴，腰贴斑蝥膏药，多着衣令身暖，食润物，如胡麻子水及粥之类。

又谓：有溺管变窄证，有初起略通，渐窄而塞；有忽然变窄，初起即塞住溺道。其故或因炎证，或因流白浊。致病之源，或饮酒房劳过度，或伤于饮食，致溺质改变，溺管不安而病生，此变窄所由也。治分二法：忽然变窄、溺管素无病者，鸦片膏四五厘，浆和贮水节中，射入溺管，如无水节，鸦片膏作丸，纳入肛门，更用深澡盆满盛热水，下身坐浸一二刻时，上身用棉被拥护发表，当有小便出也，内服胡麻子水或胡麻子粥，戒饮酒，戒食酸，宜服微利药，勿令大便秘。一法用朴硝一钱，樟脑一二分，滚水冲服。凡患此者，身宜温暖，勿触犯冷气，慎饮食为最要。初起略通、渐窄而塞者，因溺管多生炎证，更多流白浊，或外被打踢跌落所伤，内皮硬厚，管塞阻溺。或在肾囊肛门之间，或在龟头内寸许，或在龟头口，或在膀胱蒂前，有一处者，有二三处者。治法用银引溺管，略逼深送入膀胱，溺出后稍停片刻抽出，日用一两次，用时管须以手搓热，擦以香油，令极滑易入。初用小者，溺管渐开，渐换大者。其大小须有多种备用。

按：引溺管法甚妙[1]，邑有患小便难者，初不甚剧，渐至仅通滴沥，屡次服药无效，求愚诊治。愚曰：此证但服药不能疗，当用西人引溺法。彼依愚言，求西人用引溺管治之，旬日而愈。

一人年近五旬。小便陡然不通。用一切利小便药无

《医学衷中参西录》临证助读系列

方论分册

[1] 张锡纯衷中参西，推崇导尿法。

效，求为诊治。投以升麻黄芪汤，亦不效。自言小便之日，有物杜塞，若小鱼尿胞，但用针挑破，小便涌出。

又一妇人。小便陡然不通，滴沥全无，窘迫之际，其夫以细挺探其便处，小便即时通下。此其夫见愚，为述其事，且问何以得此，小便即时通下？答曰：此西人所谓溺道陡然变窄，宜治以引溺管之理也。按此证与前证，虽皆未治以引溺管，而皆为引溺管可治愈之证。故连类及之，以征引溺管之确乎可用也。

按语：转胞最早见于《金匮要略·妇人杂病脉证并治》："妇人病饮食如故，烦热不得卧，而反倚息者，何也？师曰：此名转胞，不得溺也。以胞系了戾，故致此病。但利小便则愈，宜肾气丸主之。"此条原文虽寥寥数语，但却清晰勾勒出转胞的脉因证治。小便不通为转胞的主要表现，而胞系了戾为其病因病机。

胞系指何物？有的医家认为是指泌尿系统，有的认为是女子胞（子宫）系统，有的认为是指小腹内范围较广泛的生理部位。但是，多数医家倾向于胞系为子宫系统。胞系了戾即女子胞的维系功能不正常，会下压膀胱，导致小便不通。

胞系了戾的病因病机在《金匮要略》中主要为肾阳亏虚。由于肾阳亏虚，导致胞系无力，女子胞下垂压迫膀胱，小便不通。治以补肾助阳、化气行水，方用肾气丸。在长期的临床实践中，很多古代医家还认识到该病的另一种常见证型——脾气虚弱证。如《医学心悟·妊娠小便不通》说："孕妇胞胎坠下，多致压胞，胞系缭乱，则小便点滴不通，名曰转胞。治当升举其胎，使胎不下坠，则小便通矣。"《医宗必读·小便闭癃》说："孕妇胎满压胞多致小便塞闭，宜升举其气。"脾胃虚弱，中气下陷，子宫下垂压迫膀胱，小便不通。治以补中益气、升阳举陷。方用补中益气汤。

张锡纯创制的升麻黄芪汤即是针对脾气虚弱型转胞导致的小便不通而设。方中重用生黄芪为君药，补气升阳、举陷利水；当归活血行气，流通因子宫下垂压迫导致的气机阻滞；佐以升麻、柴胡，助生黄芪升阳举陷。全方补气以治本，升提活血以治标，则小便自通矣。

现代临床功能性水肿、妊娠尿潴留和产后尿潴留见气短乏力、少气懒言、排尿无力等脾气虚症状时，可用本方加减治疗。

鸡胵汤

治气郁成臌胀，兼治脾胃虚而且郁，饮食不能运化[1]。

生鸡内金去净瓦石糟粕，捣碎，四钱　於术三钱　生杭芍四钱　柴胡二钱　广陈皮二钱　生姜三钱

《内经》谓："诸湿肿满，皆属于脾。"诚以脾也者，与胃相连以膜，能代胃行其津液。且地居中焦为中焦油膜所包，更能为四旁宣其气化。脾若失其所司，则津液气化凝滞，肿满即随之矣。是臌胀者，当以理脾胃为主也。西人谓脾体中虚，内多回血管。若其回血管之血，因脾病不能流通，瘀而成丝成块，原非草木之根荄所能消化。鸡内金为鸡之脾胃，中有瓦石铜铁皆能消化，其善化有形瘀积可知。故能直入脾中，以消回血管之瘀滞。而又以白术之健补脾胃者以驾驭之，则消化之力愈大[2]。柴胡，《本经》谓"主肠胃中饮食积聚，能推陈致新"，其能佐鸡内金消瘀可知，且与陈皮并用，一升一降，而气自流通也。用芍药者，因其病虽系气臌[3]，亦必挟有水气，芍药善利小便，即善行水，且与生姜同用，又能调和营卫，使周身之气化流通也。夫气臌本为难治之证，从拟此方之后，连治数证皆效。后治一叟年六旬，腹胀甚剧。治以此汤数剂，其效不速。用黑丑一钱，炒，研细，煎此汤送下，两剂大见功效[4]。又去黑丑，再服数剂全愈。若小便时觉热，且色黄赤者，宜酌加滑石数钱。

按：鸡内金虽饶有消化之力，而诸家本草，实有能缩小便之说，恐于证之挟有水气者不宜。方中用白芍以利小便，所以济鸡内金之短也[5]。

[1] 胵，音 chī，鸟类的胃。鸡胵，此处指鸡内金。该证为肝郁脾虚证。

[2] 张锡纯治疗气臌证，以健脾为主，疏肝为辅，符合"见肝之病，知肝传脾，当先实脾"之旨。

[3] 气臌：腹部胀大，叩之如鼓。此证乃气机郁滞所致，但分虚实。

[4] 加用黑丑（黑牵牛子）有效者，以黑丑消积导滞之功甚强。

[5] 张锡纯用白芍配鸡内金，监制其缩小便之力，可以作为经典配伍。

《医学衷中参西录》临证助读系列

方论分册

144

《内经》谓："按之窅而不起者，风水也。"愚临证体验以来，知凡系水臌，按之皆不能即起。气臌则按之举手即起。或疑若水积腹中，不行于四肢，如方书所谓单腹胀者，似难辨其为气为水。不知果为水证，重按移时，举手则有微痕，而气证则无也。且气臌证，小便自若，水臌证，多小便不利，此又其明征也[1]。

按语： 臌胀是以单纯腹胀大如鼓为主要临床表现的一种病证，日久可见腹部皮色苍黄、脉络暴露等。临床主要分水臌和气臌两种。张锡纯对水臌和气臌进行了鉴别：①气臌按之举手即起，水臌按之皆不能即起；②气臌小便自利，水臌则多小便不利。这种鉴别方法，可谓纲举目张，要言不烦。

张锡纯创制的鸡胵汤主要为气臌而设。其原因主要为肝郁气滞日久、脾胃虚弱、气滞血瘀于腹中所致。治疗方法是疏肝解郁、健脾益气、理气活血。但是，是以健脾益气为主，还是以疏肝解郁为主呢？本病产生的根本原因在于肝郁气滞，按理说疏肝解郁是主要治法。但是，当前的病位在腹部，病机为脾胃虚弱、气滞血瘀。另外，如果以疏肝解郁为主的话，则容易克伐脾胃，导致脾胃更虚，反而会加重病情，犯虚虚实实之戒。所以，当前的治疗重点应该以补脾胃、理气活血为主，疏肝解郁为辅，正符合《金匮要略》所言"见肝之病，知肝传脾，当先实脾"之旨。张锡纯治疗气臌即强调从调理脾胃入手，充分体现了仲景这一学术思想。

鸡胵汤应该说是张锡纯吸取了古方逍遥散之精华，并加以创新而成。方中以鸡内金、白术为君药。鸡内金理气活血，白术健脾益气。两药配伍，健脾益气、理气活血并举，则气臌消矣。柴胡疏肝理气，芍药养肝补肝。两药配伍，治疗肝郁气滞。辅以陈皮、生姜行气消胀。另外，芍药能利小便，与生姜同用，又能调和营卫，使周身之气化流通。柴胡，《神农本草经》谓"主肠胃中饮食积聚，能推陈致新"，其能佐鸡内金消瘀。柴胡与陈皮相配，一升一降，调畅气机而消胀。全方补

[1] 张锡纯重视水臌和气臌的鉴别。

而不滞，伐而不伤正，为和平中正之方，自能徐徐奏功。

鸡胵茅根汤

治水臌气臌并病，兼治单腹胀，及单水臌胀，单气臌胀[1]。

[1] 鸡胵汤主要为气臌而设，鸡胵茅根汤则主要为水臌而设。

生鸡内金去净瓦石糟粕，轧细，五钱　生於术分量用时斟酌　鲜茅根二两，锉细

先将茅根煎汤数茶盅不可过煎，一两沸后慢火温至茅根沉水底，汤即成。先用一盅半，加生姜五片，煎鸡内金末，至半盅时，再添茅根汤一盅，七八沸后，澄取清汤不拘一盅或一盅多服之。所余之渣，仍用茅根汤煎服。日进一剂，早晚各服药一次。初服小便即多，数日后大便亦多。若至日下两三次，宜减鸡内金一钱，加生於术一钱。又数日，胀见消，大便仍勤，可减鸡内金一钱，加於术一钱。又数日，胀消强半，大便仍勤，可再减鸡内金一钱，加於术一钱。如此精心随病机加减，俾其补破之力，适与病体相宜，自能全愈。若无鲜茅根，可用药局中干茅根一两代之。无鲜茅根即可不用生姜。所煎茅根汤，宜当日用尽，煎药后若有余剩，可当茶温饮之[2]。

[2] 张锡纯详解鸡胵茅根汤的煎服法。

鸡内金之功效，前方下已详论之矣。至于茅根最能利水，人所共知。而用于此方，不但取其利水也。《易·系辞》谓："震于植物为萑苇。"茅根中空，其四围片上，且有十余小孔，与萑苇为同类。而春日发生最早，是禀一阳初生之气，而上升者也。故凡气之郁而不畅者，茅根皆能畅达之。善利水又善理气，故能佐鸡内金，以奏殊功也。加生姜者，恐鲜茅根之性微寒也。且其味辛能理气，其皮又善利水也。继加於术，减鸡内金者，因胀已见消，即当扶正以胜邪，不敢纯用开破之品，致伤其正气也。或疑此方，初次即宜少加於术者。而愚曾经试验，早加於术，固不若晚加之有效也。

或问：茅根能清热利小便，人所共知。至谓兼理气

分之郁，诸家本草皆未言及^[1]，子亦曾单用之，而有确实之征验乎？答曰：此等实验，已不胜记。曾治一室女，心中常觉发热，屡次服药无效。后愚为诊视，六脉皆沉细，诊脉之际，闻其太息数次，知其气分不舒也。问其心中胁下，恒隐隐作疼。遂俾剖取鲜茅根，锉细半斤，煎数沸当茶饮之。两日后，复诊其脉，已还浮分，重诊有力，不复闻其太息。问其胁下，已不觉疼，惟心中仍觉发热耳。再饮数日，其心中发热亦愈。又尝治少年，得肺鼠疫病鼠疫分肺鼠疫、腺鼠疫、败血鼠疫。其咽喉唇舌异常干燥，精神昏昏似睡，周身肌肤不热，脉象沉微。问其心中，时常烦闷。此鼠疫之邪，闭塞其少阴，致肾气不能上达也。问其大便，四日未行。遂投以大剂白虎加人参汤。先用茅根数两煎汤，以之代水煎药，取汁三盅，分三次饮下。其脉顿起，变作洪滑之象，精神已复，周身皆热，诸病亦皆见愈。俾仍按原方将药煎出，每饮一次，调入生鸡子黄一枚，其病遂全愈。盖茅根生于水边，原兼禀寒水之气，且其出地之时，作尖锐之锥形，故能直入少阴，助肾气上达，与心相济，则心即跳动有力，是以其脉遂洪滑外现也。再加生鸡子黄，以滋少阴之液，俾其随气上升，以解上焦之因燥生热，因热生烦，是以诸病皆愈也。此二案皆足征茅根理气之效也。

按语：鸡胵茅根汤主要为水臌而设。治疗方法仍以调理脾胃入手。方中以鸡内金、白术为君药。鸡内金理气活血，白术健脾燥湿。

妙在配伍大量之鲜白茅根，不但利小便，更重要的是该药还能疏肝理气、畅达气机，有鸡胵汤中柴胡、陈皮之能，却无柴胡、陈皮伤正之弊。张锡纯有关白茅根疏肝理气、畅达气机之论述，诚发千古之未发，是对中药学的丰富完善和创新发展。鲜白茅根不可过煎，一两沸后慢火温至茅根沉水底，汤即成，也是为了更好地保留其清透、升发之性。若无鲜茅根，可用干茅根代替，也就可以不用生姜监制其凉性了。

[1] 张锡纯根据长期临床经验，发现白茅根有疏肝理气、畅达气机之功，诚发千古之未发。

本方药虽三味，却健脾、理气、活血、疏肝、利湿兼具，故能治疗水臌，也能水臌、气臌并治。故张锡纯称该方："治水臌气臌并病，兼治单腹胀，及单水臌胀，单气臌胀。"

本方利水药物似嫌不足，具体应用时可酌情加减。

医学衷中参西录前三期合编第三卷

治黄疸方

《医学衷中参西录》临证助读系列 方论分册

[1] 女劳疸：肾气虚衰，以身黄、额黑、腹胀、小便利、大便或黑或溏等为主要表现的黄疸病。

[2] 张锡纯对硝石矾石散的独特认识。

审定 《金匮》 黄疸门硝石矾石散方

第五期《衷中参西录》论黄疸治法宜参观

仲景治黄疸方甚多，有治外感之黄疸者，《伤寒论》治发黄诸方是也；有治内伤之黄疸者，《金匮》黄疸门诸方是也。其中治女劳疸[1]，硝石矾石散方，为治女劳疸之的方，实可为治内伤黄疸之总方[2]。其方硝石俗名火硝，亦名焰硝、矾石等分为散，大麦粥汁和服方寸匕约重一钱，日三服，病随大小便去，小便正黄色、大便正黑色是也。特是方中矾石，释者皆以白矾当之，不无遗议？尝考《本经》，矾石一名羽涅，《尔雅》又名涅石，许氏《说文》释涅字，谓黑土在水中，当系染黑之色。矾石既为涅石，亦当为染黑色所需之物，岂非今之皂矾乎！是知皂矾、白矾，古人皆名为矾石，而愚临证体验以来，知以治黄疸，白矾之功效，诚不如皂矾。盖黄疸之证，中法谓由脾中蕴蓄湿热，西法谓由胆汁溢于血中。皂矾退热燥湿之力不让白矾，故能去脾中湿热，而其色绿而且青亦名绿矾，又名青矾，能兼入胆经，借其酸收之味，以敛胆汁之妄行。且此物化学家原可硫酸水化铁而成，是知矿中所产之皂矾，亦必多含铁质。尤可借金铁之余气，以镇肝胆之木也。硝石性寒，能解脏腑之实热，味咸入血分，又善解血分之热。且其性善消，遇火即燃，又多含氧气。人身之血，得氧气则赤。又借硝石之消力，以消融血中之渣滓（zhāzǐ，杂质，糟粕），则血之因胆汁而色变者，不难复于正矣。矧此证大便难者甚多，得硝石以软坚开结，湿热可从大便而解；而其咸寒之性，善清水腑之热，即兼能使湿热自小便解也。至用大麦粥送服者，取其补助脾胃之土以胜湿，而其甘平之性，兼能缓硝矾之猛峻，犹白虎汤中之用粳米也。

按： 原方矾石下注有烧字，盖以矾石酸味太烈，制为枯矾则稍和缓。而愚实验以来，知径用生者，其效更速。临证者，相其身体强弱，斟酌适宜可也[1]。

或曰：硝石、朴硝性原相近，仲景他方皆用朴硝，何此方独用硝石？答曰：朴硝味咸，硝石则咸而兼辛，辛者金之味也。就此一方观之，矾石既含有铁质，硝石又具有金味，既善理脾中之湿热，又善制胆汁之妄行，中西医学之理，皆包括于一方之中，所以为医中之圣也[2]。且朴硝降下之力多，硝石消融之力多理详后砂淋丸下。胆汁之溢于血中者，布满周身难尽降下，实深赖硝石之善消融也。又朴硝为水之精华结聚，其咸寒之性，似与脾湿者不宜。硝石遇火则燃，兼得水中真阳之气；其味之咸不若朴硝，且兼有辛味，似能散湿气之郁结，而不致助脾湿也。

戊午仲秋，愚初至奉天，有小北门里童子朱文奎者，年十三岁，得黄疸证月余，服药无效，浸至不能饮食，其脉甚沉细，治以此散。为其年幼，一次止服六分。旬日病愈，而面目犹微黄。改用生山药、生薏米各八钱，茯苓三钱，连服数剂全愈。文奎虽在髫龄（tiáolíng，幼年），以善书画，自书对联酬愚，字态韶秀，盖仿王梦楼[3]也。

或谓西人谓胆汁能渗入小肠，消化食物。若过少则大便色白，食物不化。若过多则呕吐绿水、苦涩。若溢于血分，则成黄疸。今既论疸证，兼采其说。想其能助小肠消食之说，亦可信欤？答曰：其说殊有理，小肠虽为心之腑，而与胃相连，同为消化食物之具，亦当为胃之气化，与胃均为土论。五行之理，木能疏土。胆之汁亦木也，故能疏通小肠之气化，助之消化食物。有如柴胡为肝胆之药，而《本经》谓其"主肠胃中饮食积聚，能推陈致新"也。即使小肠经络与心相表里当以火论，而以木助火，是以五行相生之理也[4]。西人又谓甜肉汁　与胆汁同入小肠，以助小肠化食。甜肉系胰子，胰子善消油，能入小肠，助小肠以化脂肪。而食物以谷为主，五谷皆属土，淀粉乃谷之重要分子，故胆汁能助小肠以化淀粉也。

[1] 张锡纯认为皂矾临床既可用生药，也可烧煅后再用，要根据脾胃虚弱情况斟酌适宜为佳。

[2] 张锡纯从中西医两方面分析了医圣张仲景硝石矾石散用硝石而不用朴硝之理。

[3] 王文治，字禹卿，号梦楼，清代官吏、诗人、书法家。其书法能得董其昌神髓，著《梦楼诗集》《快雨堂题跋》。

[4] 从中医学角度阐述胆汁能助小肠消食之理，与西医学原不相背。

[1] 将西药盐酸规尼涅和林擒铁丁从中医角度进行归类，属清热透表之药，故不适合治疗内伤黄疸。张锡纯擅长将西药纳入中医体系之中，洋为中用，体现了其衷中参西的学术思想。

按：近今所谓西人方书，黄疸又名白血病，似不专主其胆汁溢于血中之说也。又有名为脾痏者，似亦改从中法，脾有湿热之说也。其治法用盐酸规尼涅，每日一瓦至二瓦瓦量详第二卷清金解毒汤下，分三次服下。规尼涅即鸡纳霜详第七卷加味小柴胡汤下，其药以硫酸制者名硫酸规尼涅，以盐酸制者名盐酸规尼涅，皆有透表之力，善治间歇热，盐酸者似稍优；或治以林擒铁丁，系林擒精液与铁浸酒所制，性能补血化滞，清热解烦。然二药以治外感黄疸犹可，以治内伤黄疸迥不如硝石矾石散也[1]。

按语：汉代张仲景在《金匮要略》中说："额上黑，微汗出，手足中热，薄暮即发，膀胱急，小便自利，名曰女劳疸。"可见，女劳疸有身黯黄、额上色素沉着而变黑、膀胱急、少腹满、小便通利、傍晚手足心发热、舌质黯红、脉弦细，日久可有胁下积块胀痛、腹部膜胀等症状。

张仲景认为，本证得之纵欲房事，其精神实质是提示黄疸病日久，导致肝肾阴亏、阴虚内热，故患者表现为微汗出、手足中热、薄暮即发。根据女劳疸身黯黄、额上色素沉着而变黑、日久可有胁下积块胀痛、腹部膜胀、舌质黯红、脉弦细等症状，提示患者存在瘀血阻滞。根据女劳疸膀胱急、少腹满、小便通利等症状，提示湿热内阻不是当前主要病机。因此，女劳疸基本病机为肝肾阴亏、血分瘀热蓄于下焦。基本治法是滋补肝肾、活血凉血。故现在有"治黄先治血，血活黄自去"等说法。

张仲景治疗女劳疸用硝石矾石散，主要是针对女劳疸的标实而设。方中硝石，即火硝，辛咸寒凉，能入血分以清其热，《别录》谓之可"化七十二种石"，具有清热凉血活血之功。方中矾石，一般医家认为是白矾，酸涩而凉，清热化湿、利湿退黄；大麦甘平，既能调和肝胆之气，又能顾养脾胃，配送硝石、矾石，可建理气疏肝之功，又能力克硝石、矾石寒凉伤胃之弊。

但是张锡纯对方中矾石有其独特认识。他根据自己的临床体会，结合文献考证，并从中西医汇通的角度，认为矾石不应为白矾，而应为皂矾。皂矾又名绿矾或青矾，主要成分为 $FeSO_4 \cdot 7H_2O$，主要作用为补血消积。白矾的主要成分是 $KAl(SO_4)_2 \cdot 12H_2O$，其主要作用是燥湿消痰。可见，两药作用的侧重点不同，一个是主入血分消瘀化浊治疗血虚血瘀，一个是主入气分化痰利水治疗湿邪痰饮。因此，张锡纯的宝贵经验值得肯定。

硝石矾石散原方皂矾下注有烧字，以减缓其燥烈之性。但张锡纯认为皂矾临床既可用生药，也可烧煅后再用，要根据脾胃虚弱情况斟酌适宜为佳。但他更主张在身体强壮的情况下，用生药为好，其效更速。皂矾内服用量不易过大，每次 $0.8 \sim 1.6g$ 为宜。用量过大可引起虚弱、腹痛、恶心、便血、肺及肝受损、休克、昏迷等，严重者可致死。可用水漱口或给饮牛奶或蛋清，严重者需及时到医院就诊治疗。凡有胃病3个月内有呕血史者不宜服用。孕妇忌用。服药期间忌饮茶水。

现代临床报道用本方治疗早期肝硬化、肝硬化腹水、急性黄疸性肝炎、肝胆结石、脾肿大等，颇有疗效。

治淋浊方

理血汤

治血淋[1]及溺血[2]、大便下血证之由于热者。

生山药一两　生龙骨捣细，六钱　生牡蛎捣细，六钱
海螵蛸捣细，四钱　茜草二钱　生杭芍三钱　白头翁三钱
真阿胶不用炒，三钱

医学衷中参西录前三期合编第三卷

[1] 血淋：尿血或尿中夹血，伴有尿道灼热疼痛。

[2] 溺血：又名溲血、尿血，通常指血随尿排出，多不伴有尿道疼痛。

[1] 尿血病位在
肝者，加龙胆草。
[2] 由于阿胶滑
肠，故去之，加龙
眼肉健脾养血
止血。
[3] 张锡纯认为
血淋病出精道，与
肝肾关系密切，其
病机为肝肾阴虚，
湿热瘀阻。这与一
般认识不同。

[4] 脉弦细，当
为弦细无力。此为
肝血不足之象，故
张锡纯以柏子仁代
山药养肝。当然，
山药也未必非去不
可，但也反映了张
锡纯用药至精
至纯。

溺血者，加龙胆草三钱[1]。大便下血者，去阿胶，加龙眼肉五钱[2]。

血淋之症，大抵出之精道也[3]。其人或纵欲太过而失于调摄，则肾脏因虚生热。或欲盛强制而妄言采补，则相火动无所泄，亦能生热。以致血室男女皆有，男以化精，女以系胞中血热妄动，与败精溷（hùn，混乱）化为腐浊之物，或红、或白、成丝、成块，溺时杜塞牵引作疼。故用山药、阿胶以补肾脏之虚，白头翁以清肾脏之热，茜草、螵蛸以化其凝滞而兼能固其滑脱，龙骨、牡蛎以固其滑脱而兼能化其凝滞四药详解在第八卷清带汤下，芍药以利小便而兼能滋阴清热，所以投之无不效也。此证，间有因劳思过度而心热下降，忿怒过甚而肝火下移以成者，其血必不成块，惟溺时牵引作疼。此或出之溺道，不必出自精道也。投以此汤亦效。

一人，年三十许，患血淋。溲时血块杜塞，努力始能溲出，疼楚异常。且所溲者上多浮油，胶黏结于器底，是血淋而兼膏淋也。从前延医调治，经三十五人，服药年余，分毫无效，尪羸已甚。后愚诊视，其脉弦细[4]，至数略数，周身肌肤甲错，足骨凸处，其肉皮皆成旋螺（xuánluó，螺旋）高寸余，触之甚疼。盖卧床不起者，已半载矣。细询病因，谓得之忿怒之余误坠水中，时当秋夜觉凉甚，遂成斯证。知其忿怒之火，为外寒所束，郁于下焦而不散，而从前居室之间，又有失保养处也。拟投以此汤，为脉弦，遂以柏子仁炒捣八钱，代方中山药，以其善于养肝也。疏方甫定，其父出所服之方数十纸，欲以质其同异。愚曰：无须细观，诸方与吾方同者，惟阿胶、白芍耳，阅之果然。其父问何以知之？愚曰：吾所用之方，皆苦心自经营者，故与他方不同。服三剂血淋遂愈，而膏淋亦少减。改用拙拟膏淋汤在后，连服二十余剂，膏淋亦愈，而小便仍然频数作疼。细询其疼之实状，谓少腹常觉疼而且坠，时有欲便之意，故有尿即不能强忍，知其又兼气淋也。又投以拙拟气淋汤在后，十剂全愈。周身甲错，足上旋螺尽脱。

或问：柏子仁，《本经》谓其能安五脏，未尝专言治肝，子独谓其善养肝者何也？答曰：凡植物皆喜阳光，故树杪（miǎo，梢，尖）皆向东南，而柏树则独向西北，西北金水之方也。其实又隆冬不雕，饱经霜露，得金水之气甚多。肝脏属木，中含相火，性甚暴烈，《内经》名之将军之官，如骄将悍卒，必恩威并用，而后能统驭之。柏子仁既秉金水之气，水能滋肝，金能镇肝，滋之、镇之，肝木自得其养也[1]。曾治一少年，其肝脏素有伤损，左关脉独微弱，一日忽胁下作疼。俾单用柏子仁两许，煎汤服之立愈。观此，则柏子仁善于养肝可知矣。

或问：白头翁与羌活、独活皆名独摇草，以其有风不动，无风独摇也。审是则白头翁当善祛风，与二活同性，何为其功专在于理血乎？答曰：白头翁仲春（指阴历二月）贴地开花，状如小莲，花谢然后生叶，数叶一梗，其梗甚硬，其叶之蒂又甚软。为其叶之蒂软，微风吹嘘，他草未动，此叶亦动，所谓无风自动也。为其梗甚硬，虽在大风中亦不动。而其叶因蒂软，随风偏于一边，无自反之力，亦似不动也。是知白头翁亦名独摇草，原系古人之误也。盖此药多生于冈埠之阴，其性寒凉，其味苦而兼涩，凉血之中大有固脱之力也[2]。

或问：白头翁既兼有收涩固脱之力，《金匮》何以治热痢下重？答曰：白头翁头顶白毛，形如其名，必具有金气。热痢下重，系肝火下迫大肠，借金气以制肝木之盛，则肝火自消，下重自除矣[3]。唐容川谓白头翁通身皆有白毛，似与白头翁命名之义不符，且与坊间鬻者亦异。然或别有此种，想其所具之金气愈全也。

阿胶系用黑驴皮熬以阿井之水而成，人之所共知也。然必冬至后取其水熬者方为合法。盖阿井为济水之伏流，其水原重于他水，而冬至后取之，则素日盛水百斤之器，又可加重二斤。故以之熬胶，沉重下达，滋补肝肾，伏藏血脉。特是井中之泉不旺，终日不过取水数石，且又俟（sì，等待）冬至后取之，所熬之胶，何能

[1] 张锡纯认为柏子仁善于养肝木，是对中药学的补充完善和发展。

[2] 张锡纯澄清白头翁并非独摇草，具有收涩固脱之功，是对中药学的补充完善和发展。

[3] 白头翁虽具收涩固脱之力，但又为清泻肝火之要药，故能治疗热痢下重。

济一世之用。且非自视熬之，亦不知其真假也。大抵用阿井水熬者，无论何时皆可为真者。其胶以舌餂之，甘淡异常，不甚黏滞，且无别臭，能澄浊水为清。至于其本色，熬老则黄而暗，嫩则微黄而亮。若黑者，乃熬时掺以黑色也，然此亦难得。今坊间所鬻之阿胶，若果经夏不软，捭（bǎi，分开）之可碎，乃济南济水熬成，虽非真者，用之亦有效验。虽非真者，用之亦有效验，以济水与阿井原系一脉也。不宜炒用者，恐炒则涸其原汁，且难辨其真伪也[1]。

溺血之证，不觉疼痛，其证多出溺道，间有出之精道者[2]。大抵心热移于小肠，则出之溺道。肝移热于血室，则出之精道。方中加生地黄者，泻心经之热也。若系肝移热于血室者，加龙胆草亦可。

按：溺血之证，热者居多，而间有因寒者，则此方不可用矣[3]。曾治一人，年三十余，陡然溺血，其脉微弱而迟，自觉下焦凉甚。知其中气虚弱，不能摄血，又兼命门相火衰微，乏吸摄之力，以致肾脏不能封固，血随小便而脱出也。投以四君子汤，加熟地、乌附子，连服二十余剂始愈。又有非凉非热，但因脾虚不能统血而溺血者。方书所谓失于便溺者，太阴之不升也。仍宜用四君子汤，以龙骨、牡蛎佐之。

大便下血者，大抵由于肠中回血管或血脉管破裂。方中龙骨、牡蛎之收涩，原可补其破裂之处。而又去阿胶者，防其滑大肠也。加龙眼肉者，因此证间有因脾虚不能统血而然者，故加龙眼肉以补脾。若虚甚者，又当重用白术，或更以参、芪佐之。若虚而且陷者，当兼佐以柴胡、升麻。若虚而且凉者，当兼佐以干姜、附子，减去芍药、白头翁[4]。一少妇，大便下血月余，屡次服药不效。愚为诊视，用理血汤，去阿胶，加龙眼肉五钱治之。而僻处（pìchǔ，偏远的地方）药坊无白头翁。权服一剂，病稍见愈。翌日至他处药坊，按方取药服之，病遂全愈。则白头翁之功效，何其伟哉！

按语：清代林佩琴《类证治裁》曰："溺血与血淋

[1] 张锡纯详细讲解了阿胶的来龙去脉，真伪鉴别方法。
[2] 尿血病位在心为主，间有在肝者。心火盛者，可加生地；肝火盛者，可加龙胆草。
[3] 溺血之证，属于热者固多。但也要辨证论治，有肾阳虚者，有脾虚者。
[4] 从张锡纯加减法来看，大便下血者，注重从脾虚入手论治。

异，痛为血淋，不痛为溺血。"血淋的特点是尿时灼热疼痛，尿中可有异物杜塞感伴有牵引作痛。尿血的特点是尿时无灼热疼痛感，无异物堵塞感。血淋和尿血共同的病机是肾阴亏虚和血热，不同点在于一个是湿热，一个是火热。所以，张锡纯用一个基本方剂理血汤加减治疗。

理血汤中用山药、阿胶补肾阴，龙骨、牡蛎、螵蛸、茜草收敛肾气和固涩滑脱，白头翁、芍药清热凉血。当然，山药兼有固涩肾气，白芍兼有滋补肾阴之功，阿胶兼有止血之力。全方共奏滋阴固涩、清热凉血之功。

张锡纯为什么在心火盛尿血时用生地呢？这得从张元素的导赤散说起。导赤散用于治疗心经火热证见心胸烦热、口舌生疮、口渴面赤、喜冷饮、小便赤涩刺痛或尿血、舌质红苔黄干燥或少苔、脉数无力。虽然心经火热亢盛，但同时存在阴液不足，因此治法不宜苦寒直折，而宜清心与养阴兼顾。而生地入心、肾经，既能甘寒清热又能养心肾之阴，兼具凉血止血之功，故应用于肾阴亏虚、心热下移小肠、迫血妄行之尿血时为首选之药。

大便出血多因胃肠湿热蕴结、迫血妄行所致。但脾主运化、肾主二便，便血日久不止者，往往损伤脾肾，导致脾气亏虚、肾气不固。故张锡纯仍治以理血汤，但去阿胶加龙眼肉健脾统血。龙眼肉入心、脾经，具有补益心脾、养血安神之功。脾虚重者，重用白术，或更加参、芪；中气下陷者，再加柴胡、升麻。对于纯属脾肾阳虚者，理血汤去芍药、白头翁，加干姜、炮附子。

张锡纯对血淋、尿血和便血，以肾为中心，有的结合心，有的结合肝，有的结合脾，有的从热论治，有的从寒论治，体现着辨证论治的精神。

膏淋汤

治膏淋。

生山药一两　生芡实六钱　生龙骨捣细，六钱　生牡

蛎捣细，六钱　大生地切片，六钱　潞党参三钱　生杭芍三钱

[1] 膏淋的病机为肾阴亏虚、阴虚火旺。这与其他医家多从脾虚或肾阳虚等病机入手治疗不同。

膏淋之证，小便溷浊，更兼稠黏，便时淋涩作疼。此证由肾脏亏损，暗生内热[1]。肾脏亏损则蛰藏（zhé cáng，潜藏，封藏）不固，精气易于滑脱。内热暗生则膀胱熏蒸，小便改其澄清。久之，三焦之气化滞其升降之机，遂至便时牵引作疼，而混浊稠黏矣。故用山药、芡实以补其虚，而兼有收摄之功；龙骨、牡蛎以固其脱，而兼有化滞之用理详第八卷清带汤下；地黄、芍药以清热利便；潞参以总提其气化，而斡旋之也。若其证混浊，而不稠黏者，是但出之溺道，用此方时，宜减龙骨、牡蛎之半。

按语：膏淋是五淋之一，以其所尿出的液体混浊黏稠呈乳白色而得名。古代医家有的从脾虚湿热论治该病。《医学心悟》卷四创制草薢分清饮健脾清热利湿，分清别浊；药物有草薢、黄柏、石菖蒲、茯苓、白术、莲子心、丹参、车前子。也有的医家认为乃肾气不足，下焦虚寒，湿浊下注，肾失固摄所致。治疗方法温肾利湿化浊，如《杨氏家藏方》卷九创制草薢分清散加以治疗，药物组成为益智仁、川草薢、石菖蒲、乌药。

张锡纯既没有侧重从脾论治该病，也没有从肾阳虚衰论治，而是另辟蹊径，提出该病的病机主要为肾阴不足、阴虚火旺所致。治疗方法和药物与古代医家迥然有别。首先在于重视补养肾阴而不是温肾，山药、芡实是也；其次，是固摄肾气，生龙骨、生牡蛎是也；再次，清利之中避免苦寒伤气，地黄、芍药是也；最后，用潞参益气固摄。

值得一提的是，张锡纯治疗各种虚脱所致的血证、淋证、汗证等，一般都是生龙骨、生牡蛎配伍茜草、乌贼骨，为什么该方中没有配伍乌贼骨、茜草呢？是不是乌贼骨、茜草两药不能用于膏淋呢？我个人认为，该方中是可以加用乌贼骨和茜草的。因为乌贼骨不但具有收敛之性，尚具有补养肾气之功；茜草不但具有收敛之

性，尚具有清热凉血活血之功，能助生地、白芍清热养阴。所以，乌贼骨、茜草完全可以应用到膏淋方中。张锡纯膏淋汤中没用两药，可能与该方治疗膏淋侧重用山药、芡实、生地、白芍补养肾阴有关，这可从其创制的劳淋汤中有所反映，说明其治疗膏淋和劳淋侧重补养。

本方临床主要用来治疗乳糜尿、慢性前列腺炎、慢性肾盂肾炎、慢性盆腔炎、急慢性尿道炎、泌尿系结石以及滴虫性阴道炎等多种疾病见尿混浊者。

气淋汤

治气淋[1]。

生黄芪五钱　知母四钱　生杭芍三钱　柴胡二钱　生明乳香一钱　生明没药一钱

气淋之证，少腹常常下坠作疼，小便频数，淋涩疼痛。因其人下焦本虚，素蕴内热，而上焦之气化又复下陷，郁而生热，则虚热与湿热互相结于太阳之腑，滞其升降流通之机，而气淋之证成矣。故以升补气化之药为主，而以滋阴利便流通气化之药佐之[2]。

按语：气淋，亦曰气癃，见《脉经》卷八；症见小腹胀满，小便淋涩疼痛；临床可有气滞不通和气虚无力之虚实之分。

张锡纯也认为该病病因首先是素体肾阴亏虚、虚热内生，继而又因患者过分劳累耗伤元气，元气不能升发反而下陷，郁结于下焦，下焦气结，膀胱不能气化而湿热内生。虚热与湿热互结下焦，气机不得流通，形成气淋。故该病机是虚实夹杂，虚为肾阴虚和气虚下陷，实为气滞、湿热。治疗方法当为滋养肾阴、补气升阳、流通气机、清利湿热。根据这种认识，张锡纯创立气淋汤。可见，张锡纯之气淋汤是为气淋之虚证而设。

方中重用生黄芪滋补元气，为本方君药；知母与黄芪相配用以制约黄芪之热性，同时可清肾阴虚所产生之虚热；柴胡升阳举陷，配黄芪起到升补气化之功；乳

[1] 气淋：小便涩痛，淋沥不畅，伴有小腹胀满疼痛。有气滞不通和气虚无力之分。气淋汤为治疗气虚无力之气淋。

[2] 阐述了气淋的临床表现、病机及治法。

香、没药流通下焦之气机；芍药滋补肝肾之阴，兼有利小便之功。

乳香、没药为活血化瘀之药，怎么就具有流通气机之性呢？张锡纯为什么用乳香、没药流通气机，而不用其他疏肝理气药呢？乳香、没药都辛香走散，故具有通气化滞活血之功。张锡纯在气淋汤应用乳香、没药的特色是小量使用，这既可发挥流通气机的目的，又避免了活血化瘀和其他疏肝理气药耗伤气血之弊，很有巧思。

我个人认为，该方中滋补肾阴之药略显不足，可酌情加入怀山药、芡实、生地、桑寄生、续断、枸杞、怀牛膝等；清虚热药可酌情选加玄参、青蒿、鳖甲、地骨皮、丹皮等；湿热重者，可酌情配伍牛蒡子、车前子、白茅根、芦根、滑石、生甘草等。

劳淋汤

治劳淋[1]。

生山药一两　生芡实三钱　知母三钱　真阿胶不用炒，三钱　生杭芍三钱

劳淋之证，因劳而成。其人或劳力过度，或劳心过度，或房劳过度，皆能暗生内热，耗散真阴[2]。阴亏热炽，熏蒸膀胱，久而成淋，小便不能少忍，便后仍复欲便，常常作疼。故用滋补真阴之药为主，而少以补气之药佐之，又少加利小便之药作向导。然此证得之劳力者易治，得之劳心者难治，得之房劳者尤难治。又有思欲无穷，相火暗动而无所泄，积久而成淋者。宜以黄柏、知母以凉肾，泽泻、滑石以泻肾，其淋自愈。

或问：以上治淋四方中，三方以山药为君，将山药之性与淋证最相宜乎？答曰：阴虚小便不利者，服山药可利小便。气虚小便不摄者，服山药可摄小便。盖山药为滋阴之良药，又为固肾之良药，以治淋证之淋涩频数，诚为有一无二之妙品[3]。再因证而加以他药辅佐之，所以投之辄效也。

《医学衷中参西录》临证助读系列 方论分册

[1] 劳淋即淋证日久不愈，遇劳即发，有肾劳、脾劳、心劳之分。

[2] 张锡纯治疗劳淋，仍然从肾阴亏虚入手。

[3] 张锡纯认为生山药为治疗淋证有一无二之妙品，可谓特识。

按语：劳淋是淋证日久不愈，遇劳即发。临床常将劳淋分成肾劳、脾劳、心劳3种。如《医碥·淋》云："脾劳（劳倦所伤），补中益气合五苓。肾劳（色伤），阳虚肾气汤，阴虚知柏地黄汤。心劳（思虑所伤），清心莲子饮。"但张锡纯有其独特认识，认为劳淋主要是肾阴亏虚、虚热内生，这与其他医家分肾劳、心劳、脾劳不同。

劳淋汤用生山药、生芡实、真阿胶滋补肾阴，少加知母、生杭芍清虚热、利小便作为向导。若有思欲无穷，相火暗动而无所泄，产生湿热者，可酌加黄柏、泽泻、滑石清利湿热。张锡纯非常推崇山药治疗淋证，认为山药之性与淋证最相适宜，可谓是其独特认识和重要学术思想。《医学衷中参西录》中对山药颇为推崇，所载内服方剂中有48首运用山药，其中以山药为主药的方剂有27首，以山药为主药的粥方有4首。阿胶甘平，归肺、肝、肾经，能滋阴润燥，用于阴虚证及燥证。喻嘉言《医门法律》清燥救肺汤配伍麦冬、黑芝麻等，治温燥伤肺见干咳无痰等；张仲景《伤寒论》黄连阿胶汤配白芍、鸡子黄等，治热病伤阴见虚烦不眠等；吴鞠通《温病条辨》大定风珠配龟板、鳖甲、生地黄、麦冬、五味子、白芍、麻仁、鸡子黄、牡蛎等，治温病后期见阴虚风动、手足瘛疭、舌绛苔少等。张锡纯以阿胶治疗血淋、尿血、劳淋等，扩大了阿胶的应用范围。

本病可见于西医学的前列腺炎，前列腺肥大、慢性泌尿系感染等疾病。

砂淋丸

治砂淋，亦名石淋[1]。

黄色生鸡内金鸡鸭皆有肫（zhūn，禽类的胃）皮，而鸡者色黄。宜去净砂石，一两　生黄芪八钱　知母八钱　生杭芍六钱　硼砂六钱　朴硝五钱　硝石五钱

共轧细，炼蜜为丸桐子大，食前开水送服三钱，日两次。石淋之证，因三焦气化瘀滞，或又劳心劳力

[1] 石淋即西医学所说尿路结石。

[1] 阐述了本病病机为瘀热互结。

[2] 硝石又名火硝、马牙硝，为矿物硝石经加工炼制而成，主含成分 KNO_3。

[3] 张锡纯为中西医汇通的先驱，用化学原理解析中医方剂配伍。

[4] 从化学角度分析泌尿系结石形成的原因及治疗方法。

[5] 从化学角度理解石淋的病机为膀胱蓄热。

[6] 改变体位使石离其杜塞之处以使小便一时能通，为救急之法，临床切实可行。

过度，或房劳过度，膀胱暗生内热。内热与瘀滞煎熬，久而结成砂石，杜塞溺道，疼楚异常[1]。其结之小者，可用药化之，若大如桃、杏核以上者，不易化矣。须用西人剖取之法。此有关性命之证，剖取之法虽险，犹可于险中求稳也。

鸡内金为鸡之脾胃，原能消化砂石。硼砂可为金、银、铜焊药，其性原能柔五金、治骨鲠，故亦善消硬物。朴硝，《本经》谓其能化七十二种石。硝石[2]，《本经》不载，而《别录》载之，亦谓其能化七十二种石。想此二物性味相近，古原不分，即包括于朴硝条中。至陶隐居始别之，而其化石之能则同也。然诸药皆消破之品，恐于元气有伤，故加黄芪以补助气分，气分壮旺，益能运化药力。犹恐黄芪性热，与淋证不宜，故又加知母、芍药以解热滋阴，而芍药之性，又善引诸药之力至膀胱也。

西人用硫黄九分、朴硝一分，可制为黄强水（硫酸），又用黄强水与朴硝等分可制为硝强水（硝酸）。二水皆能化石质之物，由此理推之，若去方中黄芪，加生硫黄四钱，取其与朴硝化合，更加生石膏两半，以解硫黄之热，其有效当更捷[3]。

醋之性善化硬物，如鸡、鸭蛋皮，醋浸久可至消化。若于食料中多调以醋，亦可为思患预防之法。若患此者，多食醋亦佳。按化学之理，钙一分，碳一分，氧三分，化合则为石。钙者石灰也，水中皆有石灰原质，开水中之白屑是也。由此理推之，水至膀胱，与人身之氧气、碳气浑合，而适符化合之数，即可结为石淋。人不能须臾离氧气，而碳气皆可蠲除（juānchú，祛除、清除）也。预防此证，当以蠲除碳气为第一要着[4]。

按：氧碳二气浑合，其性必热。方中谓此证因膀胱蓄热，煎熬小便而成，洵不诬（wū，假）也[5]。

又：此证有救急之法。当石杜塞不通时，则仰卧溺之可通。若仍不通，或侧卧、或立、或以手按地，俾石离其杜塞之处即可通[6]。

《夷坚志》曰：唐与正能以意治病，吴巡检病不得溲，卧则微通，立则不能涓滴，遍用通药不效。唐询其平素自制黑锡丹常服。因悟曰：此必结砂时硫黄飞去，铅质不化，铅砂入膀胱；卧则偏重犹可溲，立则正塞水道故不通。取金液丹硫黄所制三百粒，分十次服用，瞿麦汤送下。铅得硫则化，水道遂通。按此为罕见之证，其杜塞溺道与淋相似。附记于此，以备参观[1]。

按语：石淋是指尿有砂石，小便滞涩不畅或中断或尿中带血，可伴有少腹疼痛或腰痛。现代中医治疗方法多侧重于清热利湿、通淋排石，方剂多以石韦散加减，常用石韦、冬葵子、车前子、萹蓄、瞿麦、滑石、木通、黄蜀葵花、木香等清热利湿，常用金钱草、鸡内金、海金沙、郁金、磁石、琥珀、鱼脑石等通淋排石。

张锡纯治疗石淋的独特之处在于消石排石不忘补虚。他认为石淋之证存在气虚证，如其所言"石淋之证，因三焦气化瘀滞"，而所谓气化瘀滞，即气虚无力气化；同时，也存在肾阴虚证，如其所言"石淋之证……或又劳心劳力过度，或房劳过度，膀胱暗生内热。内热与瘀滞煎熬，久而结成砂石，杜塞溺道，疼楚异常"，而所谓膀胱暗生内热，即肾阴虚、阴虚内热。

砂淋汤中鸡内金、硼砂、硝石、朴硝诸药消化砂石，黄芪、知母、白芍益气滋阴、清热利小便，助三焦气化促进砂石外出，又可预防砂石再生，还可防止消石药耗伤元气，有一药三用之功，为治本之举，不可或缺，体现张锡纯治疗砂石养气阴和治本的重要学术思想。

方中硼砂甘咸凉，外用具有清热解毒、消肿、防腐作用，是五官科疾患的常用药；内服入丸、散，具有清肺化痰、软坚散结之功。张锡纯称硼砂性能柔五金、治骨鲠，可能是来自于《本草纲目》《本草经疏》二书。现在临床较少内服，因为硼砂内服毒性较高，对人体健康的危害性很大，连续摄取会在体内蓄积中毒，妨害消化道酶的作用；其急性中毒症状为呕吐、腹泻、红斑、

[1] 通过该案，说明古人早就能用化学原理治疗石淋。

循环系统障碍、休克、昏迷等硼酸症。硼砂的成人中毒剂量为 1~3g，成人致死量为 15g，婴儿致死量为 2~3g。因此，读者在应用砂淋汤时，对硼砂应用要谨慎，即使应用，以每日剂量 0.5~1g 为好。

砂淋汤中补养肾阴的药物不多，临床时宜灵活加减应用，如配伍桑寄生、续断、女贞子、何首乌、生石斛等。另外，久病多瘀，尿路结石病程绵长，结石羁留，阻遏络脉，导致气滞血瘀。因此，在治疗石淋时，还可在本方的基础上灵活加活血化瘀药如丹参、怀牛膝、益母草、王不留行等，助消石药排石。

寒淋汤

治寒淋[1]。

生山药一两　小茴香炒捣，二钱　当归三钱　生杭芍二钱　椒目炒捣，二钱

上所论五淋[2]，病因不同而证皆兼热外，此实有寒热凝滞、寒多热少之淋。其证喜饮热汤，喜坐暖处，时常欲便，便后益抽引作疼，治以此汤服自愈。

按语：中医淋证指以小便频、急、涩、痛为特点的疾病，与西医学的尿路感染、泌尿系统结石、肾盂肾炎、前列腺炎、膀胱炎、泌尿系结核等病种密切相关，属于临床常见病、多发病。

中医对淋证的病机论述多主于热，《丹溪心法》云"淋有五，皆属乎热"，并提出"淋病忌补"的观点。故现代临床治疗多以清热利尿通淋药为主组方。张锡纯是赞同淋证多见热证的，所以他说"上所论五淋，病因不同而证皆兼热"。

但是，淋证中也有属寒者，《中藏经》《诸病源候论》《太平圣惠方》《圣济总录》《三因极一病证方论》《医学心悟》皆有关于冷淋或寒淋的记载。张锡纯承前启后，也指出淋证有寒淋证，对我们今后治疗淋证注意辨证论治有重要启发意义。

[1] 又名冷淋，小便淋涩不畅而见寒证者。

[2] 指血淋、膏淋、气淋、劳淋、砂淋。

寒淋汤中山药补肾脏之虚，使肾脏气化复常，止时常欲便之证，而张锡纯在"一味薯蓣饮"中指出山药"能滋阴又能利湿，能滑润又能收涩"，为治肾虚淋证佳品；当归温通行散而止痛，补益寒凝所伤之阴血；白芍利小便，并辅助当归补阴血；小茴香与椒目，为张锡纯经典对药，在温通汤中即用来治疗下焦受寒、小便不通。小茴香善入小腹，温散寒邪；椒目不仅擅入小腹暖下焦之寒，更能利小便通淋。诸药相合，肾脏温而气化行，寒气散而凝滞解，小便通而寒饮利，恰合寒淋的病因病机。

临证时注意灵活加减，如可加入菟丝子、枸杞子、五味子、金樱子、覆盆子、芡实等助山药补肾固摄；可加入桂枝温阳散寒，化气行水。

秘真丸

治诸淋证已愈，因淋久气化不固，遗精白浊[1]者。

五倍子去净虫粪，一两　粉甘草八钱

上二味共轧细，每服一钱，竹叶煎汤送下，日再服[2]。

按语：遗精白浊要作一个整体词看待，为偏意词，即白浊，不是通常所说的遗精。白浊又称尿精，亦称便浊、溺浊、尿浊。尿液混浊不清，色白如泔浆，或初尿不混，留置稍长，沉淀呈积粉样。

张锡纯在治淋浊方中有两张处方治疗遗精白浊，一张是澄化汤，一张是本方秘真丸。澄化汤用于初病即表现为白浊者；病机为肾气亏虚、精关不固、心火妄动。秘真丹用治诸淋证已愈，因淋久气化不固，遗精白浊者，为善后之方。所谓淋久气化不固，即是元气大伤不得收敛，这时单纯补养元气难以速效，非配伍收敛之药不能为功。

五倍子味酸涩，性寒，归肺、大肠、肾经，具有很强的收敛真气之功，故将本方称作秘真丸。五倍子广泛用于肺虚

[1] 此处遗精白浊要作一个整体词看待，为偏意词，即白浊。

[2] 甘草采收加工后刮去栓皮，表面淡黄色者。

久咳、自汗盗汗、久痢久泻、脱肛、遗精、白浊、各种出血、痈肿疮疖等病证。不仅如此，五倍子应还具有一定的补益元气之功。《太平惠民和剂局方》卷五创制金锁正元丹，以五倍子为主药，配伍巴戟天、补骨脂、葫芦巴、肉苁蓉、龙骨、茯苓、朱砂等治疗真气不足、元脏虚弱证。

秘真丸中为什么还用粉甘草和竹叶呢？粉甘草与生甘草、炙甘草不同。生甘草长于清火，以清热解毒、润肺止咳力胜，主要用于痰热咳嗽、咽喉肿痛等。炙甘草长于温中，以甘温益气、缓急止痛力强，主要用于脾虚胃弱、心悸脉结代等。粉甘草长于清泻心火，善治尿道痛、尿路淋浊。竹叶清热除烦，生津利尿，擅长治疗热病烦渴、小儿惊痫、咳逆吐衄、面赤、小便短赤、口舌生疮等。粉甘草与竹叶相配，对诸淋证遗留的热邪具有清理作用。粉甘草、竹叶和五倍子相配，收敛正气而不敛邪气，祛邪热而不伤正气，对治诸淋证已愈，因淋久气化不固、遗精白浊者具有扶正祛邪之功。

毒淋汤

治花柳毒淋[1]，疼痛异常，或兼白浊，或兼溺血。

金银花六钱　海金沙三钱　石韦二钱　牛蒡子炒捣，二钱　甘草梢二钱　生杭芍三钱　三七捣细，二钱　鸭蛋子去皮，三十粒

上药八味，先将三七末、鸭蛋子仁用开水送服，再服余药所煎之汤。鸭蛋子一名鸦胆子，详解见痢疾门燮（xiè，调理）理汤后。

此证若兼受风者，可加防风二三钱。若服药数剂后，其疼瘥减，而白浊不除，或更遗精者，可去三七、鸭蛋子，加生龙骨、生牡蛎各五钱[2]。

今人治毒淋，喜用西药猛悍之品，以其善消淋证之毒菌也。不知中药原有善消此等毒菌，更胜于西药者，即方中之鸭蛋子是也。盖鸭蛋子味至苦，而又善化瘀解

［1］花柳毒淋：相当于西医学感染淋病双球菌，以尿道口红肿，流脓性或脓血物等为主要表现的性病。

［2］毒淋汤加减变化之方法。

《医学衷中参西录》临证助读系列

方论分册

毒清热，其能消毒菌之力，全在于此[1]。又以三七之解毒化腐生肌者佐之，以加于寻常治淋药中，是以治此种毒淋，更胜于西药也。

按语： 张锡纯将西医所指感染淋病双球菌的淋病称为花柳毒淋。花柳毒淋与前面普通淋证有本质区别，切忌混为一谈。

为什么将毒淋称为花柳毒淋呢？"花柳"为寻欢作乐（娼妓）的代称。因性病多在淫乱嫖娼情况下发生，故俗称为"花柳病"。张锡纯借用"花柳"表明此病的传染与性淫乱有关，用"毒"字表明该病由淫毒所致，用"淋"字表明排尿痛苦和尿液改变，这一名称既通俗又准确。当然，现在花柳毒淋的原因不局限于嫖娼，与不注意卫生、交叉感染等关系密切。

花柳毒淋可以兼有白浊或溺血，但白浊或溺血不必兼有花柳毒淋。其诊断要点有：①有不洁性生活史或交叉感染史；②有尿道口红肿，流脓性或脓血物等症状；③有尿频、尿急、尿道灼痛之症状；④尿液检查淋病双球菌阳性。

花柳毒淋虽具有湿热的性质，但非一般湿热，而是淫秽湿毒。也就是说，花柳毒淋除具有一般湿热性质外，特别具有秽毒的性质。所以，治疗花柳毒淋除了清热利湿以外，最重要的是采用特殊药物进行清热解毒。因此，张锡纯创制的毒淋汤中，最关键的药物是鸦胆子，为方中必用之药，不可或缺。鸦胆子苦寒，归大肠、肝经，内服可清热解毒、善消淋证之毒菌。鸦胆子配伍三七、金银花解毒化腐生肌，配伍海金沙、石韦、牛蒡子、生杭芍、甘草梢清热利湿。全方清热解毒利湿，为治疗毒淋之良方。

临床上应用毒淋汤时，要根据病情注意辅助正气。因为染病后未经及时恰当治疗，或治疗不彻底，则往往转变成慢性毒淋，病情常常迁延反复。此时，脏腑虚损，湿热毒邪未清，虚实夹杂，治疗方法需扶正祛邪并

[1] 鸦胆子善消花柳毒淋之毒菌，胜于西药猛悍之品，是本方不可挪移之品。

举，扶正可以恢复和增强机体的抗病力，除邪可以消除湿热淫毒，以达到根治的目的。

清毒二仙丹

治花柳毒淋，无论初起、日久，凡有热者，服之皆效[1]。

丈菊子[2]捣碎，一两 鸦胆子去皮，四十粒，仁破者勿用，服时宜囫囵吞下

上药二味，将丈菊子煎汤一盅，送服鸦胆子仁。

丈菊俗名向日葵，其花善催生，子善治淋详解在第八卷大顺汤后。邻村一少年，患此证，便时膏淋与血液相杂，疼痛颇剧，语以此方，数次全愈。

按语：花柳毒淋之淫毒进入阴器后，迅速增殖，浸淫扩散，可同时浸淫泌尿生殖器官，毒蚀肌肤，阻塞经络，凝滞气血，蕴结过郁化热，成为湿热火毒，煎灼血肉精液，酝酿腐败，液化为脓浊，而出现阴部及少腹疼痛不适，尿液改变，排尿痛苦，脓浊脓带，其色灰黄，腥秽恶臭，淋漓不断等症状。

张锡纯对花柳毒淋从病名、临床表现、诊断要点到治法方药，都形成了独具特色的理法方药，不愧为一代宗师。他创制的毒淋汤中，最关键的药物是鸦胆子，为方中必用之药物。清毒二仙丹除了仍以鸦胆子作为主药外，又挖掘出丈菊子作为抗花柳毒淋淫毒之专药，可以说是毒淋汤的补充和完善，属辨证和辨病论治有机结合的典范。

丈菊俗名向日葵，其花善催生，子善治淋。张锡纯还曾在大顺汤中用炒爆之葵花籽或葵花瓣作引以催生。葵花籽为什么具有解毒作用呢？葵花籽性平味甘，入大肠经，生用具有驱虫作用。汪连仕《采药书》称葵花籽"通气透脓"。《福建民间草药》称葵花籽"治血痢"。

现代药理研究表明，葵花籽含有丰富的铁、锌、钾、镁、硒、铜等微量元素，使葵花籽具有预防贫血、抗肿瘤等作用。葵花籽中含有丰富的维生素、胡萝卜

[1] 中医治疗花柳毒淋属热证的专方专药，属辨证和辨病论治有机结合的典范。

[2] 丈菊子，即向日葵子，是治疗花柳毒淋的又一专药。

素、叶酸、烟酸等，具有抗自由基攻击、防止细胞衰老的作用。葵花籽的蛋白质当中含有精氨酸，而精氨酸是制造精液不可缺少的成分。葵花籽含有丰富的不饱和脂肪，有助于降低人体血液胆固醇水平，具有保护心脑血管、促进血液循环的作用。葵花籽的上述这些现代药理作用，是否与其解毒作用有一定的联系，值得进一步研究证实。

鲜小蓟根汤

治花柳毒淋，兼血淋者[1]。

鲜小蓟根洗净，剉细，一两

上一味，用水煎三四沸，取清汤一大茶盅饮之，一日宜如此饮三次。若畏其性凉者，一次用六七钱亦可。

曾治一少年，患此证，所便者血溺相杂，其血成丝成块，间有脂膜，疼痛甚剧，且甚腥臭。屡次医治无效，授以此方，连服五日全愈[2]。

小蓟之形状，于三鲜饮在第二卷下曾言之。然彼则用治吐血，此则用治毒淋中之血淋，皆极效验，而其功用实犹不止此也。一十五六岁童子，项下起疙瘩数个，大如巨栗（lì，栗子），皮色不变，发热作疼。知系阳证，俾浓煎鲜小蓟根汤，连连饮之，数日全消。盖其善消血中之热毒，又能化瘀开结，故有如此功效也[3]。

按语：花柳毒淋可以兼见尿血之证，所以张锡纯在毒淋汤中说："花柳毒淋，疼痛异常，或兼白浊，或兼溺血。"

花柳毒淋之尿血非同一般尿血或血淋，病情也相对较重，可见血溺相杂，其血成丝、成块，间有脂膜，疼痛甚剧，且甚腥臭。所以，单纯清热凉血效果较差。所以张锡纯在该方下说一少年患花柳毒淋之尿血，屡次医治无效。

选择什么样的药物治疗花柳毒淋之尿血证呢？应该选一药双能的药物，这些药物既能清热解毒活血抗花柳

[1] 花柳毒淋兼有血淋者宜重用鲜小蓟根治疗。

[2] 用典型病例说明鲜小蓟根治花柳毒淋兼血淋之神效。

[3] 鲜小蓟根具有清热凉血解毒之功，故治疗花柳毒淋兼血淋、吐血、疮疡属热证者都极效验。但张锡纯又称其具有化瘀开结之功，是对中药学的完善和发展。

医学衷中参西录前三期合编第三卷

毒，又能凉血止血治疗尿血。鲜小蓟根就是张锡纯在临床实践中摸索出的这样一味既经济又疗效好的药物。

鲜小蓟根甘苦凉，归心、肝经，具有清热解毒、凉血止血、祛瘀消肿之功。在历代本草和医家中，对鲜小蓟根认识既全面深刻又有所创新的可以说唯有张锡纯一人而已。他能够随着时代的发展而发展，明确指出鲜小蓟根能有效治疗肺结核和花柳毒淋。但是，目前药房只有小蓟之全草，尚没有专门出售小蓟根。临床上，也可用小蓟全草代替应用。

现代药物学研究表明，小蓟止血主要通过使局部血管收缩，抑制纤溶而发挥效应的。小蓟对肺炎双球菌、溶血性链球菌、白喉杆菌、伤寒杆菌、铜绿假单胞菌、痢疾杆菌、金黄色葡萄球菌等均有一定的抑制作用。

朱砂骨湃波丸

治花柳毒淋久不愈者[1]。

骨湃波十瓦　朱砂研细，三钱

将骨湃波与朱砂调和，再用熟麦粉与之调和适宜，可以为丸，即分作九十丸。丸成后，再用一大盘，盘中铺满麦粉，将药丸置盘中旋转之，俾外面以麦粉为衣，骨湃波之油脂不外透，易于晒干。每日服九丸，分三次服下。

骨湃波，南美热带地方所产，决明科树中树脂也。西人谓脂油之类曰拔尔撒谟，故亦名为骨湃波拔尔撒谟，其性最善治淋，而以治毒淋尤效。丁仲祐谓其自古迄今，占治淋药之首位。惟其性近于热，淋证初得挟热者，似有不宜。以朱砂之凉而解毒者济之，则无所用而不宜矣。此方愚用过多次皆效，而以治毒淋之久不愈者尤效也[2]。

按： 朱砂为水银、硫黄二原质合成。此二原质，皆善消除毒菌，化合为朱砂，尤善防腐除炎，解毒生肌。且又赤色入心，能解心经之热。《内经》谓："诸痛疮疡，皆属于心。"心中热清减，而淋证之尿管疼或兼如疮疡之腐烂者，自能轻减矣[1]。

西医治淋恒用之方，白檀香油二瓦，乌罗透品一瓦，撒鲁儿一瓦，和为丸，分作二十粒，每服两粒，日服三次，颇有效验。

按：白檀香油出于前印度即印度群岛白檀木心蒸馏水之挥发油，色黄质稠厚，难溶解于水，易溶于强酒精，其香气特异而窜透，长久留存，稀释之则芳芬似蔷薇味，苛烈而稍苦，为治淋要品。然其性降下，且有碍消化，对于慢性淋疾似无效验。用时以其二十滴少加薄荷油，一日之间分三次服下。乌罗透品未详何基之药。撒鲁儿即杨曹，详痢疾门见第三卷所附载西药中[2]。

丁仲祜谓德国所制山推而善消五淋白浊，并开胃益神，固精健体，历经试验甚效。用量一日三回，每回二粒。又谓英国伦敦大药厂所制之檀香五淋白浊丸，即淋证初起，刺疼难忍，继有白浊，此丸能将白浊之微生物排出，数日即觉小便通畅，淋浊自止。用量：初服每点钟一粒，服三日后，一日仅服三回，每日一粒至三粒[3]。

按：西人治淋之药，恒统言治五淋。究之惟宜于治毒淋，而毒淋原不在五淋之内也。即以治毒淋，亦恒有不效之时。如毒淋之兼血淋者，但用西药多不效，而与鸦胆子、三七、鲜小蓟根并用则效。至于淋久滑脱之甚者，亦必须与中药同用。曾治一人，从前患毒淋，服各种西药两月余，淋已不疼，白浊亦大见轻，然两日不服药，白浊仍然反复。愚俾用膏淋汤，送服秘真丹，两次而愈[4]。

按语：张锡纯为正式将花柳毒淋纳入淋证范畴的第一人。毒淋是感染花柳淫毒（含淋病双球菌的脓液）而发病，而花柳毒淋淫毒极其顽固，甚至前面创制的毒淋汤、清毒二仙丹、鲜小蓟根汤中的鸦胆子、三七、金银花、牛蒡子、葵花籽、鲜小蓟根都有可能乏效。

为了有效应对难治之毒淋，张锡纯进一步创制了朱砂骨湃波丸。朱砂骨湃波丸与张锡纯创制的石膏阿斯必

[1] 朱砂，善防腐除炎、解毒生肌、清心经之热，为治疗毒淋之要药。

[2] 张锡纯可贵的品质在于善于融会新知。

[3] 介绍了西医治淋的有效药物。

[4] 如果西药治疗毒淋疗效不佳，要注意发挥中医的优势。

林汤一样，都是其汇通中西思想的结晶。

骨湆波为西药，性近于热，英文名哥拜巴油，为治淋第一要药，能保护水道黏膜，颇有防腐之力。朱砂性微寒，味甘有毒，归心经，具有安神定惊和解毒作用。朱砂配骨湆波，两者一热一凉，寒热相济，使药性趋于平和，免除过偏之弊，稳健收工，诚为至善之道，用于治疗花柳毒淋淫毒极其顽固者。

朱砂中的汞对中枢神经系统、肾及生殖系统有毒性作用，内服日用量不能超过0.5g，服用时间不宜过长，一般连续服用朱砂及其制剂的时间不宜超过7天。在临床应用朱砂时，要严格按照《中华人民共和国药典》规定使用，忌火煅和忌入汤剂以免析出水银产生剧毒，肝肾功能不全者禁服，小儿脏腑娇嫩应尽量少用或不用，以便达到扬长避短、趋利避害的目的。

澄化汤

治小便频数，遗精白浊，或兼疼涩[1]，其脉弦数无力，或咳嗽、或自汗、或阴虚作热。

生山药一两　生龙骨捣细，六钱　牡蛎捣细，六钱
牛蒡子炒捣，三钱　生杭芍四钱　粉甘草钱半　生车前子布包，三钱

按语：张锡纯首先将白浊作为精气外泄称作遗精，说明他治疗白浊重视肾虚精关不固这一病机。其次，张锡纯用小便时尿道有痛涩感、脉弦数无力提示还兼有其他病机。本病或因年高肾气亏虚，或因年幼肾气未充，或因房事过度伤肾，或思虑过度伤肾，或因久病伤肾，但最终导致肾气亏虚、精关不固，精气外泄所致。

在肾气不固的基础上，有的患者或焦虑易怒，或过食辛热，或过服温补，导致暗生心火，心肾不交，扰动精室，则白浊更易外泄。因此，肾气亏虚、精关不固，心火妄动是白浊常见的一种类型。所以张锡纯用"或兼痛涩"四字做了一个非常重要的提示。

澄化汤中重用生山药为君药，具有大固肾气之功，

[1] 尿道疼痛，同时排尿艰涩不畅。

更佐以生龙骨、牡蛎收敛肾气摄精，则真气固摄之力更雄，三药为本方不可挪移之品；牛蒡子、车前子、白芍、粉甘草四药，清热利小便，导心火从小肠外出。其中芍药，既可滋养阴液助山药滋养肾气，又可缓急止痛，还可清热利小便，有一药多用之举。诸药配合，大补肾气、收敛精气，利尿清心，从而尿液澄清，白浊之症得以治愈，故名"澄化汤"。

张锡纯在澄化汤中应用牛蒡子颇有深意。《食疗本草》记载："牛蒡子利腰膝，通利小便。"张锡纯验之于临床，发现牛蒡子确有很好的利湿利小便作用，因而将牛蒡子应用于淋浊癃闭诸疾，拓展了牛蒡子的功用。除了本方澄化汤外，他还以牛蒡子配金银花、鸦胆子等创制毒淋汤治疗花柳毒。

清肾汤

治小便频数疼涩，遗精白浊，脉洪滑有力，确系实热者[1]。

知母四钱　黄柏四钱　生龙骨捣细，四钱　生牡蛎炒捣，三钱　海螵蛸捣细，三钱　茜草二钱　生杭芍四钱　生山药四钱　泽泻一钱半

或问：龙骨、牡蛎收涩之品也。子治血淋，所拟理血汤中用之，前方治小便频数或兼淋涩用之，此方治小便频数疼涩亦用之，独不虑其收涩之性有碍于疼涩乎？答曰：龙骨、牡蛎敛正气而不敛邪气，凡心气耗散、肺气息贲、肝气浮越、肾气滑脱，用之皆有捷效。即证兼瘀、兼疼或兼外感，放胆用之，毫无妨碍。拙拟补络补管汤在第二卷、理郁升陷汤在第四卷、从龙汤在第五卷、清带汤在第七[2]卷，诸方中论之甚详，皆可参观[3]。

一叟，年七十余，遗精白浊，小便频数，微觉疼涩。诊其六脉平和，两尺重按有力，知其年虽高，而肾经确有实热也[4]。投以此汤，五剂全愈。

一人，年三十许，遗精白浊，小便时疼如刀割，又甚涩数。诊其脉滑而有力，知其系实热之证[5]。为其

年少，疑兼花柳毒淋，遂投以此汤，加没药不去油三钱、鸦胆子去皮四十粒药汁送服，数剂而愈。

按语：本病精浊可因平素酗酒或过食辛辣，脾胃湿热内生，湿热下注于下焦肾和膀胱，扰动精室，迫精外泄所致。因此，肾气亏虚、精关不固、湿热下注是白浊另一种常见类型。

如何诊断下焦湿热呢？患者当有身重疲乏、胸脘痞闷、腹胀纳呆、恶心呕吐、舌苔黄腻、脉濡数等。若急性期湿热下注为主要矛盾，则小便频数痛涩，遗精白浊，脉洪滑有力，故张锡纯称"确系实热者"。若病情迁延日久，患者脉象则可见细软滑无力或滑数无力，非必脉洪滑有力，临床还需灵活看待为是。

清肾汤是张锡纯在知柏地黄丸的基础上化裁而成。方中用知母、黄柏、芍药、泽泻清利下焦湿热，山药、龙骨、牡蛎、海螵蛸、茜草益肾固精止遗。若小便短赤者，仍可用车前子、牛蒡子加强利小便之功。

临床上要根据患者病情，还可选择配伍清热解毒、利湿通淋药，如萆薢、虎杖、土茯苓、木瓜、生薏苡仁、晚蚕沙、石韦等。脾胃虚弱者，酌加白术、白扁豆、莲子肉；气虚者，酌加生黄芪、当归、升麻、桔梗等；肾气亏虚重者，酌加山萸肉、五味子、桑寄生等。

舒和汤

治小便遗精白浊，因受风寒者，其脉弦而长，左脉尤甚[1]。

桂枝尖四钱　生黄芪三钱　续断三钱　桑寄生三钱　知母三钱

服此汤数剂后病未全愈者，去桂枝，加龙骨、牡蛎皆不用煅各六钱。

东海渔者，年三十余，得骗白证（遗精白浊证）甚剧。旬日之间，大见衰惫，惧甚，远来求方。其脉左右皆弦，而左部弦而兼长[2]。夫弦长者，肝木之盛也。木与风为同类，人之脏腑，无论何处受风，其风皆与肝

[1] 本证为肾虚感受风寒者。

[2] 弦长脉多见于肝阳上亢或肝火上炎之证。本案对风寒外袭为什么会出现弦脉给予了条分缕析，对我们很有启发。

木相应。《内经·阴阳应象论》所谓"风气通于肝"者是也。脉之现象如此，肝因风助，倍形其盛，而失其和也。况病人自言因房事后小便当风，从此外肾（睾丸）微肿，遂有此证，尤为风之明征乎。盖房事后，肾脏经络虚而不闭，风气乘虚袭入，鼓动肾脏不能蛰藏（zhécáng，潜藏，封藏）《内经》谓肾主蛰藏，而为肾行气之肝木，又与风相应，以助其鼓动，而大其疏泄《内经》肝主疏泄，故其病若是之剧也。为拟此汤，使脉之弦长者，变为舒和。服之一剂见轻，数剂后遂全愈。以后凡遇此等症，其脉象与此同者，投以此汤无不辄效。

按语：白浊是在肾气亏虚的基础上形成的，多见肾虚心火盛和肾虚湿热下注两种类型，张锡纯创制澄化汤、清肾汤加以治疗，补中有清，清中有补，甚合法度。

但临床上白浊也有因寒而发者。若肾气亏虚，外受风寒之邪侵袭入里归肾，则风寒扰动精气，精关不固，精气外泄也可导致白浊。故张锡纯创制舒和汤，一方面补肾固涩、培基固本，一方面祛除外感风寒之邪。方中桂枝散寒解表，温通经脉，引风寒之邪外出；桑寄生、续断补益肝肾精气，强健筋骨；生黄芪补气升阳，既助桂枝将下陷之风寒邪气鼓荡外出，又助桑寄生、续断补涩精气，为张锡纯独具匠心之处；知母为黄芪之佐药，用以制约黄芪之热性使之平和。服此汤数剂，风寒解除后，则可去桂枝。若白浊病未彻底痊愈，则加龙骨、牡蛎，加强收敛肾气之功。

张锡纯是中医脉学大家，在脉学方面有着独到认识，对于疑难杂症每每能从脉象入手登堂入室。在本方中，他提出弦长脉为诊断风寒侵入脏腑的重要指征，令人耳目一新。他根据《素问·阴阳应象大论》"风气通于肝"和木与风同类学说，认为风寒之邪入里侵入脏腑，无论何处受风，都会波及肝脏，肝因风助，导致肝木亢盛，从而出现弦长脉。肾气亏虚不能固摄精气，再兼以风寒入肝导致肝木亢盛，疏泄太过，鼓动肾脏不能蛰藏而病白浊。通过治疗，风寒去，肝木柔和，弦长脉变为舒和之脉象，故张锡纯将该方称之为"舒和汤"。

治痢方

化滞汤

治下痢赤白，腹疼，里急后重初起者[1]。若服药后病未全愈，继服后方。

生杭芍一两　当归五钱　山楂六钱　莱菔子炒捣，五钱　甘草二钱　生姜二钱

若身形壮实者，可加大黄、朴硝各三钱下之[2]。

按语： 痢疾，古称肠澼、滞下。该病临床以发热、腹痛、里急后重、下痢赤白、日夜数次至数十次不等为主要症状，大体上与西医学感染痢疾杆菌所致的痢疾相同。

痢疾初起，不仅有湿热火毒无形之邪蕴结胃肠，同时还会伴有食积、宿便等有形之邪。张锡纯根据这种认识，对痢疾加以治疗。化滞汤中白芍味苦酸，性微寒，其味苦性凉能清热利湿以治本；同时，其味酸能入肝，具有补肝柔肝、调畅气机、缓急止痛之功，又为治标之药。白芍一药双能，清热利湿、调畅气机、缓急止痛，故重用一两为君药。莱菔子、山楂下气消食导积以行气分之滞，当归、山楂行气活血以化血分之瘀；生甘草清热解毒，并配白芍缓急止痛。生姜和胃止呕、调和诸药，又可防止白芍过分寒凉不利于调畅气机。全方共奏清热利湿、消食导积、调畅气机、活血化瘀之功，通因通用，务使邪去滞通，防止固涩关门留寇，故名"化滞汤"。若身形壮实者，加大黄、芒硝峻下之品，直逐其滞积之物，其痢自愈；脓血重者，可加生地榆、白头翁、马齿苋、白及粉等。

化滞汤是在继承金元刘完素治疗痢疾的著名方剂芍

《医学衷中参西录》临证助读系列　方论分册

[1] 本方用于痢疾初起，见食积宿便、湿热火毒等邪气郁滞于胃肠。

[2] 化滞汤加减法。

药汤基础上化裁而来。与芍药汤相比，方简药精，无苦寒伤胃之弊，无泻下伤胃之弊，无辛烈破气伤胃之弊，无温燥助火之弊，对于痢疾湿重于热者尤宜。

以本方化裁加减，还可以治疗西医学的阿米巴痢疾、溃疡性结肠炎、过敏性结肠炎、肠道感染、肠道中毒等疾病。

燮理汤

治下痢服前药未全愈者。若下痢已数日，亦可径（直接）服此汤[1]。又治噤（jìn，闭口）口痢。

生山药八钱　金银花五钱　生杭芍六钱　牛蒡子二钱，炒捣　甘草二钱　黄连钱半　肉桂去粗皮，钱半，将药煎至数十沸再入

单赤痢加生地榆二钱，单白痢加生姜二钱，血痢加鸭蛋子二十粒去皮，药汁送服[2]。

痢证古称滞下。所谓滞下者，诚以寒火凝结下焦，瘀为脓血，留滞不下，而寒火交战之力又逼迫之，以使之下也。故方中黄连以治其火，肉桂以治其寒，二药等分并用，阴阳燮理于顷刻矣[3]。用白芍者，《伤寒论》诸方腹疼必加芍药协同甘草，亦燮理阴阳之妙品。且痢证之噤口不食者，必是胆火逆冲胃口，后重里急者，必是肝火下迫大肠，白芍能泻肝胆之火，故能治之。矧肝主藏血，肝胆火戢（jí，收敛）则脓血自敛也。用山药者，滞下久则阴分必亏，山药之多液，可滋脏腑之真阴；且滞下久，则气化不固，山药之收涩，更能固下焦之气化也。又白芍善利小便，自小便以泻寒火之凝结；牛蒡能通大便，自大便以泻寒火之凝结。金银花与甘草同用，善解热毒，可预防肠中之溃烂。单白痢则病在气分，故加生姜以行气。单赤痢则病在血分，故加生地榆以凉血。至痢中多带鲜血，其血分为尤热矣，故加鸭蛋子，以大清血分之热。拙拟此方以来，岁遇患痢者不知凡几，投以此汤，即至剧者，连服数剂亦必见效[4]。

痢证，多因先有积热，后又感凉而得。或饮食贪

[1] 燮理，xièlǐ，协和调理。燮理汤为调理之方，扶正逐邪并举。该方治疗脾肾阳虚、湿热蕴结胃肠证。

[2] 燮理汤之加减法。

[3] 寒火凝结下焦，令人费解。其本意为湿热凝结，同时伴有下焦阳虚也。

[4] 燮理汤的配伍机制。

凉，或寝处（qǐnchǔ，睡觉的地方）贪凉，热为凉迫，热转不散。迫历日既多，又浸至有热无凉，犹伤于寒者之转病热也。所以此方虽黄连、肉桂等分并用，而肉桂之热，究不敌黄连之寒。况重用白芍，以为黄连之佐使，是此汤为燮理阴阳之剂，而实则清火之剂也[1]。

或问：以此汤治痢，虽在数日之后，或服化滞汤之后，而此时痢邪犹盛，遽重用山药补之，独无留邪之患乎？答曰：山药虽饶有补力，而性略迟钝，与参、芪之迅速者不同。在此方中，虽与诸药同服，约必俟诸药之凉者、热者、通者、利者，将痢邪消融殆尽，而后大发其补性，以从容培养于诸药之后，俾邪去而正已复，此乃完全之策，又何至留邪乎？且山药与芍药并用，大能泻上焦之虚热，与痢之噤口者尤宜。是以愚用此汤，遇痢之挟虚与年迈者，山药恒用至一两，或至一两强也[2]。

或问：地榆方书多炒炭用之，取其黑能胜红，以制血之妄行。此方治单赤痢加地榆，何以独生用乎？答曰：地榆之性，凉而且涩，能凉血兼能止血，若炒之则无斯效矣，此方治赤痢所以必加生地榆也[3]。且赤痢之证，其剧者，或因肠中溃烂。林屋山人治汤火伤，皮肤溃烂，用生地榆末和香油敷之甚效。夫外敷能治皮肤因热溃烂，而内服亦当有此效可知也。鸭蛋子一名鸦胆子，苦参所结之子也[4]。不但善治血痢，凡诸痢证皆可用之[5]。即纯白之痢，用之亦有效验，而以治噤口痢、烟后痢尤多奇效，并治大小便因热下血。其方单用鸦胆子去皮，择成实者五六十粒，白沙糖化水送服，日两次，大有奇效。若下血因凉者，亦可与温补之药同用。其善清血热，而性非寒凉，善化瘀滞，而力非开破，有祛邪之能，兼有补正之功，诚良药也。坊间将鸦胆子去皮，用益元散为衣，治二便下血如神，名曰菩提（pútí，觉悟，智慧）丹，赞有其神灵之功也[6]。

一人，年五十余，素吸鸦片。当霍乱盛行之时，忽然心中觉疼、恶心呕吐、下痢脓血参半。病家惧甚，以为必是霍乱暴证。诊其脉毫无闭塞之象，惟弦数无力，

[1] 燮理汤为治疗热重寒轻之方。

[2] 张锡纯阐释生山药为治疗慢性痢疾之要药，无闭门留寇之虑，临床要重用之。

[3] 张锡纯主张地榆用生者，保留其凉涩之力。

[4] 鸦胆子虽称苦参子，但非苦参所结之子。张锡纯所记恐有所误。

[5] 用鸦胆子治疗诸痢，为张锡纯首创。

[6] 鸦胆子擅长清热凉血，故治二便下血如神，临床注意学习应用。

左关稍实。愚曰：此非霍乱，乃下焦寒火交战，故腹中作疼，下痢脓血。上焦虚热壅迫，故恶心呕吐，实系痢证之剧者。遂投以白芍六钱，竹茹、清半夏各三钱，甘草、生姜各二钱，一剂呕吐即愈，腹疼亦轻，而痢独不愈，不思饮食。俾单用鸦胆子五十粒，一日连服两次，病若失。审斯，鸦胆子不但善理下焦，即上焦虚热，用之亦妙，此所以治噤口痢而有捷效也[1]。

　　一人，年四十八，资禀素弱，亦吸鸦片。于季秋溏泻不止。一日夜八九次，且带红色，心中怔忡，不能饮食。日服温补之药，分毫无效。延愚诊治，其脉左右皆微弱，而尺脉尤甚，知系下焦虚寒。为其便带红色，且从前服温补之药无效，俾先服鸦胆子四十粒，泻愈其半，红色亦略减，思饮食。继用温补下焦之药煎汤，送服鸦胆子三十粒，后渐减至十粒，十剂全愈。盖此证虽下焦虚寒，而便带红色，实兼有痢证也。故单服鸦胆子，而溏泻已减半。然亦足征鸦胆子虽善清热化瘀，而实无寒凉开破之弊，洵良药也[2]。

　　沧州友人滕玉可，壬寅之岁，设教邻村，于中秋下赤痢，且多鲜血。医治两旬不愈。适愚他出（外出）新归。过访之，求为诊治。其脉象洪实，知其纯系热痢。遂谓之曰：此易治。买苦参子百余粒，去皮，分两次服下即愈矣。翌日愚复他出，二十余日始归。又访之，言曾遍问近处药坊，皆无苦参子。后病益剧，遣人至敝州（对本州的谦称）取来，如法服之，两次果愈，功效何其神哉。愚曰：前因粗心，言之未详，苦参子即鸦胆子，各药坊皆有，特其见闻甚陋，不知系苦参所结之子耳。玉可因病愈喜甚，遂作诗以存纪念。其诗曰："一粒苦参一粒金，天生瑞草起疴沉；从今觅得活人药，九转神丹何用寻。"后玉可旋里，其族人有适自奉天病重归来者，大便下血年余，一身悉肿，百药不效。玉可授以此方，如法服之，三次全愈。

　　按： 鸦胆子味甚苦，服时若嚼破，即不能下咽。若去皮时破者，亦不宜服。恐服后若下行不速，或作恶心

[1] 长期吸食鸦片者所得，病较危重。鸦胆子擅长治疗噤口痢。

[2] 便带红色，为诊断夹有痢疾和用鸦胆子的关键。鸦胆子虽苦寒却无寒凉开破之弊，为不可忽视之良药。

呕吐。故方书用此药，恒以龙眼肉包之，一颗龙眼肉包七数，以七七之数为剂，以象大衍之用数（推演天地万事万物用的数）《易·系辞》曰大衍之数，五十其用四十有九。然病重身强者，犹可多服，常以八八之数为剂，然亦不必甚拘[1]。

又按：鸦胆子连皮捣细，醋调，敷疔毒甚效，立能止疼。其仁捣如泥，可以点痣。拙拟毒淋汤在前，又尝重用之，以治花柳毒淋。其化瘀解毒之力如此，治痢所以有奇效也[2]。

按语：从张锡纯燮理汤的组成和其"治下痢服前药未全愈者。若下痢已数日，亦可径服此汤"来分析，该方用于慢性痢疾。其病机为脾肾阳虚、湿热留恋。临床表现应为面色萎黄无华、精神萎靡、胃脘冷痛、腰膝酸软、腹痛下坠、下痢脓血、舌淡白苔根黄厚腻、脉迟缓或滑数无力等。

燮理汤重用山药以健脾和胃，配以肉桂温阳散寒。黄连、白芍清利湿热，金银花、甘草、牛蒡子清热解毒、消导积滞。其中，肉桂配黄连，一温一寒，防止黄连过分苦寒伤胃，发挥了燮理阴阳之功。白芍善利小便，配甘草缓急止痛，也可调和阴阳。全方共奏温补脾肾、清热利湿、解毒导滞、调理阴阳之效，故名燮理汤。当阳虚较重时，还可仿乌梅丸之意，酌情加炮附子、干姜、吴茱萸、干姜、川椒、桂枝、补骨脂、党参、白术、乌梅、五味子、肉豆蔻等。

张锡纯对牛蒡子的应用颇有发明。他在燮理汤中用牛蒡子治疗痢疾可谓特识。牛蒡子性寒体滑而能通大便，能导胃肠中湿热积滞外出，故能治疗痢疾而缓后重之苦。

张锡纯在本方加减中称血痢加鸦胆子。鸦胆子性凉，具有清热解毒、凉血止血之功，治疗痢疾有很好的作用，故张锡纯将其应用于各种痢疾之中。鸦胆子虽亦称苦参子，却非苦参所结之子。苦参所结之子称为苦参实、苦豆，而鸦胆子为苦木科植物鸦胆子所结的果实，

[1] 鸦胆子之服法。

[2] 鸦胆子既可内服也可外用。内服可治疗痢疾和花柳毒淋，外敷可治疗毒和痣。

张锡纯所记恐有误矣。

张锡纯称本方"又治噤口痢"。噤口痢为痢疾之特殊情况，即下痢不能进食，或呕不能食者。临床有实证和虚证之分，实证多因湿热毒邪蕴结肠中，毒盛而导致胃气上逆所致；虚证则由痢疾日久，损伤脾胃，输化无力所致。实证可治以前方化滞汤加减。虚证可用本方燮理汤加减。

张锡纯说："所谓滞下者，诚以寒火凝结下焦，瘀为脓血，留滞不下，而寒火交战之力又逼迫之，以使之下也。"其中寒火凝结下焦最为令人难以理解，如何是既有寒邪又有火邪呢？可以从3个方面加以理解：一是患者过食辛辣肥腻，导致胃肠积食生热，在夏秋之际贪凉饮冷损伤脾肾阳气，形成胃肠中热邪与阳虚阴寒邪并存的局面；二是患者先过食生冷，损伤脾肾之阳气，阴寒凝滞下焦，夏秋之际又感受湿热疫毒，便形成胃肠中阳虚阴寒和湿热并存的局面；三是痢疾日久，损伤脾肾导致脾肾阳虚、阴寒内生，形成阳虚阴寒和湿热并存的局面。

解毒生化丹

治痢久郁热生毒，肠中腐烂，时时切疼，后重，所下多似烂炙，且有腐败之臭[1]。

金银花一两　生杭芍六钱　粉甘草三钱　三七捣细，二钱　鸦胆子去皮，拣成实者，六十粒

上药五味，先将三七、鸦胆子，用白沙糖化水送服。次将余药煎汤服。病重者，一日须服两剂始能见效[2]。

按：此证，乃痢之最重者。若初起之时，气血未亏，用拙拟化滞汤，或加大黄、朴硝下之即愈。若未全愈，继服燮理汤数剂，亦可全愈。若失治迁延日久，气血两亏，浸至肠中腐烂，生机日减，致所下之物色臭皆腐败，非前二方所能愈矣。此方则重在化腐生肌，以救肠中之腐烂，故服之能建奇效也[3]。

[1] 所下多似烂炙，且有腐败之臭，为审证要点。

[2] 解毒生化丹的服用方法。注意病重一日两服。

[3] 本证为湿热蕴久失治或误治所致。病机发生了很大的变化，治疗方法也须大不同。解毒生化丹重在化腐生肌和解毒。

一人，年五十二，因大怒之后，中有郁热，又寝于冷屋之中，内热为外寒所束，愈郁而不散，大便下血。延医调治，医者因其得于寒凉屋中，谓系脾寒下陷，投以参、芪温补之药，又加升麻提之。服药两剂，病益增重，腹中切疼，常常后重，所便之物，多如烂炙。更延他医，又以为下元虚寒，而投以八味地黄丸，作汤服之，病益加重。后愚诊视，其脉数而有力、两尺愈甚。确知其毒热郁于肠中，以致肠中腐烂也。为拟此方，两剂而愈[1]。

一妇人，年五十许，素吸鸦片。又当恼怒之余，初患赤痢，滞下无度。因治疗失宜，渐至血液腐败，间如烂炙，恶心懒食，少腹切疼。其脉洪数，纯是热象[2]。亦治以此汤，加知母、白头翁各四钱，当日煎渣。又另取鸦胆子六十粒、三七二钱，送服。每日如此服药两次，三日全愈。

按语：痢疾初起，湿热蕴结胃肠者，用化滞汤治疗，重在攻积除滞；痢疾日久，损伤脾肾者，用燮理汤治疗，重在补养脾肾、清热除湿、消导积滞并举；若痢疾失治或误治，湿热久郁胃肠生毒，肠中腐烂，时时切疼、里急后重、所下多似烂炙、且有腐败之臭，则用解毒生化丹治疗，重在化腐生肌和解毒。本汤证为痢疾之重证，应引起高度重视。

解毒生化丹中鸦胆子合三七凉血活血、化腐生肌；金银花、甘草合用清热解毒；芍药清热利湿、滋阴利小便、养肝柔肝、调畅气机、缓急止痛，既可扶正又可祛邪。本方重在清解热毒、化腐生肌，故名解毒生化丹。正如张锡纯所说："此方则重在化腐生肌，以救肠中之腐烂，故服之能建奇效也。"

鸦胆子在本方中有解毒凉血、活血化瘀、祛腐生肌等多种功效，配伍三七其力更宏，为方中不可挪移之品。不仅如此，鸦胆子又善清胃腑之热，凡胃腑有实热充塞、噤口不食，服之即可进食。唯须去其硬皮而服之，而皮去仁破者不宜即服，因仁破易消，苦味遽出，

[1] 脉数而有力、两尺愈甚，为审证要点。从此案中看出，张锡纯认为尺脉不独主肾，也主大肠与膀胱。或谓尺脉主下焦更为科学。

[2] 其脉洪数，为审证要点。

恒令人呕吐。张锡纯主张可用龙眼肉包鸦胆子仁圈图吞服者，或以益元散为衣。现代临床应用时也可用胶囊盛之吞服。

天水涤肠汤

治久痢不愈，肠中浸至腐烂，时时切疼，身体因病久羸弱者[1]。

生山药一两　滑石一两　生杭芍六钱　潞党参三钱白头翁三钱　粉甘草二钱

一媪，年六十一岁，于中秋痢下赤白，服药旋愈，旋又反复。如此数次，迁延两月。因少腹切疼，自疑寒凉，烧砖熨（yùn，用烧砖暖烫）之。初熨时稍觉轻，以为对证。遂日日熨之，而腹中之疼益甚。昼夜呻吟，噤口不食。所下者痢与血水相杂，且系腐败之色。其脉至数略数，虽非洪实有力，实无寒凉之象。舌上生苔，黄而且厚[2]。病患自谓下焦凉甚，若用热药温之疼当愈。愚曰：前此少腹切疼者，肠中欲腐烂也，今为热砖所熨而腹疼益甚，败血淋漓，则肠中真腐烂矣。再投以热药，危可翘足而待（比喻很快就能实现）。病患亦似会悟，为制此方。因河间[3]天水散即六一散原为治热痢之妙药，此方中重用滑石、甘草，故名之天水涤肠汤[4]。连服四剂，疼止，痢亦见愈。减去滑石四钱，加赤石脂四钱，再服数剂，病愈十之八九。因上焦气微不顺，俾用鲜藕四两，切细丝煎汤，频频饮之，数日而愈。

按：此证亦痢中至险之证。而方中用党参者，因痢久体虚，所下者又多腐败，故于滋阴清火解毒药中，特加党参以助其生机。而其产于潞者，性平不热，于痢证尤宜也[5]。

又按：此证若服此汤不效，则前方之三七、鸦胆子、金银花亦可酌加，或加生地榆亦可。试观生地榆为末、香油调，涂汤火伤神效，其能治肠中因热

[1] 解毒生化丹用治痢疾日久肠中溃烂之实证；天水涤肠汤治疗痢疾日久肠中溃烂之虚证。

[2] "其脉至数略数，虽非洪实有力，实无寒凉之象。舌上生苔，黄而且厚"为审证要点。

[3] 河间：刘完素，字守真，河北河间人，人称刘河间，金元四大家之一，寒凉派创始人，著《素问要旨论》《宣明论方》《三消论》等。

[4] 张锡纯阐释方名之由来。

[5] 张锡纯阐释方中用潞党参之理。

腐烂可知也[1]。

按语：临证辨证治疗痢疾日久导致肠中腐烂者，当分实证、虚证。若肠中腐烂、所下多似烂炙且有腐败之臭、时时切疼、里急后重、舌红苔黄厚腻、脉弦滑数或洪数有力者，为痢久肠中腐烂之实证，当用解毒生化丹加减治疗；若肠中腐烂、所下之物血水相杂、时时切疼、形体羸瘦、舌淡苔白或黄、脉沉弱无力者，为痢久肠中腐烂之虚证，当用天水涤肠汤加减治疗。

天水涤肠汤中重用生山药滋补脾胃之阴，固摄下焦之气化；用党参补脾胃之气，升阳举陷；用白头翁清热解毒、凉血止血；用河间天水散（六一散）导毒热从小便而出；用芍药清热利湿、滋阴利小便、养肝柔肝、调畅气机、缓急止痛，既可助山药、党参扶正，又可助白头翁、滑石、甘草祛邪，与甘草相伍缓急止痛，与山药相配大能滋阴清虚热。全方益气养阴为主，清热解毒利湿为辅。因方中含有河间天水散，张锡纯将其方命名为天水涤肠汤。

天水涤肠汤清热解毒治本尚显不足，若毒热较盛时可合用解毒生化丹，如加金银花、三七、鸦胆子、生地榆、知母等。

通变白头翁汤

治热痢下重腹疼，及患痢之人，从前曾有鸦片之嗜好者[2]。

生山药一两　白头翁四钱　秦皮三钱　生地榆三钱　生杭芍四钱　甘草二钱　旱三七轧细，三钱　鸦胆子去皮，拣成实者，六十粒

上药共八味，先将三七、鸦胆子，用白蔗糖水送服一半，再将余煎汤服[3]。其相去之时间，宜至点半钟。所余一半，至煎汤药渣时，仍如此服法。

《伤寒论》治厥阴热痢下重者，有白头翁汤。其方以白头翁为主，而以秦皮、黄连、黄柏佐之。陈古愚[4]解：

[1] 根据病情，天水涤肠汤和解毒生化丹可以合用，以加强解毒和化腐生肌之力。张锡纯很推崇生地榆化腐生肌的作用。

[2] 通变白头翁汤也是治久痢不愈，肠中浸至腐烂，时时切疼者。

[3] 先服一半，取其直捣巢穴发挥药力。

[4] 陈古愚：陈蔚，又名元豹，字道彪，号古愚，陈修园长子。善长医学，积极参与研究整理出版其父医著。

"厥阴标阴病则为寒下，厥阴中见中见少阳病则为下利下重者，《经》所谓'暴注'是也。白头翁临风偏静，特立不挠，用以为君者，欲平走窍之火，必先定动摇之风也。秦皮浸水青蓝色，得厥阴风木之化，而性凉能泻肝家之热，故用以为臣。以黄连、黄柏为使者，其性寒能除热，其味苦又能坚肠也。总使风木遂其上行之性，则热痢下重自除。风火不相煽而燎原，则热渴饮水自止也[1]。"

唐容川解曰："白头翁一茎直上，四面细叶，茎高尺许，通体白芒，其叶上下亦皆白芒，花微香，味微苦，乃草中秉金性者。无风动摇，以其得木气之和也；有风不动，以其秉金性之刚也。用以平木熄风[2]。又其一茎直上，故治下重，使风上达，而不迫注也。"

愚用此方，而又为之通变者，因其方中尽却病之药，而无扶正之药，于证之兼虚者不宜。且连、柏并用，恐其苦寒之性妨碍脾胃，过侵下焦也。矧《伤寒论》白头翁汤，原治时气中初得之痢。如此通变之，至痢久而肠中腐烂者，服之亦可旋愈也[3]。

唐氏论白头翁详矣，而犹有剩义，拙拟理血汤在第三卷下，于白头翁另有发明，可与唐氏之论参观。再者白头翁入药，宜用其根，且宜用其全根，至根上端之白茸，则用不用皆可也。乃关外东三省药房中所鬻之白头翁，但根端白茸下带根之上端少许，亦有不带根者。问其根作何用，乃谓其根系漏芦，卖时作漏芦，不作白头翁也。愚闻之，不禁哑然失笑（忍不住笑起来）。夫漏芦与白头翁迥异，而竟以白头翁充之耶。于是在东三省诊病，欲用白头翁处方时，即开漏芦。然医药所关非轻，愚愿东三省之业医者咸知之，欲用白头翁时，勿为药房所误[4]。

陆军团长王剑秋，奉天铁岭人，年四十许。己未孟秋（秋季第 1 个月，农历七月），自郑州病归，先泻后痢，腹疼重坠，赤白稠黏，一日夜十余次。先入奉天东人所设医院中，东人甚畏此证，处以隔离所，医治旬日

[1] 张锡纯借陈修园之口对白头翁汤加以阐释。

[2] 张锡纯借唐容川之口，阐释白头翁平肝息风之功。

[3] 张锡纯阐释变通之理由，是对仲景学术思想的继承发展和创新。

[4] 张锡纯对白头翁入药，强调两点：一是用其全根；二是不可与漏芦相混。

无效。遂出院归寓（yù，居所），求为延医。其脉弦而有力，知其下久阴虚，肝胆又蕴有实热也。投以此汤，一剂痢愈。仍变为泻，日四五次，自言腹中凉甚。愚因其疾原先泻，此时痢愈又泻，且恒以温水袋自熨其腹，疑其下焦或有伏寒，遂少投以温补之药。才服一剂，又变为痢，下坠腹疼如故，惟次数少减。知其病原无寒，不受温补。仍改用通变白头翁汤。一剂痢又愈，一日犹泻数次。继用生山药一两，龙眼、莲子各六钱，生杭芍三钱，甘草、茯苓各二钱，又少加酒曲、麦芽、白蔻消食之品，调补旬日全愈[1]。

奉天省议长李亚侨，年近四旬。因有事，连夜废寝。陡然腹疼，继而泄泻，兼下痢。其痢赤多于白，上焦有热，不能饮食。其脉弦而浮，按之不实[2]。先投以三宝粥方在后，腹疼与泻痢皆见轻，仍不能饮食。继用通变白头翁汤方，连服两剂，痢愈可进饮食，腹疼泄泻犹未全愈。后仍用三宝粥方，去鸦胆子，日服两次，数日病全愈[3]。

按语：《伤寒论·辨厥阴病脉证并治》曰："热利下重者，白头翁汤主之""下利欲饮水者，以有热故也，白头翁汤主之"。白头翁汤由白头翁、黄柏、黄连、秦皮4味药物组成，具有清热解毒、凉血止痢之功，常用于治疗热毒痢疾见腹痛、里急后重、肛门灼热、下痢脓血、赤多白少、渴欲饮水、舌红苔黄、脉弦数等症状。

白头翁汤有两点不足：①全方尽是清热燥湿祛邪之药，只能适用于实证而不适用于虚证；②方中黄连、黄柏两药大苦大寒，服久容易苦寒败胃。张锡纯有鉴于此，将此方加以继承发展创新。他将方中苦寒之黄连、黄柏删去，只保留了清热解毒、凉血治痢的白头翁和清热燥湿、泻火解毒的秦皮，再加上补益药和祛腐生肌药，以使其能够应用于痢疾日久损伤气阴者，故名通变白头翁汤。

通变白头翁汤重用生山药滋补脾胃、固摄下焦气

[1] 此案为痢疾兼脾虚腹泻者，故痢止后泻。患者腹中凉甚恐为通变白头翁汤药物偏凉所致。

[2] "脉弦而浮，按之不实"为诊断要点。

[3] 此噤口痢，故先用粥治疗。但热毒较重，故又改用通变白头翁汤。待病轻后又改用三宝粥。张锡纯灵活权变、药随证变之学术思想，跃然纸上。

《医学衷中参西录》临证助读系列

方论分册

186

化，加生地榆、三七、鸦胆子凉血止血、祛腐生肌；芍药清热利湿、滋阴利小便、养肝柔肝、调畅气机、缓急止痛，既可助山药扶正，又可助白头翁、生地榆、三七、鸦胆子等祛邪，与甘草相伍缓急止痛，与山药相配大能滋阴清虚热。全方扶正祛邪并举，使邪去正复，痢证自愈。

解毒生化丹、天水涤肠汤、通变白头翁汤三方皆用于治疗痢疾肠中溃烂，但解毒生化丹侧重于实证，天水涤肠汤侧重于虚证、通变白头翁汤侧重于虚实并重证。

三宝粥

治痢久，脓血腥臭，肠中欲腐，兼下焦虚惫，气虚滑脱者[1]。

生山药轧细，一两　三七轧细，二钱　鸦胆子去皮，五十粒

上药三味，先用水四盅，调和山药末煮作粥。煮时，不住以箸搅之，一两沸即熟，约得粥一大碗。即用其粥送服三七末、鸦胆子[2]。

己巳之岁，愚客居德州，有庐雅雨[3]公曾孙女，年五十六。于季夏下痢赤白，迁延至仲冬（冬季的第2个月，即农历十一月）不愈。延医十余人，服药百剂，皆无效验，亦以为无药可医矣。其弟月潭，素通医学，偶与愚觌面谈及。愚曰：此病非难，愿用药何如耳。因诊之，脉象微弱，至数略数[4]，饮食减少，头目时或眩晕，心中微觉烦热，便时下坠作疼，然不甚剧。询其平素，下焦畏凉。是以从前服药，略加温补，上即烦热，略为清理，下又腹疼泄泻也。为拟此方，一日连服两次，其病遂愈。后旬余，因登楼受凉，旧证陡然反复，日下十余次，腹疼觉剧。其脉象微弱如前，至数不数。俾仍用山药粥，送服生硫黄末服生硫黄详解在第八卷三分[5]，亦一日服两次，病愈强半。翌日又服一次，心微觉热。继又改用前方，两剂全愈。

戊午秋日，愚初至奉天，有铁岭李济臣年二十八。

[1] 三宝粥用于痢疾日久，导致元气亏虚、下焦滑脱不固证。

[2] 三宝粥的制备和服用方法。名为三宝粥，其实是一粥也。

[3] 庐雅雨：庐见曾，字抱孙，号雅雨，康熙六十年（1721）进士，官至两淮盐运使，著《出塞集》《山左诗钞》。

[4] "脉象微弱，至数略数"为审证要点。

[5] 生硫黄为补助相火之要药，张锡纯甚喜用之。

[1] "数而细弱，两尺尤甚"为审证要点。

[2] 中元节，俗称鬼节，佛教称为盂兰盆节。农历七月十五日。

[3] "脉近和平，按之无力"为审证要点。痢久伤阳，故用山药粥送服炒熟小茴香末治愈。痢久伤阴，也伤阳也，不可拘泥。

[4] 《弢园随笔录》：弢，tāo，同韬，隐藏、隐蔽之意。该书作者待考。清代王韬著有《弢园文录外编》，史念祖著有《弢园随笔》。

[5] "脉微弱而沉，左部几不见"为诊断要点。

下痢四十余日，脓血杂以脂膜，屡次服药，病益增剧，羸弱已甚。诊其脉，数而细弱，两尺尤甚[1]。亦治以此方。服后两点钟腹疼一阵，下脓血若干。病家言从前腹疼不若是之剧，所下者亦不若是之多，似疑药不对证。愚曰：腹中瘀滞下尽即愈矣。俾再用白蔗糖化水，送服去皮鸦胆子五十粒。此时已届晚九点钟，一夜安睡，至明晨，大便不见脓血矣。后间日大便，又少带紫血，俾仍用山药粥送服鸦胆子二十粒，数次全愈。

又斯秋中元节[2]后，愚自汉口赴奉，路过都门（都城的城门，此处指北京）小住数日。有刘发起者，下痢两月不愈。持友人名片，造（到某地去）寓求为诊治。其脉近和平，按之无力。日便五六次，血液腐败，便时不甚觉疼，后重亦不剧。亦治以此方，一剂病愈强半。翌日将行，嘱以再接原方服两剂当愈。后至奉，接其来函言：服第二剂，效验不如从前；至三剂，病转似增重。因恍悟，此证下痢两月，其脉毫无数象，且按之无力，其下焦当系寒凉。俾仍用山药粥送服炒熟小茴香末一钱，连服数剂全愈[3]。

或问：西人谓痢为肠中生炎。所谓炎者，红热肿疼，甚则腐烂也。观此案与治庐姓之案，皆用热药成功，亦可谓之肠炎乎？既非肠炎，何以其肠亦欲腐烂乎？答曰：痢证，原有寒有热。热证不愈，其肠可至腐烂。寒证久不愈，其肠亦可腐烂。譬如疮疡，红肿者阳而热，白硬者阴而寒，其究竟皆可变为脓血。赏观《弢园随笔录》[4]，言其曾患牙疳，医者治以三黄、犀角纯寒之品，满口肉烂尽，而色白不知疼。后医者，改用肉桂、附子等品，一服知疼，连服十余剂而愈。夫人口中之肌肉，犹肠中之肌肉也。口中之肌肉，可因寒而腐烂；肠中之肌肉，独不可因寒而腐烂乎？曾治一人，因久居潮湿之地，致下痢，三月不愈。所下者紫血杂以脂膜，腹疼后重。或授以龙眼肉包鸦胆子方，服之，下痢与腹疼益剧。后愚诊视，其脉微弱而沉，左部几不见[5]。俾用生硫黄研细，掺熟面少许作丸。又重用生山药、熟地、龙眼肉煎浓汤送服。连服十余剂，共计服生硫黄两许，其痢始愈。由是观之，即纯系赤痢，亦诚有寒者，然不过百中之二三耳。且尝实验痢证，若因寒者，虽经久不愈犹可支持。且其后重、腹疼，较因热者亦轻也。且《伤寒论》有桃花汤[1]，治少阴病下利、便脓血者，原赤石脂与干姜并用，此为以热药治寒痢之权舆[2]。注家不知，谓少阴之火伤阴络所致，治以桃花汤，原系从治之法。又有矫诬（jiǎowū，假托名义以错误阐释）药性，谓赤石脂性凉，重用至一斤，干姜虽热，止用一两，其方仍以凉论者。今试取其药十分之一，煎汤服之，果凉乎？热乎？此皆不知《伤寒论》此节之义，而强为注解者也。

[1] 桃花汤：赤石脂、干姜、粳米。
[2] 寒证下痢虽不多见，但不可不知。张锡纯指出《伤寒论》桃花汤为治疗寒痢之开始。

按语：痢证久治不愈，日久则导致元气大虚，下焦虚惫而出现滑脱不固，其表现为下痢脓血稀水杂以脂膜、便时不甚觉疼、后重亦甚剧、下坠明显、滑脱不禁、饮食减少、头目眩晕、气喘吁吁、虚汗淋漓、舌淡胖、脉沉微无力或沉细弱无力、两尺尤甚等。

治疗方法为大补元气、扶正固脱，兼以凉血解毒、去腐生肌。张锡纯创制三宝粥治之。方中山药甘平，不但能补益脾胃培补后天之气，更能补益肾气、固摄下焦以壮旺先天之气，而煮之以粥，能更好地发挥固摄滑脱之功；三七活血止血、去腐生肌；鸦胆子凉血止血、去腐生肌。三药配伍，扶正祛邪并举，标本兼治。

痢疾泻下日久，不但伤耗元气，更会导致阳气虚衰。所以，当脘腹寒凉、腰膝以下寒凉、喜食热物、痢下无度时，则证属下焦相火虚衰。张锡纯则喜用生硫黄、小茴香补相火、暖下焦。硫黄质重，其力可直达下焦温补下焦之阳气，为壮补相火第一要药，张锡纯常用其治疗久泄、久痢之不固者。用温阳药治疗寒证下痢可以追溯到《伤寒论》桃花汤，张锡纯称其为"以热药治寒痢之权舆"。其他药物还可选用炮附子、肉桂、乌梅、五味子、五倍子等。

通变白虎加人参汤

治下痢，或赤、或白、或赤白参半，下重腹疼，周身发热，服凉药而热不休，脉象确有实热者[1]。

生石膏捣细，二两　生杭芍八钱　生山药六钱　人参五钱，用野党参按此分量，若辽东真野参宜减半，至高丽参则断不可用　甘草二钱

上五味，用水四盅，煎取清汤两盅，分二次温饮之。

此方即《伤寒论》白虎加人参汤，以芍药代知母、山药代粳米也。痢疾身热不休，服清火药而热亦不休者，方书多诿为不治[2]。夫治果对证，其热焉有不休之理。此乃因痢证夹杂外感，其外感之热邪，随痢深陷，永无出路，以致痢为热邪所助，日甚一日而永无愈期。惟治以此汤，以人参助石膏，能使深陷之邪，徐徐上升外散，消解无余。加以芍药、甘草以理下重腹疼。山药以滋阴固下，连服数剂，无不热退而痢愈者[3]。

按： 外感之热已入阳明胃腑，当治以苦寒，若白虎汤、承气汤是也。若治以甘寒，其病亦可暂愈，而恒将余邪锢（gù，禁闭）留胃中，变为骨蒸劳热，永久不愈《世补斋医书》[4]论之甚详。石膏虽非苦寒，其性寒而能散若煅之则敛矣，故石膏不可煅用，且无汁浆，迥与甘寒黏泥者不同[5]。而白虎汤中，又必佐以苦寒之知母。即此汤中，亦必佐以芍药，芍药亦味苦《本经》微寒之品，且能通利小便。故以佐石膏，可以消解阳明之热而无余也。

一叟，年六十七，于中秋得痢证，医治二十余日不效。后愚诊视，其痢赤白胶滞，下行时，觉肠中热而且干，小便亦觉发热，腹痛下坠，并迫其脊骨尽处亦下坠作痛。且时作眩晕，其脉洪长有力，舌有白苔甚厚[6]。愚曰：此外感之热挟痢毒之热下迫，故现种种病状，非治痢兼治外感不可。遂投以此汤两剂，诸病皆愈。其脉犹有余热，拟再用石膏清之。病家疑年高，石膏不可屡

[1] 通变白虎加人参汤所治疗痢疾为外感火热入于阳明所致，脉象见洪长或洪滑有力。

[2] "痢疾身热不休，服清火药而热亦不休"为外感火热痢疾的审证要点。

[3] 通变白虎加人参汤的配伍机制，关键是人参配石膏。

[4]《世补斋医书》：陆懋修著。陆懋修，字九芝，清代医家。

[5] 阳明经证和阳明腑实证不可单纯用甘寒黏泥之剂，需配伍辛凉透发、苦寒泻下、苦寒利尿等药，给邪气以出路。

[6] "脉洪长有力，舌有白苔甚厚"为审证要点。

《医学衷中参西录》临证助读系列

方论分册

190

服，愚亦应聘他往。后二十余日，痢复作。延他医治疗，于治痢药中，杂以甘寒濡润之品，致外感之余热，永留肠胃不去，其痢虽愈，而屡次反复。延至明年仲夏，反复甚剧。复延愚诊治，其脉象、病证皆如旧。因谓之曰：去岁若肯多服石膏数两，何至有以后屡次反复，今不可再留邪矣。仍投以此汤，连服三剂，病愈而脉亦安和。

一人，年四十二，患白痢，常觉下坠，过午尤甚，心中发热，间作寒热。医者于治痢药中，重用黄连一两清之，热如故，而痢亦不愈。留连两月，浸至不起。诊其脉，洪长有力[1]，亦投以此汤。为其间作寒热，加柴胡二钱，一剂热退痢止，犹间有寒热之时。再诊其脉，仍似有力，而无和缓之致。知其痢久，而津液有伤也，遂去白芍、柴胡，加玄参、知母各六钱，一剂寒热亦愈。

一媪，年六旬，素多疾病。于夏季晨起，偶下白痢，至暮十余次。秉烛（bǐngzhú，原意为黑夜里点起蜡烛。在这里指晚上）后，忽然浑身大热，不省人事，循衣摸床，呼之不应。其脉洪而无力，肌肤之热烙（lào，烫）指[2]。知系气分热痢，又兼受暑，多病之身，不能支持，故精神昏愦（hūnkuì，头脑昏乱，神志不清）如是也。急用生石膏三两、野台参四钱，煎汤一大碗，徐徐温饮下，至夜半尽剂而醒，痢亦遂愈。诘朝（jiézhāo，清晨）煎渣再服，其病脱然。

一人，年五十余，于暑日痢而且泻，其泻与痢俱带红色，下坠腹疼，噤口不食。医治两旬，病势浸增，精神昏愦，气息奄奄（qìxīyānyān，形容呼吸微弱，快要断气的样子）。诊其脉，细数无力，周身肌肤发热[3]。询其心中亦觉热，舌有黄苔，知其证夹杂暑温。暑气温热，弥漫胃口，又兼痢而且泻，虚热上逆，是以不能食也。遂用生山药两半、滑石一两、生杭芍六钱、粉甘草三钱，一剂诸病皆见愈，可以进食。又服一剂全愈。此证用滑石不用石膏者，以其证兼泻也。为不用石膏，即

[1] 脉"洪长有力"为审证要点。

[2] "脉洪而无力，肌肤之热烙指"为审证要点。因无力，故加野台参。

[3] "脉细数无力，周身肌肤发热"为审证要点。

[1] 外感痢疾的不同类型。

[2] 外感痢疾日久损伤正气之加减变化。

[3] 痢疾初得兼有外感者，兼用解表之品。此为逆流挽舟之法。

[4] 痢疾有表证先解表，不可妄投攻下以防邪气内陷。

[5] 痢疾内有湿热忌用滋腻之品。"脉象数而且弦"当无力或弦硬，为真阴亏虚之象。故重用熟地、白芍滋养肝肾。

[6] 脉象沉迟，且食凉物，坐凉处则觉剧者，为寒痢之诊断要点。张锡纯治疗寒痢之经验方，即生山药、干姜、小茴香、山楂、白芍。重者还用生硫黄。

不敢用人参，故倍用山药以增其补力。此就通变之方，而又为通变也。

痢证，又有肝胆肠胃先有郁热，又当暑月劳苦于烈日之中，陡然下痢，多带鲜血，脉象洪数，此纯是一团火气。宜急用大苦大寒之剂，若芩、连、知、柏、胆草、苦参之类，皆可选用。亦可治以白虎汤，方中生石膏必用至二两，再加生白芍一两。若脉大而虚者，宜再加人参三钱。若其脉洪大甚实者，可用大承气汤下之，而佐以白芍、知母[1]。

有痢久而清阳下陷者，其人或间作寒热，或觉胸中短气。当于治痢药中，加生黄芪、柴胡以升清阳。脉虚甚者，亦可酌加人参。又当佐以生山药以固下焦，然用药不可失于热也[2]。有痢初得，兼受外感者，宜于治痢药中，兼用解表之品。其外邪不随痢内陷，而痢自易治[3]。不然，则成通变白虎加人参汤所主之证矣。

痢证初得虽可下之，然必确审其无外感表证，方可投以下药[4]。其身体稍弱，又宜少用参、芪佐之。

痢证忌用滞泥（黏泥滞碍）之品，然亦不可概论。外祖母，年九旬。仲夏下痢赤白甚剧，脉象数而且弦[5]。愚用大熟地、生杭芍各一两煎汤，服下即愈。又服一剂，脉亦和平。后寿至九十四岁。

痢证间有凉者，然不过百中之一耳，且又多系纯白之痢。又必脉象沉迟，且食凉物，坐凉处则觉剧者。治以干姜、白芍、小茴香各三钱，山楂四钱，生山药六钱，一两剂即愈[6]。用白芍者，诚以痢证必兼下坠腹疼。即系凉痢，其凉在肠胃，而其肝胆间必有伏热，亦防其服热药而生热也。

凡病患酷嗜（非常喜爱）之物，不可力为禁止。尝见患痢者，有恣饮凉水而愈者，有饱食西瓜而愈者。总之，人之资禀不齐，病之变态多端，尤在临证时，精心与之消息（灵活处理）耳。曾治一少年，下痢，昼夜无数，里急后重。投以清火通利之药数剂，痢已减半，而后重分毫不除。疑其肠中应有阻隔，投以大承气汤，下燥粪长数寸而愈。设此证，若不疑其中有阻隔，则燥粪不除，病将何由愈乎[1]？

有奇恒痢者，张隐庵[2]谓："其证三阳并至，三阴莫当，九窍皆塞，阳气旁溢，咽干喉塞痛，并于阴则上下无常，薄为肠澼（pì，痢疾）。其脉缓小迟涩，血温身热者死，热见七日者死。盖因阳气偏剧，阴气受伤，是以脉小迟涩。此证急宜用大承气汤，泻阳养阴，缓则不救。若不知奇恒之因，见脉气平缓而用平易之剂，必至误事[3]。"

陈修园曰："嘉庆戊午，夏泉郡王孝廉，患痢七日，忽于寅卯之交（清晨五点左右），声微哑，谵语，半刻即止，酉刻（下午五点至七点）死。七月榕城叶广文观风之弟，患同前证来延。言伊（yī，他）弟患此亦不重，饮食如常，惟早晨咽干微疼，如见鬼状，午刻（上午十一点到下午一点）即止。时届酉刻，余告以不必往诊，令其速回看视，果于酉戌之交（下午七点左右）死，此皆奇恒痢也[4]。若投以大承气汤犹可挽回。"

按：此证愚实未见。修园所遇二证，皆在戊午年。天干戊为火运，地支午又为少阴君火司天，火气太盛，故有此证。其危在七日者，火之成数也。由斯观之，《内经》岁运之说，原自可凭。唐容川曰："《内经》以痢属于肝热，故曰：诸呕吐酸，暴注下迫，皆属于热。下迫与吐酸同言，则知其属于肝热也。"仲景于下利后重，便脓血者，亦详于厥阴篇中，皆以痢属肝经也。盖痢多发于秋，乃肺金不清、肝木遏郁。肝主疏泄，其疏泄之力太过，则暴注里急，有不能待之势。然或大肠开通，则直泻下矣。乃大肠为肺金之腑，金性收涩，秋日当令，而不使泻出，则滞涩不得快利，遂为后重。治宜开利肺气，使金性不收，则大肠通快，而不后重矣。枳壳、桔梗、粉葛（葛根）、枇杷叶，皆须为用。又宜清润肝血，使木火不郁，则肝木疏泄而不暴注矣。白芍、当归、生地、丹皮、地榆皆须为用。至于肠胃之热，皆

[1] 痢疾病证复杂，需精心诊治。

[2] 张隐庵：张志聪，字隐庵，清代医家，倡导六经气化说，伤寒维护旧论派代表人物，著《素问集注》《灵枢集注》《伤寒论集注》《金匮要略集注》《本草崇原》《侣山堂类辨》等。

[3] 奇恒痢病情如此严重，当为疫毒痢。张隐庵主张急用大承气汤泻其毒邪，保存正气。张隐庵对该证脉象有着深刻的认识。

[4] 陈修园记载导致死亡的两例奇恒痢。

从肝肺而生，西医名肠中发炎，言其色红肿也。故黄连、黄芩、胆草、黄柏能退肝火，石膏、知母、天冬、麦冬、花粉、连翘、银花、白菊能清肺火，皆可择用。此清肺气、调肝血之法也。至噤口痢，世多不知治法，惟仲景存胃津液足以救之，此即胃炎欲腐烂之候也。非大寒凉中加人参、花粉不能助救。故凡噤口痢，但得舌上津回，则能进食而生矣。至于大黄，惟满实者可暂用之，其余蕴酿（蓄积，酝酿）之热，皆宜苦坚为法，不可用猛悍药也。仲景治痢，主白头翁汤，夫白头翁一茎直上，中空有瓤（ráng，某些东西皮或壳里包着的部分），能通达木气，而遍体有毛，无风动摇，有风不动，其色纯白此形象与坊间鬻者不同，兼禀金气，总为金木交合之物。予从白头翁悟出清肝木达风气之法。又从下利肺痛《金匮》之文一"肺"字，悟出肝之对面即是肺金，清金以和大肠，又为屡效之法矣[1]。

西人治痢[2]，先用蓖麻子油或甘汞即水银粉降之不愈者，继用杨曹、硝苍、单那而并、那布答林诸药，以清热解毒，防腐生肌。兼用血清灌肠诸方以佐之。

东人衍西人之法[3]，谓赤痢初期，肠中毒热肿疼。决不可用收敛之剂。至第二期，肠中腐烂有若溃疡，可用硝苍鸦片之剂。盖在初期，当务去肠内之刺激，流通粪便，以防病势之上进，为赤痢疗治第一义。故病有上进之象，当相机而投以下剂。但下剂易增进患者之衰弱，不可不谨慎之。至灌肠及注肠，不惟足以疏通肠内之停滞，且有缓解里急后重之效，是以用之最宜。但于炎证期，则当但行食盐水之灌肠。于溃疡期，则可用硝酸银、单宁酸等收敛，兼以消除毒菌。

按：东人之论如此，用以治痢者，有效有不效。大概体壮者可愈，体弱者仍然危险。至痢证之夹杂外感温病者，尤不能见效。东人志贺洁著有《赤痢新论》，载有未治愈之案两则：一为宫野某女，五十六岁。下腹部及左腹部忽发疼痛，继乃发热头疼，翌日腹疼下痢，一小时内排三次之黏血便。诊之，则体格及营养皆佳良，

[1] 张锡纯通过仲景治疗下利的经验和唐容川对《黄帝内经》的阐释，悟出从肝肺入手治疗痢疾的道理，颇能启人心智。

[2] 西医治疗痢疾方法之介绍。

[3] 日本医生治疗痢疾方法之介绍。

体温三十七度八分，脉搏七十至，食思缺损，舌有苔，时呕吐头疼。为注射血清。翌日，舌苔干燥而龟裂，体温三十八度，脉搏七十二至，痢下二十次。又翌日，体温三十八度七分，诸证依然，便通二十五次，注射血清。又翌日，口渴及食思缺乏如故，心机亢进，体温三十八度七分，脉搏至百一十至，神识朦胧，言语不清，衰弱较前为甚。又翌日，时时呃逆呕吐，舌肿大干燥，舌苔剥离，下唇糜烂，心音微弱，脉搏极微若无，注射食盐水。又二日，衰弱益甚，午前二时，遂虚脱而死。其一为田中某女，二十一岁。腹疼下痢，又发剧热。便性为黏液，便间混有血液。其肠之曲折处及盲肠管，觉有压疼。发病第五日之夜，发躁狂状之举动，精神发扬。第六日之夜亦然。嗣后即不复发，而时发谵妄，人事不省，为昏睡状。至第三星期后，精神症状全愈，诸证轻快。乃未几，而体温再升，达于四十二度二分，复发谵妄。经过二十八日，虚脱而死。

细观东人所载二案，皆痢而夹杂温病者也。东人对于前案，但知治痢不知治温，所以不愈。至后案，虽未明载治法，其治法大抵与前案等。至三星期而见愈者，因温痢，即不治而常有自愈者。至其后体温再升，达于四十二度二分，屡发谵妄，显系温病反复，热入阳明之府。东人不能治温，安能治温之重发，况此重发者，又为久痢体虚之人乎！然而，治此二案之证，固非难事，以前所载通变白虎加人参汤投之，一二剂皆可愈矣。次取通变白虎加人参汤下，所治验之案，与此二案对勘自明也[1]。

杨曹一名撒里矢尔酸那笃留谟，一名撒里矢尔酸曹达，一名水杨酸曹达，一名水杨酸那笃留谟，省文曰杨曹，亦曰撒曹；为白色无臭鳞屑状结晶，或为结晶质粉末；味甘咸而稍带辛辣，其原质出于杨柳皮及美洲所产植物中，化以安息香酸，为撒里矢尔酸亦名撒鲁儿，再用撒里矢尔酸精制为杨曹。大抵外用及涤肠剂皆用撒里矢尔酸，内服则用杨曹。其性退热防腐，愈偏头疼，为

[1] 张锡纯分析了日本医生不能治愈痢疾夹杂温病患者的原因。

《医学衷中参西录》临证助读系列 方论分册

治赤痢要药[1]。

硝苍为硝酸苍铅之省文，一名盐基性硝酸苍铅，一名硝强铋，一名铋氧氮氧五，为白色结晶性粉末，检视于显微镜下，现有光辉细小棱柱形结晶，为金属收敛药，含有多量苍铅、少量硝酸之制品也。其性能制异常发酵，保护肠胃不受异物之刺激。善治胃癌、胃溃疡、赤痢等证。一日服三四次，每次可服半瓦，多至一瓦[2]。

重曹即重酸遭达之省文，又名重碳酸那笃留谟，为白色结晶性粉末，系用水浸出木炭之汁，炼为碳酸那笃留谟，再用碳酸那笃留谟精制为重曹。能治脏腑中慢性加答儿，胃中分泌过多，消化不良，肝脏硬化证之初起，腹部脏器静脉郁积所致之诸般障碍。止呕吐、退黄疸、利肺疾、解尿酸。于诸般之浮肿水肿，用为利便药，又为大便之缓下剂。每服半瓦，其极量可至二瓦[3]。

单那儿并即单宁酸亚尔布明，乃蛋白化单宁酸单宁酸之原质存于没石子中，为褐色无味臭之粉末，其药服至胃中，不甚溶解，下至肠中，始分为蛋白及单宁酸，呈单宁酸之收敛作用，故不害胃之消化机能，为大小肠之收敛药，专用于大小肠加答儿，兼治肠滤囊之溃疡机转、肺劳者之下利、慢性赤痢、夏期小儿下痢无味易服等。代单宁酸为灌肠剂，用量每次可服半瓦，多至一瓦，日服数次，可少少增加[4]。

那布答林为无色有光泽之版状结晶，有特异窜透臭气与烧味，乃生化于有机物石灰干馏之际，在最高热馏出之碳水素之一也。其性最能消除各种毒菌，饶防腐之力。内疡溃烂，能催肉芽速长。治膀胱加答儿、小儿蛔虫。外用和脂油，能除疥癣。于创伤溃疡，为干燥绷带药，能除恶臭，促肉芽之发生。用于室中，可以逐秽祛邪。置于书箧、衣筒，可以避蠹驱虫。每服三分之一瓦，或半瓦，其极量过一瓦[5]。

在所录东西人治痢之药，其解毒清血之力，远不如鸦胆子；其防腐生肌之力，远不如三七。且于挟虚之痢，而不知辅以山药、人参；于挟热之痢，而不知重用

[1] 张锡纯介绍西医治疗赤痢要药杨曹。

[2] 张锡纯介绍西药硝苍。

[3] 张锡纯介绍西药重曹。

[4] 张锡纯介绍西药单那儿并。

[5] 张锡纯介绍西药那布答林。

石膏。宜其视赤痢为至险之证，而治之恒不愈也^[1]。

[1] 张锡纯明确指出中医治疗痢疾的优势。

　　东人志贺洁谓，热带之地有阿米巴赤痢，其证间或传于温带地方。阿米巴者，为虫类生殖之毒菌，传染于人则为阿米巴赤痢。阿米巴之现状为球形或椭圆形之结核，与寻常赤痢之为杆状者不同。外有包为玻璃透明形，其内结之核为球，间有脓球。取新便下之混血黏液一滴，置玻璃片上，加生理的食盐水，更以小玻璃片轻覆其上，以显微镜视之，若有假足之伸缩，助其活动，即为阿米巴赤痢之毒菌。其剧者，痢中混有坏疽溃疡片，而带腐肉样之臭气，或为污泥色。至其症状之经过，与慢性赤痢大略相似。其身体大率无过热之温度，故迟之累月累年不愈，而犹可支持者。此证治法宜日服甘汞十分瓦之一至十分瓦之三，当连服七八日。但须注意于中毒状，若稍发现中毒形状，宜速停止。又可服硫黄半瓦，一日三次。又宜用鸡纳霜为注射剂，惟不可自始即用浓厚之液。最初当用五千倍之溶液，继乃可用千倍水者，数日后则可用五百倍水者^[2]。

[2] 张锡纯介绍阿米巴赤痢及其治法。

　　愚未至热带，东人所论阿米巴赤痢未经治过，然彼又云间有传至温带者，至所载其证之剧者一段云云，愚上所治痢证案中，似有具此状况者，而未用其治法，亦皆应手奏效。至其谓内服可用硫黄，上所治痢证案中，已载两则，其为阿米巴痢与否，尚不敢断定，而当其时临证疏方，固未闻有阿米巴痢也。惟度其证宜投以硫黄，且再四踌躇，若不用硫黄，它药恐难于建功，故遂放胆用之耳^[3]治痢之方，再参看五期《衷中参西录》第六卷，论痢证治法方备。

[3] 张锡纯根据辨证论治应用生硫黄治疗痢疾。

　　按语：痢疾主要是外感湿热疫疠之邪侵入胃肠所致。但也有外感火热之邪，内陷阳明胃肠导致痢疾者。

　　张锡纯在本方中，把周身发热、服凉药而热不休和脉象洪长或洪滑有力作为诊治该证的着眼点。为什么周身发热、服凉药而热不休呢？就是因为存在外感风寒或风热，所以导致周身发热，甚至恶寒。单纯服用清热利湿药而不解表，故服凉药而热不休。不但热不休，如果过用苦寒药还可能会引邪内陷，导致病情加重。脉象洪长或洪滑有力为外感之邪入于阳明导致里热炽盛之象。

通变白虎加人参汤即仲景白虎加人参汤以芍药代知母、生山药代粳米，治疗痢证兼外感。方中生石膏味辛凉，清透火热，并以人参助生石膏使深陷之邪徐徐上升而外散，消解无余；芍药合甘草养阴清热、缓急止痛，山药滋阴固下。风热表证较重者，可加柴胡、升麻、葛根、金银花、连翘、薄荷、僵蚕、蝉蜕等；风寒表证较重者，可加荆芥、防风、淡豆豉、苏叶、羌活、独活等。

张锡纯该方之旨意，实是喻嘉言逆流挽舟法之一端，所谓从表陷者仍当由里出表，如逆水挽船上行之意。正如张锡纯所说："有痢初得，兼受外感者，宜于治痢药中，兼用解表之品。其外邪不随痢内陷，而痢自易治。不然，则成通变白虎加人参汤所主之证矣。"喻嘉言用人参败毒散（柴胡、甘草、桔梗、人参、川芎、茯苓、枳壳、前胡、羌活、独活）疏散风寒治疗外感风寒陷里而成之痢疾，兼见恶寒、发热、头痛、身痛、无汗等症状。张锡纯通变白虎加人参汤用于外感风热证和外感入里化热证，是对喻嘉言逆流挽舟法的发展和创新。

治燥结方

[1] 大便燥结久不通，当攻下。但身体虚弱较甚，峻用攻下易导致虚脱。此时宜用硝菔通结汤攻补兼施。
[2] 详细讲述硝菔通结汤的制备方法、服用方法、加减法。

硝菔通结汤

治大便燥结久不通，身体兼羸弱者[1]。

净朴硝四两　鲜莱菔五斤

将莱菔切片，同朴硝和水煮之。初次煮，用莱菔片一斤，水五斤，煮至莱菔烂熟捞出。就其余汤，再入莱菔一斤。如此煮五次，约得浓汁一大碗，顿服之。若不能顿服者，先饮一半。停一点钟，再温饮一半，大便即通。若脉虚甚，不任通下者，加人参数钱，另炖（dùn，煨煮食品使烂）同服[2]。

软坚通结，朴硝之所长也。然其味咸、性寒，若遇燥结甚实者，少用之则无效，多用之则咸寒太过，损肺伤肾。其人或素有劳疾，或下元虚寒者，尤非所宜也。惟与莱菔同煎数次，则朴硝之咸味，尽被莱菔提出；莱菔之汁浆，尽与朴硝融化。夫莱菔味甘，性微温，煨熟食之，善治劳嗽短气方附在第一卷水晶桃下，其性能补益可知。取其汁与朴硝同用，其甘温也，可化朴硝之咸寒；其补益也，可缓朴硝之攻破。若或脉虚不任通下，又藉人参之大力者，以为之扶持保护。然后师有节制，虽猛悍亦可用也[1]。

一媪，年近七旬，伤寒初得，无汗，原是麻黄汤证。因误服桂枝汤，遂成白虎汤证。上焦烦热太甚，闻药气即呕吐，但饮所煎石膏清水亦吐。俾用鲜梨片蘸（zhàn，在液体、粉末或糊状的东西里沾一下就拿出来）生石膏细末嚼咽之。药用石膏两半，阳明之大热遂消。而大便旬日未通，其下焦余热仍无出路。欲用硝、黄降之，闻药气仍然呕吐。且其人素患劳嗽，身体羸弱。过用咸寒，尤其所忌。为制此方。煎汁一大碗，仍然有朴硝余味，复用莱菔一个，切成细丝，同葱添油醋，和药汁调作羹。病人食之香美，并不知是药，大便得通而愈[2]。

一媪，年七旬，劳嗽甚剧。饮食化痰涎，不化津液，致大便燥结，十余日不行，饮食渐不能进。亦拟投以此汤。为羸弱已甚，用人参三钱另炖汁，和药服之。一剂便通，能进饮食。复俾煎生山药稠汁，调柿霜饼服之，劳嗽亦见愈[3]。

按： 用朴硝炼玄明粉法，原用莱菔。然此法今人不讲久矣。至药坊所鬻者，乃风化硝，非玄明粉也。今并载其法，以备参观。实心救人者，亦可照法炼之，以备施用。其法于冬至后，用洁净朴硝十斤，白莱菔五斤切片，同入锅中，用水一斗五升，煮至莱菔烂熟，将莱菔捞出。用竹筛一个，铺绵纸二层，架托于新缸之上，将硝水滤过，在庭露三日，其硝凝于缸边。将余水倾出，晒干。将硝取出，用沙锅熬于炉上。融化后，搅以铜

[1] 详细讲述硝菔通结汤的配伍机制。

[2] 张锡纯治疗思路灵活，治法多变，常将药物食物化。除本例外，还有珠玉二宝粥、水晶桃、益脾饼等。

[3] 山药可补肺脾肾之气阴，而柿霜之凉可润肺、甘能归脾，故二者同用，劳嗽见愈。

[1] 详细讲述了朴硝炼制成玄明粉的方法，为后世医者炮制药物提供了依据。

[2] 张锡纯对玄明粉有深刻认识。最能降火化痰，清利脏腑。可治疗怪证、狂躁证、烦躁等。

铲，熬至将凝，用铲铲出，再装于瓷罐，未满者寸许，盖以瓦片。用钉三个，钉地作鼎足形，钉头高二寸，罐置其上。用砖在罐周遭砌作炉形，多留风眼，炉砖离罐三寸。将木炭火置于炉中，罐四围上下都被炭火壅培，以煅至硝红为度。次日取出，再用绵纸铺于静室地上，将硝碾细，用绢罗筛于纸上厚一分。将户牖皆遮蔽勿透风，三日后取出。其硝洁白如粉，轻虚成片[1]。其性最能降火化痰，清利脏腑。怪证服之可蠲，狂躁用之即愈[2]。搜除百病，安敛心神，大人服二三钱，小儿服五分至一钱，用白汤或葱汤融化，空心服之。服药之日，不宜食他物，惟饮稀粥。服二三次后，自然精神爽健，脏腑调和，津液顿生，百病如失矣。惟久病泄泻者，服之不宜。

按语： 本方中张锡纯应用朴硝和鲜莱菔配伍治疗虚弱之人大便燥结，久不通畅。大便燥结久不通，当攻下。但身体虚弱较甚，峻用攻下易导致虚脱。此时宜用攻补兼施和缓泻之法。

朴硝具有良好的软坚通结之功，擅长治疗大便燥结。但朴硝味咸性寒，用之不当则损伤阳气和肺肾。正是考虑到朴硝咸寒太过和攻下容易损伤正气，所以张锡纯配合应用莱菔片。莱菔片味甘、性微温，其温能兼制朴硝之咸寒；其甘尚具有一定补益元气之功，可防止朴硝攻破损伤元气。两者配合相得益彰。若脉虚甚，不任通下者，张锡纯加人参补气另炖同服，可谓更加周全缜密。

莱菔片、莱菔子二者都有下气、消食、宽中、解毒之功，但有所不同。莱菔片性偏温，莱菔子性偏凉。莱菔片力微薄，多用于食疗。莱菔子清化痰热、消导积滞力很强，多用于疗病。张锡纯临床喜用善用莱菔片、莱菔子。如其用莱菔片、槐条治疗劳嗽，莱菔片捣汁治疗出血、血崩；用莱菔子治疗痢疾初起、寒温结胸证、中脘郁结、胁肋胀满等。

由于该方应用了朴硝，所以张锡纯对朴硝、芒硝、风化硝（玄明粉）进行了区别。据《本草纲目》记载，朴硝是初采得一煎而成者；朴硝经加工精制而成的结晶即是芒硝；芒硝风化干燥而成风化硝，也即玄明粉。张锡纯在文中详细讲述古人炼制玄明粉的方法和今人制作玄明粉的方法不同。

赭遂攻结汤

治宿食结于肠间不能下行，大便多日不通[1]。其证或因饮食过度，或因恣食生冷，或因寒火凝结，或因呕吐既久，胃气、冲气皆上逆不下降。

生赭石轧细，二两　朴硝五钱　干姜二钱　甘遂钱半，轧细，药汁送服

热多者，去干姜。寒多者，酌加干姜数钱。呕多者，可先用赭石一两、干姜半钱煎服，以止其呕吐。呕吐止后，再按原方煎汤，送甘遂末服之。

朴硝虽能软坚，然遇大便燥结过甚，肠中毫无水分者，其软坚之力，将无所施。甘遂辛窜之性，最善行水，能引胃中之水直达燥结之处，而后朴硝因水气流通，乃得大施其软坚之力。燥结虽久，亦可变为溏粪，顺流而下也。特是甘遂力甚猛悍，以攻决为用，能下行亦能上达。若无以驾驭之，服后恒至吐泻交作。况此证多得之涌吐之余，或因气机不能下行，转而上逆，未得施其攻决之力，而即吐出者。故以赭石之镇逆，干姜之降逆[2]，协力下行，以参赞甘遂成功也。且干姜性热，朴硝性寒。二药并用，善开寒火之凝滞。寒火之凝滞于肠间者开，宿物之停滞于肠间者亦易开也。愚用此方救人多矣。即食结中脘、下脘，亦未有不随手奏效者。

乙卯之岁，客居广平。忽有车载病人，造寓求诊者。其人年过五旬，呻吟不止。言自觉食物结于下脘，甚是痛楚（肉体的痛苦或精神的苦楚）。数次延医调治，一剂中大黄用至两半不下。且凡所服之药，觉行至所结之处，即上逆吐出，饮食亦然。此时上焦甚觉烦躁，大便不通者已旬日矣。诊其脉，虽微弱，至数不

[1] 本方适用于有形宿食凝结胃肠、腑气不通导致的大便不通和呕吐不止。

[2] 干姜其性温热，故可治脘腹冷痛呕吐、寒饮喘咳。该证为有形之寒食凝结胃肠导致胃气上逆，用干姜温胃散寒，胃气可降，故言干姜降逆。

[1] 张锡纯诊病重视脉诊，病人患病日久，应用大剂泻下药损伤正气，诊脉微弱，但重按有根，说明体质尚可耐受攻伐，即给予攻下药治疗，辨证明确，效果显著。

[2] 法虽治同前，但治法简便安全，故特别适合小儿使用。同时本方攻邪而不伤正，故适合于虚体之人和老人应用。

数，重按有根，知犹可任攻下[1]。因谓之曰：此病易治。特所服药中，有猛悍之品，服药时必吾亲自监视方妥。然亦无须久淹（jiǔyān，长久滞留），能住此四点钟，结处即通下矣。遂用此汤去干姜，方中赭石改用三两，朴硝改用八钱。服后须臾，腹中作响。迟两点半钟，大便通下而愈。后月余，又患结证如前，仍用前方而愈。

按语：赭遂攻结汤构思独到，治宿食结于肠间不能下行所致的大便不通之证，很类似西医学的肠梗阻。方中代赭石镇逆，以干姜降逆，二药协同，共促腑气下行而为君药。同时配朴硝软坚，以为佐助。但朴硝软坚之力的发挥又赖肠中水气的协助，若肠中无水则其软坚之力无从谈起，故张锡纯又加甘遂，以其具善行水之性，可引水入于肠中以助朴硝软坚。甘遂虽力猛强悍，能下行上达，可致吐泻交作，但方中赭石之镇逆、干姜之降逆，合力下行，可消除甘遂之弊。

此方在实际应用中并非药味药量固定，当据病者寒热及症状特点，加减用之。热重者去干姜；寒多者多用干姜；呕甚者多用赭石。

应用本方要注意三点：其一，方中所用药物有的具有毒性，医者必须亲自监视取药、煎药、服药过程，以确保万无一失；其二，本方药性峻猛，必须身体能耐受攻伐之人才可使用，否则误用会戕伐正气，甚至有性命之忧；其三，本方侧重于寒证，若辨证为热证，去干姜，酌情加清热药物。

通结用葱白熨法

治同前证[2]。

大葱白四斤，切作细丝　干米醋多备，待用

将葱白丝和醋炒至极热，分作两包，乘热熨脐上。凉则互换，不可间断。其凉者，仍可加醋少许再炒热。然炒葱时，醋之多少须加斟酌，以炒成布包后，不至有汤为度。熨至六点钟，其结自开。

一孺子，年六岁。因食肉过多，不能消化，郁结肠中，大便不行者六七日。腹中胀满，按之硬如石，用一切通利药皆不效。为用此法熨之。至三点钟，其腹渐软。又熨三点钟，大便通下如羊矢，其胀遂消[1]。

一童子，年十五六。因薄受外感，腹中胀满，大便数日不通。然非阳明之实热燥结也。医者投以承气汤，大便仍不通，而腹转增胀。自觉为腹胀所迫，几不能息，且时觉心中怔忡。诊其脉，甚微细，按之即无。脉虚证实，几为束手[2]。亦用葱白熨法，腹胀顿减。又熨三点钟，觉结开，行至下焦。继用猪胆汁导法，大便得通而愈。

按：猪胆汁导法，乃《伤寒论》下燥结之法也[3]。原用猪胆汁和醋少许，以灌谷道中。今变通其法，用醋灌猪胆中，手捻（niǎn，用手指搓转）令醋与胆汁融和。再用以通气长竹管，一端装猪胆中，用细绳扎住，一端纳谷道中。用手将猪胆汁由竹管挤入谷道。若谷道离大便犹远，宜将竹管深探至燥粪之处。若结之甚者，又必连用二三个。若畏猪胆汁凉，或当冷时，可将猪胆置水中温之。若无鲜猪胆，可将干者用醋泡开，再将醋灌猪胆中，以手捻至胆汁之凝结者皆融化，亦可用。若有灌肠注射器，则用之更便。

一人，年四十许，素畏寒凉。愚俾日服生硫黄服生硫黄法在第八卷如黑豆粒大两块，大见功效，已年余矣。偶因暑日劳碌，心中有火，恣食瓜果，又饱餐肉食，不能消化，肠中结而不行，且又疼痛，时作呕吐。医者用大黄附子细辛汤降之不效，又用京都薛氏保赤万应散[4]，三剂并作一剂服之。腹疼减去，而仍不通行。后愚诊视，其脉近和平，微弦无力。盖此时不食数日，不大便十日矣。遂治以葱白熨法，觉腹中松畅，且时作开通之声，而仍然恶心，欲作呕吐。继用赭石二两，干姜钱半，俾煎服以止其恶心。仍助以葱白熨法，通其大便。外熨内攻，药逾五点钟，大便得通而愈。

按：《金匮》大黄附子细辛汤，诚为开结良方。愚尝用以治肠结腹疼者甚效。即薛氏保赤万应散，三剂作

[1] 此熨法简单安全，但注意时间要长。

[2] 脉虚证实，几为束手。张锡纯采用葱白熨法，可谓巧思。也说明在虚证时要考虑本法。

[3] 仲景猪胆汁导法，相当于今之灌肠法。

[4] 薛氏保赤万应散：由巴豆霜、南星、朱砂、神曲等组成，具有下痰化积、开窍安神等功效。

[1] 张锡纯临证时喜用赭石，不但用其治疗逆上之证，亦借其重镇之性使药力下达。这是与大黄附子细辛汤、薛氏保赤万应散不同之处。

[2] 注意张锡纯方中药物的配伍特点和用量。

[3] 代赭石与温阳药相配，既可使热力下达，又可引上焦之浮热归根。注意学习应用。

[4] 葱白熨法不仅适用于寒凝气滞之大便不通，也可应用于寒凝气滞之小便不通。

[5] 小茴香为入肝经的要药，主治少腹部位的病证。

[6] 介绍西医治疗大便不通的常用药物，兼收并蓄。

一剂服之以治大人，亦为开结良方。愚用过屡次皆效。而以治此证，二方皆不效者，以其证兼呕吐，二方皆不能止其呕吐故也。病人自言，从前所服之药，皆觉下行未至病所，即上逆吐出。独此次服药，则沉重下达，直抵病结之处，所以能攻下也[1]。

一人，年四十三。房事后，恣食生冷。忽然少腹抽疼，肾囊紧缩。大便四日不通，上焦兼有烦躁之意。医者投以大黄附子细辛汤，两胁转觉疼胀。诊其脉，弦而沉，两尺之沉尤甚。先治以葱白熨法，腹中作响，大有开通之意，肾囊之紧缩见愈，而大便仍未通。又用赭石二两，附子五钱，当归、苏子各一两煎汤[2]。甫饮下，即觉药力下坠。俾复煎渣饮之。有顷，降下结粪若干，诸病皆愈。

按：此证用葱白熨之虽未即通，而肠中之结已开。至所服之药，重用赭石者，因此证原宜用热药以温下焦。而上焦之烦躁与大便之燥结又皆与热药不宜，惟重用赭石以佐之，使其热力下达，自无潜上之患。而其重坠之性，又兼有通结之功。上焦之浮热因之归根，下焦之凝寒因之尽化矣[3]。

古方治小便忽然不通者，有葱白灸法。用葱白一握，捆作一束，将两端切齐，中留二寸，以一端安脐上，一端用炭火灸之，待灸至脐中发热，小便自通。此盖借其温通之性，自脐透达，转入膀胱，以启小便之路也。然仅以火灸其一端，则热力之透达颇难。若以拙拟葱白熨法代之，则小便之因寒不通，或因气滞不通者，取效当更速也[4]。

又此熨法，不但可通二便。凡疝气初得，用此法熨之，无不愈者。然须多熨几次，即熨至疝气消后，仍宜再熨二三次。或更加以小茴香[5]、胡椒诸末，同炒亦佳用胡椒末时不宜过五钱，小茴香可多用。

西人降下之药，习用蓖麻子油、硫苦、旃（zhān）那叶[6]。

按：蓖麻子油，即用蓖麻子制成。其药来自英国，晶洁稠黏，所制甚精。每服二钱，多至五钱，通结甚效。惟其臭稍劣，且蓖麻子性近巴豆壮人不过服五粒，制为油仍含有毒性。故服后间有作呕吐者。硫苦，即硫酸麻倔涅留谟，亦名泻利盐，系用朴硝制成，为白色透明之细粒结晶。其咸苦之味减于朴硝，而其软坚降下之力亦稍弱于朴硝。每服二钱至四钱。至旃那叶，为印度热带地方所产之决明科。其叶之干燥者，状若小竹叶，毫无臭味，其色嫩而绿者良，老而微黄者稍弱。每服一钱，置碗中开水浸饮之，下便结甚效。其力虽近猛，而服后肠胃安然，不觉攻激，自然通下，较前二药为独良也。

按语：葱白熨法当系古代葱白灸法演化而来，且疗效更胜于灸法。本法的特点在于直接作用于患病部位，热力持久，故效果显著。葱白熨法通结之力较弱，故在使用过程中常需根据具体情况结合他法使用。如十五六童子一案中，在结滞松动行至下焦后，改用猪胆汁导法；年四十许者素畏寒凉案中，因出现呕恶症状，配合使用赭石干姜止其呕恶；囊缩案中，配赭石、附子、当归、苏子等以通大便。

葱白熨法取材容易，且药性缓和，无任何副作用，尤其适合于小儿使用。缺点是需要连续长时间使用，较为费时费力。与赭遂攻结汤相比，一为通结之缓剂，一为通结之峻剂。

张锡纯认为，葱白熨法的适用范围不仅限于通结，又可应用于疝气初得之时。但治疗时须注意不可见效即止，应在取效后进一步巩固。文中提到治疝时"小茴香可多用"，说明小茴香为治疝要药。

治泄泻方

益脾饼

治脾胃湿寒[1]，饮食减少，长作泄泻，完谷不化。

白术四两　干姜二两　鸡内金二两　熟枣肉半斤

上药四味，白术、鸡内金皆用生者，每味各自轧细

[1] 本方侧重治疗脾阳虚泄泻。

焙熟先轧细而后焙者，为其焙之易匀也。再将干姜轧细，共和枣肉，同捣如泥，作小饼。木炭火上炙干，空心时，当点心，细嚼咽之[1]。曾为友人制此方，和药一料，服之而愈者数人。后屡试此方，无不效验[2]。

药坊鸡内金，因拣择不净，恒有包瓦石者。若入丸散剂中，甚非所宜。临轧此药时，须先亲自检[3]。

一妇人，年三十许，泄泻数月。用一切治泻诸药皆不效。其脉不凉，亦非完谷不化。遂单用白术、枣肉，如法为饼，服之而愈。此证并不用鸡内金者，因鸡内金虽有助脾胃消食之力，而究与泻者不宜也[4]。

按语：脾胃湿寒证和脾胃虚寒证既相同，又不同。脾胃湿寒证是在脾胃虚寒基础上又内生了湿邪，以湿象为主，为虚中夹实证；脾胃虚寒以寒象为主，为纯虚证。张锡纯斟酌用词是何等严谨。

张锡纯创制益脾饼治疗该证，健脾燥湿、温中散寒。无湿不成泄，湿去则泄止。故方中重用辛燥苦温之白术，专入脾胃健脾燥湿；干姜温阳散寒；鸡内金可消食化积，助干姜、白术健脾温中、消磨水谷，治疗完谷不化；大枣甘温补中，配合白术健脾益气，并调和诸药。诸品相合，制成小饼，甘甜可口，共奏健脾益气、燥湿止泻、温阳散寒、开胃消食之功，适用于饮食减少、泄泻、完谷不化日久不愈者。若用于小儿，则更为适宜。

该方是张锡纯根据张仲景《伤寒论》理中汤化裁而来。但理中汤侧重治疗脾胃虚寒证，重用干姜温阳散寒，以脘腹冷痛、呕吐、口不渴等为主要表现。益脾饼侧重治疗脾胃寒湿证，重用白术健脾燥湿，以饮食减少、久泄不治、完谷不化等为主要表现。益脾饼健脾除湿止泻之力较理中汤则更胜一筹。

扶中汤

治泄泻久不止，气血俱虚，身体羸弱，将成劳瘵

---

[1] 益脾饼的制作步骤和方法。

[2] 张锡纯旨在说明本方不可小视。

[3] 鸡内金不可包裹砂石，必须纯净，防止损伤脾胃。

[4] 脉不凉即脉不迟，说明仅脾虚湿停而无虚寒证，故去干姜；无完谷不化又兼泄泻，故去鸡内金。

之候[1]。

於术炒，一两　生山药—两　龙眼肉一两

小便不利者加椒目炒捣，三钱

一妇人，年四十许。初因心中发热，气分不舒，医者投以清火理气之剂，遂泄泻不止。更延他医，投以温补之剂，初服稍轻，久服则泻仍不止。一日夜四五次，迁延半载，以为无药可治。后愚为诊视，脉虽濡弱，而无弦数之象，知犹可治。但泻久身弱，虚汗淋漓，心中怔忡，饮食减少，踌躇久之，为拟此方，补脾兼补心肾[2]。数剂泻止，而汗则加多。遂于方中加龙骨、牡蛎皆不用煅各六钱，两剂汗止，又变为漫肿。盖从前泻时，小便短少，泻止后，小便仍少，水气下无出路，故蒸为汗，汗止又为漫肿也。斯非分利小便，使水下有出路不可。特其平素常觉腰际凉甚，利小便之药，凉者断不可用。遂用此方，加椒目三钱，连服十剂全愈。

龙眼肉，味甘能补脾，气香能醒脾，诚为脾家要药。且心为脾母，龙眼肉色赤入心，又能补益心脏，俾母旺自能荫子也。愚治心虚怔忡，恒俾单购龙眼肉斤许，饭甑蒸熟，徐徐服之，皆大有功效，是能补心之明征。又大便下血者，多因脾虚不能统血，亦可单服龙眼肉而愈，是又补脾之明征也[3]。

按语：益脾饼治疗脾胃湿寒之泄泻，而扶中汤治疗脾气虚弱之泄泻。脾胃虚弱，不能运化水液，则水湿下注而泄泻，或水湿停聚而为水肿；脾胃虚弱，气血亏虚，上不能荣养心脏，则心悸怔忡；脾胃虚弱，不能消化饮食和运化气血，日久则饮食减少、身体羸弱，甚至形成虚损重证。

扶中汤重用炒白术补助脾气，健脾燥湿止泻。生山药补助脾阴，补脾固摄止泻。白术配生山药，一补脾气、一补脾阴，一升发脾气、一固摄脾气，共奏健脾止泻之功。龙眼肉又称桂圆，性味甘温，入心脾经，功能补益心脾、养血安神，对于心脾两虚证尤为适合。《随息居饮食谱》言龙眼肉"甘温，益心气，

[1] 本方侧重治疗脾气虚泄泻。但该方中加龙眼肉，说明该方为心脾同治之方。

[2] 案中也反映出张锡纯补脾兼以补心的思想。

[3] 龙眼肉健脾补心，两善其功。张锡纯喜用龙眼肉养心安神、健脾止血。

安神定志，益脾阴，滋营充液。果中圣品，老弱宜之"。山药、白术、龙眼肉三药相配，健脾益气、燥湿止泻、养血安神。方中不用鸡内金者，是因为鸡内金虽有助脾胃消食之力，但其性开破下趋，不利于泄泻之治疗。

椒目，苦辛寒。《要药分剂》称其"入脾膀胱二经"。《唐本草》认为此药"主水，腹胀满，利小便"。张锡纯喜用该药治疗水肿和小便不利。但因为其性苦寒，故炒捣去其寒性且令药性易煎出。

薯蓣粥

治阴虚劳热，或喘，或嗽，或大便滑泻，小便不利，一切羸弱虚损之证[1]。

生怀山药一斤，轧细，过罗

上药一味，每服用药七八钱，或至一两。和凉水调入锅内，置炉上，不住以箸搅之，两三沸即成粥服之。若小儿服，或少调以白糖亦可[2]。

此粥多服久服间有发闷者，掺以西药白布圣一瓦同服，则无此弊，且更多进饮食[3]。

按：白布圣，乃取吃乳之小猪、小牛胃中津液，而制为白粉者也。其性善助胃消化，每食后服二瓦，则化食甚速。然久服之，生脾胃依赖性，与健补脾胃之药同服，则无斯弊[4]。此药东人更以糖制之，名含糖白布圣，以治小儿尤便。

门生，吴书林，年二十一。羸弱发热，脉象虚数，不能饮食[5]。俾早晚服山药粥，加百布圣，晌午（俚语，表示中午、正午之意）单服玄参三钱，煎汤服。如此数日，食量增加，发热亦愈，自此健壮。

一妇人，年三十余。泄泻数月不止，病势垂危。倩（qiàn，请，央求）人送信于其父母，其父将往瞻视（zhānshì，看望），询方于愚。言从前屡次延医治疗，百药不效。因授以山药煮粥方，日服三次，两日全

[1] 本方侧重治疗脾阴虚泄泻，兼治喘、嗽、羸弱虚损等证。

[2] 薯蓣粥制作步骤和方法。

[3] 中西药并用，体现了中西医汇通之学术思想。

[4] 中西医各有优势，应该取长补短，这正是张锡纯衷中参西之初衷。

[5] 羸弱发热、不能饮食、脉象虚数为辨证要点。因有虚热，故加玄参。

愈^[1]。又服数日，身亦康健。

一娠妇，日发痫风（癫痫）。其脉无受娠滑象，微似弦而兼数^[2]。知阴分亏损，血液短少也。亦俾煮山药粥服之即愈。又服数次，永不再发。

奉天大东关，关氏少妇，素有劳疾。因产后暴虚，喘嗽大作^[3]。治以此粥，日服两次，服至四五日，喘嗽皆愈。又服数日，其劳疾自此除根。

奉天大东关，学校教员郑子绰之女，年五岁。秋日为风寒所束，心中发热。医者不知用辛凉表散，而纯投以苦寒之药，连服十余剂，致脾胃受伤，大便滑泻，月余不止，而上焦之热益炽。医者皆辞不治，始求愚为诊视，其形状羸弱已甚，脉象细微浮数^[4]，表里俱热，时时恶心，不能饮食，昼夜犹泻十余次。治以此粥，俾随便饮之，日四五次，一次不过数羹（gēng，汤）匙（chí，舀汤用的小勺子），旬日全愈。

农村小儿，于秋夏之交，多得滑泻证。盖农家此时多饮凉水，而小儿尤喜饮之。农家此时多食瓜果，而小儿尤喜食之。生冷之物，皆伤脾胃，脾胃伤则滑泻随之，此自然之理也。而滑泻之证，在小儿为最难治。盖小儿少阳之体，阴分未足，滑泻不止，尤易伤阴分。往往患此证者，数日即浑身发热，津短燥渴，小便不利，干呕懒食，唯嗜凉物。当此之际，欲滋其阴，而脾胃愈泥，欲健其脾，而真阴愈耗，凉润温补，皆不对证。而小儿又多苦服药，病家又多姑息，以婉（wǎn，曲折含蓄）随小儿之意，以致迁延岁月，竟成不治者多矣。惟山药脾肾双补，在上能清，在下能固，利小便而止大便，真良药也。且又为寻常服食之物，以之作粥，少加沙糖调和，小儿必喜食之。一日两次煮服，数日必愈。若系哺乳稚子，不能食粥，即食之亦不能多者，但浓煮生山药汁，饮之亦可。愚以此方治小儿多矣。志在救人者，甚勿以为寻常服食之物而忽之也^[5]。

山药之功效，一味薯蓣饮在第一卷后曾详言之。至治泄泻，必变饮为粥者，诚以山药汁本稠黏，若更以

[1] 山药能起沉疴危急重病。

[2] 娠妇脉无受娠滑象，说明气血亏虚之极。微似弦而兼数，主要是数而无力。数而无力可为气虚，也可为阴虚，也可气阴两虚，当详辨之。

[3] 脾肾两虚作喘。

[4] 细微数为阴虚发热，浮既为阴不敛阳，又为虚热蒸腾所致。

[5] 薯蓣粥更加适合小儿。张锡纯在书中反复强调要高度重视生山药的养生治病功效，不可轻视。

[1] 张锡纯阐释一味薯蓣饮变为薯蓣粥的道理。

[2] 张锡纯对薯蓣粥和芡实粥的优劣加以阐释，对我们认识芡实有很大帮助。

作粥，则稠黏之力愈增，大有留恋肠胃之功也[1]。忆二十年前，岁试津门，偶患泄泻，饮食下咽，觉与胃腑不和，须臾肠中作响，遂即作泻。浓煎甘草汤，调赤石脂细末，服之不效。乃用白粳米慢火煮烂熟作粥，尽量食之，顿觉脾胃舒和，腹中亦不作响，泄泻遂愈。是知无论何物作粥，皆能留恋肠胃。而山药性本收涩，故煮粥食之，其效更捷也。且大便溏泻者，多因小便不利。山药能滋补肾经，使肾阴足，而小便自利，大便自无溏泻之患。

按：生芡实轧细作粥，收涩之力过于山药，而多服久服易作满闷，不若山药作粥，可日日服之[2]。

按语：脾虚腹泻当详分脾阳虚、脾气虚、脾阴虚。脾阳虚者用益脾饼，脾气虚者用扶中汤，脾阴虚者则用本方薯蓣粥。辨证论治，不可误也。

脾阴虚证是个颇有争议的证型，很多医家认为不存在。但也有一些著名医家如明代缪希雍认为该证是存在的，并建立了系统的辨证论治体系。张锡纯对脾阴虚证给予肯定，并且在古代医家的基础上加以创新发展，具体体现在以下几点：①提出阴虚劳热的概念：脾阴虚则产生虚火，虚火灼伤津液，导致患者形体消瘦、面色黧黑、低热缠绵、口唇干燥、口干口渴、小便短少、大便干燥、舌淡干敛无苔或少苔、脉细数无力。治疗多用山药、玄参、生地、麦冬、天冬、知母、天花粉、白芍等养阴退热。②认为脾阴虚和脾气虚可同时并存：脾气虚和脾阴虚同时并存时，舌体胖大、齿痕而干燥。治疗时健脾气用生白术，滋脾阴用生山药。他把山药、白术、鸡内金三药作为经典配伍，称为不可挪移之品。③认为阴虚劳热多伴有瘀血：他从张仲景血痹虚劳入手，认为脾阴虚证易伴有血瘀，治疗时多加用当归、丹参、三棱、莪术等。④认为阴虚劳热多伴有痰导致喘嗽：他认为阴虚劳热炼液为痰，痰邪蕴阻于肺则为喘嗽。治疗时多加用牛蒡子、苏子、代赭石、半夏、竹茹、旋覆花等。

薯蓣粥即是治疗脾阴虚劳热所致的大便滑泻、小便不利病证。薯蓣，即山药，张锡纯将其作为滋补脾阴退虚热之主药。用其做粥服用，容易留恋肠胃发挥止泻之功。本方尤其适合小儿脾阴亏虚腹泻服用。因为小儿少阳之体，阴分未足，易伤脾阴，脾阴伤则泄泻，泄泻日久更伤脾阴，则导致滑泻不止。山药粥少加白糖，甘甜爽口，易为小儿所接受。

薯蓣鸡子黄粥

治泄泻久，而肠滑不固者[1]。即前薯蓣粥，加熟鸡子黄三枚。

一人，年近五旬。泄泻半载不愈，羸弱已甚。遣人来询方，言屡次延医服药，皆分毫无效。授以薯蓣粥方，数日又来言，服之虽有效验，泻仍不止。遂俾用鸡子数枚煮熟，取其黄捏碎，调粥中服之，两次而愈。盖鸡子黄，有固涩大肠之功，且较鸡子白易消化也[2]。以后此方用过数次，皆随手奏效。

按语： 脾阴虚腹泻日久，导致滑泻不固。这时即使是薯蓣粥也显得病重药轻，则可考虑应用薯蓣鸡子黄粥。鸡子黄为雉科动物家鸡的蛋黄。鲜蛋去壳，去净蛋白，留蛋黄用。张锡纯临床喜用鸡子黄治疗大病重病。他用鸡子黄分生用和熟用两种。鸡子黄为血肉有情之品，生用具有大滋真阴、补助元气、养心安神、止咳定喘之功。在一味薯蓣饮方中，他曾急用生鸡子黄4枚治疗喘逆、心悸怔忡。鸡子黄熟用具有补脾阴、固涩大肠止泻之功，与山药配伍相得益彰。正如他说："盖鸡子黄，有固涩大肠之功，且较鸡子白易消化也。以后此方用过数次，皆随手奏效。"

鸡子黄，在古代早已作为药物应用。清代著名医家吴鞠通《温病条辨》中的著名方剂大定风珠即用白芍、生地、麦冬、阿胶、生龟板、生牡蛎、生鳖甲、炙甘草、麻子仁、五味子水煎去渣，加入生鸡子黄服用，具

[1] 薯蓣鸡子黄粥和薯蓣粥不同点在于病情的轻重程度不同。

[2] 薯蓣粥不效者，可考虑用薯蓣鸡子黄粥。鸡子黄有固涩大肠之功。

有滋阴息风之功，治疗肝肾阴虚之虚风内动证。《本草再新》称其"补中益气，养肾益阴，润肺止咳，治虚劳吐血"。《本草纲目》谓其能"补阴血，治下痢"。

薯蓣芣苢汤

治阴虚肾燥，小便不利，大便滑泻，兼治虚劳有痰作嗽[1]。

生山药—两，轧细　生车前子四钱

上二味，同煮作稠粥服之，一日连服三次，小便自利，大便自固。盖山药能固大便，而阴虚小便不利者服之，又能利小便。车前子能利小便，而性兼滋阴，可为补肾药之佐使五子衍宗丸中用之，又能助山药以止大便。况二药皆汁浆稠黏，同作粥服之，大能留恋肠胃，是以效也[2]。治虚劳痰嗽者，车前宜减半。盖用车前者，以其能利水，即能利痰，且性兼滋阴，于阴虚有痰者尤宜。而仍不敢多用者，恐水道过利，亦能伤阴分也[3]。

按：车前子能利小便，而骤用之亦无显然功效。惟将车前子炒熟此药须买生者自家经手炒，以微熟为度，过熟则无力，嚼服少许，须臾又服，约六点钟服尽一两，小便必陡然利下，连连不止。此愚实验而得之方也[4]。

又单用车前子两半，煮稠粥，顿服之，治大便滑泻亦甚效验[5]。黄姓媪，大便滑泻，百药不效。或语以此方，一服即愈。然必用生者煮之，始能成粥，若炒熟者，则不能成粥矣。

按语：小肠具有分清泌浊之功，该功能归属于脾脏统摄。脾阴虚，则小肠分清泌浊功能也会失常，水液不能从小便而出则小便不利，水液停留走于大肠出现泄泻。诊断的要点当是大便水样泻。这时，中医通过利小便以实大便的方法来治疗泄泻。

薯蓣芣苢汤中用生山药滋补脾阴以治本，用生车前子利小便以实大便。二药皆汁浆稠黏，同煮作稠粥服之更能留恋固涩肠胃发挥止泻作用。该方组成简单，简便

[1] 芣苢（fú yǐ）即车前草。在这指车前子。本方用于治疗阴虚痰湿停滞。

[2] 薯蓣芣苢汤的配伍机制。

[3] 张锡纯阐释了车前子化痰不得多用的道理，启人心智。

[4] 张锡纯对如何更好地发挥车前子利小便作用有着独到认识。

[5] 张锡纯经验：单用重用生车前子煮稠粥，顿服之，治疗腹泻。

验廉，所煮之粥也无特殊药味，更适合老人和小儿服用。

薯蓣苤苢汤中苤苢现在指车前草。但它最早载于《神农本草经》，而且刚开始作为药用时用的是车前子。《神农本草经》说："车前初以种子入药。"因此，张锡纯在本方中所用苤苢，是指车前子而非车前草。车前子清热利尿、渗湿止泻、明目，主治小便不利、淋浊带下、水肿胀满、暑湿泻痢、目赤障翳。由于其有渗湿利小便之功，所以能清热化痰。配伍山药，可治脾阴虚和肾阴虚痰热咳喘。

通过长期的临床实践，张锡纯发现车前子煎服利小便之功较弱。但是，若6个小时内嚼服炒车前子一两，则利小便之功剧增。不仅如此，单用重用生车前子煮稠粥顿服治大便滑泻亦甚效验。可见，在临床上车前子一般需要重用方有良好疗效。张锡纯有关车前子的认识，值得我们认真学习借鉴。

加味天水散

作汤服，治暑日泄泻不止[1]，肌肤烧热，心中燥渴，小便不利，或兼喘促。小儿尤多此证，用此方更佳[2]。

生山药—两　滑石六钱　粉甘草三钱

此久下亡阴，又兼暑热之证也。故方中用天水散以清潺暑（潺，rù，湿润之义；潺暑，暑湿之气）之热。而甘草分量，三倍原方原方滑石六、甘草一，故亦名六一散，其至浓之味，与滑石之至淡者相济，又能清阴虚之热。又重用山药之大滋真阴、大固元气者，以参赞之。真阴足，则小便自利；元气固，则泄泻自止。且其汁浆稠黏，与甘草之甘缓者同用，又能逗留滑石，不至速于淡渗[3]。俾其清凉之性由胃输脾，由脾达肺，水精四布，下通膀胱，则周身之热与上焦之燥渴喘促，有不倏然（shūrán，忽然）顿除者乎！

小儿少阳之体，最不耐热，故易伤暑。而饮食起

[1] 此方为暑日泄泻伤阴而设，是对六一散的继承发扬。

[2] 小儿暑日腹泻多属此病，此张锡纯之临床经验。

[3] 加味天水散配伍精义。

居，喜贪寒凉，故又易泄泻[1]。泻久则亡阴作热，必愈畏暑气之热，病热循环相因，所以治之甚难也。此方药止三味，而用意周匝，内伤外感，兼治无遗[2]。一两剂后，暑热渐退，即滑石可以渐减，随时斟酌用之，未有不应手奏效者。小儿暑月泻久，虚热上逆，与暑热之气相并，填塞胃口，恒至恶心呕吐，不受饮食。此方不但清暑滋阴，和中止泻，其重坠之性，又能镇胃安冲，使上逆之热与暑气之热，徐徐下行，自小便出，而其恶心呕吐自止。初定此方时，授门人高如璧录之。翌日，如璧还里，遇一孺子，泄泻月余，身热燥渴，嗜饮凉水，强与饮食，即恶心呕吐，多方调治不愈。如璧投以此汤，一剂，燥渴与泄泻即愈其半。又服一剂，能进饮食，诸病皆愈。

按语：暑季夏日炎炎，暑热从口鼻入于脾胃，伤阴耗液，导致脾阴亏虚。脾阴亏虚，则不能运化水湿而泄泻。小儿少阳之体，阴分未足，最不耐暑热，故最易发生暑季脾阴亏虚之泄泻。

加味天水散由一味薯蓣饮、六一散两方化裁而来。生山药为滋脾养阴利湿之妙品，用以治本；同时，该药还具有大滋真阴、大固元气之功。滑石清暑利湿，甘草甘缓调中。三药相伍，滋阴而不碍邪，利湿而不伤阴，稠浓甘缓与淡渗相济，配伍周到全面，较古方六一散更胜一筹。

六一散是由金代名医刘河间创制，是清暑利湿的一张名方。该方由滑石、甘草组成，药量之比为六比一，故名六一散。本方治疗暑湿外感病疗效显著，被誉为"凡人之仙药"。张锡纯加味天水散在继承刘河间六一散上有两点创新之处：①加生山药补正气，将该方由治疗实证转为治疗虚中夹实证；②将滑石、甘草的比例由六比一变为二比一，以便甘草甘缓至浓之味与滑石滑利至淡之味相济，这样可逗留滑石不至速于淡渗，而能充分发挥其清暑热之作用。同时，粉甘草清阴虚热之力也得到了增强。

加味天水散和薯蓣芣苢汤都治疗阴虚水泄，如何鉴别使用呢？加味天水散病证偏热，薯蓣芣苢汤病证凉热之性不著。在具体应用时，根据病情两方可以相互化裁使用。

加味四神丸

治黎明腹疼泄泻[1]。

补骨脂酒炒，六两　吴茱萸盐炒，三两　五味子炒，四两　肉豆蔻面裹，煨，四两　花椒微焙，一两　生硫黄六钱　大枣八十一枚　生姜切片，六两

先煮姜十余沸，入枣同煮，至烂熟去姜，余药为细末，枣肉为丸，桐子大[2]。

人禀天地之气而生，人身一小天地也。天地之一阳生于子，故人至夜半之时，肾系命门之处，有气息息萌动，即人身之阳气也。至黎明寅时（凌晨三点钟到五点钟），为三阳之候，人身之阳气，亦应候上升，自下焦而将达中焦。其人或元阳之根柢素虚，当脐之处，或兼有凝寒遮蔽，即互相薄激，致少腹作疼。久之阳气不胜凝寒，上升之机转为下降，大便亦即溏下，此黎明作泻之所由来也。夫下焦之阳气少火也，即相火也，其火生于命门，而寄于肝胆。故四神方中，用补骨脂以补命门，吴茱萸以补肝胆，此培火之基也。然泻者关乎下焦，实又关乎中焦，故又用肉豆蔻之辛温者，以暖补脾胃。且其味辛而涩，协同五味之酸收者，又能固涩大肠，摄下焦气化。且姜枣同煎，而丸以枣肉，使辛甘化合，自能引下焦之阳，以达于中焦也[3]。然此药病轻者可愈，病重者服之，间或不愈，以其补火之力犹微也。故又加花椒、硫黄之大补元阳者以助之，而后药力始能胜病也硫黄生用，理详第八卷服生硫黄方下[4]。

按语：黎明泄泻即每天早晨天未亮之前即肠鸣泄泻，故名"晨泄""五更泄"。其致病原因主要是由于肾阳虚亏虚，命火不足，不能温养脾胃所致，故又名"肾泄"。

[1] 黎明腹疼泄泻也当辨证论治，属肾阳虚者方可应用本方。

[2] 加味四神丸的制作步骤和方法。

[3] 张锡纯阐释黎明腹痛泄泻的机制和治疗方法。

[4] 张锡纯喜用生硫黄温煦元阳。

该病临床多用四神丸给予治疗。方中补骨脂温补肾阳治本止泻，吴茱萸、肉豆蔻温胃散寒止泻；五味子收敛固摄止泻；生姜助吴茱萸、肉豆蔻温胃散寒；大枣健脾益气养胃。四神丸药力相对较轻，病轻者有效，病重者效差。正是这个原因，张锡纯创制加味四神丸。加味四神丸由四神丸加花椒、硫黄两药构成。硫黄为峻补肾阳之药，非附子、肉桂、补骨脂、干姜等草木之药可比。《本草纲目》称硫黄"秉纯阳之精，赋大热之性，能补命门真火不足。且其性虽热，而疏利大肠又与燥涩者不同，盖亦救危妙药也"。张锡纯非常推崇硫黄温补相火之功，称其为"温补下焦第一良药"。川椒即花椒，主入脾胃经，具有温中散寒之功。《金匮要略》有大建中汤，即以川椒配干姜、人参温中补虚、散寒止痛，治疗脘腹剧痛，上下攻撑，不可触近，腹满呕逆，不能饮食等。张锡纯在加味四神丸中应用川椒，正是借川椒辛温之性疏通气机，治疗中焦寒凝气滞之脘腹冷痛，加强吴茱萸、肉豆蔻散寒止痛的效果。

治痰饮方

理饮汤

治因心肺阳虚，致脾湿不升，胃郁不降，饮食不能运化精微，变为饮邪[1]。停于胃口为满闷，溢于膈上为短气，渍满肺窍为喘促，滞腻咽喉为咳吐黏涎。甚或阴霾（yīnmái，阴晦之气）布满上焦，心肺之阳不能畅舒，转郁而作热。或阴气逼阳外出为身热，迫阳气上浮为耳聋。然必诊其脉，确乎弦迟细弱者[2]，方能投以此汤。

於术四钱　干姜五钱　桂枝尖二钱　炙甘草二钱　茯苓片二钱　生杭芍二钱　橘红钱半　川厚朴钱半

服数剂后，饮虽开通，而气分若不足者，酌加生黄芪数钱。

《医学衷中参西录》临证助读系列　方论分册

[1] 理饮汤的病机为心肺阳虚、脾胃虚弱。

[2] 弦迟细弱脉为诊断的关键。

一妇人，年四十许。胸中常觉满闷发热，或旬日，或浃辰之间，必大喘一两日。医者用清火理气之药，初服稍效，久服转增剧。后愚诊视，脉沉细几不可见[1]。病家问系何病因？愚曰：此乃心肺阳虚，不能宣通脾胃，以致多生痰饮也。人之脾胃属土，若地舆（yú，疆域，疆土）然。心肺居临其上，正当太阳部位膈上属太阳，观《伤寒论》太阳篇自知，其阳气宣通，若日丽中天，暖光下照。而胃中所纳水谷，实借其阳气宣通之力，以运化精微而生气血，传送渣滓而为二便。清升浊降，痰饮何由而生？惟心肺阳虚，不能如离照（明亮的太阳）当空，脾胃即不能借其宣通之力，以运化传送，于是饮食停滞胃口[2]。若大雨之后，阴雾连旬，遍地污淖（wūnào，泥淖），不能干渗，则痰饮生矣。痰饮既生，日积月累，郁满上焦则作闷，渍满肺窍则作喘，阻遏心肺阳气，不能四布则作热。医者不识病源，犹用凉药清之，勿怪其久而增剧也。遂为制此汤，方中用桂枝、干姜，以助心肺之阳而宣通之；白术、茯苓、甘草，以理脾胃之湿而淡渗之茯苓、甘草同用最泻湿满。用厚朴者，叶天士谓"厚朴多用则破气，少用则通阳"，欲借温通之性，使胃中阳通气降，运水谷速于下行也；用橘红者，助白术、茯苓、甘草以利痰饮也。至白芍，若取其苦平之性，可防热药之上僭（jiàn，超越本分）平者主降；若取其酸敛之性，可制虚火之浮游《本经》谓芍药苦平，后世谓芍药酸敛，其味实苦而微酸。且药之热者，宜于脾胃，恐不宜于肝胆，又取其凉润之性，善滋肝胆之阴，即预防肝胆之热也。况其善利小便，小便利而痰饮自减乎。服之一剂，心中热去，数剂后转觉凉甚。遂去白芍，连服二十余剂，胸次豁然，喘不再发。

一妇人，年三十许。身形素丰。胸中痰涎郁结，若碍饮食，上焦时觉烦热。偶服礞石滚痰丸有效，遂日日服之。初则饮食加多，继则饮食渐减，后则一日不服，即不能进饮食。又久服之。竟分毫无效，日仅一餐，进食少许，犹不能消化。且时觉热气上腾，耳鸣欲聋，始疑药不对证。求愚延医，其脉象浮大，按之甚软[1]。愚曰："此证心肺阳虚，脾胃气弱，为服苦寒攻泻之药太过，故病证脉象如斯也。"拟治以理饮汤。病家谓，从前医者，少用桂附，即不能容受，恐难再用热药。愚曰："桂附原非正治心肺脾胃之药，况又些些用之，病重药轻，宜其不受。若拙拟理饮汤，与此证针芥相投，服之必无他变。若畏此药，不敢轻服，单用干姜五钱，试服亦可。"病家根据愚言，煎服干姜后，耳鸣即止，须臾觉胸次开通。继投以理饮汤，服数剂，心中亦觉凉甚。将干姜改用一两，又服二十余剂，病遂除根。

[1] 脉象浮大，按之甚软，为审证要点，为阴盛格阳之征，故觉热气上腾、耳鸣欲聋。

一妇人，年四十许。上焦满闷烦躁，思食凉物，而偶食之，则满闷益甚。且又黎明泄泻，日久不愈，满闷益甚，将成臌胀。屡次延医服药，多投以半补半破之剂，或佐以清凉，或佐以收涩，皆分毫无效。后愚诊视，脉象弦细而迟。知系寒饮结胸，阻塞气化[2]。欲投以理饮汤，病家闻而迟疑，似不敢服。亦俾先煎干姜数钱服之，胸中烦躁顿除。为其黎明泄泻，遂将理饮汤去厚朴、白芍，加生鸡内金钱半，补骨脂三钱，连服十余剂，诸病皆愈。

[2] 脉象弦细而迟为审证要点。寒饮结胸，阻塞气化，也可导致烦躁异常。注意与心火亢盛证相鉴别。

一妇人，年近五旬，常觉短气，饮食减少。屡次延医服药，或投以宣通，或投以升散，或投以健补脾胃，兼理气之品，皆分毫无效。浸至饮食日减，羸弱不起，奄奄一息，病家亦以为不治之证矣。后闻愚在其邻村，屡救危险之证，复延愚诊视。其脉弦细欲无，频吐稀涎[3]。询其心中，言觉有物杜塞胃口，气不上达，知其为寒饮凝结也。遂投以理饮汤，方中干姜改用七钱，连服三剂，胃口开通。又觉呼吸无力，遂于方中加生黄芪三钱，连服十余剂，病全愈。方书谓，饮为水之所结，痰为火之所凝，是谓饮凉而痰热也。究之饮证亦自分凉热[4]，其热者，多由于忧思过度，甚则或至癫狂，虽有饮而恒不外吐；其凉者，则由于心肺阳虚，如方名下所言种种诸情状。且其证，时吐稀涎，常觉短气，饮食廉

[3] 频吐稀涎、脉弦细欲无为诊断的关键。

[4] 饮也分寒热，为张锡纯经验之谈。

少（非常少），是其明征也后世谓痰之稀者为饮，稠者为痰，与《金匮》所载四饮名义不同。

邑韩蕙（huì）圃（pǔ）医学传家，年四十有四，偶得奇疾。卧则常常发搐，旋发旋止，如发寒战之状，一呼吸之间即愈。即不发搐时，人偶以手抚之，又辄应手而发。自治不效，广求他医治疗皆不效。留连半载，病势浸增。后愚诊视，脉甚弦细。询其饮食甚少，知系心肺脾胃阳分虚惫（虚衰），不能运化精微，以生气血。血虚不能荣筋，气虚不能充体，故发搐也[1]。必发于卧时者，卧则气不顺也。人抚之而辄发者，气虚则畏人按也。投以理饮汤方，数剂，饮食加多，搐亦见愈。二十剂后，病不再发。

按语：体内水液停聚于胃肠、心肺、胸胁、四肢等处者为饮证。常见于西医学的慢性支气管炎、支气管哮喘、渗出性胸膜炎、胃肠功能紊乱及不完全性幽门梗阻、不完全性肠梗阻等疾病的某些阶段。

饮证病因乃素体阳气不足、久病耗伤阳气、过食生冷、过用寒凉药和开破药等所致。因此，阳气亏虚，不能运化水液是饮证的主要病机。但是，阳气亏虚之脏腑是有争议的。有的认为是脾阳亏虚，有的认为肾阳亏虚，有的认为是脾肾阳虚，有的认为是心肾阳虚，不一而足。张锡纯独辟蹊径，认为主要是由于上焦心肺阳虚所致，是对饮证病机的重大丰富和发展。

饮证的表现纷繁复杂，如头晕目眩、胸脘痞闷、呕吐清水、肠中水声辘辘、心悸怔忡、咳嗽气喘甚或倚息不得卧、痰液清稀、肢体浮肿、沉重酸困、小便不利、苔白滑、脉弦等。张锡纯明确指出饮食廉少、常觉短气、频吐稀涎、脉弦细欲无为诊断心肺阳虚、寒饮结胸证的关键，对我们在临床准确把握饮证有着重要的指导价值。

理饮汤是在仲景苓桂术甘汤、干姜甘草汤两方基础上化裁而来。方中桂枝、干姜为君药，温通心肺之阳；白术、茯苓、炙甘草健脾利湿，橘红、厚朴降气化痰除

[1] 该案抽搐病位之根本不在肝，而在心肺脾胃。有小儿慢脾风之特征。

湿。方中妙在用白芍，其用有三：①监制桂枝、干姜等辛燥上升；②敛戢浮游之虚火；③防止桂枝、干姜、厚朴、橘红等辛燥热药助肝胆之热，伤肝胆之阴。

理痰汤

[1] 理饮汤治疗饮证，理痰汤治疗痰证，前后对比有利于临床把握应用。

治痰涎郁塞胸膈，满闷短气[1]。或渍于肺中为喘促咳逆；停于心下为惊悸不寐；滞于胃口为胀满哕呃；溢于经络为肢体麻木或偏枯（半身不遂）；留于关节、着于筋骨为俯仰不利、牵引作疼；随逆气肝火上升，为眩晕不能坐立。

生芡实一两　清半夏四钱　黑芝麻炒捣，三钱　柏子仁炒捣，二钱　生杭芍二钱　陈皮二钱　茯苓片二钱

[2] 张锡纯治痰，重视脾肾标本兼治。

世医治痰，习用宋《局方》二陈汤，谓为治痰之总剂。不知二陈汤能治痰之标，不能治痰之本。何者？痰之标在胃，痰之本原在于肾[2]。肾主闭藏，以膀胱为腑者也。其闭藏之力，有时不固，必注其气于膀胱。膀胱膨胀，不能空虚若谷，即不能吸引胃中水饮，速于下行而为小便，此痰之所由来也。又肾之上为血海，奇经之冲脉。其脉上隶阳明，下连少阴。为其下连少阴也，故肾中气化不摄，则冲气易于上干。为其上隶阳明也，冲气上干，胃气亦多上逆，不能息息下行以运化水饮，此又痰之所由来也[3]。

[3] 阐释肾气亏虚导致痰邪产生的机制，很有启发意义。

此方以半夏为君，以降冲胃之逆。即重用芡实，以收敛冲气，更以收敛肾气，而厚其闭藏之力。肾之气化治，膀胱与冲之气化自无不治，痰之本原清矣[4]。

[4] 芡实为补肾治痰之要药。

用芝麻、柏实者，润半夏之燥，兼能助芡实补肾也。用芍药、茯苓者，一滋阴以利小便，一淡渗以利小便也。用陈皮者，非借其化痰之力，实借其行气之力，佐半夏以降逆气，并以行芡实、芝麻、柏实之滞腻也[5]。

[5] 理痰汤的配伍机制。

初制此方时，愚年未及壮，医术无所知名。有李龙章先生，邑之宿（sù，年老的）医也。见之大赞异（赞赏称奇），谓异日必成名医。后果用此方屡次建奇

效。即痰证垂危，服之亦可挽救[1]。

友人毛仙阁，曾治一妇人，年四十余。上盛下虚，痰涎壅滞，饮食减少，动则作喘。他医用二陈汤加减治之三年，病转增剧。后延仙阁诊视，投以此汤，数剂病愈强半。又将芡实减去四钱，加生山药五钱，连服二十余剂，痰尽消，诸病皆愈[2]。至今数年，未尝反复。

仙阁又尝治一少妇，患痫风。初两三月一发，浸至两三日一发。脉滑、体丰，知系痰涎为恙[3]。亦治以此汤，加赭石三钱，数剂竟能拔除病根。后与愚觌面述之。愚喜曰："向拟此汤时，原不知能治痫风，经兄加赭石一味，即建此奇功，大为此方生色矣。"

按：此方若治痫风，或加朱砂，或加生铁落，或用磨刀水煎药，皆可[4]。

按语：脾为生痰之源，可以说为医者几乎人人皆知。但这种说法，有一定的偏颇性和误导性，它常常令人忽视甚至忘记肾在内生痰浊中的作用。《素问·逆调论》云："肾者水脏，主津液。"肾气具有主司和调节全身水液代谢的功能，故肾为水之根。肾阴虚，阴虚火旺，则炼液为痰；肾阳虚，阳虚不能蒸腾气化，则水泛为痰。可见，脾为生痰之源，肾亦为生痰之源。《景岳全书·杂证谟》云："五脏之病，虽俱能生痰，然无不由乎脾肾。盖脾主湿，湿动则为痰；肾主水，水泛亦有痰。故痰之化，无不在脾；而痰之本，无不在肾。所以凡是痰证，非此即彼，必与二脏有涉。"

理痰汤中以芡实、半夏为主药。芡实补肾敛冲，治痰之本；半夏降冲气、胃气之逆，治痰之标。辅助以芝麻、柏实，既可助芡实补肾，又可润半夏之燥。芍药、茯苓，既可滋阴以利小便，又可淡渗利小便。用陈皮，并非为了化痰，而是借其行气之力，助半夏降逆气，并可监制芡实、芝麻、柏实之滞腻。全方共奏补肾敛冲、降逆化痰之功，用于肾虚痰泛。脾虚者，可加山药、白术、党参、生薏苡仁等；气血亏虚者，可加黄芪、当归；因痰而癫痫者，可加代赭石、朱砂、生铁落、磨刀

[1] 理痰汤配伍巧妙，疗效卓著，注意学习应用。

[2] 通过此案，说明本方与二陈汤的不同之处在于治本治肾。

[3] 脉滑、体丰为诊断要点。案中加代赭石坠痰、镇肝息风。

[4] 朱砂、生铁落、磨刀水皆可镇肝息风、镇静安神、重坠降痰，有利于治疗癫痫。

水、生龙骨、生牡蛎、远志、菖蒲、钩藤、蜈蚣、全蝎等。

理痰汤与张景岳《景岳全书》卷五十一中的金水六君煎（熟地黄、当归、陈皮、半夏、茯苓、炙甘草、生姜）有异曲同工之妙。金水六君煎也主治肾不纳气兼有痰浊者，方中取熟地、当归补肾纳气，二陈汤化痰祛湿。全方攻补两用，补肾与化痰并举，虚与实并治，不治咳喘而咳喘自缓。张锡纯将张景岳金水六君煎滋腻之熟地、当归去掉，换成清补之芡实、芝麻、柏实、白芍，应该说更胜一筹。

龙蚝理痰汤

治因思虑生痰，因痰生热，神志不宁[1]。

清半夏四钱　生龙骨捣细，六钱　生牡蛎捣细，六钱　生赭石轧细，三钱　朴硝二钱　黑芝麻炒捣，三钱　柏子仁炒捣，三钱　生杭芍三钱　陈皮二钱　茯苓二钱

此方，即理痰汤以龙骨、牡蛎代芡实，又加赭石、朴硝也。其所以如此加减者，因此方所主之痰，乃虚而兼实之痰[2]。实痰宜开，礞石滚痰丸之用硝、黄者是也；虚痰宜补，肾虚泛作痰，当用肾气丸以逐之者是也；至虚而兼实之痰，则必一药之中，能开痰亦能补虚，其药乃为对证，若此方之龙骨、牡蛎是也。盖人之心肾，原相助为理。肾虚则水精不能上输以镇心，而心易生热，是由肾而病及心也；心因思虑过度生热，必暗吸肾之真阴以自救，则肾易亏耗，是由心而病及肾也。于是心肾交病，思虑愈多，热炽液凝，痰涎壅滞矣[3]。惟龙骨、牡蛎能宁心固肾，安神清热，而二药并用，陈修园又称为治痰之神品，诚为见道之言[4]。故方中用之以代芡实。而犹恐痰涎过盛，消之不能尽消，故又加赭石、朴硝以引之下行也。

一人，年三十余。常觉胆怯，有时心口或少腹腘动后，须臾觉有气起自下焦，上冲胸臆（xiōngyì，胸

[1] 蚝，音 háo，牡蛎的别名。一般在两广及海南等南海水域的人们都将牡蛎称为蚝。该方用于痰热扰心证。

[2] 张锡纯虽然称该痰为虚而兼实之痰，但实际该证为痰热扰心证，侧重于实证。故去掉了芡实。

[3] 思虑暗生心火，炼液为痰是本证的关键。

[4] 生龙骨、生牡蛎清热化痰、宁心安神，更适合治疗痰热扰心证。

部），郁而不伸，连作呃逆，脖项发热，即癫狂唱呼（胡乱唱歌呼叫）。其夹咽两旁内，突起若瘰疬，而不若瘰疬之硬。且精气不固，不寐而遗，上焦觉热，下焦觉凉。其脉左部平和，微嫌无力，右部直上直下[1]李士材《脉诀》云："直上直下，冲脉昭昭"，仿佛有力，而按之非真有力。从前屡次医治皆无效。此肾虚，致冲气挟痰上冲，乱其心之神明也。投以此汤，减厚朴之半，加山萸肉去净核五钱，数剂诸病皆愈，惟觉短气。知系胸中大气下陷理详第四卷升陷汤下，投以拙拟升陷汤，去升麻、柴胡，加桂枝尖二钱，两剂而愈。盖此证，从前原有逆气上干，升麻、柴胡能升大气，恐兼升逆气，桂枝则升大气，兼降逆气，故以之代升、柴也。

一媪，年六十二，资禀素羸弱（léiruò，瘦弱）。偶当外感之余，忽然妄言妄见，惊惧异常，手足扰动，饥渴不敢饮食，少腹塌陷，胸膈突起。脉大于平时一倍，重按无力。知系肝肾大虚，冲气上逆，痰火上并，心神扰乱也[2]。投以此汤，去朴硝，倍赭石，加生山药、山萸肉去净核、生地黄各六钱，又磨取铁锈水煎药理详第七卷一味铁养汤下，一剂即愈。又服一剂，以善其后。

按语：心肾不交证在临床上非常常见。张锡纯详细阐释了其中的奥妙：①由肾及心：肾阴虚，阴虚不能上输于心，则心阴也虚，心阴虚则虚火内生，扰动心神，形成心肾不交证。②由心及肾：思虑过度，暗生心火，心火炼液为痰，形成痰热扰心证；同时，心火下汲肾水，日久导致肾阴不足，形成心肾不交证。

龙蚝理痰汤所治疗的心肾不交证属于从心而来者，主要用于痰热扰心、肾阴亏虚而见神志不宁者。所以，张锡纯称该方："治因思虑生痰，因痰生热，神志不宁。"该神志不宁，即为痰热扰心、蒙蔽心神所致，非阴虚火旺所致。从张锡纯验案中可以看出，神志不宁的范围很广，包括胆怯、奔豚、遗精、上热下凉、失眠、

[1] 右部脉象直上直下，为审证要点。脉象直上直下，张锡纯有时称为弦硬而长之脉，常常代表着肾虚、肝逆、冲气上冲、脾虚、胃气上逆等病机同时存在。

[2] 该案从肾虚痰泛治疗癫狂，对今天我们治疗精神系统疾病具有重要启发意义。

癫狂、癫痫等，对今天我们治疗精神和神经系统疾病具有重要的启发意义。

龙蚝理痰汤的突出特点是在理痰汤基础上加生龙骨、生牡蛎，故名。方中以生龙骨、生牡蛎、清半夏为主药，具有清热化痰、镇心安神之功；辅以生赭石、朴硝清热化痰，并可导引心中痰热下行；黑芝麻、柏子仁润半夏之燥，兼可滋补肾阴；芍药、茯苓既可滋阴以利小便，又可淡渗利小便；用陈皮，并非为了化痰，而是借其行气之力，助半夏降逆气，并可监制芝麻、柏实之滞腻。生龙骨、生牡蛎不仅具有清热化痰、镇心安神之功，在本方中还能辅助黑芝麻、柏子仁滋补肾阴、固摄肾气。

龙蚝理痰汤与理痰汤的最大区别是去芡实，加生龙骨、生牡蛎。张锡纯说："此方，即理痰汤以龙骨、牡蛎代芡实，又加赭石、朴硝也。其所以如此加减者，因此方所主之痰，乃虚而兼实之痰。"既然是虚而兼实之痰，为什么要去芡实呢？仔细研究本方，除了黑芝麻、柏子仁外，并无其他补药。而黑芝麻、柏子仁也不是主要为了滋补，而主要是润半夏之燥。正如他在理痰汤中说："用芝麻、柏实者，润半夏之燥，兼能助芡实补肾也。"可见，龙蚝理痰汤侧重于攻邪，更适合于痰热扰心的实证。这可能是张锡纯暂时去掉芡实的主要原因。具体到临床，要根据虚实的程度而决定芡实的去留，不可拘执。

健脾化痰丸

治脾胃虚弱，不能运化饮食，以至生痰[1]。

生白术二两　生鸡内金去净瓦石糟粕，二两

上药二味，各自轧细过罗，各自用慢火焙熟不可焙过，炼蜜为丸梧桐子大。每服三钱，开水送下。白术为健补脾胃之主药，然土性壅滞，故白术多服久服，亦有壅滞之弊；有鸡内金之善消瘀积者以佐之，则补益与宣

[1] 理痰汤从肾论治，龙蚝理痰汤从心论治，健脾化痰丸从脾论治。

通并用。俾中焦气化，壮旺流通，精液四布，清升浊降，痰之根柢蠲除矣[1]。又此方不但治痰甚效，凡廉（少）于饮食者，服之莫不饮食增多。且久服之，并可消融腹中一切积聚[2]。

初拟此方时，原和水为丸。而久服者间有咽干及大便燥结之时。后改用蜜丸，遂无斯弊[3]。

按语：《素问·至真要大论》曰："诸湿肿满，皆属于脾。"明代王伦在《名医杂录》中说："痰之本，水也，源于肾；痰之动，湿也，主于脾。"张锡纯吸取古代医家治痰经验，治痰重肾又重脾。

健脾化痰丸中以白术为君药，健补脾胃治本，杜绝生湿产痰的根源；臣以鸡内金消磨脾胃中瘀积，同时监制白术多服久服造成的壅滞之弊；佐以白蜜养阴生津、润肠通便，防止久服辛燥之白术导致的咽干和大便燥结。全方温补、宣通、凉润并用，药性平和，补而不滞，温而不燥，治以丸剂，适合脾虚有痰者长期服用。

从该方的配伍组成来看，化痰药物并不多，应为脾虚生痰患者的善后之方和治本之方。如果患者痰邪较重时，则宜配伍远志、菖蒲、浙贝母、生龙骨、生牡蛎、莱菔子、冬瓜子、苏子等。所以，该方用于治疗脾虚纳呆、脾虚食积、脾虚瘀积等证更为恰当。

值得一提的是，该方和易水学派开山鼻祖张元素的枳术丸不分伯仲。枳术丸为李东垣《内外伤辨惑论》引张元素方。方由生白术二两、枳实一两组成。为末，荷叶包烧饭为丸，梧桐子大，每服五十丸，温水送服。功能健脾消痞。张锡纯主要将其中的枳实改为鸡内金，增强了消导食积、活血化瘀之力。两方的区别在于：枳术丸侧重于脾虚见腹胀者，健脾化痰丸侧重于脾虚见食少有痰者；枳术丸侧重于病之新者，健脾化痰丸侧重于病之久者；枳术丸为张元素在医圣张仲景枳术汤基础上发展创新而来，健脾化痰丸又为张锡纯在张元素枳术丸基础上发展创新而来。由张仲景到张元素，由张元素到张锡纯，中医薪火代代相传，在继承中有发扬、有创新。

[1] 健脾化痰丸的制备方法和配伍机制。

[2] 本方还可治疗纳呆、积聚。

[3] 健脾化痰丸不断优化的过程，反映了张锡纯精益求精的精神。

期颐饼

治老人气虚不能行痰，致痰气郁结，胸次满闷，胁下作疼[1]。凡气虚痰盛之人，服之皆效，兼治疝气。

生芡实六两　生鸡内金三两　白面半斤　白沙糖不拘多少

先将芡实用水淘去浮皮，晒干，轧细，过罗。再将鸡内金中有瓦石糟粕，去净，分量还足轧细，过罗，置盆内浸以滚水，半日许。再入芡实、白糖、白面，用所浸原水，和作极薄小饼，烙成焦黄色，随意食之。然芡实、鸡内金须自监视，如法制好，不可委之于坊间也[2]。

鸡内金，鸡之脾胃也，其中偶有瓦石铜铁，皆有消化痕迹，脾胃之坚壮可知。故用以补助脾胃，大能运化饮食，消磨瘀积。食化积消，痰涎自除。再者，老人痰涎壅盛，多是下焦虚惫，气化不摄，痰涎随冲气上泛。芡实大能敛冲固气，统摄下焦气化，且与麦面同用，一补心，一补肾，使心肾相济，水火调和，而痰气自平矣[3]。

或问：老人之痰，既由于气虚不行，何不加以补助气分之品？答曰：凡补气之药，久服转有他弊。此方所用药品，二谷食，一肉食，复以沙糖调之，可作寻常服食之物，与他药饵不同。且食之，能令人饮食增多，则气虚者自实也[4]。此方去芡实，治小儿疳积痞胀，大人癥瘕积聚[5]。

西人治老年之痰，喜用阿摩尼亚[6]。其法，阿摩尼亚散七厘，或至十厘，白沙糖化水送服，日两三次，大能愈老人咳嗽多吐痰涎。又方，阿摩尼亚散一钱，黄连膏半钱，作二十粒，每服一二粒，日再服，大能补人精神，咳嗽有虚热者，服之甚宜。

按：阿摩尼亚，西人取之有三法：一在骆驼粪中，一在兽骨中，一在火山之麓（lù，山脚下）所产石中，与盐强水相连。西人设法，令离开，取出入药。或作散，

[1] 期颐饼为治疗肾虚生痰的善后和治本之方。老年人肾气多虚，故张锡纯称治老人气虚不能行痰。

[2] 期颐饼的制备方法。

[3] 期颐饼的配伍机制。

[4] 期颐饼为久服治本善后之方，故未加补气药。待脾胃健壮，气虚自能恢复。

[5] 此方去芡实，则为消导食积、瘀积之专方。

[6] 介绍西医治老年生痰的方法，其用意是：洋为中用，西为中用。

或作水。散色白而气浓，功力补火补精神。头昏嗅之即时苏。头疼因身虚软弱者，亦宜嗅。但病人未觉时，不可令久嗅，防坏鼻肉也。其外用法，猪油调和，擦皮令红热，能引炎外出，与贴斑蝥（bānmáo）膏药同意。或用阿摩尼亚酒三四钱，樟脑一钱，热油一二两，融和擦皮，大有功力。肢体因风湿，交节作疼，及喉病宜擦项间，并宜擦之。收贮宜用玻璃瓶，塞住瓶口，勿透气[1]。

[1] 西医化痰药阿摩尼亚的来源、功用、主治、注意事项。

　　西人又谓鹿茸为峻补之药，因其中有阿摩尼亚。峻补功力不在鹿茸而在阿摩尼亚也。阿摩尼亚得火则飞去，故服食鹿茸法，应切片浸服。若不知此理，以火炙或汤煮，阿摩尼亚因火而飞，服之即无效矣。且鹿茸价昂，真者难得。以自他物中，取出之阿靡尼亚代之，则功力相同，而价又甚廉，贫者亦可服矣[2]。

[2] 西医根据所含成分认识鹿茸的功效。

　　按：鹿角所生之处，实为督脉经过之处。鹿之督脉最强，故其角最大，而长又甚速。鹿茸为角之胚胎，是以善补督脉，而督脉贯脑，故又善补脑也。人之脑髓属阴，脑神属阳。鹿茸中之阿摩尼亚，能补人脑中之阳；鹿茸中之赤血鹿茸初生皆含赤色，督脉之血灌注也与胶角有胶，茸即有胶，能补人脑中之阴。鹿茸经炙与煮，阿摩尼亚或有飞去，而其中滋养之料，仍可补脑中阴分，迨其阴分充足，阳亦萌生。所谓一阴一阳互为之根也。西人用药，多取目前捷效，而不为根本久远之谋，故其论鹿茸，如此云云。然既有此说，炙与煮或亦鹿茸所忌，生轧细服之亦可。至其谓自他物中取出之阿摩尼亚可代鹿茸，然止能代鹿茸之补阳也。夫鹿茸初生，原系血胞，后渐成茸，成茸之后，犹含血液，其兼能滋阴分可知。陈修园曰："朱紫坊黄姓之女，年二十二岁。始因经闭，服行经之药不效。后泄泻不止，食少，骨瘦如柴（形容消瘦到极点），服四神、八味之类，泻益甚，而五更至天明数次，便后带血。余主用《金匮》黄土汤，以干姜易附子，每服加生鹿茸五钱。意以先止其泄泻便红，然后再调其经水。连服八剂，泄泻如故，而经水通矣。又服五剂，泻血俱止。后服六君子汤，加干姜收功。可知鹿茸入冲、任、督三脉，大能补血，非无情之草木所可比也。"观修园此案，则鹿茸之功用，诚非西人所能尽知矣[1]。

西药又有阿摩尼亚茴香精，系阿摩尼亚与茴香之精液化合之黄液。用之自一滴至十滴，和于二百倍之馏水（蒸馏水）中，服之亦善利痰，又能治肺痿、胃疼及小儿疹瘾、吐泻诸证[2]。

按语：健脾化痰丸为治疗脾虚生痰的善后和治本之方，期颐饼为治疗肾虚生痰的善后和治本之方。但肾虚生痰在老年人更为多见，故张锡纯特别指出该方治老人气虚不能行痰，致痰气郁结，胸次满闷，胁下作疼。

期颐饼以芡实为主药。芡实补肾敛冲固气，统摄下焦气化。鸡内金补助脾胃，大能运化饮食，消磨瘀积，同时监制芡实之壅滞。麦面甘而微凉，补心气、养心阴，与芡实相伍，一补心，一补肾，使心肾相济，水火调和，则不治肾而肾气自旺，痰气自平。用白砂糖和作极薄小饼，烙成焦黄色，甘甜可口，以方便随意食之。若老年人长期服用，自能颐养天年，故张锡纯将该方命名为期颐饼。此方若去芡实，则为消导食积、瘀积之专方，转可用于儿科、内科。正如张锡纯所说："此方去芡实，治小儿疳积痞胀，大人癥瘕积聚。"

张锡纯为中西医汇通的先驱，对西医研究至深，对西药运用至熟。张锡纯通过详细论证，对西医以成分代整体，以阿摩尼亚代鹿茸，持否定态度。正如他说："观修园此案，则鹿茸之功用，诚非西人所能尽知矣。"张锡纯这种衷中参西的学术思想，对我们今天中药药理研究工作者具有重要的借鉴意义。

治痰点天突穴法附：捏结喉法、明矾汤、麝香香油灌法

点天突穴以治痰厥（jué，昏迷），善针灸者，大抵知之。而愚临证体验，尤曲尽点法之妙[3]。穴在结喉项间高骨下宛宛（wǎnwǎn，凹陷）中。点时屈手大指指甲长须剪之以指甲贴喉，指端着穴，直向下用力勿斜向里，

[1] 张锡纯对西医以成分代整体，以阿摩尼亚代鹿茸，持否定态度。这对我们今天中药药理研究工作者具有重要借鉴意义。

[2] 介绍阿摩尼亚茴香精的功用。说明张锡纯对西医研究至深，对西药运用至熟。

[3] 治痰点天突穴等法是张锡纯抢救痰厥昏迷急证的4种方法。四法简便廉验，对丰富中医急证学具有重要价值。

其气即通。指端，当一起一点，令痰活动，兼频频挠动其指端，令喉痒作嗽，其痰即出[1]。

一妇人，年二十许。数日之前，觉胸中不舒，一日忽然昏昏似睡，半日不醒。适愚自他处归，过其村。病家见愚喜甚，急求诊治。其脉沉迟，兼有闭塞之象。唇睏动。凡唇动者，为有痰之征。脉象当系寒痰壅滞上焦过甚。遂令人扶之坐，以大指点其天突穴，俾其喉痒作嗽。约点半点钟，咳嗽十余次，吐出凉痰一碗，始能言语。又用干姜六钱，煎汤饮下而愈[2]。

岁在甲寅，客居大名之金滩镇。适有巡防兵，自南乐移戍武邑。道出金滩。时当孟春，天寒，雨且雪，兵士衣装尽湿。一兵未至镇五里许，因冻甚，不能行步，其伙舁之至镇，昏不知人。呼之不应，用火烘之，且置于温暖之处，经宿未醒。闻愚在镇，曾用点天突穴法，治愈一人，求为诊治。见其僵卧不动，呼吸全无。按其脉，仿佛若动。以手掩其口鼻，每至呼吸之顷，微觉有热，知犹可救。遂令人扶起俾坐，治以点天突穴之法，兼捏其结喉。约两点钟，咳嗽二十余次，共吐凉痰碗半，始能呻吟。亦饮以干姜而愈[3]。

捏结喉法，得之沧州友人张献廷，其令人喉痒作嗽之力尤速。欲习其法者，可先自捏其结喉，如何捏法即可作嗽，则得其法矣。然当气塞不通时，以手点其天突穴，其气即通。捏结喉，必痒嗽吐痰后，其气乃通。故二法宜相辅并用也[4]。

按：西人谓，冻死者若近火，则寒气内迫，难救。宜置寒冷室中，或树阴无风处，将衣服脱除，用雪团或冷水，周身摩擦；或将身置冷水中，周身摩擦。及四肢渐次柔软，行人工呼吸法，此时摩擦，更不宜间断。迨患者自能呼吸，先被以薄衾（qīn，被子），继用稍浓之被，渐移入暖室[5]。

按：此法必周身血肉，冻至冰凝，呼吸全无者，方宜用之。若冻犹不至若是之剧，用其法者又宜斟酌变通。究之其法虽善，若果有寒痰杜塞，必兼用点天突

[1] 点天突穴治疗痰厥的方法。

[2] 突然昏睡、唇动、脉沉迟，为寒痰厥逆的审证要点。

[3] 有受寒史、突然昏厥、脉仿佛若动、呼吸之顷微觉有热，为该案寒痰厥逆的审证要点。

[4] 张锡纯善于吸纳民间验方和向同道友人学习，但他都详细说明其来龙去脉，体现了其高尚的情操。捏结喉法抢救痰厥即是其中之一。

[5] 张锡纯介绍西医抢救冻僵患者所采用的措施。

[1] 张锡纯不照搬西医之法，并加以改良。对冻僵伴有寒痰堵塞患者，主张西法摩擦搓揉和中法点天突穴、捏结喉法并用，甚是高明科学。张锡纯每每能指出西医的不足，并用中医加以改进，对当今中西医结合工作者具有重要的借鉴意义。

[2] 张锡纯介绍并推崇西医人工呼吸法。

[3] 生白矾，长于治顽痰、热痰。张锡纯将其命名为明矾汤，用于抢救热痰之厥证。案中左脉沉濡、右三部皆无、面有红光、不受生姜为审证要点。

[4] 严用和：字子礼，南宋医家，临证重视脏腑气血阴阳，尤重脾肾，著《济生方》。

[5] 张锡纯继承严用和麝香香油灌法，用以治疗痰厥证。

[6] 张锡纯同时介绍了硼砂代白矾、胡椒代生姜和干姜汤，用于治疗热痰和寒痰厥逆。

穴、捏结喉法，方能挽救[1]。人工呼吸法，即患者呼吸全无，以法复其呼吸之谓也。其法，先将患者仰卧，俾其头及胸稍高。启其口，将舌周遭缠以细布条，紧结之，防舌退缩，及口之收闭。救护者跪于头之旁，以两手握患者之两肘，上提过头，俾空气流入肺中，以助其吸后，须臾，将两肘放下，紧压于胸胁之际，以助其助其呼时更有人以两手心按其胸及心窝更佳。如此往复，行至患者自能呼吸而止。此为救急之良方，凡呼吸暴停者，皆可用此方救之[2]。

生白矾，长于治顽痰、热痰，急证用之，诚有捷效。惟凉痰凝滞者，断不可用。一妇人，年二十余。因悲泣过度，痰涎杜塞胃口，其胃气蓄极上逆，连连干呕。形状又似呃逆，气至咽喉不能上达。剧时浑身抖战，自掇其发，有危在顷刻之状。医者，用生姜自然汁灌之，益似不能容受。愚诊视之，其脉左手沉濡，右三部皆无。然就其不受生姜观之，仍当是热痰杜塞，其脉象如此者，痰多能瘀脉也。且其面有红光，亦系热证。遂用生白矾二钱，化水俾饮之，即愈。此方愚用之屡次，审知其非寒痰杜塞，皆可随手奏效。即痰厥至垂危者，亦能救愈[3]。

严用和[4]云："中风不醒者，麝香清油灌之。"曾治一人，年二十余。因夫妻反目，身躯忽然后挺，牙关紧闭，口出涎沫。及愚诊视，已阅三点钟矣。其脉闭塞不全，先用痧药吹鼻，得嚏（tì，喷嚏）气通，忽言甚渴。及询之，仍昏昏如故，惟牙关微开，可以进药。因忆严用和麝香清油灌法，虽治中风不醒，若治痰厥不醒，亦当有效。况此证形状，未必非内风掀动。遂用香油二两炖热，调麝香一分，灌之即醒[5]。又：硼砂四钱化水，治痰厥可代白矾，较白矾尤稳妥。若治寒痰杜塞，用胡椒三钱捣碎，煎汤灌之，可代生姜自然汁与干姜汤[6]。

按语：痰厥指痰盛气闭引致之肢体厥冷，甚则昏厥的病证。张锡纯对痰厥证的治疗经验非常丰富，疗效显著，是中医药学特别是中医急证医学中的宝贵财富。

首先，对痰厥昏迷不醒者，急予祛痰通窍。该方法不需要辨证分型，适合任何一种痰厥病证。方法有二：①物理疗法：点天突穴及捏结喉法。该方法简单易行，起效快速。作用机制在于令喉痒作嗽，痰液排出，属于现代病理生理学中的条件反射刺激法，可谓科学合理。②麝香香油灌法：张锡纯引用宋代严用和治中风不醒的方法，用香油二两炖热，调入麝香一分，灌之即醒。

另外，对于痰厥伴有呼吸骤停者，主张同时采用西医人工呼吸法，争分夺秒给予抢救。张锡纯在当时的医疗条件下，即能将西医急救方法用于中医治疗，确是非常先进、高明和难能可贵。

其次，他将痰厥分寒痰和热痰进行辨证施治，方简效捷且宏。寒痰迷闷可见面色青白、喉中痰声、胸闷气喘、四肢厥冷、舌淡苔润、脉沉迟无力者，他喜用干姜汤。其次，他还主张用胡椒煎汤和生姜自然汁。热痰迷闷可见面色潮红、喉中痰声、胸闷气喘、舌红苔干燥、脉滑数有力者。他喜用单味生白矾以急救。另外，可用硼砂代替白矾给予治疗，如"硼砂四钱化水，治痰厥可代白矾，较白矾尤稳妥"。

治癫狂方

荡痰汤

治癫狂失心，脉滑实者[1]。

生赭石轧细，二两　大黄一两　朴硝六钱　清半夏三钱　郁金三钱

按语：癫和狂都是精神错乱的疾病。《难经·十二难》说："重阳者狂，重阴者癫。"一般而论，狂多属痰火扰心之实证，癫多属痰迷心窍之虚实夹杂证。但临

医学衷中参西录前三期合编第三卷

[1] 张锡纯论癫狂失心重视辨证论治。脉象滑实为荡痰汤证的诊断要点。

床仅根据患者的表现而简单判定为痰火扰心证或痰迷心窍证，则未免失于偏颇而导致误诊误治。张锡纯统论癫狂失心，说明狂证也未必定是阳证，癫证也未必定是阴证，应辨证论治为是，这对我们正确认识癫狂具有重要的指导意义。

如何诊断痰火扰心实证之癫狂呢？无论是癫证还是狂证，只要见胸闷心烦、失眠多梦、咳吐黏痰或喉中痰鸣、舌红苔黄厚腻、脉弦滑数有力者，即可诊断为痰火扰心之实证。其中，脉弦滑数有力是诊断的关键。所以，张锡纯称荡痰汤"治癫狂失心，脉滑实者"，仅仅提及脉象，可谓画龙点睛之笔。

痰火扰心实证之癫狂，常常兼有阳明腑实证而见脘腹胀满、大便干燥难解，甚至数日不通者。因为痰火扰心耗伤阴津，故大便干燥难解，而成阳明腑实证。反过来，由于阳明腑实、气机阻滞，心火无下泄之出路，炼液为痰，痰火则更甚。痰火扰心和阳明腑实相互为虐，愈演愈烈，危害甚大。故痰火扰心实证之癫狂见阳明腑实证者，亟亟以泻下通腑为首务。

荡痰汤由张仲景《伤寒论》大承气汤化裁而来。方中重用大黄一两通腑攻积，导痰火下行；重用朴硝助大黄通腑泄热，并可咸寒化痰、清泻心火；清半夏燥湿化痰，兼降胃气通腑泄热；郁金清心化痰，兼有疏肝解郁之功；妙在重用代赭石，借其重坠之力，既可降胃气通腑泄热，又坠痰降逆，标本兼治，为方中不可挪移之品，是张锡纯神来之笔。代赭石、半夏、郁金、朴硝四药配伍，上清痰热；代赭石、半夏、大黄、朴硝四药配伍，下通腑气，摄引痰火下行，上下一身气机通畅，则神明自复其旧。但方中药物皆峻猛之剂，非痰热盛兼有阳明腑实证不可使用，或斟酌剂量应用。若大便通畅，当去大黄、芒硝为是。

荡痰加甘遂汤

治前证，顽痰凝结之甚者，非其证大实不可轻投。

其方，即前方加甘遂末二钱，将他药煎好，调药汤中服[1]。

凡用甘遂，宜为末，水送服。或用其末，调药汤中服。若入汤剂煎服，必然吐出。又凡药中有甘遂，不可连日服之，必隔两三日方可再服，不然亦多吐出。又其性与甘草相犯，用者须切记[2]。

按：甘遂性猛烈走窜，后世本草，称其以攻决为用，为下水之圣药。痰亦水也，故其行痰之力，亦百倍于他药。曾治一少年癫狂，医者投以大黄六两，连服两剂，大便不泻。后愚诊视，为开此方，惟甘遂改用三钱。病家谓，从前服如许大黄，未见行动，今方中止用大黄两许，岂能效乎？愚曰：但服，无虑也。服后，大便连泻七八次，降下痰涎若干，癫狂顿愈。见者以为奇异，彼盖不知甘遂三钱之力，远胜于大黄六两之力也[3]。

痰脉多滑，然非顽痰也。愚治此证甚多。凡癫狂之剧者，脉多瘀塞，甚或六脉皆不见，用开痰药通之，其脉方出，以是知顽痰之能闭脉也[4]。

神明之功用，原心与脑相辅而成。愚于资生汤在第一卷、定心汤在第二卷后曾发明之。癫狂之证，乃痰火上泛，瘀塞其心与脑相连窍络，以致心脑不通，神明皆乱。故方中重用赭石，借其重坠之力，摄引痰火下行，俾窍络之塞者皆通，则心与脑能相助为理，神明自复其旧也。是以愚治此证之剧者，赭石恒有用至四两者，且又能镇甘遂使之专于下行，不至作呕吐也[5]。

癫者，性情颠倒，失其是非之明。狂者，无所畏惧，妄为妄言，甚或见闻皆妄。大抵此证初起，先微露癫意，继则发狂。狂久不愈，又渐成癫，其或知觉全无。盖此证，由于忧思过度，心气结而不散，痰涎亦即随之凝结。又加以思虑过则心血耗，而暗生内热。痰经热炼，而胶黏益甚；热为痰锢，而消解无从。于是痰火充溢，将心与脑相通之窍络，尽皆瘀塞，是以其神明淆乱也。其初微露癫意者，痰火犹不甚剧也，迨痰火积而

[1] 荡痰加甘遂汤治疗用荡痰汤后腑气仍不能通畅者。

[2] 甘遂的用法和注意事项。

[3] 甘遂善于攻逐痰水，与大黄攻逐燥粪自是不同。

[4] 张锡纯为脉学大师，指出顽痰凝结闭塞气机可导致脉多瘀塞甚至无脉证，要仔细玩味。

[5] 重用赭石摄引痰火下行治疗癫狂，成为张锡纯一大创新，拓宽了代赭石的应用范围。

益盛，则发狂矣。是以狂之甚者，用药下其痰，恒作红色，痰而至于红，其热可知。迨病久，则所瘀之痰，皆变为顽痰。其神明涽乱之极，又渐至无所知觉，而变为癫证。且其知觉欲无，从前之忧思必减，其内热亦即渐消，而无火以助其狂，此又所以变为癫也。然其初由癫而狂易治，其后由狂而癫难治。故此证，若延至三四年者，治愈者甚少[1]。

西人于癫狂之证，专责之脑气筋，谓人之脑中神明病久，而累及脑气筋，以致脑气筋失其常司，其性情动作，皆颠倒狂乱。是以西人外治之法，将病者先剃其发，以猪脬装冰置其头巅，脑中之炎热藉此可消，脑气筋之病者，因此可愈矣。

按：脑气筋亦名脑髓神经，其在脊者名脊髓神经，共四十三对，每一对一主知觉，一主运动，散布于全体之内外，以司全体之知觉运动为其本，源在脑故可统称脑气筋，亦可统曰脑髓神经[2]。

人之神明，原在心与脑两处。金正希曰："人见一物必留一影于脑中，小儿善忘者，脑髓未满也，老人健忘者，脑髓渐空也。"汪讱庵[3]释之曰："凡人追忆往事，恒闭目上瞪，凝神于脑，是影留于脑之明征。"由斯观之，是脑原主追忆往事也。其人或有思慕不遂，而劳神想象，或因从前作事差误，而痛自懊（ào，烦恼，悔恨），则可伤脑中之神。若因研究理解工夫太过，或有将来难处之事，而思患预防，踌躇太过，苦心思索，则多伤心中之神。究之，心与脑，原彻上彻下，共为神明之府[4]。一处神明伤，则两处神俱伤。脑中之神明伤，可累及脑气筋；心中之神明伤，亦可累及脑气筋。且脑气筋伤，可使神明颠倒狂乱；心有所伤，亦可使神明颠倒狂乱也。曾治一少妇癫狂，强灌以药，不能下咽。遂俾以朴硝代盐，每饭食之，病患不知，月余而愈。诚以朴硝咸寒属水，为心脏对宫之药，以水胜火，以寒胜热，能使心中之火热消解无余，心中之神明自得其养，非仅取朴硝之能开痰也[5]。

[1] 从痰火影响神明的轻重入手，阐释癫狂的相互转化，思路非常新颖。

[2] 介绍西医对癫狂的认识和物理疗法。

[3] 汪讱庵：汪昂，字讱庵，清代医家，著《素问灵枢类纂约注》《医方集解》《本草备要》《汤头歌诀》等。

[4] 张锡纯从中西医汇通角度出发，主张心脑一体共主神明论。

[5] 该案用单味朴硝清心化痰治疗癫狂，甚是巧妙。

按语：荡痰加甘遂汤即荡痰汤加甘遂而成，用于治疗癫狂之痰火扰心伴有阳明腑实证。但其证较荡痰汤更为顽固，即使重用大黄也不能奏效。因为大黄侧重攻逐阳明燥粪食积之停积，若痰火燥粪食积共同搏结在阳明胃肠，则非加用甘遂难以奏效。

如何恰当应用甘遂这味药物呢？张锡纯主张：①癫狂之痰火扰心伴有阳明腑实证，脉见滑实脉象，而且用荡痰汤后大便仍未能通下，此时可以考虑用本方治疗。②癫狂之痰火扰心伴有阳明腑实证，若无脉时，此时可以考虑用本方治疗。无脉证容易让人理解为正气虚衰，这时何敢用峻泻之品呢？张锡纯认为这种无脉不是正气虚衰，而恰恰是顽痰凝结之甚闭阻气机所致。③宜用煨甘遂，不宜生用。④甘遂为末送服，煎剂易导致呕吐；不可连日服用，需隔两三日再用。⑤不可与生甘草同用。

调气养神汤

治其人思虑过度，伤其神明。或更因思虑过度，暗生内热，其心肝之血，消耗日甚，以致心火肝气，上冲头部，扰乱神经，致神经失其所司，知觉错乱，以是为非，以非为是，而不至于疯狂过甚者。

龙眼肉八钱　柏子仁五钱　生龙骨五钱，捣碎　生牡蛎捣碎，五钱　远志不炙，二钱　生地黄六钱　天门冬四钱　甘松二钱　生麦芽三钱　菖蒲二钱　甘草钱半　镜面朱砂三分，研细，用头次煎药汤两次送服　磨取铁锈浓水煎药。

此乃养神明、滋心血、理肝气、清虚热之方也[1]。龙眼肉色赤入心，且多津液，最能滋补血分，兼能保合心气之耗散，故以之为主；柏树梢向西北，禀金水之精气，其实采于仲冬，饱受霜露，且多含油质，故善养肝，兼能镇肝水能养木，金能镇木。又与龙骨、牡蛎之善于敛戢肝火肝气者同用，则肝火肝气自不挟心火上升，以扰乱神经也；用生地黄者，取其能泻上焦

[1] 荡痰汤、荡痰汤加甘遂汤治疗癫狂之实证，调气养神汤治疗癫狂之虚证，正好形成对比。

[1] 张锡纯阐释
调气养神汤的配伍
机理。

[2] 从中西角度
对甘松进行了阐
释，吸取西说丰富
中药宝库。注意学
习应用。

[3] 颉草：颉，
xié，同缬。味辛、
微甘，性温，无毒。
治心神不安，胃弱，
腰痛，月经不调，
跌打损伤。

之虚热，更能助龙眼肉生血也；用天门冬者，取其凉润之性，能清心宁神，即以开燥痰也；用远志、菖蒲者，取其能开心窍、利痰涎，且能通神明也；用朱砂、铁锈水者，以其皆能镇安神经，又能定心平肝也；用生麦芽者，诚以肝为将军之官，中寄相火，若但知敛之镇之，或激动其响应之力，故又加生麦芽，以将顺其性，盖麦芽炒用能消食，生用则善舒肝气也[1]。至于甘松，其性在中医用之以清热、开瘀、逐痹；在西医则推为安养神经之妙药，而兼能治霍乱转筋，盖神经不失其所司，则筋可不转，此亦足见安养神经之效也。此取西说，以补中说所未备也[2]。惟甘松在中药中医者罕用。若恐其陈蠹乏力，可向西药房中买颉草[3]用之。

按语：调气养神汤治疗癫狂之虚证。该证的核心病因病机是由于患者思虑过度，暗耗心血、肝血，血不能荣养神明。阴血亏虚则产生心肝之虚火，虚火炼液为痰，痰热蒙蔽神明，则导致癫狂。张锡纯虽没有明确说明其诊断指征，但根据其阐释之病机和方药组成，其关键诊断要点当为脉弦细滑数无力。

治疗方法当为养心肝之血、清心肝虚火、化痰开窍、安养心神兼以疏达肝气。调气养神汤中用龙眼肉、柏子仁养心肝之血；用生地、天冬凉润清心肝之虚火；用龙骨、牡蛎敛戢心肝之火不扰乱神明，兼有镇心安神之功；用远志、石菖蒲开窍化痰通神明；用镜面朱砂和铁锈浓水配伍生龙骨、生牡蛎镇心安神；用生麦芽、甘松疏肝理气、疏通络脉。张锡纯高度概括该方说："此乃养神明、滋心血、理肝气、清虚热之方也。"

甘松别名香松，味辛、甘，性温。归脾胃经。传统中医主要用其理气止痛、醒脾健胃，主治脘腹胀痛、不思饮食、牙痛、脚气等病证。但是，西医通过研究证明该药具有中枢镇静、抗心律失常、抗平滑肌痉挛等作用。张锡纯接受新说，称其为安养神经之妙药，将其巧妙地应用于癫狂疾病的治疗，其衷中参西的思想永远值得我们学习。他在书中称甘松"清热、开瘀、逐痹"，说明他认为甘松性寒，这与传统药物学称甘松性温有所不同。这里暂且存疑，以待进一步研究其性之寒热。

医学衷中参西录前三期合编第四卷

治大气下陷方

升陷汤

治胸中大气下陷，气短不足以息。或努力呼吸，有似乎喘。或气息将停，危在顷刻。其兼证，或寒热往来，或咽干作渴，或满闷怔忡，或神昏健忘，种种病状，诚难悉数（完全列举）。其脉象沉迟微弱，关前尤甚。其剧者，或六脉不全，或参伍不调[1]。

生箭芪六钱　知母三钱　柴胡一钱五分　桔梗一钱五分　升麻一钱

气分虚极下陷者，酌加人参数钱，或再加山萸肉去净核数钱，以收敛气分之耗散，使升者不至复陷更佳。若大气下陷过甚，至少腹下坠，或更作疼者，宜将升麻改用钱半，或倍作二钱[2]。

大气者，充满胸中，以司肺呼吸之气也。人之一身，自飞门（口唇）以至魄门（肛门）一气主之[3]。然此气有发生之处，有培养之处，有积贮（jīzhù，积累保存起来）之处。天一生水，肾脏先成，而肾系命门之中包肾之膜油，连于脊椎自下上数七节处有气息息（时时刻刻）萌动，此乃干元资始之气，《内经》所谓"少火生气"也。此气既由少火发生，以徐徐上达。培养于后天水谷之气，而磅礴（pángbó，气势盛大宏伟）之势成；绩贮（积贮）于膺胸空旷之府，而盘据之根固。是大气者，原以元气为根本，以水谷之气为养料，以胸中之地为宅窟（kū，住所，洞穴）者也。夫均是气也，至胸中之气，独名为大气者，诚以其能撑持全身，为诸气之纲领，包举肺外，司呼吸之枢机，故郑而重之（郑重，严肃认真）曰大气。夫大气者，内气也；呼吸之气，外气也。人觉有呼吸之外气与内气不相接续者，即大气虚而欲陷，不能紧紧包举肺外也。医者不知病因，犹误认为气郁不舒，而开通之。其剧者，呼吸将停，努力始能呼吸，犹误认为气逆作喘，而降下之，则

[1] 升胸中大气下陷，故曰升陷汤。其中"脉象沉迟微弱，关前尤甚"为诊断的关键。

[2] 升陷汤之加减法，是张锡纯临证之宝贵经验，也是提高疗效和灵活应用的关键。

[3] "飞门""魄门"皆为七冲门之一。

陷者益陷，凶危立见矣。其时作寒热者，盖胸中大气，即上焦阳气，其下陷之时，非尽下陷也，亦非一陷而不升也。当其初陷之时，阳气郁而不畅则作寒；既陷之后，阳气蓄而欲宣则作热。迨阳气蓄极而通，仍复些些上达，则又微汗而热解。其咽干者，津液不能随气上潮也。其满闷者，因呼吸不利而自觉满闷也。其怔忡者，因心在膈上，原悬于大气之中，大气既陷，而心无所附丽也。其神昏健忘者，大气因下陷，不能上达于脑，而脑髓神经无所凭借也。其证多得之力小任重（能力小，负担重。犹言力不胜任）或枵腹力作，或病后气力未复，勤于动作（活动），或因泄泻日久，或服破气药太过，或气分虚极自下陷，种种病因不同。而其脉象之微细迟弱，与胸中之短气，实与寒饮结胸相似。然诊其脉似寒凉，而询之果畏寒凉，且觉短气者，寒饮结胸也；诊其脉似寒凉，而询之不畏寒凉，惟觉短气者，大气下陷也。且即以短气论，而大气下陷之短气，与寒饮结胸之短气，亦自有辨。寒饮结胸短气，似觉有物压之；大气下陷短气，常觉上气与下气不相接续。临证者当细审之寒饮结胸详第三卷理饮汤下[1]。

升陷汤，以黄芪为主者，因黄芪既善补气，又善升气。惟其性稍热，故以知母之凉润者济之。柴胡为少阳之药，能引大气之陷者自左上升。升麻为阳明之药，能引大气之陷者自右上升。桔梗为药中之舟楫（zhōují，比喻为引导、向导），能载诸药之力上达胸中，故用之为向导也。至其气分虚极者，酌加人参，所以培气之本也。或更加萸肉，所以防气之涣也。至若少腹下坠或更作疼，其人之大气直陷至九渊（jiǔyuān，深渊），必需升麻之大力者，以升提之，故又加升麻五分或倍作二钱也。方中之用意如此，至随时活泼加减，尤在临证者之善变通耳[2]。

肺司呼吸，人之所共知也。而谓肺之所以能呼吸者，实赖胸中大气，不惟不业医者不知，即医家知者亦鲜（少），并方书亦罕言及。所以愚初习医时，亦未知

[1] 张锡纯对胸中大气的生理、病因、病理、诊断、鉴别诊断进行了系统阐述。

[2] 升陷汤方义和加减方法。

有此气。追临证细心体验，始确知于肺气呼吸之外，别有气贮于胸中，以司肺脏之呼吸。而此气，且能撑持全身，振作精神，以及心思脑力、官骸（hái，骨头）动作，莫不赖乎此气。此气一虚，呼吸即觉不利，而且肢体酸懒，精神昏愦，脑力心思，为之顿（立刻）减。若其气虚而且陷，或下陷过甚者，其人即呼吸顿停，昏然罔（wǎng，不，没有）觉。愚既实验得胸中有此积气与全身有至切之关系，而尚不知此气当名为何气。涉猎方书，亦无从考证。惟《金匮》水气门，桂枝加黄芪汤下，有"大气一转，其气乃散"之语。后又见喻嘉言《医门法律》谓："五脏六腑，大经小络，昼夜循环不息，必赖胸中大气，斡旋其间。"始知胸中所积之气，当名为大气。因忆向读《内经·热论篇》有"大气皆去病日已矣"之语，王氏[1]注大气，为大邪之气也。若胸中之气，亦名为大气，仲景与喻氏果何所本？且二书中亦未尝言及下陷。于是复取《内经》，挨行逐句细细研究，乃知《内经》所谓大气，有指外感之气言者，有指胸中之气言者。且知《内经》之所谓宗气，亦即胸中之大气。并其下陷之说，《内经》亦尝言之[2]。煌煌圣言，昭昭如日星，何数千年著述诸家，不为之大发明耶[3]。

　　今试取《内经》之文释之。《灵枢·五味篇》曰："谷始入于胃，其精微者，先出于胃之两焦，以溉五脏。别出两行荣卫之道，其大气之抟（tuán，积聚）而不行者，积于胸中，命曰气海。出于肺，循喉咽，故呼则出，吸则入。天地之精气，其大数常出三入一，故谷不入半日则气衰，一日则气少矣。"愚思肺悬胸中，下无透窍，胸中大气，包举肺外，上原不通于喉，亦并不通于咽，而曰出于肺循喉咽，呼则出，吸则入者，盖谓大气能鼓动肺脏使之呼吸，而肺中之气，遂因之出入也。所谓天地之精气常出三入一者，盖谓吸入之气，虽与胸中不相通，实能隔肺膜通过四分之一以养胸中大气，其余三分吐出，即换出脏腑中混浊之气，此气化之

[1] 王氏：王冰，号启玄子，又作启元子，故又称王太仆，唐代医学家，著《补注黄帝内经素问》。

[2] 梳理《黄帝内经》《金匮要略》《医门法律》等有关大气的论述，阐述胸中大气的来龙去脉。

[3] 张锡纯感叹研究胸中大气的医家甚少。

妙用也。然此篇专为五味养人而发，故第言饮食能养胸中大气，而实未发明大气之本源。愚尝思之，人未生时，皆由脐呼吸，其胸中原无大气，亦无需乎大气。迨胎气日盛，脐下元气渐充，遂息息上达胸中而为大气。大气渐满，能鼓动肺膜使之呼吸，即脱离母腹，由肺呼吸而通天地之气矣[1]西人谓肺之呼吸延髓主之，胸中大气实又为延髓之原动力。

至大气即宗气者，亦尝深考《内经》而得之。《素问·平人气象论》曰："胃之大络名虚里，出于左乳下，其动应衣，脉宗气也。"按虚里之络，即胃输水谷之气于胸中，以养大气之道路。而其贯膈络肺之余，又出于左乳下为动脉。是此动脉，当为大气之余波，而曰宗气者，是宗气即大气，为其为生命之宗主，故又尊之曰宗气。其络所以名虚里者，因其贯膈络肺游行于胸中空虚之处也[2]。

又《灵枢·邪客篇》曰："五谷入于胃，其糟粕、津液、宗气，分为三隧。故宗气积于胸中，出于喉咙，以贯心脉，而行呼吸焉。"观此节经文，则宗气即为大气，不待诠解（quánjiě，解释）。且与《五味篇》同为伯高之言，非言出两人，而或有异同。且细审"以贯心脉，而行呼吸"之语，是大气不但为诸气之纲领，并可为周身血脉之纲领矣[3]。至大气下陷之说，《内经》虽无明文，而其理实亦寓于《内经》中。《灵枢·五色篇》："雷公问曰：'人无病卒死，何以知之？'黄帝曰：'大气入于脏腑者，不病而卒死'。"夫人之膈上，心肺皆脏，无所谓腑也。《经》既统言脏腑，指膈下脏腑可知。以膈上之大气，入于膈下之脏腑，非下陷乎？大气既陷，无气包举肺外以鼓动其阖辟之机，则呼吸顿停，所以不病而猝（cù，突然）死也。观乎此，则大气之关于人身者，何其重哉。

试再以愚所经验者明之。友人赵厚庵丁外艰（外艰：旧指父丧或承重祖父之丧）时，哀毁（谓居亲丧悲伤异常而毁损其身）过甚，忽觉呼吸之气，自胸中

[1] 阐发胸中大气与胃气和肺气的关系，并发明大气之本源。虽然喻嘉言《医门法律》提出胸中大气之名，但将胸中大气进行系统阐发者，张锡纯为开天辟地第一人。

[2] 发明《黄帝内经》宗气即是胸中大气。

[3] 将《灵枢》胸中大气贯心脉之说，进一步提升为周身血脉之纲领，突出了其对全身气血的统帅作用。

近喉之处如绳中断。其断之上半，觉出自口鼻，仍悬囟门之上；其下半，则觉渐缩而下，缩至心口，胸中转觉廓然（空阔，广阔），过心以下，即昏然罔觉矣。时已扑（跌倒）于地，气息全无，旁人代为扶持，俾盘膝坐。片时，觉缩至下焦之气，又徐徐上升，升至心口，恍然（突然，猛然）觉悟。再升至胸，觉囟门所悬之气，仍由口鼻入喉，与上升之气相续。其断与续皆自觉有声，仿佛小爆竹，自此遂呼吸复常。后向愚述其事，且问其故。遂历举《内经》所论大气数则告之。厚庵恍然悟曰："十年疑团，经兄道破矣。予向者诚大气下陷也。"[1] 特是其大气既陷而复能升者，因其下元充实，平时不失保养，且正在壮年，生机甚旺也。此事与《内经》参观，胸中大气之功用，不昭然共见哉。今并将愚生平治验大气下陷之案，择其紧要者，列十余则于下，以备参观。

有兄弟二人，其兄年近六旬，弟五十余。冬日畏寒，共处一小室中，炽其煤火，复严其户牖（yǒu，窗户）。至春初，二人皆觉胸中满闷，呼吸短气。盖因户牖不通外气，屋中氧气全被煤火着尽，胸中大气既乏氧气之助，又兼受炭气之伤，日久必然虚陷，所以呼吸短气也。因自觉满闷，医者不知病因，竟投以开破之药。迨开破益觉满闷，转以为药力未到，而益开破之。数剂之后，其兄因误治，竟至不起。其弟服药亦增剧，而犹可支持，遂延愚诊视。其脉微弱而迟、右部尤甚[2]，自言心中发凉，少腹下坠作疼，呼吸甚觉努力。知其胸中大气下陷已剧，遂投以升陷汤，升麻改用二钱，去知母，加干姜三钱。两剂，少腹即不下坠，呼吸亦顺。将方中升麻、柴胡、桔梗皆改用一钱，连服数剂而愈。其处塾中教员黄鑫生，沧州博雅士（具有广博知识和优雅气质的人）也。闻愚论大气下陷之理，以为闻所未闻。遂将所用之方，录十余纸，详加诠解，遍寄其处之业医者。或曰：室中有炉火，亦冬日卫生之道，据此案观之，炉火不可令旺乎？答曰：非也。按化学之理，炉火旺则所出之气为氧二分碳一分，于人无损。若不旺，则所出之气为碳氧参半，转有损于人。是屋中炉火之热，固不可过度，然不可不旺也。特是火非氧气不着，人之呼吸，亦须臾不能离氧气。惟户牖能通外气，俾屋中之氧气，足供炉火与人呼吸之用而有余，人处其间，始能无病。不但此也，西人讲卫生者，恒（经常，总是）移置病人于空气最佳之处。且细审其地点之空气，俾与所受之病，各有所宜，则病人居之，自易调治。吾中华卫生之道不讲，一有疾病，恐体弱不能禁风，必先致慎户牖。稍冷更炽其炉火，厚其帷幕（wéimù，帐幕，帷幔）。遇有急证险证，眷属（juàn，家眷）戚友（亲属），更多卫侍看护。致令一室之中，皆碳气熏蒸，无病者且将有病，有病者何以能愈。是以愚生平临证，见病人之室安置失宜，必悬切告之。至无论有病无病，睡时喜以被蒙头，尤非所宜。试观中碳气者，其人恒昏不知人，气息欲无，急移置当风之处，得呼吸新鲜之空气，即渐苏醒。不可悟卫生之理乎。

一人，年二十余。因力田劳苦过度，致胸中大气下陷，四肢懒动，饮食减少，自言胸中满闷，其实非满闷乃短气也，病患不善述病情，往往如此。医者不能自审病因，投以开胸理气之剂，服之增重。又改用半补半破之剂，服两剂后，病又增重。又延他医，投以桔梗、当归、木香各数钱，病大见愈，盖全赖桔梗升提气分之力也，医者不知病愈之由，再服时，竟将桔梗易为苏梗，升降易性，病骤反复。自此不敢服药。迟延二十余日，病势垂危，喘不能卧，昼夜倚（yǐ，靠着）壁而坐；假寐片时，气息即停，心下突然胀起，急呼醒之，连连喘息数口，气息始稍续；倦极偶卧片时，觉腹中重千斤，不能转侧，且不敢仰卧；其脉乍有乍无，寸关尺或一部独见，或两部同见，又皆一再动而止[1]。此病之危，已至极点。因确知其为大气下陷，遂放胆投以生箭芪[2]一两，柴胡、升麻、萸肉去净核各二钱。煎服片时，腹

[1] 张锡纯在该案中突出地阐述了肝郁气滞之胸闷与胸中大气下陷之短气不同，不可误治。"脉乍有乍无，寸关尺或一部独见，或两部同见，又皆一再动而止""雀啄之象""左关参伍不调"等为审证要点。另外，注意益气养阴法的应用。

[2] 箭芪：优质黄芪。因其根长，形似箭杆，故名。

中大响一阵，有似昏愦苏息（复活，苏醒），须臾恍然醒悟。自此呼吸复常，可以安卧，转侧轻松。其六脉皆见，仍有雀啄之象。自言百病皆除，惟觉胸中烦热，遂将方中升麻、柴胡皆改用钱半，又加知母、玄参各六钱，服后脉遂复常。惟左关参伍不调，知其气分之根柢犹未实也。遂改用野台参一两，玄参、天冬、麦冬带心各三钱，两剂全愈。

或问：喘者皆系气上逆，而不能下达。此证系胸中大气下陷，何以亦作喘乎？答曰：人之胸中大气，实司肺脏之呼吸，此证因大气下陷过甚，呼吸之机关将停，遂勉强鼓舞肺脏，努力呼吸以自救，其迫促之形，有似乎喘，而实与气逆之喘，有天渊之分（比喻差别极大）。观此证假寐之时，肺脏不能努力呼吸，气息即无，其病情可想也。设以治气逆作喘者治此证，以治此证之喘者治气逆作喘，皆凶危立见。临证者当细审之[1]。

按： 大气下陷之甚者，其努力呼吸，迫促异常之状，与喘之剧者，几无以辨。然喘证无论内伤、外感，其剧者必然肩息《内经》谓喘而肩动者为肩息；大气下陷者，虽至呼吸有声，必不肩息。盖肩息者，因喘者之吸气难；不肩息者，因大气下陷者之呼气难也。欲辨此证，可作呼气难与吸气难之状，以默自体验，临证自无差谬。又喘者之脉多数，或有浮滑之象，或尺弱寸强；大气下陷之脉，皆与此成反比例，尤其明征也[2]。

一人，年四十八。素有喘病，薄受外感即发，每岁反复两三次，医者投以小青龙加石膏汤辄效。一日反复甚剧，大喘昼夜不止。医者投以从前方两剂，分毫无效。延愚诊视，其脉数至六至，兼有沉濡之象。疑其阴虚不能纳气，故气上逆而作喘也。因其脉兼沉濡，不敢用降气之品。遂用熟地黄、生山药、枸杞、玄参大滋真阴之品大剂煎汤，送服人参小块人参用块之理详第一卷十全育真汤下二钱。连服三剂，喘虽见轻，仍不能止。复诊视时，见令人为其捶背，言背常发紧，椎之则稍轻，

[1] 胸中大气下陷之喘与肾不纳气之喘病机不同。

[2] 张锡纯通过两个要点鉴别胸中大气下陷之喘与肾不纳气之喘：①呼气难还是吸气难；②脉象：喘者之脉多数，或有浮滑之象，或尺弱寸强；大气下陷之脉，皆与此成反比例，尤其明征。此画龙点睛之笔，必须熟记于心，临证时反复体会琢磨。

《医学衷中参西录》临证助读系列 方论分册

246

呼吸亦稍舒畅。此时，其脉已不数，仍然沉濡。因细询，此次反复之由，言曾努力搬运重物，当时即觉气分不舒，迟两三日遂发喘。乃恍悟，此证因阴虚不能纳气，故难于吸；因用力太过，大气下陷，故难于呼。其呼吸皆须努力，故呼吸倍形迫促。但用纳气法治之，止治其病因之半，是以其喘亦止愈其半也。遂改用升陷汤，方中升麻、柴胡、桔梗，皆不敢用，以桂枝尖三钱代之。又将知母加倍，再加玄参四钱，连服数剂全愈[1]。

按：此证虽大气下陷，而初则实兼不纳气也。升麻、柴胡、桔梗，虽能升气，实与不纳气之证有碍，用之恐其证仍反复。惟桂枝性本条达，能引脏腑之真气上行，而又善降逆气。仲景苓桂术甘汤，用之以治短气，取其能升真气也。桂枝加桂汤，用之以治奔豚[2]，取其能降逆气也。且治咳逆上气吐吸喘也，《本经》原有明文。既善升陷，又善降逆，用于此证之中，固有一无二之良药也[3]。

或问：桂枝一物耳，何以既能升陷又能降逆？答曰：其能升陷者，以其枝直上而不下垂，且色赤属火，而性又温也。其能降逆者，以其味辛，得金气而善平肝木，凡逆气之缘肝而上者逆气上升者多由于肝，桂枝皆能镇之[4]。大抵最良之药，其妙用恒令人不测。拙拟参赭镇气汤在第二卷后，有单用桂枝治一奇病之案，可以参观。

一人，年二十余。动则作喘，时或咳嗽。医治数年，病转增剧，皆以为劳疾不可治。其脉非微细，而指下若不觉其动[5]。知其大气下陷，不能鼓脉外出，以成起伏之势也。投以升陷汤，加人参、天冬各三钱，连服数剂而愈。因其病久，俾于原方中减去升麻，为末炼蜜作丸药，徐服月余，以善其后。

一人，年二十四。胸中满闷，昼夜咳嗽，其咳嗽时，胁下疼甚。诊其脉象和平，重按微弦无力。因其胁疼，又兼胸满，疑其气分不舒，少投以理气之药。为其

[1] 该案说明肾不纳气证和胸中大气下陷证可并见，先治肾不纳气以固根本，后再充养胸中大气。

[2] 奔豚：bēn tún，肾脏阴寒之气上逆，或肝经气火冲逆，以有气从少腹上冲胸脘、咽喉，发时痛苦剧烈、心悸头晕、久而喘咳、骨痿、少气等为主要表现的疾病。

[3] 张锡纯通过苓桂术甘汤、桂枝加桂汤中桂枝的应用，多次反复阐述桂枝可升可降，对深入学习《伤寒论》具有重要价值。

[4] 张锡纯临床善用桂枝，阐发桂枝既能升陷又能降逆的药理机制别具一格。

[5] "脉非微细，而指下若不觉其动"为审证要点。他从胸中大气下陷和阴血亏虚入手。

[1] 因不加详细审查，将胸中大气之胁痛、胸满误诊为肝郁气滞，幸及早迷途知返。张锡纯实事求是的态度和自我批评的精神，在本书中处处可见，正是一个苍生大医的真实写照。

[2] 胸中大气下陷所致失音、咽喉溃烂。两寸微弱，毫无轩起之象，为诊断要点。

脉稍弱，又以黄芪佐之，而咳嗽与满闷益甚，又兼言语声颤动。乃细问病因，知其素勤稼穑，因感冒懒食，犹枵腹力作，以致如此。据此病因，且又服理气之药不受，其为大气下陷无疑[1]。遂投以升陷汤，四剂，其病脱然。

按：此证之形状，似甚难辨，因初次未细诘问，致用药少有差错，犹幸迷途（迷失道路）未远，即能醒悟，而病亦旋愈。由斯观之，临证者，甚勿自矜（zìjīn，自尊自大，自我夸耀）明察，而不屑（bùxiè，不值得，轻视）琐琐（suǒsuǒ，琐碎）细问也。

一人，年四十许。失音半载，渐觉咽喉发紧，且常溃烂，畏风恶寒，冬日所着衣服，至孟夏（初夏，指农历四月）犹未换。饮食减少，浸成虚劳，多方治疗，病转增剧。诊其脉，两寸微弱，毫无轩起（xuānqǐ，高起）之象，知其胸中大气下陷也[2]。投以升陷汤，加玄参四钱，两剂，咽喉即不发紧。遂减去升麻，又连服十余剂，诸病皆愈。

一人，年四十许。每岁吐血两三次，如此四年，似有一年甚于一年之势。其平素常常咳嗽，痰涎壅滞，动则作喘，且觉短气。其脉沉迟微弱，右部尤甚。知其病源系大气下陷，投以升陷汤，加龙骨、牡蛎皆不用煅、生地黄各六钱，又将方中知母改用五钱，连服三剂，诸病皆愈。遂减去升麻，又服数剂以善其后。

或问：吐血之证，多由于逆气上干，而血随气升。此证既大气下陷，当有便血溺血之证，何以竟吐血乎？答曰：此证因大气陷后，肺失其养，劳嗽不已，以致血因嗽甚而吐出也。究之胸中大气，与上逆之气原迥异。夫大气为诸气之纲领，大气陷后，诸气无所统摄，或更易于上干。且更有逆气上干过甚，排挤（推挤）胸中大气下陷者案详第二卷参赭镇气汤下。至便血溺血之证，由于大气下陷者诚有之，在妇女更有因之血崩者案详第八卷固冲汤下。又转有因大气下陷，而经血倒行，吐血衄血者案详第八卷加味麦门冬汤下。是知大气既陷，诸经之气无所统摄，而或上或下错乱妄行，有不能一律论者[1]。

　　或问：龙骨、牡蛎为收涩之品，大气陷者宜升提，不宜收涩。今方中重用二药，皆至六钱，独不虑其收涩之性，有碍大气之升乎？答曰：龙骨、牡蛎最能摄血之本源。此证若但知升其大气，恐血随升气之药复妄动，于升陷汤中，加此二药，所以兼顾其血也。且大气下陷后，虑其耗散，有龙骨、牡蛎以收敛之，转能辅升陷汤之所不逮。况龙骨善化瘀血《本经》主癥瘕，牡蛎善消坚结观其治瘰疬可知。二药并用，能使血之未离经者，永安其宅；血之已离经者，尽化其滞[2]。加于升陷汤中，以治气陷兼吐血之证，非至稳善之妙药乎！

　　按：吐血证最忌升麻。此证兼吐血，服升陷汤时，未将升麻减去者，因所加之龙骨、牡蛎原可监制之，而服药之时，吐血之证，犹未反复也。若恐升麻有碍血证时，亦可减去之，多加柴胡一钱[3]。

　　一人，年四十余。小便不利，周身漫肿，自腰以下，其肿尤甚。上焦痰涎杜塞，剧时几不能息。咳嗽痰中带血，小便亦有血色。迁延半载，屡次延医服药，病转增剧。其脉滑而有力，疑是湿热壅滞，询之果心中发热。遂重用滑石、白芍以渗湿清热，佐以柴胡、乳香、没药以宣通气化。为其病久，不任疏通，每剂药加生山药两许，以固气滋阴。又用药汁，送服三七末二钱，以清其血分。数剂热退血减，痰涎亦少，而小便仍不利。偶于诊脉时，见其由卧起坐，因稍费力，连连喘息十余口，呼吸始顺。且其脉从前虽然滑实，究在沉分。此时因火退，滑实既减，且有濡象。恍悟此证确系大气下陷[4]。遂投以升陷汤，知母改用六钱，又加玄参五钱、木通二钱，一剂小便即利。又服数剂，诸病全愈。

　　一人，年四十七。咳嗽短气，大汗如洗，昼夜不止，心中怔忡，病势危急。遣人询方，俾先用山萸肉去净核二两煎服，以止其汗。翌日迎愚诊视，其脉微弱欲无，呼吸略似迫促。自言大汗虽止，而仍有出汗之时，

[1] 胸中大气下陷易导致便血、尿血、崩漏，但导致血上逆之咳血实难费解。张锡纯之阐释让人心中豁然开朗。

[2] 从生龙骨、生牡蛎敛元气、化瘀血、消坚结角度阐释其在胸中大气所致咳血证中的作用，令人疑窦冰释。

[3] 吐血证最忌升麻。张锡纯对本证用升麻给予解释说明。

[4] 腰以下肿为阴水，常责脾肾两虚。张锡纯从胸中大气下陷论治，开治疗下肢水肿一大法门。

医学衷中参西录前三期合编第四卷

249

[1] 脉微弱欲无，呼吸略似迫促，为诊断要点。另外，胸中大气下陷需要补气，兼有不能固摄需要收敛。

怔忡见轻，仍觉短气。知其确系大气下陷，遂投以升陷汤，为其有汗，加龙骨、牡蛎皆不用煅各五钱，三剂而愈[1]。

一人，年二十。卧病两月不愈，精神昏愦，肢体酸懒，亦不觉有所苦。屡次延医诊视，莫审病情，用药亦无效。一日忽然不能喘息，张口呼气外出，而气不上达，其气蓄极之时，肛门突出，约二十呼吸之顷，气息方通。一昼夜之间，如此者八九次。诊其脉，关前微弱不起，知其大气下陷，不能司肺脏呼吸之枢机也。遂投以人参一两，柴胡三钱，知母二钱，一剂而呼吸顺。又将柴胡改用二钱，知母改用四钱，再服数剂，宿病亦愈。

按：此证卧病数月，气分亏损太甚，故以人参代黄芪。且此时系初次治大气下陷证，升陷汤方犹未拟出也。又按：此证初得时，当系大气下陷，特其下陷未剧，故呼吸之间不觉耳。人参、黄芪皆补气兼能升气者也，然人参补气之力胜于黄芪，黄芪升气之力胜于人参。故大气陷而气分之根柢犹未伤者，当用黄芪；大气陷而气分之根柢兼伤损者，当用人参[2]。是以气分虚极下陷者，升陷汤方后，曾注明酌加人参数钱也。

[2] 通过详细比较，对我们临床恰当应用人参与黄芪具有重要指导价值。

一妇人，年二十余。动则自汗，胸胁满闷，心中怔忡。其脉沉迟微弱，右部尤甚。为其脉迟，疑是心肺阳虚，而询之不觉寒凉，知其为大气下陷也。其家适有预购黄芪一包，且证兼自汗，升、柴亦不宜用，遂单用生黄芪一两煎汤，服后诸病皆愈。有习医者董生捷亭在座，疑而问曰："《本经》黄芪原主大风，有透表之力，生用则透表之力益大，与自汗证不宜。其性升而能补，有膨胀之力，与满闷证不宜。今单用生黄芪两许，而两证皆愈，并怔忡亦愈，其义何居？"答曰："黄芪诚有透表之力，故气虚不能逐邪外出者，用于发表药中即能得汗。若其阳强阴虚者，误用之则大汗如雨，不可遏抑（èyì，压制、抑止）。惟胸中大气下陷，致外卫之气无所统摄而自汗者，投以黄芪则其效如神。至于证兼满闷，而亦用之者，确知其为大气下陷，呼吸不利而作闷，非气郁而作闷也。至于心与肺同悬胸中，皆大气之所包举，大气升则心有所依，故怔忡自止也。"[1]董生闻之，欣喜异常曰："先生真我师也。"继加桔梗二钱、知母三钱，又服两剂，以善其后。

一妇人，因临盆努力过甚，产后数日，胁下作疼，又十余日，更发寒热。其翁知医，投以生化汤两剂，病大见愈。迟数日，寒热又作。遂延他医调治，以为产后瘀血为恙，又兼受寒，于活血化瘀药中，重加干姜。数剂后，寒热益甚，连连饮水，不能解渴。时当仲夏，身热如炙，又复严裹厚被，略以展动，即觉冷气侵肤。后愚诊视，左脉沉细欲无，右脉沉紧，皆有数象[2]。知其大气下陷，又为热药所伤也。其从前服生化汤觉轻者，全得芎藭升提之力也。治以升陷汤，将方中知母改用八钱，又加玄参六钱，一剂而寒热已，亦不作渴。从前两日不食，至此遂能饮食。惟胁下微疼，继服拙拟理郁升陷汤在后，二剂全愈。

按：产后虽有实热，若非寒温外感之热，忌用知母，而不忌用玄参，以玄参原为治产乳之药，《神农本草经》有明文也。此证虽得之产后，时已逾月，故敢放胆重用知母[3]。

或问：紧为受寒之脉，故伤寒麻黄汤证，其脉必紧。此证既为热药所伤，何以其右脉沉紧？答曰：脉沉紧者，其脉沉而有力也。夫有力当作洪象，此证因大气下陷，虽内有实热，不能鼓脉作起伏之势，故不为洪而为紧，且为沉紧也[4]。其独见于右部者，以所服干姜之热，胃先受之也。

按：脉无起伏为弦，弦而有力，即紧脉也。若但弦，则为寒矣。仲景平脉篇谓："双弦者寒，偏弦者饮。"究之饮为稀涎，亦多系因寒而成也[5]。

一妇人，年三十余。得下痿证，两腿痿废，不能屈伸，上半身常常自汗，胸中短气，少腹下坠，小便不利，寝不能寐。延医治疗数月，病势转增。诊其脉细如丝，右手尤甚。知其系胸中大气下陷，欲为疏方。病家

[1] 案中对单用生黄芪补助胸中大气治疗自汗、胸胁满闷、心中怔忡作了透彻讲解。

[2] 胸中大气下陷导致寒热往来，注意与小柴胡汤证相鉴别。左脉沉细欲无为诊断要点。右脉沉紧数为火热郁遏之象。此处之紧脉为气机不通之故，不可作寒证。

[3] 知母寒凉较甚，用多可致腹泻，故产后要根据里热之轻重斟酌用之。

[4] 紧脉不仅主寒证，也主热证。张锡纯的深刻认识，对我们临床具有重要指导价值。

[5] 对弦脉和紧脉加以鉴别，并认为紧脉主热证，弦脉主寒证。

疑而问曰："大气下陷之说，从前医者，皆未言及。然病之本源，既为大气下陷，何以有种种诸证乎？"答曰：人之大气虽在胸中，实能统摄全身，今因大气下陷，全身无所统摄，肢体遂有废而不举之处，此两腿之所以痿废也。其自汗者，大气既陷，外卫之气亦虚也。其不寐者，大气既陷，神魂无所根据附也。小便不利者，三焦之气化，不升则不降，上焦不能如雾，下焦即不能如渎也。至于胸中短气，少腹下坠，又为大气下陷之明征也[1]。遂治以升陷汤，因其自汗，加龙骨、牡蛎皆不用煅各五钱，两剂汗止，腿稍能屈伸，诸病亦见愈。继服拙拟理郁升陷汤数剂，两腿渐能着力。然痿废既久，病在筋脉，非旦夕所能脱然。俾用舒筋通脉之品，制作丸药，久久服之，庶（shù，表示希望发生或出现某事，进行推测）能全愈。

一妇人，产后四五日，大汗淋漓，数日不止，形势危急，气息奄奄，其脉微弱欲无。问其短气乎？心中怔忡且发热乎？病人不能言而颔（hàn，点头）之。知其大气下陷，不能吸摄卫气，而产后阴分暴虚，又不能维系阳分，故其汗若斯之脱出也。遂用生黄芪六钱、玄参一两、山萸肉去净核、生杭芍各五钱，桔梗二钱，一剂汗减，又服两剂，诸病皆愈。从前六七日未大便，至此大便亦通[2]。

一妇人，年三十许。胸中满闷，不能饮食。医者纯用开破之药数剂，忽然寒热，脉变为迟。医者见脉迟，又兼寒热，方中加黄芪、桂枝、干姜各数钱，而仍多用破气之药。购药未服，愚应其邻家延请，适至其村，病家求为诊视，其脉迟而且弱，问其呼吸觉短气乎？答曰：今于服药数剂后，新添此证。知其胸中大气因服破气之药下陷。时医者在座，不便另为疏方，遂谓医曰：子方中所加之药，极为对证，然此时其胸中大气下陷，破气药分毫不可再用[3]。遂单将所加之黄芪、桂枝、干姜煎服。寒热顿已，呼吸亦觉畅舒。后医者即方略为加减，又服数剂全愈。

[1] 张锡纯借助本案阐发胸中大气下陷导致下肢痿废、自汗、不寐、小便不利、短气、小腹下坠等的机理。

[2] 胸中大气下陷导致脱证。因大汗淋漓，故未用柴胡、升麻之表散。心中发热、口干咽干、口渴、大便干燥不通、脉微弱欲无时，注意考虑伴有阴分不足，重用玄参、知母、白芍等。

[3] 胸中大气下陷致满闷者，不可过用破气药。

一妇人，年二十余。资禀素羸弱，因院中失火，惊恐过甚，遂觉呼吸短气，心中怔忡，食后更觉气不上达，常作太息[1]。其脉近和平，而右部较沉。知其胸中大气，因惊恐下陷，《内经》所谓恐则气陷也。遂投以升陷汤，为心中怔忡，加龙眼肉五钱，连服四剂而愈。

一妇人，年二十余。因境多拂郁，常作恼怒，遂觉呼吸短气，咽干作渴，剧时，觉气息将停，努力始能呼吸。其脉左部如常，右部来缓去急，分毫不能鼓指。《内经》谓宗气贯心脉，宗气即大气也。此证盖因常常恼怒，致大气下陷，故不能鼓脉外出，以成波澜也。遂投以升陷汤，为其作渴，将方中知母改用六钱，连服三剂，病愈强半，右脉亦较前有力，遂去升麻，又服数剂全愈。

或问：《内经》谓恐则气陷，前案中已发明之。然《内经》又谓怒则气逆也，何以与此案中之理，相矛盾乎？答曰：《内经》所谓怒则气逆者，指肝胆之气而言，非谓胸中大气也。然肝胆之气上逆，上冲大气亦上逆者，故人当怒急之时，恒有头目眩晕，其气呼出不能吸入，移时始能呼吸，此因大气上逆也。有肝胆之气上逆，排挤大气转下陷者，拙拟参赭镇气汤在第二卷下，有治验之案可考也。况大气原赖谷气养之，其人既常恼怒，纳谷必少，大气即暗受其伤，而易下陷乎[2]。

门人高如璧曾治一人，年三十余。因栲腹劳力过度，致大气下陷。寒热往来，常常短气，大汗淋漓，头疼咽干，畏凉嗜睡，迁延日久，不能起床。医者误认为肝气郁结，投以鳖甲、枳实、麦芽诸药，病益剧。诊其脉，左寸关尺皆不见，右部脉虽见，而微弱欲无。知其为大气下陷，投以升陷汤，加人参三钱，一剂左脉即见，又将知母改用五钱，连服数剂全愈[3]。

如璧又治一妇人，年三十许。胸中短气，常常出汗，剧时觉气不上达，即昏不知人，移时始苏，睡时恒自惊寤（jīngwù，受惊动而醒来）。诊其脉，微弱

[1] 该案是对《黄帝内经》"恐则气陷"的绝妙注脚。

[2] 从肝气上逆、排挤大气下陷和怒伤脾胃两方面阐释了久怒也可导致胸中大气下陷。既不违背《黄帝内经》"怒则气上"之旨，又别开生面。

[3] 该案中若加生龙骨、生牡蛎、山萸肉、白芍、玄参等药，似更稳妥。见寒热往来当与小柴胡汤证相区别。

异常，知其胸中大气下陷甚剧。遂投以升陷汤，知母改用五钱，又加人参、萸肉去净核各三钱，连服数剂全愈。

大气下陷之证，不必皆内伤也，外感证亦有之。一人年四十许，于季春（春季的最后一个月，农历三月）得温证，延医调治不愈，留连两旬，病益沉重。后愚诊视，其两目清白无火，竟昏愦不省人事，舌干如磋（cuō，打磨加工），却无舌苔[1]。问之亦不能言语，周身皆凉，其五六呼吸之顷，必长出气一口。其脉左右皆微弱，至数稍迟，此亦胸中大气下陷也。盖大气不达于脑中则神昏，大气不潮于舌本则舌干，神昏舌干，故问之不能言也。其周身皆凉者，大气陷后，不能宣布于营卫也。其五六呼吸之顷，必长出气者，大气陷后，胸中必觉短气，故太息以舒其气也。遂用野台参一两、柴胡二钱，煎汤灌之，一剂见轻，两剂全愈。

按： 此证从前原有大热，屡经医者调治，大热已退，精神愈惫。医者诿为不治，病家亦以为气息奄奄，待时（等待死亡）而已。乃迟十余日，而病状如故，始转念或可挽回，而迎愚诊视。幸投药不瘥，随手奏效，是知药果对证，诚有活人之功也。

又按： 此证若不知为大气下陷，见其舌干如斯，但知用熟地、阿胶、枸杞之类滋其津液，其滞泥之性，填塞膺胸，既陷之大气将何由上达乎？愚愿业医者，凡遇气分不舒之证，宜先存一大气下陷理想，以细心体察，倘遇此等证，庶可挽回人命于顷刻也[2]。

一人，年三十余。于初夏得温病，医者用凉药清解之，兼用枳实、青皮破气诸品，连服七八剂，谵语不省人事，循衣摸床，周身颤动。再延他医，以为内风已动，辞不治。后愚诊视，其脉五至，浮分微弱，而重按似有力，舌苔微黄，周身肌肤不热，知其温热之邪，随破气之药下陷已深，不能外出也。遂用生石膏二两，知母、野台参各一两，煎汤两茶杯，分二次温服。自午至暮，连进二剂，共服药四次，翌日精神清爽，能进饮

[1] 胸中大气下陷导致神昏证。注意该案中舌干如磋，却无舌苔，不仅要考虑阴虚，还要考虑气虚津不上潮。

[2] 胸中大气下陷既可见内伤，也可见外感。外感导致大气下陷的原因主要是病邪留连耗伤或医者误治。该案中有两点高明之处：①根据五六呼吸之顷、必长出气一口和脉象诊断为胸中大气下陷，而非肝气郁结；②根据舌干无苔和脉象诊断为胸中大气下陷，而非真阴不足。

《医学衷中参西录》临证助读系列

方论分册

254

食，半日进食五次，犹饥而索食。看护者不敢复与，则周身颤动，复发谵语，疑其病又反复，求再诊视。其脉象大致和平，而浮分仍然微弱。恍悟其胸中大气，因服破气之药下陷，虽用参数次，至此犹未尽复，故亟亟（jí jí，急迫、急忙）求助于水谷之气，且胃中之气，因大气下陷无所统摄，或至速于下行，而饮食亦因之速下也。遂用野台参两许，佐以麦门冬带心三钱、柴胡二钱，煎汤饮下，自此遂愈[1]。

或问：子所治大气下陷证，有两日不食者，有饮食减少者。此证亦大气下陷，何以转能多食？答曰：事有常变，病亦有常变。王清任《医林改错》载有所治胸中瘀血二案：一则胸不能着物，一则非以物重压其胸不安，皆治以血腑逐瘀汤而愈。夫同一胸中瘀血，其病状竟若斯悬殊（差别很大），故同一大气之下陷也，其脾胃若因大气下陷，而运化之力减者，必然少食；若大气下陷，脾胃之气亦欲陷者，或转至多食。曾治一少妇，忽然饮食甚多，一时觉饥不食，即心中怔忡。医者以为中消证，屡治不效。向愚询方，疑其胸中大气下陷，为开升陷汤方，加龙骨、牡蛎皆不用煅各五钱，数剂而愈。盖病因虽同，而病之情状，恒因人之资禀不同，而有变易。斯在临证者，细心体察耳[2]。

按：此证与前证，虽皆大气下陷，而实在寒温之余，故方中不用黄芪，而用人参。因寒温之热，最能铄耗津液，人参能补气，兼能生津液，是以《伤寒论》方中，凡气虚者，皆用人参，而不用黄芪也[3]。

上所列者，皆大气下陷治验之案也。然此证为医者误治及失于不治者甚多，略登数则于下，以为炯戒（jiǒng jiè，明显的鉴戒或警戒）[4]。

庚戌秋，在沧州治病，有赵姓，忽过访，言有疑事，欲质诸（询问各种问题）先生。问何疑？曰：予妹半月前来归宁（刚刚出嫁女子回娘家看望父母），数日间，无病而亡，未知何故？愚曰：此必有病，子盖未知耳。渠（方言，他）曰：其前一日，觉咽喉发闷，

[1] 张锡纯喜用麦冬、天冬制约人参之温性，喜用知母、玄参、白芍、天花粉制约生黄芪之温性。

[2] 张锡纯对胸中大气下陷所致饮食减少和饮食增多相反症状进行了阐释，令人茅塞顿开。

[3] 人参补气生津，黄芪补气升阳。张锡纯道出《伤寒论》用人参而不用黄芪的奥秘，对我们学习《伤寒论》具有重要指导价值。

[4] 因外感、内伤导致胸中大气下陷固多，因医者误治及失于不治者更多。

诊其脉沉细，疑其胸有郁气，俾用开气之药一剂，翌日不觉轻重，惟自言不再服药，斯夕即安坐床上而逝[1]。其咽喉中发闷，并不甚剧，故曰无病也。愚曰：此胸中大气下陷耳。时行箧（xíngqiè，旅行用的箱子）中有治大气下陷诸案，因出示之，且为剖析其理。渠泫然（xuànrán，水滴落的样子）流涕曰，斯诚为药误矣。

一人，年三十余。呼吸短气，胸中满闷。医者投以理气之品，似觉稍轻，医者以为药病相投，第二剂，遂放胆开破其气分。晚间服药，至夜如厕（进厕所解手），便后遂不能起。看护者，扶持至床上，昏昏似睡，呼之不应，须臾张口呼气外出，若呵欠之状，如斯者日余而亡[2]。后其兄向愚述之，且问此果何病？因历举大气下陷之理告之。其兄连连太息，既自悔择医不慎，又痛恨医者误人，以后不敢轻于延医服药。

一农家媪，年五十余。因麦秋农家忙甚，井臼（jǐngjiù，汲水舂米，泛指操持家务）之事皆自任之，渐觉呼吸不利，气息迫促。医者误认为气逆作喘，屡投以纳气降气之药，气息遂大形迫促，其努力呼吸之声，直闻户外。延愚诊视，及至，诊其脉左右皆无，勉为疏方，取药未至而亡，此亦大气下陷也[3]。其气息之迫促，乃肺之呼吸将停，努力呼吸以自救也。医者又复用药降下其气，斯何异韩昌黎[4]所谓"人落陷井，不一引手救，反挤之"者乎！愚触目伤心，不觉言之过激，然志在活人者，自当深思愚言也。

一诸生，年五十六，为学校教员，每讲说后，即觉短气，向愚询方。愚曰，此胸中大气，虚而欲陷，为至紧要之证，当多服升补气分之药。彼欲用烧酒炖药，谓朝夕服之甚便。愚曰，如此亦可，然必须将药炖浓，多饮且常饮耳。遂为疏方，用生黄芪四两，野台参二两，柴胡、桔梗各八钱，先用黄酒斤许，煎药十余沸，再用烧酒二斤，同贮瓶中，置甑中炖开，每饭前饮之，旬日

[1] 因咽喉发闷误认为肝郁而用开气药致胸中大气下陷而亡。

[2] 因胸中满闷误投开破药物导致胸中大气下陷而亡。

[3] 因喘误认为肾不纳气证，误投纳气降气之药而亡。

[4] 韩昌黎：韩愈，字退之，自称"郡望昌黎"，世称"韩昌黎""昌黎先生"，唐代文学家、思想家、政治家，著《昌黎先生集》等。

而愈。后因病愈，置不复饮[1]。隔年，一日步行二里许，自校至家，似有气息迫促之状，不能言语，倏忽（shūhū，很快）而亡。盖其身体素胖，艰于行步，胸中大气，素有欲陷之机，因行动劳苦，而遂下陷，此诚《内经》所谓"大气入于脏腑，不病而猝死"者也。方书有气厥、中气诸名目，大抵皆大气下陷之证，特未窥《内经》之旨，而妄为议论耳。按：《内经》原有气厥二字，乃谓气厥逆上行，非后世所谓气厥也。

或问：案中所载大气下陷证，病因及其病状，皆了如指掌（形容对事物了解得非常清楚）矣。然其脉之现象，或见于左部，或见于右部，或左右两部皆有现象可征，且其脉多迟，而又间有数者，同一大气之下陷也，何以其脉若是不同乎？答曰：胸中大气包举肺外，原与肺有密切之关系，肺之脉诊在右部，故大气下陷，右部之脉多微弱者其常也。然人之元气自肾达肝，自肝达于胸中，为大气之根本。其人或肝肾素虚，或服破肝气之药太过，其左脉或即更形微弱，若案中左部寸关尺皆不见，左脉沉细欲无，左关参伍不调者是也。至其脉多迟，而又间有数者，或因阴分虚损，或兼外感之热，或为热药所伤，乃兼证之现脉，非大气下陷之本脉也[2]。

或问：人之胸中上不通咽喉，下有膈膜承之，与膈下脏腑亦不相通，此中所积之大气，何以能主持人之全身？答曰：此理易解，如浮针于缸中，隔缸执磁石引之，针即随磁石而动，无他，其气化透达也。胸中大气，虽不与全身相通，实息息与全身相通，其气化之透达，亦犹隔缸之磁石与针也[3]。况人身之经络，原无处不相贯彻乎。且其所以能主持全身者，正赖其与他所不相通耳。设有显然隧道通于他处，其气即不能搏结胸中，又何以主持全身乎！

或问：大气下陷者，常觉胸中发闷，子谓非真发闷，实呼吸不利，而有似发闷耳。然吾见患此证者，其胸中恒满闷异常，不识果何理由？答曰：大气之在胸中，

[1] 通过该案可知，胸中大气下陷所致短气、失音、胸闷、心悸等病症，要早期治疗、早期干预，不可轻视，防止病情加重乃至不治。

[2] 对胸中大气下陷之常脉和变脉给予了精辟分析，是张锡纯诊断胸中大气下陷的法宝，具有提纲挈领的作用。

[3] 张锡纯用气化说阐述胸中大气主持全身气血的机理。

犹空气之在瓶中，若用机器将空中空气提尽，其瓶之薄脆者，必被外气排挤而破，因内无空气相抵故也。至胸中大气下陷，其胸中空虚，外气必来排挤，不胜其排挤之力，即觉胸中逼窄而满闷。由是观之，仍非真满闷也。若真满闷，则胸多郁气，而可受开破药矣，何以误服破药，即凶危立见乎？况呼吸不利，原自易觉发闷耳[1]。

或问：人之胸中，原多积血。故王清任《医林改错》谓胸中为血府，因制血府逐瘀汤，以治上焦瘀血诸证，今子于胸中，专推重大气，岂胸中之血，于身无关紧要乎？答曰：膻中为气海，《内经》原有明文，膻中即胸中也膻即膈也，《内经》言膻中有指胸中言者，有指心包言者，以其皆在膈上也，此诚万古不易之圣训也。王氏《医林改错》一书，皆从目力视验而得，但见胸中有形之积血，不见胸中无形之积气，遂敢轻易《内经》气海之名为血府。夫血为气之配，胸中无血，大气将无所留恋，血之所关非不重，究不如大气之斡旋全身，关于人者尤重也。因王氏不知大气，故其书中未尝言及，此诚王氏之遗漏也。愚著斯篇，原以发前人所未发，期吾中华医学渐有进步，恒于前人遗漏之处，喜为补缀（bǔzhuì，修补连接）之，故于胸中大气三致意（再三表达其意）焉。不复论及胸中之血者，诚以王氏之书，遍行天下，业医者大抵皆熟悉其说，无庸（wúyōng，无须，不必）再为之赘语（zhuìyǔ，啰唆无用的话）一也[2]。

或问：李东垣[3]补中益气汤所治之证，若身热恶寒、心烦懒言，或喘、或渴、或阳虚自汗，子所治大气下陷案中，类皆有之。至其内伤、外感之辨，谓内伤则短气不足以息，尤为大气下陷之明征。至其方中所用之药，又与子之升陷汤相似。何以其方名为补中益气，但治中气之虚陷，而不言升补大气乎？答曰：大气之名，虽见于《内经》，然《素问》中所言之大气，乃指外感之邪气而言，非胸中之大气也。至《灵枢》所言，虽系胸中大气，而从来读《内经》者，恒目《灵枢》为

[1] 用物理之原理阐释胸中大气下陷导致胸中满闷为假满闷，而肝郁气滞之满闷是真满闷。

[2] 张锡纯论述了胸中大气和胸中之血的关系，不否定胸中有血，也即气滞血瘀、气虚血瘀是存在的。治疗胸中大气下陷，根据病证有时是需要配伍活血化瘀药的。

[3] 李东垣：李杲，字明之，晚年自号东垣老人，金元四大家之一，补土派创始人，撰《脾胃论》《兰室秘藏》《内外伤辨惑论》等。

针经而不甚注意。即王氏注《内经》，亦但注《素问》而不注《灵枢》。后人为其不易索解（suǒjiě，探索意义），则更废而不读。至仲景《伤寒》《金匮》两书，惟《金匮》水气门，有"大气一转，其气乃散"之语。他如《难经》《千金》《外台》诸书，并未言及大气。是以东垣于大气下陷证，亦多误认为中气下陷，故方中用白术以健补脾胃，而后来之调补脾胃者，皆以东垣为法。夫中气诚有下陷之时，然不若大气下陷之尤属危险也。间有因中气下陷，泄泻日久，或转致大气下陷者，可仿补中益气汤之意，于拙拟升陷汤中去知母加白术数钱。若但大气下陷，而中气不下陷者，白术亦可不用，恐其气分或有郁结，而芪术并用，易生胀满也[1]。

　　按：补中益气汤所治之喘证，即大气下陷者之努力呼吸也。若果系真喘，桔梗尚不宜用，况升麻乎？愚少时观东垣书，至此心尝疑之，后明大气下陷之理，始觉豁然（明白），而究嫌其立言欠妥[2]。设医者，真以为补中益气汤果能治喘，而于气机上逆之真喘亦用之，岂不足偾事（fènshì，把事情搞坏）乎？此有关性命之处，临证者当审辨之。

　　或问：大气与元气孰重？答曰：元气者，禀受先天，为胚胎之根基（基础，根本），故道书尊之曰"祖气"。大气肇始（zhàoshǐ，发端，开始）于先天，而培养于后天，为身体之桢干[3]，故《内经》尊之曰"宗气"。有如树上之果，元气乃其树之根也，大气乃其树之身也。根之关于果者至重，身之关于果者亦非轻也[4]。

　　或问：观子所治大气下陷诸验案，人之大气有伤损者，不难为之补助矣。若其元气有所伤损，不知亦有补法否耶？答曰：大气伤损可补助者，以其为后天气也，药物饮食及呼吸之空气，皆其补助培养之料也。至元气，乃空中真气之所凝结友人苏明阳曰：道家言真空，余则曰空真，因空中有真也，此见道之言可为人身元气之真诠，纯属先天，为太极之朕兆（zhènzhào，征兆，预兆），非

[1] 胸中大气下陷和中气下陷在症状方面有相似性，治疗方药也有相似性，但不同点在于中气下陷有脾胃虚弱，故用白术健补脾胃，而胸中大气下陷则无脾胃虚弱，故不用白术。

[2] 补中益气汤所治喘为脾肺气虚证，不能用于肾不纳气之喘。

[3] 桢干：古代筑墙时所用的木柱，竖在两端的叫"桢"，竖在两旁的叫"干"。这里比喻重要的起决定作用的人或事物。

[4] 阐释了元气与宗气的关系。

后天一切有形迹之物空气亦是有形迹者所能补助也。惟深于内典（佛教的经典）者，常存此无念之正觉觉不在心，若在心，见则有念矣，若天道之光明下济《易》曰天道下济而光明，勿忘勿助，久之能于空中得真，是为补助元气之正法。愚不敢自命为道中人，何敢妄言哉[1]？

按语：张锡纯认为胸中大气，位居胸中，以先天元气为根本，并不断得到后天水谷之气的滋养补充。其重要作用有四：一是为诸气之纲领。胸中大气主持全身之气，五脏六腑、大经小络的气血运行昼夜循环不息，必赖胸中大气推动调节。此气一虚陷，则全身动摇孤危，表现为气短不足以息，或努力呼吸有似乎喘，或气息将停，危在顷刻。二是司呼吸。肺虽为呼吸之脏，所以能呼吸者，实赖胸中大气，大气不足下陷则导致咳嗽、气喘、少气懒言、常常呵欠、声颤身动等。三是为全身血脉之纲领。大气虚陷，则气血不能灌注心脉导致胸闷、心悸、怔忡等，不能运行全身气血津液导致癃闭、身肿，不能统摄气血津液导致淋漓大汗、二便不禁、肛门脱出、吐衄、崩中漏下等。四是灌注营养于头目耳窍、咽喉、四肢等。大气不足，不能灌注，导致头晕、目眩、神昏、健忘、咽干作渴、耳鸣、肢体痿废、食后易饥等。

如何诊断胸中大气下陷呢？除了上述症状外，张锡纯确定胸中大气下陷的核心是脉诊。胸中大气下陷的典型脉象是沉迟微弱，关前尤甚；其剧者，或六脉不全，或参伍不调。但在他的验案中又有大量不典型的胸中大气下陷脉象的描述，总结起来大致有以下几种：①沉微无力；②沉细而无力；③沉濡无力；④沉弦而无力；⑤沉弱无力；⑥沉迟无力；⑦沉数无力。在以上脉象中还会相兼以下特殊脉象：或右寸微弱，或整个右部脉较左部脉微弱、两寸微弱尤甚，或整个左部脉较左部脉微弱、两寸微弱尤甚；或脉伏而不见；或脉乍有乍无，寸关尺或一部独见，或两部同见，又皆一再动而止。

胸中大气下陷之呼吸困难和肾不纳气之喘需要进行鉴别。大气下陷之呼吸困难，病人感到呼气困难，无张口抬肩之症状；肾不纳气之喘证，病人感到吸入困难，喘剧者有张口抬肩之症状。肾不纳气而喘者之脉多数，或有浮滑之象，或尺弱寸强；大气下陷之脉，皆与此成反比例，尤为明征。

　　胸中大气下陷和中气下陷需要进行鉴别。单纯胸中大气下陷病人没有纳呆、腹胀、便溏、舌淡胖齿痕等脾虚和血虚症状；但中气下陷则有上述脾虚和血虚之症状。中气下陷证轻，大气下陷证重，中气下陷可发展为大气下陷。所以，胸中大气下陷和中气下陷可以同时并见。

　　张锡纯创制升陷汤作为治疗大气下陷的代表方和基础方剂。张锡纯反复论证其理法方药，还附有大量验案以为佐证。篇幅之大、医案之多、论治之细在其著作中为数不多，可见他对该方的创制及应用甚为重视。张锡纯的升陷汤，应该说是脱胎于补土派大师李东垣的补中益气汤。但因为没有脾虚证和血虚证，所以去掉了党参、白术、当归、陈皮、炙甘草5味药，而只取善补胸中大气之生黄芪为主药和升举元气的柴胡、升麻三味药，并增加"为药中之舟楫"的桔梗助柴胡、升麻升提，加知母制约生黄芪生热助火。

　　临证时当依病情之轻重、人之禀赋，权衡加减，变通应用，方可药证相宜。正如张锡纯所说："气分虚极下陷者，酌加人参数钱，或再加山萸肉去净核数钱，以收敛气分之耗散，使升者不至复陷更佳。若大气下陷过甚，至少腹下坠，或更作疼者，宜将升麻改用钱半，或倍作二钱。"升陷汤之加减法，是张锡纯临证之宝贵经验，也是提高疗效和灵活应用的关键。

回阳升陷汤

　　治心肺阳虚，大气又下陷者。其人心冷、背紧、恶寒，常觉短气[1]。

　　生黄芪八钱　　干姜六钱　　当归身四钱　　桂枝尖三钱
甘草一钱

　　周身之热力，借心肺之阳，为之宣通，心肺之阳，

[1] 升陷汤治气虚，回阳升陷汤治阳虚。

尤赖胸中大气，为之保护。大气一陷，则心肺阳分素虚者，至此而益虚，欲助心肺之阳，不知升下陷之大气，虽日服热药无功也[1]。

一童子，年十三四，心身俱觉寒凉，饮食不化，常常短气，无论服何热药，皆分毫不觉热。其脉微弱而迟，右部兼沉。知其心肺阳分虚损，大气又下陷也[2]。为制此汤，服五剂，短气已愈，身心亦不若从前之寒凉。遂减桂枝之半，又服数剂全愈。俾停药，日服生硫黄分许，以善其后服生硫黄法在第八卷。

一人，年五十余。大怒之后，下痢月余始愈。自此胸中常觉满闷，饮食不能消化。数次延医服药，不外通利气分之品，即间有温补脾胃者，亦必杂以破气之药，愈服病愈增重。后愚诊视，其脉沉细微弱，至数甚迟[3]。询其心中，常有觉凉之时。知其胸中大气下陷，兼上焦阳分虚损也。遂投以此汤，十剂全愈。后因怒，病又反复，医者即愚方加厚朴二钱，服后少腹下坠作疼，彻夜不能寐，复求为延医，仍投以原方而愈。

一妇人，年四十余。忽然昏倒不语，呼吸之声，大有滞碍，几不能息，其脉微弱而迟。询其生平，身体羸弱，甚畏寒凉。知其心肺阳虚，寒痰结胸[4]，而大气又下陷也。然此时形势将成痰厥，取药无及，遂急用胡椒二钱捣碎，煎二三沸，澄取清汤灌下，须臾胸中作响，呼吸顿形顺利。又用干姜八钱，煎汤一盅，此时已自能饮下，须臾气息益顺，精神亦略清爽，而仍不能言，且时作呵欠，十余呼吸之顷，必发太息。知其痰饮虽开，大气之陷者犹未复也。遂投以回阳升陷汤，数剂，呵欠与太息皆愈，渐能言语。

或问：心脏属火，西人亦谓周身热力皆发于心，其能宣通周身之热宜矣。今论周身热力不足，何以谓心肺之阳皆虚？答曰：肺与心同居膈上，左心房之血脉管，右心房之回血管，皆与肺循环相通，二脏之宣通热力，原有相助为理之妙。然必有大气以斡旋之，其功用始

《医学衷中参西录》临证助读系列

方论分册

[1] 心肺之阳与胸中大气之间的关系。

[2] 心身俱觉寒凉，饮食不化，脉微弱而迟，右部兼沉，为辨证要点。

[3] 胸闷、心中觉凉、饮食不能消化，脉沉细微弱，至数甚迟，为辨证要点。

[4] 该案提示，心肺阳虚易形成寒痰结胸，故临床除用回阳升陷汤外，还需注意温化水饮。

彰耳[1]。

按：喻嘉言《医门法律》最推重心肺之阳，谓心肺阳旺，则阴分之火自然潜伏。至陈修园推展其说，谓心肺之阳下济，大能温暖脾胃消化痰饮，皆确论也[2]。

按语：回阳升陷汤治疗胸中大气下陷进一步发展为阳虚证。心肺居于胸中，心肺之阳气赖胸中大气之充养。胸中大气虚陷日久，则心肺阳分素虚者易发展为心肺阳虚重证。

如何诊断胸中大气下陷发展为阳虚证呢？在胸中大气下陷证的基础上又见心肺阳虚证：心冷、胸中冷、后背沉紧、出冷汗、咳吐涎沫、纳呆、完谷不化、大便滑泻、全身恶寒、舌淡润苔白滑等。

回阳升陷汤是在升陷汤、干姜甘草汤、桂枝甘草汤三方基础上化裁创制而成。方中黄芪、干姜为主药，一补大气，一补心肺之阳；辅以桂枝助干姜温补心肺之阳，辅以当归流通气血。方中用炙甘草合干姜为干姜甘草汤、合桂枝为桂枝甘草汤，取辛甘化阳之意。

回阳升陷汤中为什么去掉了柴胡、升麻、桔梗、知母4味，加当归呢？因为这四味药性寒凉，对温补心肺之阳气不利。方中虽然去掉了柴胡、升麻、桔梗3味药，但方中桂枝不仅能够温补心肺阳气，同时能够代替3味药配伍黄芪升举大气。当前病证为心肺阳虚，阳虚则寒，寒邪则易导致气机凝滞，故加当归养血活血、流通气机，更有利于阳气之布散。

理郁升陷汤

治胸中大气下陷，又兼气分郁结，经络湮淤者[3]。

生黄芪六钱　　知母三钱　　当归身三钱　　桂枝尖钱半

柴胡钱半　　乳香不去油，三钱　　没药不去油，三钱

胁下撑胀，或兼疼者，加龙骨、牡蛎皆不用煅各五

[1] 从中西医汇通角度阐释心肺阳气的重要性，进而阐释心肺阳气与胸中大气的关系。

[2] 张锡纯借喻嘉言和陈修园之说，强调了上焦心肺阳气对中下焦阳气的作用。

[3] 肝气郁结日久可导致胸中大气下陷；胸中大气下陷更易发生肝气郁结。

[1] 理郁升陷汤加减方法，蕴含着张锡纯宝贵的临床用药经验。

[2] 胸中满闷，时或作疼，脉迟而无力，为辨证要点。疼痛为气滞血瘀之征。

[3] 脐下左边起一癥瘕，夜间加重，为气滞血瘀之征。沉沉下坠作疼、细小而沉，为大气下陷之征。

[4] 用龙骨、牡蛎治疗肝虚胁下胀痛，而不用川楝子、延胡索等疏肝破气药，无犯虚虚实实之戒，甚为巧妙。临床当学习应用。

钱；少腹下坠者，加升麻一钱[1]。

一妇人，年三十许。胸中满闷，时或作疼，鼻息发热，常常作渴。自言得之产后数日，劳力过度。其脉迟而无力，筹思再三（反复思考），莫得病之端绪。姑以生山药一两，滋其津液，鸡内金二钱、陈皮一钱，理其疼闷，服后忽发寒热。再诊其脉，无力更甚，知其气分郁结，又下陷也[2]。遂为制此汤，一剂诸病皆觉轻，又服四剂全愈。

一少女，年十五。脐下左边起一癥瘕，沉沉下坠作疼，上连腰际，亦下坠作疼楚，时发呻吟。剧时，常觉小便不通，而非不通也。诊其脉，细小而沉[3]。询其得病之由，言因小便不利，便时努力过甚，其初腰际坠疼，后遂结此癥瘕。其方结时，揉之犹软，今已五阅月，其患处愈坚结。每日晚四点钟，疼即增重，至早四点钟，又渐觉轻。愚闻此病因，再以脉象参之，知其小便时努力过甚，上焦之气陷至下焦而郁结也。遂治以理郁升陷汤，方中乳香、没药皆改用四钱，又加丹参三钱、升麻钱半，二剂而坠与疼皆愈。遂去升麻，用药汁送服朱血竭末钱许，连服数剂，癥瘕亦消。

或问：龙骨、牡蛎为收涩之品，兼胁下胀疼者，何以加此二药？答曰：胁为肝之部位，胁下胀疼者，肝气之横恣也，原当用泻肝之药，又恐与大气下陷者不宜。用龙骨、牡蛎，以敛戢肝火，肝气自不至横恣，此敛之即以泻之，古人治肝之妙术也。且黄芪有膨胀之力，胀疼者原不宜用，有龙骨、牡蛎之收敛，以缩其膨胀之力，可放胆用之无碍，此又从体验而知道也[4]。尝治一少妇，经水两月不见，寒热往来，胁下作疼，脉甚微弱而数至六至。询之常常短气，投以理郁升陷汤，加龙骨、牡蛎各五钱，为脉数，又加玄参、生地、白芍各数钱，连服四剂。觉胁下开通，瘀血下行，色紫黑，自此经水调顺，诸病皆愈。盖龙骨、牡蛎性虽收涩，而实有开通之力，《本经》谓龙骨消癥瘕，而又有牡蛎之咸能软坚者以辅之，所以有此捷效也。

按语：肝气郁结日久，耗伤气血，可致胸中大气下陷；反过来，胸中大气下陷，无力流通气机，若遇情志不畅，更易导致肝气郁结。胸中大气下陷，外加肝气郁结，则气机阻滞愈甚，日久则形成瘀血阻滞经络，临床则不难见癥瘕、月经闭止、肌肤甲错等。该病证为虚实夹杂病证。无论是先有胸中大气下陷，还是先有肝气郁结，都应该认识到该病证以虚为主。

　　如何诊断理郁升陷汤证呢？诊断要点有三：①胸中大气下陷证；②肝郁气滞证：胸闷、善叹息、胁下撑胀或疼、寒热往来；③瘀血阻络证：癥瘕、闭经、肌肤甲错、舌黯、口唇色黯等。

　　理郁升陷汤由升陷汤、活络效灵丹两方相合化裁而成。方中用生黄芪补助胸中大气，用柴胡、桂枝疏肝理气，用当归、乳香、没药活血通络、流通气血。

　　理郁升陷汤原方中有桂枝，说明该证偏寒见舌淡、脉沉迟无力，所以方中去凉性的升麻、桔梗，配合活络效灵丹时则去掉了丹参。若见舌红，脉细数无论，则说明该证偏热，则当去桂枝，加玄参、生地、白芍滋养肝阴。瘀血重者则可加丹参、血竭；少腹下坠明显者，可少加升麻以升阳举陷。

　　理郁升陷汤既然有肝郁气滞证，为什么方中柴胡、桂枝用量非常少呢？这是因为虽然存在肝郁气滞证，但当前的主要矛盾是胸中大气下陷。若过用疏肝理气药，就会损伤胸中大气，也更不利于肝气的疏达调畅。所以，在有胁下撑胀或兼疼者，张锡纯反而加龙骨、牡蛎收敛肝气，也不轻易加用疏肝理气药。

醒脾升陷汤

　　治脾气虚极下陷，小便不禁[1]。

　　生箭芪四钱　白术四钱　桑寄生三钱　川续断三钱　萸肉去净核，四钱　龙骨煅捣，四钱　牡蛎煅捣，四钱　川萆薢二钱　甘草蜜炙，二钱

[1] 醒脾升陷汤治疗胸中大气下陷兼有中气下陷证。小便不禁仅仅是气陷诸多症状中的一个代表。

《内经》曰："饮入于胃，游溢精气，上输于脾，脾气散精，上归于肺，通调水道，下输膀胱。"是脾也者，原位居中焦，为水饮上达下输之枢机，枢机不旺，则不待上达而即下输，此小便之所以不禁也。然水饮降下之路不一，《内经》又谓"肝热病者，小便先黄"，又谓"肝壅（yōng，堵塞）两胠胁也满，卧则惊悸，不得小便"。且芍药为理肝之主药，而善利小便。由斯观之，是水饮又由胃入肝，而下达膀胱也[1]。至胃中所余水饮，传至小肠渗出，此又人所共知。故方中用黄芪、白术、甘草以升补脾气，即用黄芪同寄生、续断以升补肝气，更用龙骨、牡蛎、萸肉、草薢以固涩小肠也。又人之胸中大气旺，自能吸摄全身气化，不使下陷，黄芪与寄生并用，又为填补大气之要药也。

或问：西人谓水入于胃，被胃中微细血管吸去，引入回血管，过肝入心，以布于周身。自肺达出为气，自肤渗出为汗，余入膀胱为溺。何以西人之论小便，与子所论者皆不同？答曰：水饮下行之道路原多端，愚所论者，其大概也。然西人谓，水饮由胃中微丝血管，以达回血管，即随回血管以过肝入心。夫既随回血管入心，必随回血管入肺，其气化之余，必由肺降下，与自脾达肺而降下者，同循三焦脂膜下行可知。且西人又谓，内肾之中有回血管，其管尾与溺管相接，为回血管之水饮，透肾以达膀胱之路。夫回血管中水饮，若皆随回血管过肝入心，而回血管之循行未有自心下达肾者，其中水饮何以复由回血管入肾？是知水饮由回血管入肾者，必其过肝之时未尽随回血管入心，而即随肝经下行之回血管达肾可知。由是观之，愚与西人所论者，何尝不同归一致耶[2]。

或问：西人谓小肠内皮，有无数吸管，能吸引小肠榨化食物之精液，转输于心而为血，而未尝言其能将水饮渗出为小便。将勿水饮自小肠渗出之说，不足凭欤？答曰：西人吸管之说，固有迹象可凭，而水饮自小肠渗出，亦有征验可指。试观剖解物类者，其小肠中水饮与

[1] 张锡纯突出阐述了肝在津液运行输布中作用。升补肝气即是助脾升发而不至于中气下陷而小便失禁。

[2] 张锡纯讲述西医水液运行的过程，并认为与中医的认识是一致的。

食物参半，至大肠则水饮全无，若非自小肠渗出，何以不入大肠乎？盖小肠将食物化为精液，必借水气酝酿（yùn niàng，比喻事情逐渐达到成熟的准备过程）而成，迨津液成后，被吸管吸去，并入精液总管，以转输于心。而小肠中所余之水，亦即被小肠中微丝血管吸去，达于与小肠相连之脂膜，以及膀胱，此自然之理也。是知脏腑之妙用，但以理推测不能尽得，但据迹象考验亦不能尽得。欲为中华医学进化者，贵合中西之法而细细研究也[1]。

或问：黄芪为补肺脾之药，今谓其能补肝气何也？答曰：肝属木而应春令，其气温而性喜条达。黄芪性温而升，以之补肝，原有同气相求之妙用。愚自临证以来，凡遇肝气虚弱，不能条达，一切补肝之药不效者，重用黄芪为主，而少佐以理气之品，服之，复杯之顷，即见效验[2]。曾治一少妇，心中寒凉，饮食减少，坐时觉左半身下坠，寝时不敢向左侧，服温补兼理气之药，年余不效。后愚诊视，左脉微弱不起，知其肝气虚也。治以生黄芪八钱，柴胡、川芎各一钱，干姜三钱，煎汤饮下，须臾左侧即可安卧，又服数剂，诸病皆愈。是知谓肝虚无补法者，非见道之言也。

或问：《神农本草经》谓桑寄生能治腰疼、坚齿发、长须眉，是当为补肝肾之药，而谓其能补胸中大气何也？答曰：寄生根不着土，寄生树上，最善吸空中之气，以自滋生，故其所含之气化，实与胸中大气为同类。尝见有以补肝肾，而多服久服，胸中恒觉满闷，无他，因其胸中大气不虚，故不受寄生之补也。且《神农本草经》不又谓其治痈肿乎？然痈肿初起，服之必无效，惟痈肿溃后，生肌不速，则用之甚效。如此而言，又与黄芪之主痈疽败证者相同，则其性近黄芪更可知矣[3]。

或问：萆薢世医多用以治淋，夫淋以通利为主，盖取萆薢能利小便也。此方中用之以固小便，其性果固小便乎，抑利小便乎？答曰：萆薢为固涩下焦之要药，其

[1] 中西医学各有千秋，张锡纯主张中西医汇通。

[2] 根据同气相求原理，阐释黄芪善补肝气，其对黄芪的独到见解对临床用药具有重要指导价值。

[3] 张锡纯把桑寄生看做补气药物，性与黄芪相近，是对中药学的丰富、完善、发展、创新。

能治失溺，《别录》原有明文[1]。《别录》者，乃陶弘景集南北朝以前名医所用之药，附载于《本经》之后，用墨书之，以别于《本经》之朱书，故曰《名医别录》。虽非《本经》，其书诚可确信。时医因古方有萆薢分清饮[2]，遂误认萆薢利小便之要药，而于小便不利、淋涩诸证多用之。尝见有以利小便，而小便转癃闭者，以治淋证，竟致小便滴沥不通者，其误人可胜道哉！盖萆薢分清饮之君萆薢，原治小便频数，溺出旋白如油，乃下焦虚寒，气化不固之证，观其佐以缩小便之益智，温下焦之乌药，其用意可知[3]。特当日命名时，少欠斟酌，遂致庸俗医辈，错有会心，贻害无穷，可不慎哉！

按语：胸中大气需要不断得到后天脾胃的滋养。脾气亏虚日久，则进一步可导致胸中大气不足下陷。所以，脾气亏虚、中气下陷和胸中大气下陷可以同时并见。因全身气机下陷，则可导致三方面的病证：①脏器下垂，如胃下垂、子宫脱垂、直肠下垂等；②水液停聚下趋，如胸水、腹水、下肢水肿、小便不禁、大便滑泻、滑精、带下等；③出血，如崩漏、尿血、便血、下肢紫癜等。所以，本方不单纯为脾气虚极下陷、小便不禁而设。

醒脾升陷汤中黄芪、白术、炙甘草以升补脾气，黄芪、寄生、续断以升补肝气，黄芪、桑寄生、山萸肉、续断以升补胸中大气，更用龙骨、牡蛎、萸肉收敛固涩。若小便频数者，加萆薢固涩小便。

张锡纯认为，桑寄生不但补肝肾，而擅长补养胸中大气。张锡纯把桑寄生作为补气药对待，是对中药学的重大丰富和发展，具有重要的临床指导价值。

张锡纯认为不应把萆薢作为清热利湿药，而应作为固涩下焦之要药。目前，《中药学》教材大多都将萆薢仍然划分到清热利湿类药之中，孰是孰非，值得进一步研究明确。

治气血郁滞肢体疼痛方

升降汤

治肝郁脾弱，胸胁胀满，不能饮食，宜与第五期《衷中参西录》论肝病治法参看[1]。

野台参二钱　生黄芪二钱　白术二钱　广陈皮二钱　川厚朴二钱　生鸡内金捣细，二钱　知母三钱　生杭芍三钱　桂枝尖一钱　川芎一钱　生姜二钱

世俗医者，动曰平肝，故遇肝郁之证，多用开破开气之药。至遇木盛侮土，以致不能饮食者，更谓伐肝即可扶脾。不知人之元气，根基于肾，而萌芽于肝。凡物之萌芽，皆嫩脆易于伤损，肝既为元气萌芽之脏，而开破之，若是独不虑损伤元气之萌芽乎！《内经》曰："厥阴肝经不治，求之阳明胃经。"《金匮》曰："见肝之病，当先实脾。"先圣后圣，其揆（kuí，道理，准则）如一[2]。故此方惟少用桂枝、川芎以舒肝气，其余诸药无非升脾降胃，培养中土，俾中宫气化敦厚，以听肝气之自理[3]。实窃师（学习）《内经》求之阳明，与《金匮》当先实脾之奥旨（奥义，要旨）耳。

按："见肝之病，当先实脾"二句，从来解者，谓肝病当传脾，实之所以防其相传，如此解法固是，而实不知实脾即所以理肝也。兼此二义，始能尽此二句之妙[4]。

一媪，年近六旬。资禀素弱，又兼家务劳心，遂致心中怔忡，肝气郁结，胸腹胀满，不能饮食，舌有黑苔，大便燥结，十数日一行。广延医者为治，半载无效，而羸弱支离（憔悴，衰疲），病势转增。后愚诊视，脉细如丝，微有弦意，幸至数如常，知犹可治。遂投以升降汤，为舌黑便结，加鲜地骨皮一两，数剂后，舌黑与便结渐愈，而地骨皮亦渐减[5]。至十剂病愈强半，共服百剂，病愈而体转健康。

按：人之脏腑，脾胃属土，原可包括金、木、水、火诸脏。是故肝气宜升，非脾土之气上行，则肝气不

[1] 本方主旨是升脾降胃，培养中土，俾中宫气化敦厚，以听肝气之自理，故名为升降汤。

[2] 对于肝郁脾弱证，张锡纯主张补脾为主，疏肝为辅，反对过分疏肝伤肝，切中要害。

[3] 疏肝药桂枝、川芎用量极小，疏肝而不伤肝。

[4] 实脾即所以理肝，这种逆向思维值得学习。

[5] 案中"脉细如丝、微有弦意"是诊断要点，说明肝郁脾虚证。舌黑便结，为阳明腑实伤津所致，故加入大量新鲜地骨皮清热凉血生津，增水行舟。

升；胆火宜降，非胃土之气下行，则胆火不降黄坤载曾有此论，甚确。所以《内经》论厥阴治法，有"调其中气，使之和平"之语。所谓"中气"者，指"脾胃"而言也。所谓"使之和平"者，指"厥阴肝经"而言也。厥阴之治法如斯，少阳之治法，亦不外斯。至仲景祖述《内经》，继往开来，作《伤寒论》一书，于治少阳寒热往来，有小柴胡汤，方中用人参、甘草、大枣、半夏以调理脾胃，所谓调其中气使之和平也；治厥阴干呕、吐涎沫，有吴茱萸汤，方中亦用人参、大枣以调理脾胃，亦所谓调其中气使之和平也。且小柴胡汤中，以柴胡为君，虽系少阳之药，而《本经》谓其主肠胃中结气，饮食积聚，寒热邪气，推陈致新。细绎《本经》之文，则柴胡实亦为阳明之药，而兼治少阳也。观《本经》《内经》与《伤寒》《金匮》诸书，自无疑于拙拟之升降汤矣[1]。

[1] 通过温习经典，强调脾胃升降即是调肝胆升降，使其归于和平。该论点对我们治疗肝胆疾病具有重要的指导意义。

按语：肝气郁结、横逆乘脾证大致有两端：①肝郁气滞，但脾胃不虚，脉象当弦而有力，此为实证；②肝郁气滞，但脾胃虚弱，脉象当弦而无力，此为虚中夹实证。

对于实证，自当疏肝理气即可，但也要注意过用开破开气之药，防止日久损伤正气，导致病情缠绵难愈。对于虚证，自当疏肝健脾。但如何疏肝健脾，张锡纯通过温习经典，结合个人的临床实践经验，提出了独到见解。他认为，治疗的重心不在于疏肝，而关键在于健脾胃和调理脾胃的升降。脾胃强壮，脾升胃降，则肝胆即能升降，肝气郁结不治自愈。

升降汤的主旨是通过滋补脾胃和调理脾胃的气机升降，达到疏达肝气的作用。该方共11味药，其中补脾培中和调节脾胃升降的药为8味，疏肝之药仅2味。黄芪、野台参、白术、白芍、鸡内金功专健脾益气、升举阳气，药量为十一钱；陈皮、厚朴、生姜攻专调胃肠气滞、降胃气，药量为六钱；少少用桂枝、川芎以疏理肝气，药量仅二钱。知母配黄芪、党参等药，防止甘温助火，使其药性趋于平和。纵观全方，疏肝药占的比例仅为全方的 10% 左右，体现了培补中焦、理脾和胃为主，疏肝为辅的特点。

方中白芍用量最大为三钱，蕴藏着玄机。白芍味酸性凉，归肝脾经，具有养血敛阴、柔肝止痛、平抑肝阳之功。白芍在方中既能配白术滋补脾胃，又能柔肝止痛，同时还能监制疏肝药桂枝、川芎过于辛散伤耗正气和温燥助火。因此，白芍是治疗肝郁脾弱的要药，不可或缺。

培脾舒肝汤

治因肝气不舒，木郁克土，致脾胃之气不能升降，胸中满闷，常常短气[1]。

於术三钱　生黄芪三钱　陈皮二钱　川厚朴二钱　桂枝尖钱半　柴胡钱半　生麦芽二钱　生杭芍四钱　生姜二钱

脾主升清，所以运津液上达；胃主降浊，所以运糟粕下行。白术、黄芪，为补脾胃之正药，同桂枝、柴胡，能助脾气之升，同陈皮、厚朴，能助胃气之降。清升浊降满闷自去，无事专理肝气，而肝气自理[2]。况桂枝、柴胡与麦芽，又皆为舒肝之妙品乎。用芍药者，恐肝气上升，胆火亦随之上升，且以解黄芪、桂枝之热也。用生姜者，取其辛散温通，能浑融肝脾之气化于无间也。

从来方书中，麦芽皆是炒熟用之，惟陈修园谓麦芽生用，能升发肝气，可谓特识。盖人之元气，根基于肾，萌芽于肝，培养于脾，积贮于胸中为大气以斡旋全身。麦芽为谷之萌芽，与肝同气相求，故能入肝经，以条达肝气，此自然之理，无庸试验而可信其必然者也。然必生煮汁饮之，则气善升发，而后能遂其条达之用也[3]。

又按：麦芽具升发之性，实兼消化之力。化学家生麦芽于理石即石膏上，凡麦芽根盘布之处，其石皆成微凹，则其尤善消化可知。故用麦芽生发肝气者，必与参

[1] 培脾舒肝汤与升降汤都治疗肝郁脾虚证，但有所侧重。培脾舒肝汤以肝郁较重为主，故突出症状是胸闷善叹息；升降汤脾虚较重，故突出症状是胸胁胀满，不能饮食。

[2] 培脾舒肝汤与升降汤主旨相同，仍然以补脾胃、调升降为中心。

[3] 陈修园谓生麦芽能升发肝气，可谓特识；但张锡纯付诸实践，广泛用之，可谓知音。

芪诸药并用，而后有益无损[1]。

又按： 土爰（yuán，曰，为）稼穑（jiàsè，播种和收割庄稼），稼穑作甘，百谷味甘属土，故能补益；而百谷之芽，又皆属木，故能疏通，然有入气分、血分之别。甲生者阳，其芽拆甲（破壳）而出，稻、粱俗名谷子、麦、黍（shǔ）、稷（jì）亦名芦穄，俗名高粱诸芽是也，为其属阳，故能疏通气分；乙生者阴，其芽形曲似乙而出，诸豆之芽是也，为其属阴，故能疏通血分。《金匮》薯蓣丸用之，以治血痹虚劳也[2]薯蓣丸中有大豆黄卷。

按语： 培脾舒肝汤与升降汤都治疗肝郁脾虚证，但有所侧重。培脾舒肝汤以肝郁较重为主，故突出症状是胸闷善叹息；升降汤脾虚较重，故突出症状是胸胁胀满，不能饮食。

培脾舒肝汤用黄芪、白术、白芍补养脾胃、升举阳气，去掉了补养脾胃药野台参、生鸡内金。去掉党参保留生黄芪，是因为党参侧重补养脾胃，而生黄芪不但补脾胃，还能补养肝气，与疏肝理气药相配伍，补肝而不伤肝。去掉鸡内金，是因为患者饮食尚可，说明脾胃消导运化功能基本正常。方中仍用陈皮、厚朴、生姜，攻专调胃肠气滞、降胃气；用桂枝、柴胡、生麦芽疏肝解郁，去掉了川芎。去掉川芎的原因，是因为川芎辛香雄烈，为气中之血药，擅长走血分治疗胁肋处胀满疼痛和头痛。培脾舒肝汤所治疗的胸中满闷、常常短气，病在气分，故去之防止过用久用反伤肝气和胃气。方中白芍用量仍然最大，用于滋补脾胃、柔肝止痛，同时监制疏肝药桂枝、柴胡、生麦芽过于辛散伤耗正气和温燥助火，为治疗肝郁脾弱的要药。

张锡纯临床非常推崇生麦芽的疏肝解郁作用。因其性味平和，能升能降，久用重用又不易损伤肝气，所以临床喜用该药配伍其他补肝疏肝之品治疗肝郁气滞证。

[1] 生麦芽既善升发肝气解郁，又可消导食积助消化。当肝气不足或脾胃虚弱时，张锡纯主张必须配党参、黄芪、白术、白芍、当归等健脾补肝诸药，方能有益无损。

[2] 张锡纯根据甲生者阳和乙生者阴将百谷之芽分成入气分、入血分两类。入气分者疏肝解郁，入血分者活血通络。麦芽入气分疏肝解郁。

金铃泻肝汤

治胁下焮疼[1]。

川楝子捣，五钱　生明乳香四钱　生明末药四钱　三棱三钱　莪术三钱　甘草一钱

刘河间有金铃子散，即楝子之核与玄胡索等分，为末服之，以治心腹胁下作疼。其病因由于热者甚效。诚以金铃子能引心包之火及肝胆所寄之相火下行，又佐以玄胡索以开通气血，故其疼自止也。而愚用其方，效者固多，而间有不效者。后拟得此方，莫不随手奏效。盖金铃子佐以玄胡索，虽能开气分之郁，而实不能化气。所谓化气者，无事开破，能使气之郁者，融化于无形，方中之乳香、没药是也。去玄胡索，加三棱、莪术者，因玄胡索性过猛烈，且其开破之力多趋下焦，不如三棱、莪术性较和平，且善于理肝也。用甘草者，所以防金铃子有小毒也。此方不但治胁疼甚效，凡心腹作疼，而非寒凉者，用之皆甚效验[2]。

按语：本证所致胁下焮疼为肝气郁结化火之实证。因为肝气郁结化火、气滞不通，导致胁下焮疼。治疗当清泻肝火、理气止痛为法。古方刘河间金铃子散，为治疗肝郁化火所致胁下焮疼之经典处方；方中川楝子清泻肝胆之火以治本，延胡索理气止痛，故常常有良好效果。

但临床也有用金铃子散治疗肝郁化火所致胁下焮疼效果不佳的情况。这又是为什么呢？因为肝郁气滞日久，则导致气滞血瘀、经络不通。这时，病情重、病位深，病位不在气分而在血分。延胡索味辛、甘，性温，为血中之气药，理气止痛力较强，但活血通络力相对不足。这时再用延胡索，不但因其甘温助火，而且因其猛烈的理气之力反而会损伤开破正气，正所谓"药过病所"。根据当前肝郁化火、气滞血瘀、经络不通病证，当去掉甘温理气破气之延胡索，改为活血通络止痛的乳

[1] 胁下焮疼，即胁下灼痛跳痛。

[2] 张锡纯阐释了发展创新该方的理由，并说明该方可扩大应用范围。

香、没药、三棱、莪术为宜，这就是张锡纯所谓的"化气"和"无事开破"。其中，三棱、莪术性较和平，不但活血，还具有独特的疏肝理气作用，是张锡纯最为擅长应用的活血理气止痛药，也是其对中药学的丰富完善和发展。所以，张锡纯在古方金铃子散的基础上，加以改革创新，创制金铃泻肝汤，集泻肝、理气、活血、通络于一方，以获全效。

本方不仅用于治疗胁下焮疼，只要为肝郁化火、气滞血瘀、经络不通所致的疼痛，无论在何部位，用之都有良效。

活络效灵丹

治气血凝滞，痃癖（xuánpǐ，指隐伏于脐腹或胁肋的肿块。统属积聚范畴）癥瘕，心腹疼痛，腿疼臂疼，内外疮疡，一切脏腑积聚，经络湮淤[1]。

当归五钱　丹参五钱　生明乳香五钱　生明没药五钱

上药四味作汤服。若为散，一剂分作四次服，温酒送下。腿疼加牛膝，臂疼加连翘；妇女瘀血腹疼加生桃仁带皮尖，作散服，炒用、生五灵脂，疮红肿属阳者加金银花、知母、连翘，白硬属阴者加肉桂、鹿角胶若恐其伪，可代以鹿角霜；疮破后生肌不速者加生黄芪、知母但加黄芪恐失于热、甘草，脏腑内痈加三七研细，冲服、牛蒡子[2]。

一人，年三十许。当脐忽结癥瘕，自下渐长而上，其初长时稍软，数日后即硬如石，旬日长至心口[3]。向愚询方，自言凌晨冒寒，得于途间，时心中有惊恐忧虑，遂觉其气结而不散。按此病因甚奇，然不外气血凝滞。为制此方，于流通气血之中，大具融化气血之力，连服十剂全消。以后用此方治内外疮疡、心腹四肢疼痛，凡病之由于气血凝滞者，恒多奇效。

邻村高鲁轩，年近五旬。资禀素羸弱，一日访友邻村，饮酒谈宴，彻夜不眠，时当季冬，复清晨冒寒，步行旋里，行至中途，觉两腿酸麻，且出汗，不能行步，因坐凉地歇息，至家遂觉腿痛，用热砖熨之疼益甚。其人素知医，遂自服发汗之药数剂，病又增剧，因服药过热，吐血数口，大便燥结，延愚诊视。见其仰卧屈膝，令两人各以手托其两腿，忽歌忽哭，疼楚之态万状，脉弦细，至数微数[1]。因思此证，热砖熨而益疼者，逼寒内陷也，服发汗药而益疼者，因所服之药，散肌肉之寒，不能散筋骨之寒，且过汗必伤气血，血气伤，愈不能胜病也。遂用活络效灵丹，加京鹿角胶四钱另炖，兑服，明天麻二钱，煎汤饮下。托其左腿者，觉自手指缝中冒出凉气，左腿遂愈。而右腿疼如故，因恍悟曰，人之一身，左阳右阴，鹿名斑龙，乃纯阳之物，故其胶入左不入右。遂复用原方，以虎骨胶易鹿角胶，右腿亦出凉气如左而愈。《礼》有之，"左青龙，右白虎"，用药本此，即建奇功，古人岂欺我哉。苟悟医理之妙，六经皆我注脚（解释字句的文字）也。

友人李景南，左腿疼痛，亦自服鹿角胶而愈。隔数年，右腿又疼，再服鹿角佼，分毫无效。适有自京都来者，赠以同仁堂药坊虎骨酒，饮之而愈，愈后不知系何故，后见愚所治高鲁轩医案，不觉抚掌称快（拍手称好）[2]。

一少妇，左胁起一疮，其形长约五寸，上半在乳，下半在胁，皮色不变，按之甚硬，而微热于他处。延医询方，调治两月不效，且渐大于从前。后愚诊视，阅其所服诸方，有遵林屋山人治白疽方治者，有按乳痈治者。愚晓病家曰：此证硬而色白者阴也，按之微热者阴中有阳也。统观所服诸方，有治纯阴阳之方，无治半阴半阳之方，勿怪其历试皆不效也[3]。用活络效灵丹，俾作汤服之，数剂见轻，三十剂后，消无芥蒂（jièdì，细小的梗塞物）。

一妇人，年五十许。脑后发一对口疮。询方于愚，时初拟出活络效灵丹方，即书而予之，连服十剂全愈[4]。

一妇人，年五十余。项后筋缩作疼，头向后仰，不能平视，腰背强直，下连膝后及足跟大筋皆疼，并牵周

医学衷中参西录前三期合编第四卷

[1] 此案初为寒邪外袭、寒凝经脉证，但经发汗后表邪已解，当前主要病机为寒凝经脉、气血亏虚。其中，脉弦细，至数微数，为诊断虚证之手眼。

[2] 鹿角属阳而虎骨属阴，依照同气相求理论，二者分别应对左侧及右侧。

[3] 该证为肝郁气滞血瘀所致，故位置在胁，皮色不变，按之甚硬。微热于他处者，郁而化热之故。故作为阳虚寒凝或单纯火热治疗不效。

[4] 活络效灵丹中丹参不仅活血，兼具清热凉血之功，故能治疗红肿疼痛之对口疮。

[1] 该案很值得玩味。重用薏苡仁合活络效灵丹治疗筋急拘挛疼痛，说明该证为脾胃湿热阻络伤阴所致。舌苔当有黄厚干燥之处。

[2] 薏苡仁主筋急拘挛当为湿热阻滞经络、筋脉拘挛收缩所致。

[3] 前医据食凉物作痛而误诊误治，张锡纯则根据两尺洪实诊断下焦郁热。由此观之，尺脉不能单纯代表两肾，而应代表下焦为宜。其数大有力者要考虑肝胆、大肠、肾、膀胱等湿热相火之实证，其迟细无力者要考虑其虚证。张锡纯加龙胆草、川楝子，即说明有肝胆湿热相火。

[4] 下焦郁热当分两种：一是无形之郁热；二是有形之郁热。该案为无形之郁热与瘀血搏结，故用承气辈泻下无效。奇经冲任中之郁热来源于肝胆湿热之相火。

身皆有疼意。广延医者诊治，所用之药，不外散风、和血、润筋、通络之品。两载无效，病转增剧，卧不能起，起不能坐，饮食懒进。后愚诊视，其脉数而有力，微有弦意，知其为宗筋受病。治以活络效灵丹，加生薏米八钱，知母、玄参、白芍各三钱，连服三十剂而愈。盖筋属于肝，独宗筋属胃，此证因胃腑素有燥热，致津液短少，不能荣养宗筋。夫宗筋为筋之主，故宗筋拘挛，而周身牵引作疼也。薏米性味冲和，善能清补脾胃，即能荣养宗筋[1]。又加知母、玄参以生津滋液。活络效灵丹，以活血舒筋。因其脉微弦，恐其木盛侮土，故又加芍药以和肝，即以扶脾胃也。

薏米主筋急拘挛，《本经》原有明文[2]。活络效灵丹中加薏米，即能随手奏效。益叹《本经》之精当，为不可及。

活络效灵丹，治心腹疼痛，无论因凉、因热、气郁、血郁皆效。同里有一少年，脐下疼甚剧。医者投以温药益甚，昼夜号呼不止。又延他医，以药下之稍轻，然仍昼夜呻吟，继又服药数剂，亦不见效。适愚自津门旋里，诊其脉，两尺洪实。询其得病之由，言夜晚将寝觉饥，因食冷饼一块，眠起遂疼。晓之曰，此虽由于食凉物，然其疼非凉疼，乃下焦先有蕴热，又为凉物所迫，其热愈结而不散也。投以活络效灵丹，加龙胆草、川楝子各四钱，一剂而愈[3]。

或问：此证医者曾用药下之，何以其下焦之郁热不随之俱下？答曰：热在大肠者，其热可随降药俱下，然又必所用之下药为咸寒之品，若承气汤是也。今其热原郁于奇经冲任之中[4]，与大肠无关，冲任主血，而活络效灵丹诸药品，皆善入血分，通经络，故能引龙胆、楝子直入冲任，而消解其郁热。况其从前所服之下药，原非咸寒之品，是以从前不效，而投此药，则随手奏效也。

又邻村一妇人，年三十许。心腹疼痛异常，服药不效，势近垂危。其家人夜走五六里，叩门求方。适愚他出，长子荫潮为开活络效灵丹方授之，亦一剂而愈。自拟得此方以来，数年之间，治愈心腹疼痛者，不可胜计矣[1]。

按语：无论何种原因所致瘀血阻滞，无论何种部位之瘀血阻滞，皆可以活络效灵丹加减治疗。故张锡纯称该方"治气血凝滞，痃癖癥瘕，心腹疼痛，腿疼臂疼，内外疮疡，一切脏腑积聚，经络湮淤"。

如何诊断瘀血阻滞呢？张锡纯的临床验案对我们有很大的启发意义：①局部疼痛剧烈；②局部肿块坚硬；③疮疡或红肿或白硬；④多经过误治，病程持久。

活络效灵丹中当归养血活血，丹参活血凉血，乳香、没药行气活血止痛。全方集养血、活血、理气、止痛于一方，为张锡纯创制的治疗瘀血阻滞的基本方。在临床具体应用时，必须根据瘀血部位和寒热虚实进行灵活加减，方能取得良好效果。腿疼加牛膝，臂疼加连翘；妇女瘀血腹疼加生桃仁、生五灵脂；疮红肿属阳者加金银花、知母、连翘，白硬属阴者加肉桂、鹿角胶（若恐其伪，可代以鹿角霜）；疮破后生肌不速者加生黄芪、知母（但加黄芪恐失于热）、甘草；脏腑内痛加三七（研细，冲服）、牛蒡子。其中，连翘既可清热解毒治疗疮疡，又可辛凉透发横走肩臂。因此，上肢肩臂疼痛属热郁者用连翘，属寒凝者用桂枝。张锡纯用连翘治疗火郁之肩臂疼痛，是对连翘功效的发展和创新，是对中药学的丰富补充和完善。

活络祛寒汤

治经络受寒，四肢发搐，妇女多有此证[2]。

生黄芪五钱　当归四钱　丹参四钱　桂枝尖二钱　生杭芍三钱　生明乳香四钱　生明没药四钱　生姜三钱

寒甚者，加干姜三钱。

证寒在经络不在脏腑，经络多行于肌肉之间，故用黄芪之温补肌肉者为君，俾其形体壮旺自能胜邪。又佐以温经络、通经络诸药品，不但能祛寒，且能散风，此

[1] 张锡纯用不可胜计来说明活络效灵丹为治疗心腹疼痛之良方，注意学习应用。

[2] 女子以血为本，其固有的经孕胎产易导致气血受损，因而易受到寒邪侵袭。

所谓血活风自去也[1]。风寒既去，血脉活泼，其搐焉有不止者乎？

按语：何为经络受寒？就是除脏腑之外的头面、四肢、肌表、经脉受到外来寒邪的侵袭而留而不去。其突出的表现就是头面、四肢、肌表等部位疼痛或抽搐。

经络受寒当分实证、虚证两种类型。实证疼痛或抽搐者，脉见弦紧有力；虚证疼痛或抽搐者，脉见弦细无力。虚证疼痛或抽搐者，结合舌象等，需详细辨气虚、血虚、阴虚、阳虚。

张锡纯称"妇女多有此证"，这是为什么呢？女子以血为本。因为妇女有经、孕、胎、产等特殊的生理变化，所以平时即多有气血不足存在。在这种状态下，更容易受到外来寒邪的侵袭并留着不去，正所谓"邪之所凑，其气必虚"。

治疗气血不足、经络受寒的方法是祛除外寒、补养气血、活血通络。但是，治疗的重心却不在祛除外寒，而在于补养气血。这是因为，补养气血则有助于推邪外出，更能防止散风寒之药损伤正气。其次，要重视活血通络。风寒侵袭经络，著而不去，就会导致血瘀经络。风寒与瘀血相搏结，更无外出之机。此时，活血通络，瘀血去，风寒散，正所谓"血活风自灭"。最后，才是祛风散寒解表。注意不可过用，防止损伤正气。

活络祛寒汤是在活络效灵丹基础上化裁而来。方中重用生黄芪为君药，配伍当归、白芍益气生血，俾其气血壮旺；桂枝、生姜温经散寒通脉；丹参、乳香、没药活血通经，正所谓"血活风自去"之意。若伴有中焦阳气不足者，加干姜，功专温里散寒。

健运汤

治腿疼、臂疼因气虚者，亦治腰疼[2]。

生黄芪六钱　野台参二钱　当归三钱　寸麦冬带心，三钱　知母三钱　生明乳香三钱　生明没药三钱　莪术一

[1] 气血不足，风寒之邪侵袭经络者，重心是补助气血，其次是活血通络，最后才是祛风散寒解表。

[2] 疼痛因气虚血瘀所致，治以补气活血，故名健运汤。

钱 三棱一钱

此方减麦冬、知母三分之一，合数剂为一剂，轧细炼蜜为丸，名健运丸，治同前证。

从来治腿疼、臂疼者，多责之风寒湿痹，或血瘀、气滞、痰涎凝滞，不知人身之气化壮旺流行，而周身痹者、瘀者、滞者，不治自愈，即偶有不愈，治之亦易为功也。愚临证体验以来，知元气素盛之人，得此病者极少。故凡遇腿疼、臂疼，历久调治不愈者，补其元气以流通之，数载沉疴，亦可随手奏效也[1]。

按语：一般临床医生对"不通则痛"非常重视，但对"不荣则痛"却重视不够。因此，治疗疼痛病证，常常不假思索地考虑为风寒湿痹、气滞血瘀、痰涎凝滞、湿热阻络等证，然后妄加攻伐，导致病情迁延难愈，甚至加重。

健运汤正是为气虚血瘀之疼痛而设。治疗的重心在于气虚，而不在于血瘀。补助元气，则血液自然流通，即使不流通，稍加活血通络药也易发挥作用。相反，如果把治疗重心放在活血通络上，则更加耗伤元气，元气越虚则越瘀，形成恶性循环。

健运汤也是在活络效灵丹基础上化裁而来。方中以生黄芪、野台参为君药，重在壮旺元气、流通血液；当归、乳香、没药养血活血止痛；三棱、莪术用量极少，不在于活血，而在于行气理气；知母配黄芪、麦冬配野台参，防止生黄芪和野台参甘温生火。全方虽大补元气，但因助以行气、活血、凉润之品，故既不呆滞也不温燥，而气血运行畅达，疼痛自止。

既然是在活络效灵丹基础上化裁而来，方中为什么去掉丹参呢？因为该证是气虚不能流通气血，若用凉血之丹参则不利于元气之流通。前方活络祛寒汤虽然也存在气血亏虚，但用丹参之凉血还可监制桂枝、生姜、干姜等药之温燥。可见，张锡纯用药一丝一毫都经过深思熟虑，我们当仔细揣摩体会个中趣味。

[1] 气虚血瘀疼痛易被忽视，临床上要高度重视。

[1] 健运汤和振中汤都治疗虚证之腿疼、臂疼、腰疼。但前者属气虚证，后者属脾虚证。

[2] 脾居中央灌溉四旁。脾虚不能运化气血于四肢和腰部等处而疼痛。

[3] 右关甚濡弱，饮食减少，为诊断要点。

[4] 案中弦大之脉是指弦大硬之脉，按之似有力，非真有力。乃肝气横逆、脾胃虚极、胃气浮越外泄之征。"问其心中亦无热意"为的是与肝火亢盛相鉴别。

振中汤

治腿疼、腰疼，饮食减少者[1]。

於白术炒，六钱　当归身二钱　陈皮二钱　厚朴钱半 生明乳香钱半　生明没药钱半

土居中央，分主四季，人之脾胃属土，故亦旁主四肢[2]。一室女腿疼，几不能步，治以拙拟健运汤在前而愈。次年旧病复发，又兼腰疼，再服前方不效。诊其脉，右关甚濡弱，询其饮食减少[3]，为制此汤，数剂，饮食加多，二十剂后，腰疼腿疼皆愈。盖此方重用白术以健补脾胃，脾胃健则气化自能旁达。且白术主风寒湿痹，《本经》原有明文，又辅以通活气血之药，不惟风寒湿痹开，而气血之痹作疼者亦自开也。

一媪，年近七旬。陡然腿疼，不能行动，夜间疼不能寐。其家人迎愚调治，谓脉象有力，当是火郁作疼。及诊其脉，大而且弦，问其心中亦无热意[4]。愚曰：此脉非有火之象，其大也，乃脾胃过虚，真气外泄也；其弦也，乃肝胆失和，木盛侮土也。治以振中汤，加人参、白芍、山萸肉去净核各数钱，补脾胃之虚，即以抑肝胆之盛，数剂而愈。

按语：健运汤和振中汤都治疗虚证之腿疼、臂疼、腰疼。但前者属气虚证，后者属脾虚证。本方证之肢体疼痛，乃中焦脾胃运化失职，无以化生水谷精微濡养所致。正如张锡纯所说："土居中央，分主四季，人之脾胃属土，故亦旁主四肢。"

振中汤以活络效灵丹为基础方化裁而成。方中重用白术以健脾升阳，辅以少量陈皮、厚朴理气降胃，脾胃健壮和升降正常，则自能运化气血达于四旁；少用当归、乳香、没药活血通络，促进气血流通。

白术在方中不仅有健脾升阳、壮旺气血的作用，还具有活血通经除痹的作用。这是为什么呢？脾虚最易生湿，湿邪又最易阻滞气机形成痹证。白术具有良好的苦

温燥湿功能，所以湿邪去，痹证自除。故张锡纯说："且白术主风寒湿痹，《本经》原有明文。"

方中治疗年近七旬一媪案，其脉象颇为值得研究。案中弦大之脉是指弦大硬之脉，按之似有力，非真有力。其弦硬的原因乃肝血不足不能柔肝，导致肝气横逆所致。肝气横逆，而胃气亏虚，则逼迫胃气浮越外泄，所以出现了大脉。所以，弦大硬之脉，为肝虚、脾虚、胃气浮越证的重要诊断依据，是张锡纯对脉学的发展创新。根据诊断，补肝加用白芍、山萸肉，补胃气之虚在振中汤的基础上加人参，故能数剂而愈。

曲直汤

治肝虚腿疼，左部脉微弱者[1]。

萸肉去净核，一两　知母六钱　生明乳香六钱　生明没药三钱　当归三钱　丹参三钱

服药数剂后，左脉仍不起者，可加续断三钱，或更加生黄芪三钱，以助气分亦可[2]。觉凉者，可减知母。

脾虚可令人腿疼，前方已详其理，深于医学者大抵皆能知之。至肝虚可令人腿疼，方书罕言，即深于医学者，亦恒不知。曾治一人，年三十许，当大怒之后，渐觉腿疼，日甚一日，两月后，卧床不能转侧。医者因其得之恼怒之余，皆用舒肝理气之药，病转加剧。后愚诊视，其左脉甚微弱，自言凡疼甚之处皆热[3]。因恍悟《内经》谓"过怒则伤肝"，所谓伤肝者，乃伤肝经之气血，非必郁肝经之气血也[4]。气血伤，则虚弱随之，故其脉象如斯也，其所以腿疼且觉热者，因肝主疏泄，中藏相火相火生于命门、寄于肝胆，肝虚不能疏泄，相火即不能逍遥流行于周身，以致郁于经络之间，与气血凝滞，而作热作疼，所以热剧之处疼亦剧也[5]。为制此汤，以萸肉补肝，以知母泻热，更以当归、乳香诸流通血气之药佐之，连服十剂，热愈疼止，步履如常。

安东友人刘仲友，年五十许。其左臂常觉发热，且

[1] 左部脉微弱为肝虚腿疼的诊断要点。

[2] 曲直汤的加减法，续断补肝之精血、黄芪补肝气。知母性寒泻相火，凉者减或去之。

[3] 左脉甚微弱，自言凡疼甚之处皆热，为诊断要点。

[4] 大怒则伤肝损肝而不单纯郁肝，很有启发意义。

[5] 对肝藏相火的生理和病理加以阐释，其观点"肝虚不能疏泄，相火即不能逍遥流行于周身"见解独特。

[1] 右脉和平如常，左脉微弱，较差于右脉一倍，为诊断要点。案中酸软症状值得注意，可能对提示腿痛、臂痛、腰痛属肝虚证有启发作用。

[2]《淮南子》：我国西汉时期的一部论文集，由淮南王刘安主持撰写，故而得名。该书综合了诸子百家学说中的精华部分。

[3] 中医与西医的最大不同之处，在于中医重视气化而不是形迹解剖。

[4] 张锡纯强调不可盲从西医，不可轻疑中医，对我们今天对待中西医的态度有着重要的指导意义。

有酸软之意。医者屡次投以凉剂，发热如故，转觉脾胃消化力减少。后愚诊之，右脉和平如常，左脉微弱，较差于右脉一倍。询其心中不觉凉热，知其肝木之气虚弱，不能条畅敷荣，其中所寄之相火，郁于左臂之经络而作热也[1]。遂治以曲直汤，加生黄芪八钱，佐萸肉以壮旺肝气黄芪补肝气之理详前醒脾升降汤下，赤芍药三钱，佐当归、丹参诸药以流通经络，服两剂，左脉即见起，又服十剂全愈。

或问：西人谓脾居左、肝居右，今剖验家精详考察，确乎不误。子犹拘守（拘泥保守）旧说，谓肝仍主左者何也？答曰：脾左肝右之说，非始于西人，《淮南子》[2]早言之，古籍犹在可考也。然脾虽居左，而其气化实先行于右，故脾脉诊于右关；肝虽居右，而其气化实先行于左，故肝脉诊于左关。此阴阳互根，刚柔错综之妙也[3]。盖《内经》论脏腑，以发明其气化，兼研究其性情为宗旨，至对于形迹之粗，恒有简略不详者。至于西人，则但讲形迹，不讲气化，且但言脏腑之功用，而不言脏腑之性情。其意见直谓脏腑毫无性情，凡性之情发动，皆关于脑部，其理果可尽信乎？《内经》曰："肝者将军之官，谋虑出焉。胆者中正之官，决断出焉。"盖肝为厥阴厥者逆也，尽也，阴尽阳生，胆即为肝中蕴蓄之阳胆汁中函少阳之气，能畅达肝气，而决断其谋虑。故人之肝胆壮实者，必勇敢果断；肝胆虚弱者，必惧怯游移。比邻窦杏村之太夫人，年六旬，时忽得奇疾，惊惧异常，多人卫护，仍惊惧至于抖战，口中连连吐出绿沫甚苦，数日而终。多医研究，皆谓胆破，是非胆失其中正之官，而惊惧如是乎？由斯观之，吾之旧说不可轻疑，西人之说不可概信也[4]。

或问曰：聆（líng，听）子之论，《内经》论脏腑之处诚可信矣。至肝之气化，先行于左之说，果有确征可实指乎？答曰：人禀天地之灵秀（清秀美好）以生，人身亦小天地也，欲明人身之气化，可先观天地之气化。夫天地一岁之气化始于春，一日之气化始于朝。春之气化从东来观律管飞灰是其明机，朝之气化随日自东上升。春者一岁之木令，朝者一日之木令也。肝脏属木，具有生发之气，于一岁则应春，于一日则应朝。其气化先行于左之理，固可于春之东来，日之东升，比例而得也，天地之东，即人身之左也。且即以此案论，左脉之微弱如是，投以补肝之剂，而脉即旋起，岂非肝与人身之左，相关甚切乎[1]。

或又曰：肝之气化既先行于左矣，而其所以居右者何也？答曰：人之膈上属天，膈下属地。地道上右，其气化自西而东也；天道上左，其气化自东而西也。观于日在地中，自西而东，日在地外，自东而西，是明征也。肝居膈下，犹木根埋藏地中，以下袭（汲取）水气，宜从地道上右之义，故居于右也；其气化透膈贯络，有如木之条达滋长，以上升氧气化学家谓木能吸碳气、吐氧气，宜从天道上左之义，故其气化先行于左。试观植物中，藤蔓之类，附物而生，必自右向左盘旋而上惟金银藤之盘旋自左向右，乃植物之独异者，亦犹肝居右，而其气化先行于左之理也[2]宜与第五期《医学衷中参西录》"报驳左肝右脾者书"参观。

奉天本溪湖煤铁公司科员王云生，年四十余，两胁下连腿作疼，其疼剧之时，有如锥刺，且尿道艰涩滴沥，不能成溜，每小便一次，须多半点钟，其脉亦右部如常，左部微弱[3]。亦投以曲直汤，加生黄芪八钱，续断三钱，一剂其疼减半，小便亦觉顺利。再诊之，左脉较前有力。又按原方略为加减，连服二十余剂，胁与腿之疼皆愈，小便亦通利如常。盖两胁为肝之部位，肝气壮旺上达，自不下郁而作疼。至其小便亦通利者，因肾为二便之关，肝气既旺，自能为肾行气也古方书有"肝行肾之气"之语。

按：山茱萸得木气最厚，酸收之中，大具开通之力，以木性喜条达故也[4]。《神农本经》谓主寒湿痹，诸家本草多谓其能通利九窍，其性不但补肝，而兼能利通气血可知，若但视为收涩之品，则浅之乎视山茱萸

[1] 中医学的基本特征之一为天人相应。肝木主升，左脉属肝，与自然界日出东方相应。

[2] 通过日之升降和藤蔓之盘旋生长说明肝脏位置虽在右，而其气化先行于左之理。

[3] 案中"尿道艰涩滴沥，不能成溜，每小便一次，须多半点钟"对我们治疗肝虚水肿、肝虚癃闭等具有重要的启发意义。

[4] 张锡纯对山萸肉之特识，可谓千古一人。

矣。特是其核与肉之性相反，用者须加审慎，千万将核去净。有门人张甲升亦有重用山萸肉治愈腿疼之案，附载于加味补血汤在第七卷后，可参观。再合之拙拟既济汤、来复汤皆在第一卷后，所载重用萸肉治验之案，则山萸肉之功用，不几令人不可思议哉！

乳香、没药不但流通经络之气血，诸凡脏腑中，有气血凝滞，二药皆能流通之。医者但知其善入经络，用之以消疮疡，或外敷疮疡，而不知用之以调脏腑之气血，斯岂知乳香、没药者哉[1]。

[1] 乳香、没药味辛苦，性较为温和。张锡纯明确指出其不但流通经络之气血，也流通脏腑之气血，意在令人广用之。

按语： 气虚、脾虚所致四肢疼痛尚且能理解的话，那么肝虚所致疼痛却非常令人费解。肝虚为何能导致肢体疼痛呢？肝曰曲直，性喜条达。肝之精血不足，则不能柔养肝脏，肝脏则无力发挥其疏达之功，也就无力调畅气机和促进气血之运行，气血则易于阻滞而产生疼痛。

如何诊断肝虚证？临床除了有肝经症状如胁肋疼痛、爪甲色淡质薄、视物昏花、噩梦纷纭、胆怯畏惧等外，张锡纯非常重视脉诊对肝虚证的诊断价值，如其在文中提到"左部脉微弱""左脉甚微弱""右脉和平如常，左脉微弱，较差于右脉一倍""其脉亦右部如常，左部微弱"等。可见，左脉微弱是诊断肝虚证的核心。

曲直汤中重用山萸肉为君药。山萸肉味酸涩，酸入肝补肝敛肝，肝气壮旺，自能疏通气血。所以，山萸肉在方中同时发挥两个重要作用：①酸敛补肝；②疏通气血。张锡纯对山萸肉通利气血作用的阐发，是对中药学的重大完善和发展创新。

曲直汤以活络效灵丹加减化裁而成。方中少用当归、丹参、乳香、没药流通血气，辅助山萸肉之开通。肝虚不能流通气血，肝脏之中内寄之生理之相火则郁结成病理之贼火导致发热，甚至还会加重疼痛。知母味甘、苦，性寒，可入肝肾经，用其清泄肝气郁结之相火。同时，因为山萸肉性偏温，用知母配山萸肉，温凉相济，制约山萸肉助相火之弊端。

热性关节肿疼用阿斯必林法

西人治关节急性热也偻麻质斯肿疼习用阿斯必林，而愚对于此证，亦喜用之，更以中药驾驭（控制，支配）之，则其效愈显。奉天陆军参谋长赵海珊之侄，年六岁，脑后生疮，漫肿作疼，继而头面皆肿，若赤游丹毒[1]，继而作抽掣，日甚一日，浸至周身僵直，其目不能合亦不能瞬（shùn，眨眼），气息若断若续，呻吟全无。其家人，亦以为无药可治，待时而已。阅两昼夜，形状如旧，时灌以勺水，似犹知下咽，因转念或犹可治。而彼处医者，又皆从前延请，而屡次服药无效者也。其祖父素信愚，因其向患下部及两腿皆肿，曾为治愈。其父受瘟病甚险，亦舁至院中治愈，遂亦舁之来院，求为诊治。其脉洪数而实，肌肤发热。知其夹杂瘟病，阳明府证已实，势虽垂危，犹可挽回也。遂用生石膏细末四两，以蒸汽水煮汤四茶杯，徐徐温灌之，周十二时剂尽，脉见和缓，微能作声。又用阿斯必林瓦半，仍以汽水所煎石膏汤，分五次送下，限一日夜服完。服至末二次，皆周身微见汗，其精神稍明了，肢体能微动。从前七八日不食，且不大便，至此可少进食，大便亦通下矣。自此用生山药细末二三钱，煮作茶汤，调以白蔗糖，送服阿斯必林三分瓦之一，日两次，若见有热，又间饮汽水所煮石膏汤。又用蜂蜜调黄连末，少加薄荷冰，敷其头面肿处，生肌散敷其疮破处。如此调养数日，病势皆减退，可以能言。其左边手足，仍不能动，试略为屈伸，则疼不能忍。细验之，关节处皆微肿，按之亦觉疼，知其关节之间，因热生炎也。遂又用鲜茅根煎浓汤无鲜茅根，药房中干者亦可用，调以白蔗糖，送服阿斯必林半瓦，日两次。俾服药后，周身微似有汗，亦间有不出汗之时，俾关节中之炎热，徐徐随发表之药透出。又佐以健补脾胃之药，伴其多进饮食。如此旬余，左手足皆能运动，关节处皆能屈伸。以后饮食复常，停药勿服，静

[1]赤游丹毒：患处漫肿热痛，色如涂丹。西医认为由A组β溶血性链球菌所致的急性真皮炎症。

[1] 张锡纯详细讲述他治疗脑后生疮和热性关节肿疼验案的经过。案中脉洪数而实，肌肤发热，为诊断要点，说明该证为阳明经证。他用生石膏为主，辅助以阿司匹林，取长避短。根据病情，或配伍白茅根，或配伍生山药，不一而足。通过该案，其中西医汇通的学术思想得到淋漓尽致的发挥和体现。

[2] 阿司匹林擅长治疗急性关节肿痛证属热者。

[3] 白茅根性凉而中空，归肺、胃、膀胱经，具凉血止血、清热利尿、清透肺胃热邪之功。张锡纯临床喜用之。

[4] 矢岛国：特指日本。

养半月，行动如常矣[1]。

此证，共用生石膏三斤、阿斯必林三十瓦，始能完全治愈。愚用阿斯必林治急性关节肿疼者已多次，为此证最险，故详记之[2]。

茅根，性凉中空，禀初春生发之气，能使内热外达，透表而出，又善利小便，引内热自水道出，又味甘多液，善滋养阴分，二鲜饮及白茅根汤皆在第二卷曾详论之[3]。

丁仲祜《西药实验谈》谓，东人治关节急性偻麻质斯，亦多用阿斯必林，兼引矢岛国[4]大郎之医案以征明之，今并录之于下以备参观。

光绪壬寅，日本医学报云：矢岛国大郎阿斯必林之效用，既得诸家之报告，知为各医家所注目，无庸再为陈说（陈述叙说）。但其应用之处，与向来偻麻质斯剂及各种解热剂，其优劣如何，尚待竭力研究之，始能得其实际。予自接阿斯必林有特效为偻麻质斯之报告，至今施用于患此证者，计共二十三名，中有急性患者十九名，服之均呈效果。余之慢性者则无效。而急性患者之十九名中，有下之四例兹特报告之。

第一例：根桥某次女，年二十九岁。在二年前右膝关节罹偻麻质斯，历二月而治愈。距今二十日前，复罹感冒，右膝关节肿起而疼痛，恶寒发热，而髀（bì，大腿）白关节及足关节亦波及，而不便运动。医治不效，疼浸加剧，赴某医会诊之。右脚各关节均红肿，而膝关节尤甚，不能为些微之运动，如微触之则疼痛难忍。体温在三十九度六分，脉搏百二十至一分钟间之脉动数而细弱，听其心脏有如吹气之杂音，舌白苔厚，食量锐减，故诊定为急性关节偻麻质斯。旧时医法内服撒里矢尔酸曹达，每次一瓦，一日三次；或内服沃度剂及安知必林，患处缚以涂沃度丁几之布。按法施治未见轻减。予于是用阿斯必林二瓦和乳糖分为三包，一日分服。膝关节部，则嘱该会医施以石碳酸水之冷湿布绷带。明日复往诊视，患者服药后曾发汗，疼亦消减半，夜可睡眠。

于是复取阿斯必林二瓦，每日作三次分服。二日后，红肿顿形净退，能为轻微之运动，自后连服二周间，所患竟霍然愈[1]。

第二例：野泽某女，年四十一岁。其所患者为右肩胛关节部肿起疼痛，手指麻痹不能自由运动，加以按摩法肿疼反增剧，且更难运动，乞予诊治。往诊时患者适自浴出，云有人言此证取杂草煎汤沐浴之当见轻，而浴后运动稍觉自由。诊之则肩胛关节部及上膊各处肿起压疼，周身皆运动极难，其外形若脱臼伏。体温在三十九度二分，脉搏百零八至，身神倦怠。予恐其浴后体温或一时升腾，有顷再诊之，仍为三十九度二分。遂诊定为急性关节偻麻质斯。戒以发热时不可久浴，宜用温卧法治之，以撒里矢尔酸曹达每服一瓦，日三次服。二日疼稍减而无著明之变化，反起充血性之头疼、耳鸣等证。予于是取阿斯必林一瓦半和入乳糖，分二包，令每日二回分服。翌日患处肿疼皆大减，头疼亦愈，所患之肢能自徐徐上举至头部，乃更用阿斯必林二瓦，分三包与服。翌日患者大喜，来呼云今朝能自结带矣。后复服此剂二日，而所患悉除[2]。

第三例：矢岛某男，年四十九岁，业水车。病前数日并无他患。一日修缮水车试用于水中，遂整日在水中作业，迨至翌朝而左手腕关节部渐次肿疼，乃以右手持左手来求诊。诊之则肿起疼痛殊甚，殆不能接触。予因其劳动诊定为外伤性关节炎，用局部消炎法。命之静养，至次日恶寒发热，疼痛加甚，不能外出，热至三十九度，脉搏百二十至，夜间难于安眠，意其为偻麻质斯。治以撒里矢尔酸曹达三瓦、苦丁二瓦，和水一百瓦，为一日量，三次服下。患处用冷罨（yǎn，冷敷）法，继续不断。次日仍无变化，体温依然三十八度八分，出汗后恶寒加甚。于是易以阿斯必林二瓦，分为三包给之。次日大见平静，疼痛亦大为减退，惟运动尚觉疼，肿起则减退净尽。仍令连服阿斯必林，五日后遂痊愈。予故改诊断为腕关节偻麻质斯[1]。

第四例：上田某女，年二十五岁。五年前产第一子，其足遂患疼痛，后复罹心脏病。惟十日前，并无他种原因可记，迨患日觉左肩胛部疼痛，勉强在室操作，觉疼痛浸增且肿起，遂难于运动。诊之其肿起自肩胛关节部蔓延至肩胛背部及上膊部，惟疼痛止在关节部，安静时尚无剧疼。热三十八度，脉搏百至，心脏有杂音，颈部及肘部有如淋巴腺之肿起，遂诊定为肩胛关节偻麻质斯。用阿斯必林一瓦，分作三包，为一日之量，外用沃度丁儿。至一周日，毫无变化，肿疼依然。予于是疑药物之作用，且疑其既往病历中或有梅毒，故有肿起之线。乃改方为沃剥剂，兼以撒里矢尔酸曹达一瓦，令顿服，日二次。至一周日，仍不愈，且消化亦多障碍，遂再改诊定为偻麻质斯。以阿斯必林二瓦，分三包，作一日服，每日如此，且以障碍消化，故兼用健胃的疗法。疼痛乃稍退减。复渐次增其药量为二瓦，服至三周间，连前药四周间而治愈。由是知前用之量不合，而患者亦为慢性证，且患者正乳其第二子，昼间虽有人代为抱持，夜间仍自行提掣，忍疼以尽襁褓之任，故治疗遂益形缓慢[2]。

丁仲祜曰：阿斯必林之应用不过为解热、治关节疼二端而已。阅者每易滑过，而不知所谓解热者，乃流行性感冒气管支加答儿炎热肿痛之轻者及一切热性病皆可用之。所谓治关节疼者，凡淋毒性关节偻麻质斯及一切神经疼、颈寒、乳癌疼、子宫癌疼、脊髓劳皆可用之[3]。阿斯必林之原质性味形状，愚于参麦汤在第一卷下曾详言之。其善治流行感冒者，以其能入三焦即包连脏腑之油膜，第五卷小柴胡汤解下详言，外达腠理以发汗也。其善治肺结核者，以其能引肺中之毒热外透皮毛肺主皮毛以消散也。其善治关节肿疼者，以其凉散之性能使关节之郁热悉融化也。愚尝历试此药，用之得当，奏效甚速[4]。然其力甚猛，虚人服少半瓦即可出汗，故其案中于体质虚者，必以健胃之药辅之始效也[5]。

[1] 该案反映了阿司匹林治疗腕关节肿痛较其他西药效果好。

[2] 该案说明阿司匹林治疗重证急性关节肿痛用量要大。

[3] 张锡纯对丁仲祜阿司匹林解热、治关节疼效用加以引申阐发。

[4] 张锡纯将阿司匹林纳入中药体系，属于辛凉透散之剂，对中医临床驾驭阿司匹林具有重要的指导意义。

[5] 阿司匹林性猛，对于正气亏虚和脾胃虚弱者，用量要小，注意保护胃气。

按语：阿司匹林（阿斯必林）为西药，具有解热和镇痛作用，擅长治疗急性关节肿痛和其他一切热性病证。作为一名中医，是否能照搬西医用西药那种模式去应用阿司匹林呢？张锡纯在该文中给我们作了明确回答，并树立了榜样。张锡纯与西医的根本不同就在于，他不是将阿司匹林作为一个西药来看待，而是将阿司匹林融入中药体系之中，用中药的四气五味机理来认识阿司匹林，把它真正地还原为一味中药，把它置身于中医理论框架下加以应用。这对我们今天学习西医西药具有重要的启发意义。

生石膏辛甘凉，具有清热生津、除烦止渴之功，多用于治疗阳明气分热盛之证。阿司匹林是一种历史悠久的解热镇痛药，用治感冒、发热、头痛、牙痛、关节痛、风湿病等。现代临床主要用其抑制血小板聚集，用于预防和治疗缺血性心脏病、心绞痛、心肺梗死、脑血栓形成等疾病。张锡纯根据临床实践经验，将阿司匹林归属于中药辛凉透散解表类药中，配伍生石膏，可增强生石膏的辛凉透热作用。两药相配，中西并用，清透并举，相辅相成，是张锡纯中西医汇通治疗中医里热实证的经典代表处方。

"洋为中用，古为今用。"张锡纯的中西医汇通和衷中参西的学术思想，在该文中得到淋漓尽致的发挥和体现，闪耀着智慧的光芒，对我们今天的中西医结合学者有着不可估量的借鉴和指导价值。

医学衷中参西录前三期合编第五卷

治伤寒方

麻黄加知母汤

治伤寒无汗[1]。

麻黄四钱　桂枝尖二钱　甘草一钱　杏仁去皮，炒，二钱　知母三钱

先煮麻黄五六沸，去上沫，纳诸药煮取一茶盅。温服，复被取微似汗，不须啜（chuò，喝）粥，余如桂枝法将息（护理）[2]。

麻黄汤原方，桂枝下有去皮二字，非去枝上之皮也。古人用桂枝，惟取梢尖嫩枝，折视之，内外如一，皮骨不分。若见有皮骨可分辨者，去之不用，故曰去皮。陈修园之侄鸣岐曾详论之[3]。

《伤寒论》太阳篇中麻黄汤，原在桂枝后，而麻黄证多，桂枝证不过十中之一二；且病名伤寒，麻黄汤为治伤寒初得之主方，故先录之[4]。

伤寒者，伤于寒水之气也。在天有寒水之气，冬令之严寒是也。在人有寒水之经，足太阳膀胱之经是也。外感之来以类相从，故伤寒之证，先自背受之，背者足太阳所辖之部位也。是以其证初得，周身虽皆恶寒，而背之恶寒尤甚；周身虽皆觉疼，而背下连腿之疼痛尤甚[5]。其脉阴阳俱紧者，诚以太阳为周身外卫之阳，陡（突然）为风寒所袭，逼其阳气内陷，与脉相并，其脉当有力，而作起伏迭涌之势。而寒气之缩力凡物之体，热则涨，寒则缩，又将外卫之气缩紧，逼压脉道，使不得起伏成波澜，而惟现弦直有力之象。甚或因不能起伏，而至左右弹动[6]。故方中用麻黄之性热中空者，直走太阳之经，外达皮毛，借汗解以祛外感之寒。桂枝之辛温微甘者，偕同甘草以温肌肉、实腠理，助麻黄托寒外出。杏仁之苦降者，入胸中以降逆定喘。原方止此四味，而愚为加知母者，诚以服此汤后，间有汗出不解者，非因汗出未透，实因余热未清也。佐以知母于发表

之中，兼寓清热之意，自无汗后不解之虞。此乃屡经试验，而确知其然，非敢于经方轻为加减也[1]。

或问：喘为肺脏之病，太阳经于肺无涉，而其证多兼微喘者何也？答曰：胸中亦太阳部位，其中所积之大气，原与周身卫气息息相通。卫气既为寒气所束，则大气内郁，必膨胀而上逆冲肺，此喘之所由来也[2]。又风寒袭于皮毛，必兼入手太阴肺经，挟痰涎凝郁肺窍，此又喘之所由来也。麻黄能兼入手太阴经，散其在经之风寒，更能直入肺中，以泻其郁满。所以能发太阳之汗者不仅麻黄，而仲景独取麻黄，为治足经之药，而手经亦兼顾无遗，此仲景制方之妙也[3]。

凡利小便之药，其中空者，多兼能发汗，萹蓄、木通之类是也。发汗之药，其中空者，多兼能利小便，麻黄、柴胡之类是也。太阳经病，往往兼及于膀胱，以其为太阳之腑也。麻黄汤治太阳在经之邪，而在腑者亦兼能治之。盖在经之邪，由汗而解，而在腑之邪，亦可由小便而解。彼后世自作聪明，恒用他药以代麻黄汤者，于此义盖未之审也[4]。

大青龙汤治伤寒无汗烦躁。是胸中先有内热，无所发泄，遂郁而作烦躁，故于解表药中，加石膏以清内热。然麻黄与石膏并用，间有不汗之时。若用此方，将知母加重数钱，其寒润之性，能入胸中化合而为汁，随麻、桂以达于外，而烦躁自除矣[5]。

伤寒与温病，始异而终同[6]。为其始异也，故伤寒发表，可用温热，温病发表必须辛凉。为其终同也，故病传阳明之后，无论寒温，皆宜治以寒凉，而大忌温热。兹编于解表类中，略取《伤寒论》太阳篇数方，少加疏解，俾初学知伤寒初得治法，原异于温病，因益知温病初得治法，不同于伤寒。至于伤寒三阴治法，虽亦与温病多不同，然其证甚少。若扩充言之，则凡因寒而得之霍乱、痧证，又似皆包括其中。精微浩繁，万言莫罄（qìng，本义为器中空，引申为尽），欲精其业者，取原书细观可也。

[1] 张锡纯阐释加知母的理由。知母清热滋阴，对外有风寒、内有蕴热证有助于彻解。

[2] 张锡纯从胸中大气角度阐释风寒表证多兼喘，很有新意。

[3] 张锡纯分析张仲景用麻黄之精义。

[4] 张锡纯阐释麻黄汤兼有宣通膀胱气化、利小便之功。

[5] 张锡纯阐释麻黄配石膏和麻黄配知母之不同。麻黄配知母更有利于汗出除烦躁。

[6] 张锡纯主张寒温统一，始异而终同，这是正确理解应用其治伤寒、治温病、治伤寒温病同用、治瘟疫瘟疹、治霍乱、治疟疾等方的关键。

钱天来[1]曰：汉之一两为今之二钱七分，一升为今之二合（gě，量器名）半。程扶生[2]曰：以古今量度及秬黍（jùshǔ，黑黍）考之，以一千二百黍之重，实于黄钟之龠[3]（yuè，量器名），得古之半两，今之三钱也；合两龠为合，得古之一两，今之六钱也；十铢为千黍之重，今之二钱半也；一铢（zhū，古代重量单位，二十四铢等于旧制一两）为百黍之重，今之二分半也。陆九芝[4]曰：《伤寒》方一两，准今之七分六厘（lí，重量单位，中国一市两的千分之一）；一升，准今之六勺七抄。若麻黄汤麻黄三两，准今之二钱三分，其三之一，应得七分强；承气汤大黄四两，准今之三钱，折半应得一钱五分。按程氏（程知）之说，古方分量过重；陆氏（陆懋修）之说，古方分量又过轻；惟钱氏（钱天来）之说，其轻重似适宜。陈修园则谓，用古不必泥于古，凡《伤寒》《金匮》古方中之一两，可折为今之三钱[5]。

陆氏（陆九芝）又谓，麻黄数分即可发汗，大黄一二钱即可降下燥结，此以治南方人犹可，若治北方人则不然。愚临证体验多年，麻黄必至二钱始能出汗，大黄必至三钱始能通结，然犹是富贵中，且不受劳碌之人。至其人劳碌不避寒暑，饮食不择精粗，身体强壮，或又当严寒之时，恒有用麻黄至七八钱始能汗者，若其大便燥结之甚，恒有用大黄至两余大便始能通者，究之用药以胜病为主，此中因时、因地、因证、因人，斟酌咸宜，自能愈病，安可有拘执之见存于心中也哉[6]。

按语： 风寒之邪侵袭肌表导致卫气郁遏、腠理闭塞形成的证候，称为风寒表实证。经典处方为张仲景麻黄汤。但是，当风寒入里化热或素有蕴热又外感风寒者，其上述临床表现是有所变化的。如虽然鼻塞但流黄浊涕，虽然舌质淡白但边尖红，虽然舌苔薄白但干燥甚至出现薄黄干燥舌苔，虽然咳嗽但咳吐白稠或黄稠痰，脉虽然浮紧但兼有数象等等。这时，如果不加变化，径用麻黄汤，不但治疗不好该证，甚至还会助热伤阴动

---

[1] 钱天来：钱潢，字天来，清代医家，著《伤寒溯源集》。

[2] 程扶生：程知，字扶生，清代医家，著《医经理解》。

[3] 龠：等于半合。龠、合、升、斗、斛皆为量器名。本起于黄钟之龠，二龠为合，十合为升，十升为斗，十斗为斛。

[4] 陆九芝：陆懋修，字九芝，清代医家，著《世补斋医书》。

[5] 张锡纯通过考究，赞成陈修园的主张。

[6] 中医不传之秘在于量，张锡纯通过临床实践，将临床应用麻黄、大黄之量公诸于世，胸怀宽广自不待言。

血，导致病情加重。

张锡纯麻黄加知母汤就是为风寒入里化热或素有蕴热又外感风寒证而设，是对张仲景麻黄汤的发展创新，也是对金元寒凉派鼻祖刘完素学术思想的继承和发扬。

张锡纯擅长应用生石膏清肺胃之热，麻黄加知母汤为什么不用生石膏而选用知母呢？生石膏主要以清泻火热为主，无滋阴生津作用。知母甘寒，既具有清热泻火作用，又具有滋阴生津作用，能滋养补充汗源形成汗出，汗出则在表之风寒随之而解散。张锡纯喜用麻黄配知母代替麻黄配生石膏，是对张仲景药对的一个新发展。

加味桂枝代粥汤

治伤寒有汗[1]。

桂枝尖三钱　生杭芍三钱　甘草钱半　生姜三钱　大枣三枚，掰开　生黄芪三钱　知母三钱　防风二钱

煎汤一茶盅，温服，复被令一时许，遍身絷絷微似有汗者益佳。不可如水流漓，病必不除。禁生冷、黏滑、肉面、五辛、酒酪及臭恶等物[2]。

桂枝汤为治伤风有汗之方。释者谓风伤营则有汗，又或谓营分虚损，即与外邪相感召。斯说也，愚尝疑之。人之营卫，皆为周身之外廓。卫譬则郭（guō，外城）也，营譬则城也，有卫以为营之外围，外感之邪，何能越卫而伤营乎？盖人之胸中大气，息息与卫气相关，大气充满于胸中，则饶有吸力，将卫气吸紧，以密护于周身，捍御外感，使不得着体，即或着体，亦止中于卫，而不中于营，此理固显然也。有时胸中大气虚损，不能吸摄卫气，卫气散漫（弥漫四散），不能捍御外邪，则外邪之来，直可透卫而入营矣。且愚临证实验以来，凡胸中大气虚损，或更下陷者，其人恒大汗淋漓，拙拟升陷汤在第四卷下，载有数案，可参观也。是

[1] 麻黄加知母汤治风寒表实无汗，加味桂枝汤代粥汤治风寒表虚有汗。

[2] 服法仿照张仲景桂枝汤煎服法，但省去啜粥。

[1] 张锡纯将胸中大气下陷引入桂枝汤病机，诚发千古之未发。

[2] 张锡纯明确指出桂枝汤虚在胸中大气。

[3] 张锡纯阐发啜粥之精义在于补胸中大气，为开天辟地第一人，仲景千古之知音。

[4] 用生黄芪、防风代替粥之补益和发表之力，其效更宏。加知母制约黄芪生热上火。

[5] 赵晴初：字彦晖，晚号存存老人，清代医家，著《存存斋医话稿》。

知凡桂枝汤证，皆因大气虚损，其汗先有外越之机，而外邪之来，又乘卫气之虚，直透营分，扰其营中津液，外泄而为汗也[1]。究之，风寒原不相离，即系伤风，其中原挟有寒气，若但中于卫则亦能闭汗矣。故所用桂枝汤中，不但以祛风为务，而兼有散寒之功也。

陈古愚曰："桂枝辛温，阳也。芍药苦平，阴也。桂枝又得生姜之辛，同气相求，可恃之调周身之阳气。芍药而得大枣、甘草之甘苦化合，可恃之以滋周身之阴液。既取大补阴阳之品，养其汗源，为胜邪之本，又啜粥以助之，取水谷之津以为汗，汗后毫不受伤，所谓立身于不败之地，以图万全也。"按：此解甚超妙，而于啜粥之精义，犹欠发挥。如谓取水谷之津，以为汗，而人无伤损，他发汗药，何以皆不啜粥？盖桂枝汤所主之证，乃外感兼虚之证，所虚者何？胸中大气是也[2]。《内经》曰："谷始入于胃，其精微者，先出于胃之两焦，以溉五脏，别出两行营卫之道，其大气之抟而不行者，积于胸中，命曰气海。"由斯观之，大气虽本于先天，实赖后天水谷之气培养而成。桂枝汤证，既因大气虚损，致卫气漫散，邪得越卫而侵营，故于服药之后，即啜热粥，能补助胸中大气以胜邪，兼能宣通姜、桂以逐邪，此诚战则必胜之良方也。乃后世医者忽不加察，虽用其方，多不啜粥，致令服后无效，病转深陷，故王清任《医林改错》深诋（dǐ，毁谤）桂枝汤无用，非无用也，不啜粥故也[3]。是以愚用此方时，加黄芪升补大气以代粥补益之力，防风宣通营卫以代粥发表之力，服后啜粥固佳，即不啜粥，亦可奏效。而又恐黄芪温补之性，服后易至生热，故又加知母，以预为之防也[4]。

按：凡服桂枝汤原方，欲其出汗者，非啜粥不效。赵晴初[5]曰："族侄柏堂，二十一岁时，酒后寐中受风，遍身肌肤麻痹，搔之不知疼痒，饮食如常。时淮阴吴鞠通适寓（yù，居住）伊家，投以桂枝汤，桂枝五钱，白芍四钱，甘草三钱，生姜三片，大枣两枚，水三杯，煎二杯，先服一杯，得汗止后服，不汗再服。并嘱弗夜膳（shàn，饭食），临睡腹觉饥，服药一杯，须臾啜热稀粥一碗，复被取汗。柏堂如其法，只一服，便由头面至足，遍身漐漐得微汗，汗到处，以手搔之，辄知疼痒，次日病若失。"观此医案，知欲用桂枝汤原方发汗者，必须啜粥，若不啜粥，即能发汗，恐亦无此功效[1]。

　　或问：桂枝汤证，其原因既为大气虚损，宜其阳脉现微弱之象，何以其脉转阳浮而阴弱乎？答曰：人之一身，皆气之所撑悬也。此气在下焦为元气，在中焦为中气，在上焦为大气，区域虽分，而实一气贯注。故一身之中，无论何处气虚，脉之三部，皆现弱象。今其关前之脉因风而浮，转若不见其弱，而其关后之脉，仍然微弱，故曰阳浮而阴弱也[2]。如谓阴弱为下焦阴虚，则其脉宜兼数象。而愚生平所遇此等证，其脉多迟缓，不及四至，其为气分虚损，而非阴分虚损可知[3]。即所谓啬啬（sèsè，肌体畏寒收缩貌）恶寒、淅淅（xīxī，畏风貌）恶风、翕翕（xīxī，形容发热时的症状）发热，亦皆气分怯弱（qièruò，亏虚不足）之形状也[4]。后世谓"伤寒入足经，不入手经"。治伤寒之方，亦但治足经，不治手经，其说诚非也。夫麻黄汤，兼治手太阴经，于前方后曾详论之。至桂枝汤，兼治手太阳经，唐容川论之甚详，其言曰："膀胱主气属卫分，小肠主火主血属营分。营生于心、藏于肝，而导之出者小肠也。心火生营血，循包络下入肝腑，散走连网而及小肠，通体全生于连网之上。小肠者心之府，而连网者，肝膈相连者也。小肠宣心之阳，从连网肝膈之中，而外达腠理，又外达肌肉，是为营气与卫气合，以成其为太阳之功用。故邪在营分，用甘、枣补脾，从脾之膏油外达，以托肌肉之邪。用芍药行肝血，从肝膈连网而外达肌肉，以行营血之滞。用生姜宣三焦少阳之气，从连网达腠理，以散外邪。而尤重在桂枝一味，能宣心阳，从小肠连网，以达于外，使营血充于肌肉间，而邪不得留也。然则此方，正是和肌肉、治营血之方，正是小肠血

[1] 通过名医吴鞠通之验案，在此强调啜粥的重要性。

[2] 张锡纯将桂枝汤证阳浮阴弱阐释为寸浮关尺弱。寸浮因风所致，关尺弱为胸中大气亏虚所致。

[3] 张锡纯从胸中大气虚损入手，指出桂枝汤证的脉象多迟缓无力，不及四至，而非细数无力。这是对张仲景桂枝汤证脉学的补充和完善。

[4] 很多医家将"啬啬恶寒、淅淅恶风、翕翕发热"解释为外感风寒袭表之征，张锡纯从胸中大气不足阐释，很有新意。

分之方。盖膀胱属水，小肠属火，以火化水，而后成太阳之功用。若不知水火合化之理，则此方之根源不明也。"按：连网即包连脏腑之网油脂膜，亦即三焦也。从前论三焦者，皆未能确指为何物，独容川所著《医经精义》论之甚详，能发前人所未发，其功伟矣[1]。

王叔和《脉诀》三焦与心包络，皆诊于右尺，后世多有诋其差谬者。愚向亦尝疑之，后见容川所论三焦与肾系，心始豁然。所谓肾系者，即络肾之脂膜。其根连于脊椎，自下数第七节处，此为命门穴，乃相火由生之处。此油膜，原与网油相连为一体，上为膈膜，更上为心与肺相连之包络，由斯知心包络与三焦，亦皆发原于命门。且心包络与三焦，脏腑相配，又皆属火，故可与相火同诊于右尺也。叔和当日，去古未远，此必有秘传口授，而后笔之于书也。详观容川之论，可明叔和之《脉诀》，既明叔和之《脉诀》，更知容川之论信而有征矣[2]。

按语： 风寒表虚证的经典用方是桂枝汤。正如柯琴说："此为仲景群方之魁，乃滋阴和阳、调和营卫、解肌发汗之总方也。"其中的煎服法极其讲究，重要的一环就是服药后不久啜热稀粥。目的在于借水谷之精气，充养中焦，化生气血津液。一方面可扶助正气，使外邪速去；一方面资助汗源酿汗，使邪随汗而去。

大部分医家都一致认为外感风寒表虚证之自汗，为外感风邪袭表，导致腠理开泄不固所致。张锡纯却对这种解释不予苟同，而是给予独树一帜的阐释，发千古之未发。他认为，该自汗的主要原因是胸中大气亏虚，不能固摄津液所致。其次，才是外风扰动。风邪扰动仅仅是一个诱因和加重因素，并不是主导因素。所以，他认为桂枝汤中啜热稀粥的目的是通过补养后天水谷之气进而培养胸中大气以使外邪速去。根据这种新的认识，他对张仲景桂枝汤给予新的完善和发展。其中，最大的改进就是加生黄芪代替啜热稀粥补胸中大气，加防风代替啜热稀粥发表之力。这样既去掉了啜热稀粥的麻烦，更

[1] 治伤寒之方，既治足经，也治手经。麻黄汤治足太阳膀胱和手太阴肺，桂枝汤治足太阳膀胱和手太阳小肠。

[2] 张锡纯通过唐容川论三焦与肾系，阐释王叔和《脉诀》三焦与心包络皆诊于右尺的正确性。

主要的是增强了扶助正气、祛邪外出之力。所以，他将本方更名为加味桂枝代粥汤。

张仲景桂枝汤证的主脉是阳浮而阴弱。张锡纯从胸中大气虚损入手，分析了阳浮而阴弱产生的机制。但他根据自己长期的临床经验，指出桂枝汤证临床更为多见的脉象是迟缓无力，这是对张仲景桂枝汤证脉学的补充和完善，更对我们临床把握应用桂枝汤具有重要指导价值。

小青龙汤解宜与第五期 《衷中参西录》 第五卷 《历序用小青龙汤治外感痰喘之经过及通变化裁之法》 参看

《伤寒论》曰："伤寒表不解，心下有水气，干呕，发热而咳，或渴，或利，或噎，或小便不利、少腹满，或喘者，小青龙汤主之[1]。"

陈修园注云："太阳主寒水之气，运行于皮肤，出入于心胸。今不运行出入，以致寒水之气，泛溢（水向四处漫流）而无底止。水停于胃则干呕，水气与寒邪留恋而不解故发热。肺主皮毛，水气合之则发热而咳，是发热而咳，为心下有水气之明证。然水性之变动不居，不得不于未然之时，先作或然之想。或水蓄而正津不行则为渴，或水渍入肠间则为利，或逆之于上则为噎（yē，食物塞住了嗓子），或留而不行则为小便不利、少腹满，或如麻黄证之喘，而兼证处，显出水气，则为水气之喘者。以上诸证，不必悉具，但见一二证即是也，以小青龙汤主之。"

又《伤寒论》曰："伤寒，心下有水气，咳而微喘，发热不渴，服汤已渴者，此寒去欲解也，小青龙汤主之。"陈修园注云："寒水之气，太阳所专司，运行于肤表，出入于心胸，有气而无形。苟人伤于寒，则不能运行出入，停于心下，无形之寒水，化而为有形之水气。水寒伤肺而气上逆，则为咳而微喘。病在太阳之表，则现出标阳而发热。然水寒已甚，标阳不能胜之，虽发热而仍不渴。审证既确，而以小青龙汤与服，服汤已而渴者，此寒去欲解，而水犹未解也。仍以小青龙汤

[1] 张锡纯对小青龙汤进行诠释的目的，是为了读者能够正确和熟练地应用。

主之，再散其水气而愈。"

修园此二节之注，原系即经文而为衬注（尾注），逐字逐句，补缀（zhuì，缝补，此为注解之意）挑剔（指点，阐明），曲畅尽致（淋漓尽致），可谓善解经文者矣[1]。

【附录】 小青龙汤原方[2]

麻黄去节，三两　芍药三两　细辛三两　干姜三两甘草三两　桂枝去皮，三两　五味子半升　半夏半升，汤洗

上八味，以水一斗，先煮麻黄减二升，去上沫，纳诸药，煮取三升，去滓，温服一升。若微利者，去麻黄，加芫花，如鸡子大，熬令赤色古以熬字作炒字用。若渴者，去半夏，加瓜蒌根三两。若噎者，去麻黄，加附子一枚炮。若小便不利、少腹满，去麻黄，加茯苓四两。若喘者，去麻黄，加杏仁半升，去皮尖。

按：芫花今人罕用，修园谓可以茯苓代之。

【附录】 更定小青龙汤分量[3]

麻黄二钱　芍药三钱　干姜一钱　甘草钱半　桂枝尖二钱　清半夏二钱　五味子钱半　细辛一钱

此后世方书所载小青龙汤分量，而愚略为加减也。喘者，原去麻黄、加杏仁，愚于喘证之甚实者，又恒加杏仁三钱，而仍用麻黄一钱，则其效更捷。若兼虚者，麻黄断不宜用。《伤寒论》小青龙汤，无加石膏之例，而《金匮》有小青龙加石膏汤，治肺胀咳而上气，烦躁而喘，脉浮者，心下有水。是以愚治外感痰喘之挟热者，遵《金匮》之例，必酌加生石膏数钱，其热甚者，又或用至两余。

喻嘉言曰："桂枝、麻黄法无大小，而青龙汤有大小者，以桂枝、麻黄之变化多，而大青龙汤之变法，不过于桂、麻二汤内施其化裁，或增或去，或饶（ráo，增添）或减，其中神化莫可端倪（duānní，窥测，捉摸）[4]。又立小青龙一法，散邪之功兼乎涤（清除）饮，取义山泽小龙养成头角，乘雷雨而翻江搅海直奔龙门之义，用以代大青龙，而擅江河行水之力，立法诚大备

---

[1] 张锡纯推崇陈修园对小青龙汤的诠释。

[2] 张锡纯列出小青龙汤原方，为的是与自己更定的小青龙汤分量加以对比。

[3] 张锡纯将小青龙汤的药物剂量和加减法更定列出，其实质是自己临床运用该方之宝贵经验。

[4] 喻嘉言认为大小青龙汤皆化裁于麻黄汤、桂枝汤两方。

也。因经叔和编次（编排次序）漫无统纪（纲纪），昌（喻嘉言）于分编之际，特以大青龙为纲，于中麻、桂诸法悉统于青龙项下，拟为龙背、龙腰、龙腹，然后以小青龙汤尾之，或飞或潜可弥（弥留）可伏，用大用小曲畅（周尽而畅达）无遗。居然仲景通天手眼（神通广大），驭（驾驭）龙心法矣。昔有善画龙者，举笔凝思，而青天忽生风雨。吾不知仲景制方之时，其为龙乎，其为仲景乎，必有倏然雷雨满盈大青龙汤，倏然密云不雨桂枝二越婢一汤，倏然波浪奔腾小青龙汤，以应其生心之化裁者，神哉青龙等方，即拟为九天龙经可也。"

又曰："娄东（江苏太仓）胡卣（yǒu）臣[1]先生，昌（喻嘉言）所谓贤士大夫也。夙昔痰饮为恙，夏日地气上升，痰即内动，设小有外感，膈间痰即不行，二三日瘥后当膺尚结小痤。无医不询，无方不考，乃至梦寐（mèngmèi，形容迫切地期望着）恳求大士治疗，因而闻疾思苦，深入三摩地位（指事物的要领，真谛），荐分治病手眼，今且仁智兼成矣。昌昔谓膀胱之气流行，地气不升，则天气常朗，其偶受外感，则仲景之小青龙一方，与大士水月光中大圆镜智无以异也。盖无形之感挟有形之痰互为胶漆（形容黏稠之甚），其当胸窟宅，适在太阳经位，惟于麻、桂方中，倍加五味、半夏以涤饮而收阴，加干姜、细辛以散结而分解，合而用之，令药力适在痰饮绾结（wǎnjié，盘结，此处指积聚）之处，攻击片时，则无形之感从肌肤出，有形之痰从水道出，顷刻分解无余，而膺胸空旷不复丛生小痤矣。若泥麻、桂甘温减去不用，则不成其为龙矣，将恃何物为翻波鼓浪之具乎[2]。"

寒温中，皆有痰喘之证，其剧者甚为危险。医者自出私智治之，皆不能效，惟治以小青龙汤，或治以小青龙加石膏汤，则可随手奏效。然寒温之证，兼喘者甚多，而有有痰无痰与虚实轻重之分，又不必定用小青龙

[1] 胡卣臣：胡节，字竹君，号井农，清代画家。

[2] 喻嘉言通过治疗胸前细小痤疮，指出小青龙汤不可轻易减去麻黄、桂枝。

汤也[1]。今将其证，分列数条于下，审证施治，庶几不误。

一、气逆迫促，喘且呻，或兼肩息者，宜小青龙汤，去麻黄，加杏仁。热者，加生石膏。

一、喘状如前，而脉象无力，或兼数者，宜小青龙汤，去麻黄，加杏仁，再加生石膏、人参。

一、喘不至呻，亦不肩息，惟吸难呼易，苦上气，其脉虚而无力，或兼数者，宜拙拟清解汤在后。

一、喘不甚剧，呼吸无声，其脉实，而至数不数者，宜小青龙汤，去麻黄，加杏仁、生石膏。若脉更滑数者，宜再加知母。

一、喘不甚剧，脉洪滑而浮，舌苔白厚，胸中烦热者，宜用拙拟寒解汤在后汗之。

一、喘而发热，脉象确有实热，至数兼数，重按无力者，宜拙拟白虎加人参以山药代粳米汤在第六卷，更以生地代知母，加茅根作引。

一、喘而结胸者，宜用《伤寒论》中诸陷胸汤丸，或拙拟荡胸汤在第七卷，以开其结，其喘自愈。上所列喘证共七种，合之后馏水石膏饮所主之喘证，外感喘证之治法，亦略备矣。至于麻黄汤证，多有兼微喘者，此为业医者所共知，不必列于数条中也。

小青龙汤为治外感痰喘之神方。其人或素有他证，于小青龙汤不宜，而至必须用小青龙汤之时，亦不可有所顾忌。徐灵胎曰："松江王孝贤夫人，素有血证，时发时止，发则微嗽。又因感冒变成痰喘，不能着枕（睡眠），日夜俯几而坐，竟不能支持矣。是时有常州名医法丹书调治不效，延余至。余曰：此小青龙汤证也。法曰：我固知之，但体弱而素有血证，麻、桂诸方可用乎？余曰：急则治标，若更喘数日殆矣。且治其新病，愈后再治其本病可也。法曰：诚然，病家焉能知之，如用麻、桂而本病复发，则不咎（jiù，怪罪）病本无治，而恨用麻、桂误之矣。我乃行道之人，不能任其咎，君不以医名，我不与闻，君独任之可也。余曰：

然服之有害，我自当之，但求先生不阻之耳。遂与服，饮毕而气平，终夕得安[1]。然后以消痰、润肺、养阴、开胃之方，以次调之，体乃复旧。"

按：有血证者，最忌桂枝，不甚忌麻黄。用此方时，宜稍为变通，去桂枝留麻黄，再加生石膏，服之亦可愈病，且妥善无他虞[2]。

又愚用小青龙汤，凡遇脉虚者，必预购补药，以备不时之需[3]。曾治一叟，年六十三，于仲冬得伤寒证，痰喘甚剧，其脉浮而弱，不任循按。问其平素，言有劳病，冬日恒发喘嗽。愚再三踌躇，勉强治以小青龙汤，去麻黄加杏仁、生石膏。为其脉弱，俾预购补药数种备用，服药喘稍愈。再诊其脉微弱益甚，愚遂用龙骨、牡蛎皆不用煅、野台参、生杭芍、山萸肉去净核为方，皆所素购也。煎汤甫成，此时病人呼吸俱微，自觉气息不续，急将药饮下，气息遂可接续。愚将旋里，嘱再服药数剂，以善其后。隔三日复来迎愚，言病又反复。愚至，见其喘促异常，其脉尺部无根、寸部有热。急用酸石榴一个，连皮捣烂，煮汤，调白沙糖多半两，服之喘愈大半。又用所服原方去萸肉，仍加酸石榴一个，与药同煎好，再兑生梨自然汁半茶盅，服之喘遂大愈。盖石榴与萸肉，同系酸敛之品，而一则性温，一则性凉，此时脉象有火，故以酸石榴易萸肉，而又加生梨汁之甘寒，所以服之能效也。

又门人高如璧，曾治一外感痰喘，其脉甚虚。如璧投以小青龙汤，去麻黄，加杏仁，又加野台参五钱、生石膏八钱，一剂而喘定。继用拙拟从龙汤在后，亦加参与石膏，病若失。按：如此调方，以治外感之痰喘兼虚者，诚为稳善，较愚之用补药于小青龙汤后者，可谓青出于蓝矣。

又长子荫潮，曾治一外感痰喘，喘逆甚剧，脉甚虚数。诸医因喘剧、脉虚数，皆辞不治疗。荫潮投以小青龙汤，去麻黄，加杏仁，又加人参、生石膏各一两，一

[1] 小青龙汤为治疗外感痰喘之神方，审证若真则可大胆使用，不可缩手缩脚贻误战机。
[2] 张锡纯对徐灵胎治疗素有血证之痰喘用小青龙汤给予点评，主张去桂枝加生石膏更为稳妥。
[3] 张锡纯治疗小青龙汤见脉虚者的经验至为宝贵，是对该方的补充完善和发展。我认为，张锡纯若将此经验命名为加味小青龙汤，则与麻黄加知母汤、加味桂枝代粥汤并驾齐驱矣。

剂病愈大半[1]。继投以从龙汤，去半夏，加入参、生石膏，两剂全愈。

小青龙汤治外感挟水气，凡证由于外感痰饮者，用之皆有捷效，以痰饮即水之所结也[2]。一媪，年六十余。得温病三四日，胸膈烦满，甚觉短气，其脉滑而有力。投以小青龙汤，加生石膏一两，胸次豁然，仍觉表里发热。继投以大剂白虎加人参汤，方中生石膏用三两，煎汤一大碗，分三次温饮下，尽剂而愈。

外感之证，皆忌用五味，而兼痰嗽者尤忌之，以其酸敛之力甚大，能将外感之邪锢闭肺中而终身成劳嗽也。惟与干姜并用，济之以至辛之味，则分毫无碍。按五行之理，辛可胜酸，《内经》有明文也。徐氏《本草百种录》中亦论之甚详。

肺具阖辟之力，其阖辟之力适均，且机关灵动活泼，则呼吸自顺。陈修园曰："干姜以司肺之辟，五味以司肺之阖，细辛以发动其阖辟活动之机，小青龙汤中，当以此三味为主，故他药皆可加减，此三味则缺一不可[3]。"按五味能阖，干姜能辟，其理易明，至细辛能发动其阖辟之机，其理甚邃。盖细辛味辛，而细嚼之，有酸收之意，《本经》谓主咳逆上气，是此一药不但味辛能辟，而又能阖也，其所以能发动阖辟之机者，诚在于斯。

细辛有服不过钱之说，是言单服此一味也。若入汤剂，有他药渣相混，即用一钱，不过有半钱之力，若再少用，即不能成功矣。故用小青龙汤者，细辛必以一钱为度[4]。

麻黄能泻肺气以定喘，桂枝能降肺气以定喘。外感痰喘，多有兼气虚者，故不敢用麻黄泻肺，而易以杏仁，助桂枝以降肺。由是观之，若其气分不虚，而证又甚实，不去麻黄亦可，或加杏仁，减麻黄之半亦可。况《金匮》小青龙加石膏汤，治肺胀作喘，原不去麻黄，亦不加杏仁。盖加石膏，即可以不去麻黄，为有麻黄，所以不用杏仁。若遇其气分甚虚者，虽加石膏，亦宜以

[1] 张锡纯对其高徒和长子应用小青龙汤见脉虚者加人参补气给予高度肯定。

[2] 小青龙汤治外感夹痰饮，小青龙加石膏汤治外感夹痰热。

[3] 张锡纯认同陈修园的观点，认为小青龙汤中干姜、细辛、五味子三味药物缺一不可，故对其加以详细分析阐述。

[4] 张锡纯强调细辛入汤剂时用量要大些，不可拘泥于细辛不过钱之说。

杏仁代麻黄，而又加参也[1]。

愚用小青龙治外感痰喘，屡次皆效。然必加生石膏，或七八钱，或至两余，若畏石膏不敢多用，即无效验[2]。堂姊丈褚樾（yuè）浓，体丰气虚，素多痰饮，薄受外感，即大喘不止，医治无效，旬日喘始渐愈。偶与愚言及，若甚恐惧。愚曰：此甚易治，顾用方何如耳。《金匮》小青龙加石膏汤，为治外感痰喘之神方，辅以拙拟从龙汤，则其功愈显。若后再喘时，先服小青龙加石膏汤，若一剂喘定，继服从龙汤一剂，其喘必不反复。若一剂喘未定，小青龙加石膏汤可服至二三剂，若犹未全愈，继服从龙汤一两剂，必能全愈。若服小青龙加石膏汤，喘止旋反复，再服不效者，继服从龙汤一二剂必效。遂录两方赠之，樾浓甚欣喜，如获异珍，后用小青龙汤时，畏石膏不敢多加，虽效实无捷效。偶因外感较重喘剧，连服小青龙汤两剂，每剂加生石膏三钱，喘不止而转增烦躁，遂放胆加生石膏一两，一剂喘止，而烦躁亦愈。由斯观之，即脉与证皆无热象者，亦宜加生石膏数钱，以解麻、桂、姜、辛之热也[3]。

尝视《伤寒》之方，不但小青龙汤宜加石膏，而他方亦多有宜加凉药者。仲景为医中之圣，所著《伤寒论》一书，弘博渊深，开后人无限法门，原不可轻加拟议。特是天地之气运，数十年而一变。仲景先成《伤寒论》，小青龙汤一方，加法甚多，而独不加石膏，盖其时无可加石膏之证也。后著《金匮》，则小青龙汤加石膏矣，其时有其证可知。相隔应不甚远，气运即有变迁，况自汉季至今，一千六百余年，必执定古人之方，以治今人之病，不知少有变通，是亦不善用古方也。况《伤寒论》前原散佚（sànyì，流失不传，散失），经王叔和编次而成，其中能保无舛讹（chuǎn'é，差错，错误）乎？是以愚于《伤寒论》一书，其可信者，尊之如《本经》《内经》，间有不敢信者，不得不存为疑案，以待质高明也[4]。

[1] 张锡纯介绍自己如何化裁小青龙汤之经验。其中如何去麻黄，如何加杏仁、生石膏、人参最为关键，要注意学习应用。

[2] 张锡纯治疗外感夹痰热者，小青龙汤必加生石膏，且要重用。

[3] 张锡纯对于小青龙汤无明显热象者也主张加数钱生石膏，是对仲景小青龙汤的发展和创新。

[4] 张锡纯通过小青龙汤加石膏，阐述了他学故而不泥古、活学活用仲景学术思想的主张。其中对桂枝汤证、麻黄汤证，提出了新的见解，这才是科学和实事求是的态度，这才是对仲景的真正尊重与敬仰。

即如太阳一篇，第二十五节云："服桂枝汤大汗出，脉洪大者，与桂枝汤如前法。"按：此证有过汗亡阴之象徐氏（徐灵胎）《洄溪医案》言过汗亡阴亡阳之分，论之甚详，其脉之洪大，乃阳偏盛也，桂枝之辛温犹可用乎?[1]

第四十五节云："太阳病，脉浮紧，无汗，发热，身疼痛，八九日不解，表证仍在，此当发其汗，服药已微除，其人发烦目瞑，剧者必衄，衄乃解，所以然者，阳气重故也，麻黄汤主之。"按：此证麻黄汤主之，谓用麻黄汤于未衄之前，当发其汗时也。然服麻黄汤后，至于发烦目瞑（míng，形容昏花迷离），剧者且衄，则其先早有伏热可知。设用麻黄汤时，去桂枝勿使动其血分，再加知母以清其伏热，其人不发烦目瞑，血即可以不衄，纵衄时不亦轻乎！且今日寒温诸证，恒有因衄血过剧而偾事者，又不可执定衄后即解也[2]。曾治一室女得温病，七八日间衄血甚多，衄后身益热，且怔忡，脉甚虚数。投以大剂白虎加人参汤，生石膏重用三两，煎汤一大碗，分三次温饮下，热遂退。隔半日复衄血，病家惧甚，诊其脉甚平和，曰无须用药即愈矣，果须臾而愈。此证若于初次衄后，不急用白虎加人参汤，清热兼补其虚，其身热脉数、心复怔忡之状况，犹堪再衄乎！

第五十四节云："伤寒不大便六七日，头痛有热者，与承气汤。小便清者，知不在里，仍在表也，当须发汗，若头痛者必衄，宜以桂枝汤。"按：此谓用桂枝汤，于未衄之前，即可以不衄也。徐灵胎曰："外感风热，药中误用桂枝，即可吐血衄血。"此诚确当之论。曾治一媪，年近六旬，感冒风寒，投以发表之剂，中有桂枝，一服而愈。后数月又得感冒证，兼有心中积热，自服原方，竟至吐血。由斯观之，此证既血热，有将衄之势，桂枝汤亦似难用，纵有表证宜解，拟用麻黄汤，去桂枝，加知母、芍药，方为稳妥[3]。

诸如此类，窃疑非仲景原文，即系仲景原文，而当时人犹近古，察质浑穆（húnmù，质朴淳和），虽经外感铄耗，其阴分不易亏损，即偶有所损，而其根柢仍固。故治之者，率可但治其外感，不必多有所顾忌。今人禀赋不及古人，而人事又多遭损，或吸烟、或酗酒、或纵欲及一切劳心劳力过度之事，皆足伤人阴分，故甫经邪热铄耗，其阴分即有莫支（不能支撑）之势。治之者，宜时时顾其阴分，无论或发表、或和解、或降下，见有热象可征者，即宜加凉润之药佐之，若知母、生石膏、芍药之类。惟甘寒黏泥，虽能滋阴，而能锢闭外邪者，不宜用也[1]。

按语： 小青龙汤是治疗外寒内饮证的主方，具有解表散寒、温阳化饮之功。临床应用以恶寒发热、头身疼痛、无汗、胸痞、喘咳、痰多而稀、干呕、头面四肢浮肿、舌苔白滑、脉浮为辨证要点。

张锡纯结合古代医家的精妙注解，对其病因、病机、诊断、治法、方剂、药物、注意事项等进行了系统的诠释和讲解，目的是为了使读者能够正确和熟练地应用。

小青龙汤治疗的外寒内饮证，其内饮应该说属虚饮，即阳气亏虚、水饮内停。这时，如果不考虑阳气亏虚，应用小青龙汤则易致发散太过而导致阳气虚脱，出现喘逆、大汗淋漓、心悸怔忡等。所以，张锡纯应用小青龙汤若见脉虚弱者，以小青龙汤加山萸肉、白芍、生龙骨、生牡蛎、人参等，则无亡阳脱证之虑。张锡纯在小青龙汤中加酸敛益气药，是对小青龙汤的重大补充完善和发展创新。我个人认为，张锡纯若将小青龙汤加山萸肉、白芍、生龙骨、生牡蛎、人参命名为加味小青龙汤，则与麻黄加知母汤、加味桂枝代粥汤并驾齐驱矣。

张锡纯不仅用小青龙汤治疗水饮之喘咳，也用其治疗外感风寒、痰热内蕴所致的喘咳。但他方中必加生石膏，也就是《金匮要略》小青龙加石膏汤。

从龙汤

治外感痰喘，服小青龙汤，病未全愈，或愈而复发

[1] 张锡纯认为，古今人之禀赋和人情世故不同，内易生热耗津伤阴，故临床要注意应用清热养阴生津之品，如生石膏、知母、白芍、天花粉、天冬、麦冬等。这是对刘完素火热论学术思想的继承与发展。

者，继服此汤[1]。

龙骨不用煅，一两，捣　牡蛎不用煅，一两，捣　生杭芍五钱　清半夏四钱　苏子炒捣，四钱　牛蒡子炒捣，三钱

热者，酌加生石膏数钱或至一两。

从来愚治外感痰喘，遵《伤寒论》小青龙汤加减法，去麻黄加杏仁，热者更加生石膏，莫不随手而愈。然间有愈而复发，再服原方不效者，自拟得此汤后，凡遇此等证，服小青龙汤一两剂即愈者，继服从龙汤一剂，必不再发。未全愈者，服从龙汤一剂或两剂，必然全愈。名曰从龙汤者，为其最宜用于小青龙汤后也[2]。

或疑方中重用龙骨、牡蛎，收涩太过，以治外感之证，虽当发表之余，仍恐余邪未尽，被此收涩之药固闭于中，纵一时强制不喘，恐病根益深，异日更有意外之变。答曰：若是以品龙骨、牡蛎，浅之乎视龙骨、牡蛎者也，斯可征之以前哲之说[3]。

陈修园曰："痰水也，随火而上升。龙属阳而潜于海，能引逆上之火、泛滥之水，下归其宅。若与牡蛎同用，为治痰之神品。今人止知其性涩以收脱，何其浅也[4]。"

徐灵胎曰："龙得天地纯阳之气以生。藏时多，见时少，其性虽动而能静。故其骨最黏涩，能收敛正气，凡心神耗散，肠胃滑脱之疾，皆能已之。"又曰："阳之纯者，乃天地之正气。故在人亦但敛正气，而不敛邪气。所以仲景于伤寒邪气未尽者，亦恒与牡蛎同用，后之医者，于此义盖未之审也。"又曰："人身之神属阳，然非若气血之有形质，可补泻也，故治神为最难。龙者秉天地之元阳出入，而变化不测，乃天地之神也，以神治神，则气类相感，更佐以寒热温凉补泻之法，虽无形之病，不难治矣。"又曰："天地之阳气有二，一为元阳之阳，一为阴阳之阳。阴阳之阳，分于太极既判之时，以日月为升降，而水火则其用也；与阴为对待，而不并于阴，此天地并立之义也。元阳之阳，存于太极未判之时，以寒暑为起伏，而雷雨则其用也；与阴为附

[1] 小青龙加石膏汤化痰之力不足，故未能痊愈或愈而复发。

[2] 从龙汤用于小青龙汤之善后，故名。

[3] 龙骨、牡蛎敛正气而不敛邪气，故外感痰喘可用。

[4] 张锡纯借陈修园之笔，阐释龙骨能引逆上之火、泛滥之水，下归其宅。龙骨与牡蛎同用，为治痰之神品。

丽，而不杂于阴，此天包地之义也。龙者正天地元阳之气所生，藏于水而不离乎水者也。故春分阳气上并泉冷，龙用事而能飞；秋分阳气下并泉温，龙退蛰而能潜。人身五脏属阴，而肾尤为阴中之至阴，故人之元阳藏焉，是肾为藏水之脏，而亦为藏火之脏也。所以阴分之火，动而不藏者亦用龙骨，盖借其气以藏之，必能自还其宅也[1]。"

按：此论与前论皆妙甚，果能细参其理，则无疑于拙拟之从龙汤矣[2]。

邑郑仁村，年五十许。感冒风寒，痰喘甚剧，服表散、清火、理痰之药皆不效，留连二十余日，渐近垂危。其甥刘振绪，从愚读书，甚慧。与言医学，颇能记忆。闻其舅病革（bìng jí，病势危急），往省（xǐng，探望，问候）之，既至，则衣冠竟属纩（zhǔ kuàng，人临终之前，用新的丝絮放在其口鼻上，看是否还有气息。属，放置。纩，丝绵）矣。振绪用葶苈四钱，生者，布包大枣五枚，擘开汤，加五味子二钱，煎汤灌之，豁然顿醒，继服从龙汤一剂全愈。盖此证乃顽痰郁塞肺之窍络，非葶苈大枣汤，不能泻之[3]。且喘久则元气必虚，

加五味子二钱，以收敛元气，并可借葶苈下行之力，以纳气归肾也。以十四岁童子，而能如此调方，岂非有神助欤？为其事特异，故附记于此。且以知拙拟从龙汤，固宜于小青龙汤后，而服过发表之药者，临时制宜，皆可酌而用之，不必尽在小青龙汤后也[4]。

按语：从龙汤用于小青龙汤之善后，故名。从龙汤主治外感风寒已解、痰湿阻肺之证。方中清半夏、苏子、牛蒡子降气化痰；生龙骨、生牡蛎为治痰神品，助前药化痰，并可收敛正气防止前药辛燥滑利损伤正气；生杭芍滋阴并可监制清半夏、苏子、牛蒡子三药辛燥滑利，又可利小便助前药化痰。若是痰热阻肺，则可酌加生石膏。

为什么服小青龙汤后病情不能彻底痊愈呢？根据从龙汤的药物组成则可以推知。该证在应用小青龙汤或小

[1] 张锡纯借徐灵胎之笔，阐释了龙牡之作用：敛正气治疗元气耗散滑脱；镇心安神；潜藏元阳。

[2] 陈修园、徐灵胎道出了龙骨、牡蛎之真谛，对我们临床应用具有重要指导意义。

[3] 葶苈子擅长治疗顽痰郁塞肺之窍络。

[4] 从龙汤虽用于小青龙汤之善后，但可灵活应用于痰湿阻肺证。

青龙加石膏汤之前，已经蕴有痰湿之证。治疗时理应用小青龙汤加苏子、牛蒡子、半夏、生龙骨、生牡蛎、白芍等药。但由于医者审证不精，处方不完全恰当所致。从龙汤为小青龙汤善后之方，也是亡羊补牢之方。若能审证准确的话，应该在治疗之初，即将从龙汤合并入小青龙加石膏汤中为佳。

服小青龙汤后不解不一定必用从龙汤，从龙汤也不必只能与小青龙汤连用。张锡纯之从龙汤实乃示人如何处理用过发表剂后出现变证、坏证的方法——辨证施治、扶正祛邪，这恰恰体现了张仲景"知犯何逆，随证治之"的学术思想。所以，服小青龙汤病未全愈，或愈而复发者，要根据疾病的转归，或补气，或补血，或补阴，或补阳，或清热，或祛痰，或活血，或导积，灵活运用，不一而足。

馏水石膏饮

治胸中先有蕴热，又受外感，胸中烦闷异常，喘息迫促，其脉浮洪有力，按之未实，舌苔白而未黄者[1]。

生石膏轧细，二两　甘草三钱　麻黄二钱

上药三味，用蒸汽水（蒸馏水）煎两三沸，取清汤一大碗，分六次温服下。前三次，一点钟服一次；后三次，一点半钟服一次。病愈则停服，不必尽剂。下焦觉凉者，亦宜停服[2]。僻处（偏远处）若无汽水，可用甘澜水代之。

作甘澜（lán）水法：用大盆盛水，以杓（sháo，勺）扬之，扬久水面起有若干水泡，旁有人执杓逐取之，即甘澜水[3]。

若以治温病中，似此证者，不宜用麻黄。宜用西药阿斯必林一瓦，融化于汤中以代之。若僻处药房无阿斯必林，又可代以薄荷叶二钱[4]。

奉天车站，经理矿务，钱慕韩，愚之同乡也。其妇人于仲冬得伤寒证，四五日间，喘不能卧，胸中烦闷异常，频频呼唤，欲自开其胸。诊其脉浮洪而长，重按未

[1] 馏水石膏饮实由大青龙汤精简化裁而来。

[2] 馏水石膏饮的煎服法。张锡纯煎药用蒸馏水，取《伤寒论》甘澜水之意。

[3] 张锡纯详细记述甘澜水制取方法。

[4] 馏水石膏饮治疗外感风寒、内蕴火热证；若外感风热、内蕴火热，则去麻黄代之以薄荷为佳。阿司匹林属辛凉之品，该方去麻黄则为石膏阿斯必林汤。

《医学衷中参西录》临证助读系列　方论分册

310

实，舌苔白厚[1]。知其证虽入阳明，而太阳犹未罢也胸中属太阳。此时欲以小青龙汤治喘，则失于热；欲以白虎汤治其烦热，又遗却太阳之病，而喘不能愈。踌躇再三，为拟此方，取汽水轻浮之力，能引石膏上升，以解胸中之烦热；甘草甘缓之性，能逗留石膏不使下趋，以专其上行之力。又少佐以麻黄解散太阳之余邪，兼借以泻肺定喘，而胸中满闷可除也。汤成后，俾徐徐分六次服之。因病在上焦，若顿服，恐药力下趋，则药过病所，而病转不愈也。服至三次，胸间微汗，病顿见愈，服至尽剂，病愈十之八九。再诊其脉，关前犹似浮洪，喘息已平，而从前兼有咳嗽未愈，继用玄参一两、杏仁去皮二钱，蒌仁、牛蒡子各三钱，两剂全愈[2]。

按语：馏水石膏饮为治疗胸中先有蕴热，复外感风寒之证。该方实由仲景大青龙汤精简创新而来。方中用生石膏内解胸中之烦热，用麻黄解散外感之风寒，兼以泻肺定喘，共为君药；配以生甘草甘缓之性，能逗留石膏不使下趋，以专其上行之力；用蒸馏水煎药，取其轻浮之力，能引石膏上升，以解胸中之烦热。全方配伍，使药力集中在上焦胸中，内清外散，胸中之蕴热得除，烦躁得解。

馏水石膏饮有两个特点：①方剂配伍：用甘缓之生甘草逗留生石膏不下趋，用轻清上浮之蒸馏水引生石膏上升，目的就是使生石膏更好地发挥清透上焦胸中蕴热之功；②服药方法：采用小量频服法。该方法有3个好处：一是防药力下趋，药过病所反伤中下；二是药力持续；三是适可而止，防攻邪太过伤正。

馏水石膏饮有一个创新点——用蒸馏水代替《伤寒论》甘澜水煎药。正如他说："若无汽水，可用甘澜水。"甘澜水有轻清上浮透发之性，用之煎药有载药上行和外透之功。但因收集甘澜水颇为费时费力，所以现代临床医生用之较少。张锡纯根据蒸馏水之生成特点，认为其颇似甘澜水，故以蒸馏水代替甘澜水，应该说既方便易得，且其轻清上浮透发之力远优于甘澜水。可

[1] 脉浮洪而长，重按未实，舌苔白厚，为诊断要点。

[2] 该案开始即参入玄参、杏仁、蒌仁、牛蒡子等化痰之品，可能更为恰当。

见，张锡纯与时俱进，继承发扬创新仲景学术思想的不遗余力。

葛根黄芩黄连汤解

《伤寒论》曰：太阳病桂枝证，反下之，利遂不止，脉促者，表未解也，喘而汗出者，葛根黄芩黄连汤主之。

唐容川曰："此节提出桂枝证，以别于上书麻黄证之太阳病也。上二节是伤寒，以见此一节是伤风。风在肌肉，阳明所司之界，本能翕翕发热，若误下之，则热邪内陷，为协热下利，与上节之必自利者不同。何以知其与上节寒利不同哉？盖寒脉不数，今以其脉数而歇至，名之为促，所以促者，因热内陷，而表未解，故邪欲出而不得出，是以促急也[1]。热气逆于肺则喘，热气蒸于肌腠则汗出[2]，此太阳阳明协热下利之证，故用葛根黄芩黄连汤治之。"

陆九芝曰："温热之与伤寒所异者，伤寒恶寒，温热不恶寒耳，恶寒为太阳主证，不恶寒为阳明主证，仲景于此，分之最严。恶寒而无汗用麻黄，恶寒而有汗用桂枝，不恶寒而有汗且恶热者用葛根[3]。阳明之葛根，即太阳之桂枝也，所以达表也。葛根黄芩黄连汤中之芩、连，即桂枝汤中之芍药也，所以安里也。桂枝协麻黄，治恶寒之伤寒。葛根协芩、连，治不恶寒之温热。其方为伤寒温热之分途，任后人审其病之为寒为热而分用之。尤重在芩、连之苦，不独可降、可泻，且合苦以坚之之义，坚毛窍可以止汗，坚肠胃可以止利。所以葛根黄芩黄连汤，又有下利不止之治。一方而表里兼清，此则药借病用，本不专为下利设也。乃后人视此方，若舍下利一证外，更无他用者何也[4]。"

按： 用此方为阳明温热发表之药，可为特识。然葛根发表之力甚微，若遇证之无汗者，拟加薄荷、蝉蜕，或更加连翘，方能得清凉解热之汗。试观葛根汤，治项背强几几，无汗恶风者，必佐以麻、桂可知也[5]。

[1] 唐容川把脉促作为葛根黄芩黄连汤诊断的核心指征。他对促脉的形成给予了富有见地的阐释。

[2] 唐容川对喘和汗之因热者给予阐释，对我们治疗喘和汗证很有帮助。

[3] 根据寒热和汗之情况分别应用麻黄、桂枝、葛根，对临床用药很有帮助。

[4] 陆九芝强调根据辨证论治精神，拓展葛根黄芩黄连汤的应用范围。

[5] 张锡纯甚为推崇陆九芝之见解。葛根黄芩黄连汤加薄荷、连翘、蝉蜕，可命名为张氏新加葛根芩连汤，是对仲景的继承发展创新。

或问：薄荷、蝉蜕之类，既善解阳明经无汗之温热，何以《伤寒论》方中皆不用？答曰：仲景用药多遵《本经》，薄荷《本经》不载，《别录》亦不载，当仲景时犹未列于药品可知。蚱（zhà，蝉的一种）蝉虽载于《本经》，然古人止知用蝉，不知用蜕，较之蝉蜕，以皮达皮之力，必远不如，故仲景亦不用。至连翘古推知用根，即麻黄连轺赤小豆汤中之连轺，其发表之力，亦必不如连翘。故身发黄证，仲景用之以宣通内热，而非用之以发表也[1]。

【附录】 葛根黄芩黄连汤原方

葛根半斤　甘草炙，二两　黄芩三两　黄连三两

上四味，以水八升，先煮葛根，减二升，纳诸药，煮取二升，去滓，分温再服。

【附录】 后世用葛根黄芩黄连汤分量

葛根四钱　甘草炙，一钱　黄芩一钱五分　黄连一钱五分

不下利者，去黄连，加知母三钱。无汗者，加薄荷叶、蝉蜕各钱半[2]。

按语： 葛根黄芩黄连汤出自《伤寒论·辨太阳病脉证并治》中，具有解肌散邪、清泄里热之功，用于太阳风寒表邪未解，邪热陷入阳明证。

陆九芝强调根据辨证论治精神，主张拓展葛根黄芩黄连汤的应用范围。张锡纯非常推崇陆九芝之说法，认为该方不仅用于外感风寒和阳明里热证，也可用于外感风热和阳明里热证。正如张锡纯所说："用此方为阳明温热发表之药，可为特识。"

葛根黄芩黄连汤用于外感表证未解、邪热陷入阳明证，关键在于加减。因为葛根甘平，性微寒，配伍辛温解表药则可用于风寒表证，配伍辛凉解表药则可用于风热表证。正如张锡纯所说："然葛根发表之力甚微，若遇证之无汗者，拟加薄荷、蝉蜕，或更加连翘，方能得清凉解热之汗。试观葛根汤，治项背强几几，无汗恶风者，必佐以麻、桂可知也。"所以，具体到临床，若外

[1] 张锡纯对自己的创新给予说明，溯本求源，有理有据，令人信服，耳目一新。

[2] 张锡纯更定葛根芩连汤之分量较轻，为防止苦寒伤胃。不下利，去黄连，加知母养阴生津。

感风寒未解、邪热陷入阳明，证见下利或喘而汗出，则配伍荆芥、防风、淡豆豉、苏叶、麻黄等；若外感风热未解、邪热陷入阳明，证见下利或喘而汗出，则配伍张锡纯所说的薄荷、蝉蜕、连翘等。葛根黄芩黄连汤加薄荷、连翘、蝉蜕，可命名为张氏新加葛根芩连汤，是对仲景的继承发展创新。

小柴胡汤解

小柴胡汤本为少阳之方，而太阳、阳明、厥阴篇皆用之。诚以少阳介于太阳、阳明之间，又与厥阴脏腑相连，故三经中，亦皆有小柴胡证也[1]。

太阳篇曰："太阳病，十日已去，脉浮细而嗜卧[2]者，外已解也，设胸满胁痛者，与小柴胡汤。"陈修园注曰："十日已去，为十一日，正直少阳重主气之期。此言太少阴阳之气表里相通，而太阳又得少阳之枢以为出入也[3]。"

又曰："伤寒五六日，中风，往来寒热，胸胁苦满，默默不欲饮食，心烦喜呕，或胸中烦而不呕，或渴，或腹中痛，或胁下痞硬，或心下悸、小便不利，或不渴身有微热，或咳者，与小柴胡汤主之。"陈修园注曰："太阳之气不能从胸出入，逆于胸胁之间，内干动于脏气，当借少阳之枢转而外出[4]。伤寒五六日，经尽一周，气值厥阴，可藉其中见之少阳而枢转也。"

唐容川注曰："《内经》云少阳为枢，盖实有枢之境地可指。足少阳胆经，胆附于肝，人皆知之。至手少阳三焦经，宋元以来，皆不知为何物，致西人讥中国三焦之说为妄谈。且谓人身有连网，所饮之水，由胃散出，缘连网而下通膀胱，此为人身行水之道，中书并未言及。而不知《内经》早言之，特不名为连网，而名为三焦耳。《内经·灵兰秘典》曰：'三焦者，决渎之官，水道出焉。'此水道，即西人所谓行水之道，是三焦即连网也。然西人知有连网，而不知连网生于何处，且止知其能行水，至其微妙处西人仍不知。按：焦字，

[1] 张锡纯言简意赅，指出小柴胡汤可治四经病证。

[2] 嗜卧：指在正常生活节奏下，经常困倦欲睡，或喜好睡眠。

[3] 太阳少阳表里相通，太阳不解可入于少阳。

[4] 内干动于脏气是导致小柴胡汤证病情纷繁复杂的关键。

古本作䐈。从采，有层折可辨也；从韦，以其膜象韦皮也；从焦，有皱纹如火灼皮也。西人以连网形容之，古圣只一䐈字，已如绘其形。其根起于肾中，肾系贯脊通髓，名为命门，由命门生出膜油，上生胁下两大板油，为足少阳经之都会。又生出脐下膜油，中有细窍，通于膀胱。膀胱之后，大肠之前，膜中一大夹室，女子名血室，男子名精室，道家名丹田，乃气血交会，化生精气孕育之所。又有冲任二脉，导血而下以入此，导气而上出于胸膜。凡热入血室，冲气上逆，皆责于此，是为下焦最重之所。从脐上至胸前鸠尾（jiūwěi，斑鸠的尾，形容胸骨剑突），环肋骨至腰脊，是为中焦，其膜根于肾系，而发出如网，与小肠胃脘相连，有细窍通肠胃，所谓秘别糟粕，蒸津液也。此膜上有脾居之，脾气发生膏油，凡有膜网处，其上皆生膜油，凡化水谷，皆是膏油发力以熏吸之，所谓脾主化食利水者如此。再上生心下膈膜，由膈膜透过，上生心肺相连之系，其系之近心处，为心包络，与三焦为脏腑之配。由内膜透出筋骨之外，是生肥肉。肥肉内，瘦肉外，一层网膜有纹理，为营卫外出之路，名曰腠理，乃三焦之表也。邪在腠理，出与阳争则寒，入与阴争则热，故往来寒热。胸胁是膈膜连接之处，邪在膈膜，故胸胁苦满。足少阳胆火，游行三焦，内通包络，火郁不达，故默默。凡人饮水，俱从胃散于膈膜，下走连网，以入膀胱。凡人食物，化为汁液，从肠中出走网油，以达各脏。邪在膜油之中，水不下行，则不欲饮；食不消化，则不欲食。心烦者，三焦之相火，内合心包也。喜呕者，三焦为行水之府，水不下行，故反呕也。或但合心火，为胸中烦，而水不上逆则不呕。或三焦之火，能消水则渴。或肝膈中之气迫凑于腹内网油之中，则腹中痛。或邪结于胁下两大板油之中，则胁下痞满。或三焦中火弱水盛，水气逆于心下膈膜之间，而心下悸。或三焦之府不热，则不消渴。而邪在三焦之府，居腠理之间，则身有微热。或从膈膜中上肺，致肺中痰火，上冲咽喉则咳。总之，是少阳三焦

[1] 唐容川认为少阳枢机有具体解剖位置，是人身之网膜。他结合西医加以阐释，不愧为中西医汇通之先驱，且其所言"是少阳三焦膜中之水火郁而为病也。统以小柴胡汤散火降水主之，各随其证之所见而加减之，无不确切"，为画龙点睛之笔，需要仔细玩味体会。张锡纯对此认识给予高度认可、赞扬。

[2] 邪气入于少阳兼有脾胃虚弱也。

[3] 火热郁遏在少阳网油耗伤气津，故恶风、口渴。

[4] 三焦不通，既可由火郁所致，也可由寒凝所致。弦脉既可是气滞不通，也可由寒凝所致。

膜中之水火郁而为病也。统以小柴胡汤散火降水主之，各随其证之所见而加减之，无不确切[1]。"

又曰："血弱气衰腠理开，邪气因入，与正气相搏，结于胁下。正邪分争，往来寒热，休作有时，默默不欲饮食，脏腑相连，其痛必下，邪高痛下，故使呕也，小柴胡汤主之。"陈修园曰："此言太阳之气结于胁下，而伤太阴、阳明之气，亦当借少阳之枢而转出也[2]。"

又曰："伤寒四五日，身热恶风，胁下满，手足温而渴者，小柴胡汤主之。"唐容川注曰："此证全与上节指九十七节相同。只是未经误下，脉亦不浮弱。是脾之膏油未伤，而邪在膜网。仍当清疏理其膜网，故用小柴胡汤[3]。"

又曰："伤寒阳脉涩，阴脉弦，法当腹中急痛者，先与小建中汤，不差者，与小柴胡汤主之。"唐容川注又曰："阳脉属气分，卫气从膜网而出，以达皮肤。膜网不通利，则卫气难于外出，故脉应之而涩。阴脉属血分，血藏膏油（肥油）中，血滞油寒，气不得与血流通，一则血行气阻而作痛，所谓痛则不通也。故先与小建中汤，以温其膏油，建中者，指中焦而言。中焦之膏油既温，则血不凝滞，而膜中之气，自通而不痛矣。若油既温和，痛仍不瘳者，是膏油血分通利，而膜网之微细管窍不通利，故阳气不得出也；复与小柴胡汤，疏通其膜网，则阳气通畅而愈[4]。"

又曰："妇人中风七八日，续得寒热，发作有时，经水适断者，此为热入血室，其血必结，故使如疟状，发作有时，小柴胡汤主之。"唐容川注曰："邪在表里之间，只能往来寒热，而不发作有时。惟疟证邪客风府，或疟母结于胁下，膜油之中，卫气一日一周，行至邪结之处，欲出不得，相争为寒热，所以发作有时也。夫卫气者，发于膀胱水中，达出血分，血为营、气为卫，此证热入血室，在下焦膜网之中，其血必结。阻其卫气至血结之处，相争则发寒热。卫气已过则寒热止，是以发作有时，与疟无异。原文故使二字，明言卫气从膜中出，血结在膜中，故使卫气不得达也。用柴胡透达膜膈而愈。知热入血室在膜中，即知疟亦在膜中矣[1]。"

又曰："伤寒五六日，头汗出，微恶寒，手足冷，心下满，口不欲食，大便鞕（yìng，同硬），脉细者，此为阳微结，必有表复有里也。脉沉亦在里也。汗出为阳微，假令纯阴结，不复有外证，悉入在里，此为半在里半在外也。脉虽沉紧，不得为少阴病。所以然者，阴不得有汗，今头汗出，故知非少明也。可与小柴胡汤，设不了了者，得屎而解。"陈修园注曰："此言阳微结似阴，虽见里证，而究与少阴之纯阴结有辨。"

又曰："伤寒五六日，呕而发热者，柴胡证具，而以他药下之，柴胡证仍在者，复与柴胡汤。此虽已下之不为逆，必蒸蒸（兴盛貌）而振，却发热汗出而解。若心下满而鞕痛者，此为结胸也，大陷胸汤主之[2]。但满而不痛者，此为痞，柴胡不中与之，宜半夏泻心汤[3]。"唐容川注曰："柴胡证，是表之腠理间病。腠理是赤肉外之膜油。若从外膜而入内膜，聚于膈则为陷胸。盖胸膈乃内膜之大者，为上下之界。故邪入于内，多与正气结于此间。正气不升，饮食亦停于腑，是为有形之水饮。邪气内陷，并心包之火阻于胸膈，则为有形之痰血。血生于心火，火行则血行，火阻则血阻，血与水交结则化为痰，是为结胸实证，当夺其实，用大陷胸汤。但满而不痛，则无血与水，无凝聚成痰之实证，只水火无形之气，塞于胸膈，和其水火之气，而痞自解，不必攻下有形之物也。柴胡汤，是透膈膜而外达腠理；陷胸汤，是攻膈膜而下走大肠；泻心等汤，则和膜膈以运行之。皆主膈膜间病，而有内外虚实之分，故仲景连及言之[4]。"

阳明篇曰："阳明病发潮热，大便溏，小便自可，胸膈满不去者，小柴胡汤主之。"唐容川注曰："此潮热，是如疟之发作有时，以胸胁结满，冲阳之气上至结处，即相交而发热，其但热不寒者，以其为少阳阳

[1] 唐容川将血室阐释为下焦有形之膜网，将热入血室阐释为火热与瘀血搏结，对我们治疗妇科疾病、往来寒热疾病、疟疾、精神神经疾病和下焦疾病具有重要意义。

[2] 大陷胸汤由大黄、芒硝、甘遂组成，功能泻热逐水，治疗热邪与水饮互结的结胸证。

[3] 半夏泻心汤由半夏、黄芩、黄连、干姜、人参、大枣、炙甘草组成，治疗寒热错杂之痞证。

[4] 唐容川"盖胸膈乃内膜之大者，为上下之界。故邪入于内，多与正气结于此间"为画龙点睛之笔。此理论对解释胸膈疾病具有重要指导价值。

明也[1]。"

又曰："阳明病胁下鞕满，不大便而呕，舌上白苔者，可与小柴胡汤。上焦得通，津液得下，胃气因和，身濈（jí，汗出的样子）然而汗出解也。"唐容川注曰："凡病在三焦膜膈中，则舌色必白，现出三焦之本色[2]。故丹田有热，亦云舌白苔，丹田是下焦之膜中也。此上病是胸前，正当胃中之水，散走之路，阳明之热合于此间，则水不得入于膜中，而反呕出，是为上焦不通，必用柴胡以透达胸膜，则上焦得水道下行，是以津液得下。胃中水不留逆，则因而和平。内膜之水道既通，则外膜之气道自畅，故身濈然而汗出解也。"

又曰："阳明中风，脉弦浮大而短气，腹部满，胁下及心痛。久按之气不通，鼻干不得汗，嗜卧，一身及面目悉黄，小便难，有潮热，时时哕，耳前后肿，刺之少差，外不解，过十日脉续浮者，与小柴胡汤。"唐容川注曰："此节是发明首章太阳阳明、少阳阳明之义。故提出脉弦，为少阳经之眼目；提出脉浮，为太阳经之眼目。此下先言少阳阳明，谓少阳三焦膜中，水不得利，则气不化而气短。三焦之膜油布于腹中，故腹部满。胁下是板油所居，心下是膈膜所在，故结而作痛。久按之气不通，则膜中之气结甚矣。此皆少阳三焦膜中病也。而阳明经脉之热，又夹鼻作干。膜与油连，膏油是阳明所司，膏油被蒸，周身困顿，故嗜卧，遂发出膏油被蒸之黄色。膜中水不利，则小便难。有潮热者，发作如疟，应正气至邪结处而热，与上条潮热同例。膜中实，胃中虚，膜中气逆入胃则哕。随少阳经上耳，则前后肿。刺之经脉已愈，而其外各证不解。又见脉浮有欲出于表之情，故与小柴胡汤，使达于外也[3]。"

少阳篇曰："本太阳病不解，转入少阳者，胁下鞕满，干呕，不食，往来寒热，尚未吐下，脉沉紧者，与小柴胡汤。"唐容川注曰："此节言三焦有膜，膜上有膏。邪从太阳肌肉入于膏油，而内着胁下，居板油之内，则胁下痛满。膏油主消食，故不能食。邪从皮毛而

---

[1] 少阳郁火与阳明湿热相搏结，故唐容川曰少阳阳明。

[2] "舌色必白，现出三焦之本色"为画龙点睛之笔。但此舌苔白，必厚而干燥，方可与小柴胡汤。

[3] 唐容川将"外不解"阐释为外各证不解而并非表证不解，将"脉续浮"阐释为邪气有出表之势而非表证，对正确理解"与小柴胡汤"很有帮助。

入于膜，是为腠理，居阴阳之界，故往来寒热。膜缝内气逆于上，则为干呕。脉沉者，邪已内陷之象；脉紧者，正与邪争，尚欲外出之象[1]。故以柴胡汤清利疏达，而膜中油中之邪，仍达出而解，此即少阳为枢之义也。"

厥阴篇曰："呕而发热者，小柴胡汤主之。"陈修园注曰："此厥阴病，从少阳之枢转而治之也，发热应是寒热往来。"

手少阳是三焦经，足少阳是胆经，从前因不知三焦为何物，并胆经亦不能确为指出。致小柴胡汤所主之病，皆不发明其理，即知为借少阳之枢转，而所以能枢转之理终渺茫（模糊不清）。自容川（唐宗海）悟出三焦一经，则手少阳之经明，足少阳之经亦因之能明。而《内经》太阳主开，阳明主阖（hé，关闭），少阳为枢之理始显。本此以释小柴胡汤所主之病，触处贯通，无事烦言而解[2]。故编中特详录之，其有剩义未尽发者，复参以管见，列数则于下，学者果尽明其理，于治伤寒一道，思过半矣。

小柴胡汤，虽兼主手、足少阳，而实注重足少阳[3]。何以知之？因少阳提纲中明言不可发汗也。盖手少阳为水道所出，而小便与汗，皆与水道相通，是汗解为手少阳之出路。足少阳之大都会为胁下板油，此油外膜上紧连膈膜。凡小柴胡证，必胁满喜呕[4]，是邪藏板油之中，欲借少阳上升之气缘膜透膈而出也。小柴胡汤，是因其病机而越之。

少阳提纲既戒发汗矣，而一百零二节与一百四十九节、二百三十节，皆言汗解者，因误下后，胁下所聚之邪，兼散漫于三焦包络。仍投以小柴胡汤，以和解宣通之。而邪之散漫者，遂由手少阳，外达之经络，作汗而解。而其留于胁下者，亦与之同气相求，借径于手少阳而汗解。故于汗出上特加一"却"字，言非发其汗，而却由汗解。此是宣通其少阳，听其自汗，而非强发其汗也[5]。

[1] 唐容川将脉紧阐释为正与邪争、尚欲外出之象，较难理解。不若阐释为少阳郁火闭阻之象为佳。

[2] 张锡纯对唐容川悟出三焦为网膜，给予至高评价。张锡纯指出其对明了伤寒之道具有重要意义，这也正是其详录的原因。

[3] 张锡纯认为小柴胡汤注重足少阳，似有商榷之处。

[4] 张锡纯认为小柴胡汤证"必胁满喜呕"，也似有商榷之处。

[5] 张锡纯指出小柴胡汤乃和解之剂，非发汗之剂。服用小柴胡汤后汗出是阴阳调和、气机调畅之表现，非强发其汗所致。此解甚妙，读者当仔细玩味。

其汗时，必发热蒸蒸而振者，有战而后汗之意也。盖少阳之病由汗解，原非正路，而其留于胁下之邪作汗解尤难。乃至服小柴胡汤后，本欲上透膈膜，因下后气虚，不能由上透出，而其散漫于手少阳者，且又以同类相招，遂于蓄极之时，而开旁通之路。此际几有正气不能胜邪之势，故汗之先，必发热而振动，此小柴胡方中，所以有人参之助也。是以愚用此方时，于气分壮实者，恒不用人参。而于误服降药后，及气虚者，则必用人参也[1]。

少阳经所居之部位，介太阳、阳明之间，此指手少阳而言，三焦所属之腠理也。而其传经之次第，乃在阳明之后，此指足少阳而言，胆经所属之板油也。板油与包脾之膜油相近，故从此可传太阴。小柴胡证多兼咳，其咳者咳吐黏涎也，乃太阴湿气，经少阳之热炼烁而成。是以愚验此证，常以吐黏涎为的[2]。而方中之参、草、大枣，亦所以补助脾经，断其传太阴之路也。

小柴胡证喜呕者，不必作呕吐也，但常常有欲呕之意，即为喜呕。是以愚治伤寒，遇有觉恶心而微寒热往来者，即投以小柴胡汤，一剂而愈[3]。此《伤寒论》所谓"伤寒中风，有柴胡证，但见一证便是，不必悉见也"。

容川谓三焦外通于腠理，其说甚确。《内经·胀论》曰："三焦胀者，气满皮肤中，轻轻然而不坚。"是明言三焦与腠理相通也。又容川欲征明三焦，即西人所谓连网，而引征于《内经》"三焦者，决渎之官"数语。然《内经》可征三焦即是连网者，不独此数语也。《灵枢·勇论》谓："勇士者三焦理横，怯士者三焦理纵。"夫理既明明可辨其横纵，则其理之大且显可知。而一身之内，理之大且显者，莫连网若也，此又三焦即连网之明征也[4]。

【附录】 小柴胡汤原方

柴胡八两　黄芩三两　人参三两　甘草三两　半夏半

[1] 张锡纯阐释服用小柴胡汤后战汗之机制，并据此阐释方中人参可以删减，并非必用。

[2] 张锡纯根据手少阳和足少阳之不同，分成两个传经途径：一是太阳、少阳、阳明；一是太阳、阳明、少阳。这对阐释纷繁复杂的少阳病证具有重要的意义。并据此，指出小柴胡汤证的一个审证要点是咳吐黏涎。

[3] 张锡纯将小柴胡证喜呕阐释为恶心而不是呕吐，令人耳目一新。

[4] 张锡纯引经据典求证唐容川三焦为网膜，外通于腠理之说的正确性，真可谓唐容川之知音。

升，洗　生姜三两，切　大枣十二枚，擘

上七味，以水一斗二升，煮取六升，去滓再煎，取三升，温服一升，日三服。若胸中烦而不呕，去半夏、人参，加瓜蒌实一枚。若渴者，去半夏，加人参，合前成四两半，瓜蒌根四两。若腹中痛，去黄芩，加芍药三两。若胁下痞鞕，去大枣，加牡蛎四两。若心下悸，小便不利者，去黄芩，加茯苓四两。若不渴，外有微热者，去人参，加桂枝三两，温覆取微汗愈。若咳者，去人参、大枣、生姜，加五味子半升、干姜二两。

【附录】 后世用小柴胡汤分量[1]

柴胡八钱　黄芩三钱　人参三钱　甘草三钱　清半夏四钱　生姜三钱，切　大枣四枚，擘

陈修园曰："少阳介于两阳之间，须兼顾三经，故药不宜轻。去滓再煎者，因其方为和解之剂，再煎则药性和合，能使经气相融，不复往来出入也。古圣不但用药之妙，其煎法俱有精义。"

按： 去滓再煎，此中犹有他义。盖柴胡有升提之力，兼有发表之力，去滓重煎，所以去其发表之力也。然恐煎久并升提之力亦减，故重用至八两，而其三分之一，折为今之八钱也[2]。

唐容川曰："柴胡之力，能透胸前之膈。而仲景用柴胡以治少阳，其义尤精。少阳者，水中之阳，发于三焦，以行腠理，寄居胆中，以化水谷。必三焦之膜网通畅，肝胆之木火清和，而水中之阳，乃能由内达外。柴胡茎中虚松有白瓤，通气，象人身三焦之膜网。膜网有纹理与肌肤筋骨相凑，故名腠理。少阳木火郁于腠理而不达者，则作寒热。惟柴胡能达之，以其松虚象腠理能达阳气，且味清苦，能清三焦之火与胆中之火[3]。其兼治太阳阳明者，则是通三焦之路，以达其气，乃借治非正治也。"又曰："柴胡须用一茎直上，色青叶四面生，如竹叶而细，开小黄花者，乃为真柴胡，是仲景所用者。至于软柴胡、红柴胡、银柴胡，皆不堪用。"

按语： 张锡纯首先指出小柴胡汤治疗疾病范围广

[1] 张锡纯更定小柴胡汤之分量，实质是其用药之经验。方中柴胡量较大为24g，但他借陈修园之口给予了说明。

[2] 张锡纯对去滓再煎之精义，在陈修园基础上又有新的补充。张锡纯指出，柴胡能升能透，在手少阳者主要用其透，在足少阳者主要用其升。这对正确理解仲景学术思想具有重大指导意义。

[3] 唐容川通过取类比象阐释了柴胡清透并举之功。

泛，不仅治疗少阳证，也同时治疗太阳证、阳明证、厥阴证。正如柯韵伯称赞小柴胡汤"为少阳枢机之剂，和解表里之总方"。张锡纯在本文中有以下学术思想值得认真学习研究。

1. 推崇唐容川以三焦网膜说阐释小柴胡汤证　唐容川即唐宗海，清代医家，中西医汇通学派首倡者。对三焦解剖形态的认识，历史上有"有名无形"和"有名有形"之争。唐容川持三焦有名有形说，认为三焦为人身之油膜。唐容川根据自己对三焦的认识来阐释小柴胡汤证，称小柴胡汤"是少阳三焦膜中之水火郁而为病也。统以小柴胡汤散火降水主之，各随其证之所见而加减之，无不确切"，对我们临床灵活应用小柴胡汤具有重要的指导意义。

张锡纯非常推崇唐容川以三焦网膜说阐释小柴胡汤证。他说："自容川悟出三焦一经，则手少阳之经明，足少阳之经亦因之能明。而《内经》太阳主开，阳明主阖，少阳为枢之理始显。本此以释小柴胡汤所主之病，触处贯通，无事烦言而解。"

2. 推崇仲景"但见一证便是，不必悉具"诊断思想　张锡纯通过大量临床实践经验，重视胁肋满闷、喜呕恶心、咳吐黏涎 3 个症状在小柴胡汤证中的诊断价值。

3. 阐发小柴胡汤汗解之精义　张锡纯指出小柴胡汤乃和解之剂，非发汗之剂。服用小柴胡汤后汗出是阴阳调和、气机调畅、疾病向愈之表现，非强发其汗所致。

4. 创新小柴胡汤证虚实证之说　小柴胡汤证为"血弱气尽腠理开，邪气因入，与正气相搏，结于胁下"之证，自古阐发该证必以正气不足为机制予以注解。因此，小柴胡汤中人参似乎不能删减，否则即不为小柴胡汤矣。但张锡纯并不拘泥前人之说，大胆创新，明确提出小柴胡汤证有实证、有虚证，人参可有可无。正如他说："是以愚用此方时，于气分壮实者，恒不用人参。而于误服降药后，及气虚者，则必用人参也。"

通变大柴胡汤

治伤寒温病，表证未罢，大便已实者。

柴胡三钱　薄荷三钱　知母四钱　大黄四钱

此方若治伤寒，以防风易薄荷[1]。

《伤寒论》大柴胡汤，治少阳经与阳明府同病之方也。故方中用柴胡以解在经之邪，大黄以下阳明在府之热，方中以此二药为主，其余诸药，可加可减，不过参赞以成功也。然其方宜于伤寒，而以治温病与表证不在少阳者，又必稍为通变，而后所投皆宜也[2]。

或问：其表果系少阳证，固宜用柴胡矣。若非少阳证，既加薄荷、防风以散表邪，何须再用柴胡乎？答曰：凡表证未罢，遽用降药下之，恒出两种病证：一为表邪乘虚入里，《伤寒论》所载下后胸满心下痞硬，下后结胸者是也；一为表邪乘虚入里且下陷，《伤寒论》所谓下之利不止者是也。此方中用防风、薄荷以散之，所以防邪之内陷；用柴胡以升之，所以防邪之下陷也[3]。

一人，年二十余。伤寒六七日，头疼恶寒，心中发热，咳吐黏涎。至暮尤寒热交作，兼眩晕，心中之热亦甚。其脉浮弦，重按有力，大便五日未行。投以此汤，加生石膏六钱、芒硝四钱，下大便二次。上半身微见汗，诸病皆见轻。惟心中犹觉发热，脉象不若从前之浮弦，而重按仍有力。拟投以白虎加人参汤，恐当下后，易作滑泻，遂以生山药代粳米，连服两剂全愈[4]。

按语：大柴胡汤系小柴胡汤去人参、甘草，加大黄、枳实、芍药而成，具有和解少阳、内泻热结之功，为治疗少阳阳明合病的常用方。

通变大柴胡汤可治疗外感风寒或外感风热表证在少阳者。当外感风寒在少阳，兼有阳明腑实证时，张锡纯用柴胡、防风、知母、大黄四味药配伍治疗。方中柴胡解散少阳表邪，防风引风寒之邪达表，大黄配知母清热

[1] 通变大柴胡汤适合外感风热内有里实者。若外感风寒，则以防风代薄荷。

[2] 张锡纯阐释对大柴胡汤的认识，指出其不足并加以变通。该方治疗范围较之大柴胡汤更加广泛。

[3] 外感邪气在不在少阳，只要用下法就用柴胡，防止邪气内陷导致变证、坏证。张锡纯的经验值得学习。

[4] 咳吐黏涎、寒热交作、眩晕、大便五日未行、脉浮弦有力为辨证要点。

养阴、攻下热结。当外感风热在少阳，兼有阳明腑实证时，张锡纯用柴胡、薄荷、知母、大黄四味药配伍治疗。方中柴胡解散少阳表邪，薄荷引风热之邪达表，大黄配知母清热养阴、攻下热结。其中，柴胡、大黄为不可挪移之品。

通变大柴胡汤也可治疗表证不在少阳而在太阳者。当外感风寒在太阳，兼有阳明腑实证时，张锡纯用柴胡、防风、知母、大黄四味药配伍治疗。方中防风解散风寒，柴胡则防止因攻下邪气内陷，大黄配知母清热养阴、攻下热结。当外感风热在太阳，兼有阳明腑实证时，张锡纯用柴胡、薄荷、知母、大黄四味药配伍治疗。方中薄荷解散风热，柴胡则防止因攻下邪气内陷，大黄配知母清热养阴、攻下热结。其中，妙在柴胡不因邪气不在少阳而不用，而是防止邪气内陷导致变证、坏证。因此，在外感兼有阳明腑实时，在用大黄等攻下药时，一定要加柴胡或其他升药来防邪下陷。这是张锡纯对仲景学术思想的丰富和完善。

通变大柴胡汤既可治疗表证在少阳者，也可治疗表证不在少阳者；既可治疗外感风寒，也可治疗外感风热。该方治疗范围较之大柴胡汤更加广泛，是对仲景学术思想的继承和发扬。

加味越婢加半夏汤

治素患劳嗽，因外感袭肺，而劳嗽益甚，或兼喘逆，痰涎壅滞者[1]。

麻黄二钱　石膏煅捣，三钱　生山药五钱　寸麦冬带心，四钱　清半夏三钱　牛蒡子炒捣，三钱　玄参三钱　甘草一钱五分　大枣三枚，擘开　生姜三片

《伤寒论》有桂枝二越婢一汤[2]，治太阳病发热恶寒，热多寒少。《金匮》有越婢汤，治受风水肿；有越婢加半夏汤，治外感袭肺，致肺中痰火壅滞，胀而作喘。今因其人素患劳嗽，外感之邪与肺中蕴蓄之痰，互相胶漆，壅滞肺窍而劳嗽益甚。故用越婢加半夏汤，以

[1] 加味越婢加半夏汤治疗肺中素蕴痰热，又新感外邪。

[2] 桂枝二越婢一汤：桂枝、芍药、麻黄、甘草、大枣、生姜、石膏。

祛外袭之邪，而复加山药、玄参、麦冬、牛蒡子，以治其劳嗽。此内伤外感兼治之方也[1]。

一叟，年近七旬。素有劳嗽，初冬宿病发动，又兼受外感，痰涎壅滞胸间，几不能息。剧时昏不知人，身躯后挺。诊其脉，浮数无力。为制此汤，一剂气息通顺，将麻黄、石膏减半，又服数剂而愈[2]。

或问：子尝谓石膏宜生用，不宜煅用。以石膏寒凉之中，原兼辛散，煅之则辛散之力变为收敛，服之转可增病。乃他方中，石膏皆用生者，而此独用煅者何也？答曰：此方所主之病，外感甚轻，原无大热。方中用麻黄以祛肺邪，嫌其性热，故少加石膏佐之。且更取煅者，收敛之力，能将肺中痰涎凝结成块，易于吐出。此理从用煅石膏点豆腐者悟出，试之果甚效验。后遇此等证，无论痰涎如何壅盛、如何杜塞，投以此汤，须臾，药力行后，莫不将痰涎结成小块，连连吐出，此皆煅石膏与麻黄并用之效也。若以治寒温大热，则断不可煅。若更多用，则更不可煅也[3]煅石膏用于此方，且止三钱，自无妨碍。然愚后来志愿，欲全国药局，皆不备煅石膏，后有用此方者，若改用生石膏四钱更佳。

按语：越婢加半夏汤由麻黄、生石膏、生姜、甘草、大枣、清半夏组成。加味越婢加半夏汤是在越婢加半夏汤的基础上增加生山药、玄参、麦冬、炒牛蒡子组成。两方的区别是，越婢加半夏汤治疗的是新病，加味越婢加半夏汤治疗的是久病新感；越婢加半夏汤具有外解风寒、内清肺热、降逆平喘之功，加味越婢加半夏汤除具有外解风寒、内清肺热、降逆平喘之功外，尚具有滋养肺阴、清化痰热之功。越婢加半夏汤主治咳嗽上气、胸满气喘、目如脱状、脉浮大者。加味越婢加半夏汤治疗素患劳嗽，因外感袭肺，而劳嗽益甚，或兼喘逆，痰涎壅滞者。

加味越婢加半夏汤的主要诊断要点有：①平素即有慢性咳嗽病史；②外感风寒后，痰涎壅盛，堵塞胸间，几不能息，甚至昏不知人；③舌红少苔，脉细滑数。

[1] 加味越婢加半夏汤是在原方基础上加强了清热养阴化痰之功，是对仲景学术思想的继承发扬。

[2] 加味越婢加半夏汤之验案。"痰涎壅滞胸间，几不能息"为审证要点。

[3] 张锡纯唯独在此方中用煅石膏，并给予了详细阐释。但又主张以改用生石膏为妥。故应用此方时径直用生石膏为佳。

原方中石膏用煅石膏，这对于张锡纯是十分罕见的。前提是外感不重，防止煅石膏敛邪，而内热也不重，不用生石膏去清内热。目的是用其将痰结成块以利于吐出，故在该方中煅石膏的主要作用是化痰。但临床把握起来并不容易，所以张锡纯最后还是主张将煅石膏易为生石膏为宜。我们在临床应用该方时，径直应用生石膏，则无诸多后顾之忧。

治温病方

清解汤

治温病初得，头疼，周身骨节酸疼，肌肤壮热，背微恶寒无汗，脉浮滑者[1]。

薄荷叶四钱　蝉蜕去足土，三钱　生石膏捣细，六钱
甘草一钱五分

《伤寒论》曰："太阳病，发热而渴，不恶寒者，为温病。若发汗已，身灼热者，名曰风温。风温为病，脉阴阳俱浮，自汗出，身重，多眠睡（嗜睡），息必鼾（hān，熟睡时粗重的鼻息声），言语难出。"此仲景论温病之提纲也。乃提纲详矣，而后未明言治温病之方。及反复详细观之，乃知《伤寒论》中，原有治温病方，且亦明言治温病方，特涉猎观之不知耳。六十一节云："发汗后，不可更行桂枝汤。汗出而喘，无大热者，可与麻黄杏仁甘草石膏汤主之。"夫此证既汗后不解，必是用辛热之药，发不恶寒证之汗，即温病提纲中，所谓若发汗已也提纲中所谓若发汗，是用辛热之药强发温病之汗。其汗出而喘，无大热者，即温病提纲中，所谓若发汗已，身灼热及后所谓自汗出、多眠睡、息必鼾也。睡而息鼾，醒则喘矣。此证既用辛热之药，误发于前，仲景恐医者见其自汗，再误认为桂枝汤证，故特戒（特别告诫）之曰：不可更行桂枝汤，而宜治以麻杏甘石汤。

《医学衷中参西录》临证助读系列 方论分册

[1] 张锡纯将温病分为三端：风温、春温、湿温。张锡纯所说温病初得证主要是指风温。

此节与温病提纲遥遥相应，合读之则了如指掌（形容对事物了解得非常清楚）。然麻杏甘石汤，诚为治温病初得之的方矣。而愚于发表药中不用麻黄，而用薄荷、蝉蜕者，曾于葛根黄芩黄连汤解后详论之，兹不再赘[1]。

今者论温病之书甚伙，而郑卫红紫（各种不同的说法），适足乱真。愚本《内经》、仲景，间附以管见（比喻见闻狭隘或看事片面），知温病大纲，当分为三端。今逐端详论，胪列（lúliè，罗列）于下，庶分途施治，不至错误。

一为春温。其证因冬月薄受外感，不至即病。所受之邪，伏于膜原[2]之间，阻塞脉络，不能宣通，暗生内热[3]。迨至春日阳生，内蕴之热，原有萌动之机，而复薄受外感，与之相触，则陡然而发，表里俱热，《内经》所谓"冬伤于寒，春必病温"者是也，宜治以拙拟凉解汤在后。热甚者，拙拟寒解汤在后。有汗者，宜仲景葛根黄连黄芩汤，或拙拟和解汤在后加生石膏。若至发于暑月，又名为暑温，其热尤甚。初得即有脉洪长，渴嗜凉水者，宜投以大剂白虎汤，或拙拟仙露汤在第六卷。

一为风温。犹是外感之风寒也，其时令已温，外感之气已转而为温，故不名曰伤寒、伤风，而名风温[4]。即《伤寒论》中所谓风温之为病者是也。然其证有得之春初者，有得之春暮者，有得之夏秋者，当随时序之寒热，参以脉象，而分别治之。若当春初秋末，时令在寒温之间。初得时虽不恶寒，脉但浮而无热象者，宜用拙拟清解汤，加麻黄一二钱，或用仲景大青龙汤。若当暑热之日，其脉象浮而且洪者，用拙拟凉解汤，或寒解汤。若有汗者，用拙拟和解汤，或酌加生石膏。

一为湿温。其证多得之溽暑。阴雨连旬，湿气随呼吸之气，传入上焦，窒塞胸中大气。因致营卫之气不相贯通，其肌表有似外感拘束，而非外感也。其舌苔白而

[1] 张锡纯通过分析，认为麻杏甘石汤是治风温（温病初得）之的方。因为风温是热邪炽盛而非外感风寒，故用辛凉之薄荷、蝉蜕代替辛温助热的麻黄，以清透火热。故清解汤为麻杏甘石汤之变方，是对仲景学术思想的继承与发扬。

[2] 膜原：卫表肌腠之内，五脏六腑之外的膜及其膜腔，属于内外交界之地，一身之半表半里。

[3] 张锡纯赞成伏气温病说，认为春温乃冬伤于寒，邪气阻塞脉络蕴热，后受外感相激，陡然而发为急性热病，揭示了春温本质是郁热这一特征。暑温也是如此。

[4] 张锡纯认为，风温虽得之风热，但也有夹杂风寒而得者，临时用清解汤加麻黄一二钱或暂时应用仲景大青龙汤，待风寒解后再单用清解汤加减治疗。

滑腻，微带灰色。当用解肌利便之药，俾湿气由汗与小便而出，如拙拟宣解汤在后是也[1]。仲景之猪苓汤去阿胶，加连翘亦可用。至湿热蓄久，阳明府实，有治以白虎汤加苍术者，其方亦佳。而愚则用白虎汤，以滑石易知母，又或不用粳米，而以生薏米代之。至于"冬不藏精，春必病温"，《内经》虽有明文，其证即寓于风温、春温之中。盖内虚之人，易受外感，而阴虚蕴热之人，尤易受温病。故无论风温、春温之兼阴虚者，当其发表、清解、降下之时，皆宜佐以滋阴之品，若生山药、生地黄、玄参、阿胶、生鸡子黄之类均可酌用。或宜兼用补气之品，若白虎汤之加人参，竹叶石膏汤之用人参，诚以人参与凉润之药并用，不但补气，实大能滋阴也[2]。

上所论温病，乃别其大纲及其初得治法。至其证之详悉，与治法之随证变通，皆备于后之方案中。至于疫病，乃天地之疠气，流行传染，与温病迥异[3]。详于第七卷中。

方中薄荷叶宜用其嫩绿者，至其梗宜用于理气药中，若以之发汗，则力减半矣。若其色不绿而苍，则其力尤减。若果嫩绿之叶，方中用三钱即可[4]。

薄荷气味近于冰片，最善透窍。其力内至脏腑筋骨，外至腠理皮毛，皆能透达。故能治温病中之筋骨作疼者。若谓其气质清轻，但能发皮肤之汗，则浅之乎视薄荷矣[5]。

蝉蜕去足者，去其前之两大足也。此足甚刚硬，有开破之力。若用之退目翳（yì，遮蔽物）消疮疡，带此足更佳。若用之发汗，则宜去之，盖不欲其于发表中，寓开破之力也。

蝉蜕性微凉，味淡，原非辛散之品，而能发汗者，因其以皮达皮也。此乃发汗中之妙药，有身弱不任发表者，用之最佳。且温病恒有兼瘾疹者，蝉蜕尤善托瘾疹外出也[6]。

石膏性微寒，《本经》原有明文，虽系石药，实为

[1] 张锡纯认为湿温侵袭途径是随呼吸从口鼻侵入肺胃，阻塞气机之升降，虽有肌表拘束困重而非外感寒湿，治疗方法为解肌利小便给湿热以出路，反映了其认为湿温本质也是郁热的学术思想。

[2] 无论风温、春温，还是湿温，养阴生津都是重要的治疗方法。

[3] 张锡纯认为瘟疫是传染性疾病，其传变证治规律与温病不同。

[4] 张锡纯认为，薄荷叶适合宣通发汗，薄荷梗适合疏肝理气。嫩绿的薄荷叶透发力强，临床以嫩绿薄荷叶为好。

[5] 张锡纯认为薄荷虽气质清轻，但内通外达，宣透一身气机，其透发之力不可小视。张锡纯谓其能治温病筋骨作疼，是对中药学的丰富完善补充。

[6] 张锡纯取类比象，指出蝉蜕为发汗之妙药。因其发表之力非常柔和，故对于身弱不任发表者用之最佳。临床注意学习应用。

平和之品。且其质甚重，六钱不过一大撮耳。其凉力，不过与知母三钱等。而其清火之力则倍之，因其凉而能散也。尝观后世治温之方，至阳明府实之时，始敢用石膏五六钱，岂能知石膏者哉。然必须生用方妥，煅者用至一两，即足偾事，此编例言中，曾详论之。又此方所主之证，或兼背微恶寒，乃热郁于中，不能外达之征，非真恶寒也。白虎汤证中，亦恒有如此者，用石膏透达其热，则不恶寒矣[1]。

　　或问：外感中于太阳则恶寒，中于阳明则不恶寒而发热。时至春夏，气候温热，故外感之来，不与寒水相感召，而与燥金相感召，直从身前阳明经络袭入，而为温病。后世论温病者，多是此说。而《伤寒论》温病提纲，冠之以太阳病者何也？答曰：温病初得，亦多在太阳，特其转阳明甚速耳。曾治一人，年二十余。当仲夏夜寝，因夜凉，盖单衾冻醒，发懒，仍如此睡去。须臾又冻醒，晨起微觉恶寒。至巳时已觉表里大热，兼喘促，脉洪长而浮。投以清解汤，方中生石膏改用两半，又加牛蒡子炒捣三钱，服后得汗而愈。由斯观之，其初非中于太阳乎，然不专在太阳也。人之所以觉凉者，由于衣衾之薄。其气候究非寒凉，故其中于人不专在太阳，而兼在阳明。且当其时，人多蕴内热，是以转阳明甚速也，然此所论者风温耳。若至冬受春发，或夏发之温，恒有与太阳无涉者。故《伤寒论》温病提纲中，特别之曰“风温之为病”，明其异于“冬伤于寒，春必病温”之温病也[2]。又杏仁与牛蒡子，皆能降肺定喘，而杏仁性温、牛蒡子性凉。伤寒喘证，皆用杏仁，而温病不宜用温药，故以牛蒡子代之[3]。

　　按语：本方所治疗温病初得证主要是指风温证。张锡纯认为，风温为风热之邪从口鼻侵入肺胃，但也可见风寒之邪从肌表太阳侵入者。也就是说风温证可由热邪引起，也可由寒邪引起。虽然起始感邪不同，但入里后导致的里热病证相同。这就是张锡纯寒温统一论的学术思想，其和明清很多温病学家观点不同。

[1] 生石膏具有辛凉透散之功，为张锡纯之特识。张锡纯阐发白虎汤证背微恶寒者，为热郁于内，阳气不能外达所致，有助于对仲景学术思想的深刻理解把握。

[2] 张锡纯论温病，不拘泥于外感风寒或风热，不拘泥于太阳或阳明。他这种不拘泥于僵化套路的学术思想，这种寒温统一论学术思想，对我们今天学习温病具有重要指导价值。

[3] 张锡纯用牛蒡子代杏仁治疗温病，是对仲景学术思想的继承发扬。

他说："温病当分上、中、下三焦施治者，皆非确当之论。斟酌再三，惟仍按《伤寒论》六经分治乃为近是。"

张锡纯创制清解汤治疗温病初得证。该方由薄荷叶、蝉蜕、生石膏、甘草四味药组成，乃从《伤寒论》麻杏甘石汤灵活变化而来，体现了张锡纯师仲景法又推陈出新的精神。薄荷气质清轻，味近于冰片，透达内郁火热力量雄烈，不可小视。蝉蜕为透发火热和治疗斑疹之妙药。薄荷和蝉蜕配伍，草虫结合，具清透郁热、解肌透表、清利头目之功，善治一切风火郁热，有纵横捭阖之妙，为治疗温病之要药。张锡纯是应用生石膏之高手，认为生石膏辛凉平，非大寒之品，清泻里热之中仍有一定的透发之性。薄荷、蝉蜕重在外透，生石膏、生甘草重在内泄，一外一内，一透一泄，清透并举，实可与医圣仲景之麻杏甘石汤、栀子豉汤和杨栗山之升降散相媲美。

张锡纯为温病大家，对温病病因病机和治疗有着深刻的认识：①主张寒温统一。他对温病的病因不单纯认为就是感受风热或湿热之邪，也主张感受风寒之邪化生温病，这在风温和春温论述中皆有体现。②主张温病不可拘执于固有的传变规律。既可侵袭太阳之表形成温病，也可直接侵袭阳明入里形成温病，也可无外感由伏邪透发形成温病。这是他对诸多温病大家学术思想的继承和发扬。他这种不拘泥于僵化套路的学术思想，对我们今天学习温病具有重要的指导价值。③将温病分为三端——风温、春温、湿温，有执简驭繁之妙。④揭示了温病一个关键的本质是郁热，治疗方法是清透并举或解肌利小便。⑤提出了温病另一个关键本质是阴精亏虚，主张温病虚证说。原因在于发温病前患者不知保养，损耗肾阴，阴虚生热，易受温病。即《黄帝内经》所说"冬不藏精，春必病温"。治疗上重视用生地、山药、玄参、麦冬、枸杞子、阿胶、生鸡子黄等滋养阴精。

凉解汤

治温病，表里俱觉发热，脉洪而兼浮者[1]。

薄荷叶三钱　蝉蜕去足土，二钱　生石膏捣细，一两
甘草一钱五分

春温之证，多有一发而表里俱热者。至暑温尤甚，已详论之于前矣。而风温证，两三日间，亦多见有此证脉者，此汤皆能治之，得汗即愈[2]。

西人治外感，习用阿斯必林第一卷参麦汤，第四卷曲直汤下皆论及此药法。用阿斯必林一瓦，和乳糖可代以白蔗糖服之，得汗即愈。愚屡次试之，其发汗之力甚猛，外感可汗解者，用之发汗可愈。若此凉解汤，与前清解汤，皆可以此药代之，以其凉而能散也。若后之寒解汤，即不可以此药代之，盖其发汗之力有余，而清热之力仍有不足也[3]。

按语：清解汤以治风温为主，凉解汤以治春温为主。春温属于伏气温病，初病即出现了表里俱觉发热、头疼、周身骨节酸疼、舌红苔黄干燥、脉浮洪等气分里热炽盛证。风温证由风寒入里化热而来，需要经过一段时间才能演变而成。而春温证，往往来势迅猛，正如张锡纯所说"其证因冬月薄受外感，不至即病。所受之邪，伏于膜原之间，阻塞脉络，不能宣通，暗生内热。迨至春日阳生，内蕴之热，原有萌动之机，而复薄受外感，与之相触，则陡然而发，表里俱热"，"春温之证，多有一发而表里俱热者。至暑温尤甚，已详论之于前矣。而风温证，两三日间，亦多见有此证脉者，此汤皆能治之，得汗即愈"。

张锡纯凉解汤中特别用浮洪脉代替清解汤中浮滑脉，以说明该证里热相对较盛，病情重。所以，尽管凉解汤与清解汤组成相同，但是药量却不同。将薄荷、蝉蜕减量，生石膏六钱改为一两，加强了清泻里热的作用。

"得汗即愈"一语尤当重视。张锡纯治疗温病很重视汗解，病案每每提到汗出而愈，大汗、微汗都有。那为何"得汗即愈"呢？因春温为冬季外感风寒伏于膜

[1] 前方以治风温为主，该方以治春温为主。此处之洪脉当为大而有力脉。

[2] 该方和清解汤药物相同，只是药量不同。清解汤里热重者，自然可用该方。

[3] 张锡纯将西药阿司匹林归属中医辛凉解表药，西为中用，体现了中西医汇通思想。

原之间，阻塞脉络，不能宣通，暗生内热。此内蕴之热，热郁于内，气机郁闭，实质为郁热。薄荷、蝉蜕外透上达，生石膏、生甘草质重清泻，一轻一重，一外一内，一上一下，一透一泄，清透并举，火热消、气机畅、营卫和，是故自然汗出，非强令其出汗。张锡纯说："所谓调其阴阳，听其自汗也。"可见，温病见汗乃是邪热消退，气机调畅，阴阳调和之征。所以，很多温病学家把遍身微似汗出作为判断温病向愈与否的重要指标。

张锡纯将西药阿司匹林归属中医辛凉解表药，西为中用，体现了中西医汇通思想。阿司匹林味辛性凉，其透散之力较强，其清泻火热之力明显不足，故主要用于发汗散寒、透发火热，若里热炽盛者需配伍清热药方可。

寒解汤

治周身壮热，心中热而且渴，舌上苔白欲黄，其脉洪滑。或头犹觉疼，周身犹有拘束之意者。

生石膏捣细，一两　知母八钱　连翘一钱五分　蝉蜕去足土，一钱五分

或问：此汤为发表之剂，而重用石膏、知母，微用连翘、蝉蜕，何以能得汗？答曰：用此方者，特恐其诊脉不真，审证不确耳。果如方下所注脉证，服之复杯可汗，勿庸（wùyōng，不必，无须）虑此方之不效也。盖脉洪滑而渴，阳明府热已实，原是白虎汤证[1]。特因头或微疼，外表犹似拘束，是犹有一分太阳流连未去[2]。故方中重用石膏、知母以清胃府之热；而复少用连翘、蝉蜕之善达表者，引胃中化而欲散之热，仍还太阳作汗而解。斯乃调剂阴阳，听其自汗，非强发其汗也。况石膏性凉《本经》谓其微寒即凉也味微辛，有实热者，单服之即能汗乎[3]。曾治一少年，孟夏长途劳役，得温病，医治半月不效。后愚诊视，其两目清白，竟无所见，两手循衣摸床，乱动不休，谵语不省人事。

[1] 脉洪滑为里热炽盛之诊断要点，故重用生石膏。口渴为伤津之表现，故重用知母。

[2] 此太阳流连未去，乃外感风热者。若为外感风寒，当酌加麻黄、荆芥、防风、淡豆豉等。

[3] 火热清，气机畅，再兼以辛凉透达，自然作汗而解，非强发其汗。

其大便从前滑泻，此时虽不滑泻，每日仍溏便一两次。脉浮数，右寸之浮尤甚，两尺按之即无[1]。因此证目清白无见者，肾阴将竭也；手循衣摸床者，肝风已动也。病势之危，已至极点。幸喜脉浮，为病还太阳；右寸浮尤甚，为将汗之势。其所以将汗而不汗者，人身之有汗，如天地之有雨。天地阴阳和而后雨，人身亦阴阳和而后汗[2]。此证尺脉甚弱，阳升而阴不能应，汗何由作？当用大润之剂，峻补真阴，济阴以应其阳，必能自汗。遂用熟地、玄参、阿胶、枸杞之类，约重六七两，煎汤一大碗，徐徐温饮下，一日连进二剂，即日大汗而愈[3]。审是则发汗原无定法，当视其阴阳所虚之处，而调补之，或因其病机而利道之，皆能出汗，非必发汗之药始能汗也[4]。按：寒温之证，原忌用黏泥滋阴、甘寒清火，以其能留邪也。而用以为发汗之助，则转能逐邪外出，是药在人用耳。

一人，年四十余。为风寒所束不得汗，胸中烦热，又兼喘促。医者治以苏子降气汤，兼散风清火之品，数剂病益进。诊其脉，洪滑而浮，投以寒解汤，须臾上半身即出汗。又须臾，觉药力下行，至下焦及腿亦皆出汗，病若失[5]。

一人，年三十许。得温证，延医治不效，迁延十余日。愚诊视之，脉虽洪而有力，仍兼浮象。问其头疼乎？曰然。渴欲饮凉水乎？曰有时亦饮凉水，然不至燥渴耳。知其为日虽多，而阳明之热犹未甚实，太阳之表犹未尽罢也。投以寒解汤，须臾汗出而愈[6]。

一人，年三十余。于冬令感冒风寒，周身恶寒无汗，胸间烦躁。原是大青龙汤证，医者投以麻黄汤。服后汗无分毫，而烦躁益甚，几至疯狂。诊其脉，洪滑异常，两寸皆浮，而右寸尤甚。投以寒解汤，复杯之顷，汗出如洗而愈。审是则寒解汤不但宜于温病，伤寒现此

[1]"脉浮数，右寸之浮尤甚，两尺按之即无"为诊断要点。

[2]张锡纯对汗法作了精辟论述，是对《黄帝内经》"阳加于阴谓之汗"理论的升华。

[3]案中应用大补阴精药治疗温病，对我们今后治疗温病具有重要指导意义。

[4]张锡纯对汗法再作深入阐发，谆谆教诲，令人难忘。

[5]本案当关注脉象和汗解。

[6]脉洪而有力是张锡纯诊断阳明经证的重要指征，脉洪而浮是张锡纯诊断里热炽盛波及肺卫肌表的重要指征。有浮象，则用辛凉药如薄荷、蝉蜕等因势利导、透邪外出，火郁发之。

脉者，投之亦必效也[1]。

一叟，年七旬。素有劳疾，薄受外感，即发喘逆。投以小青龙汤，去麻黄，加杏仁、生石膏辄愈。上元节后，因外感甚重，旧病复发，五六日间，热入阳明之府。脉象弦长浮数，按之有力，而无洪滑之象[2]此外感兼内伤之脉。投以寒解汤，加潞参三钱，一剂汗出而喘愈。再诊其脉，余热犹炽，继投以白虎加人参以山药代粳米汤在第六卷一大剂，分三次温饮下，尽剂而愈此条亦系伤寒。

一妊妇，伤寒两三日。脉洪滑异常，精神昏愦，间作谵语，舌苔白而甚厚[3]。为开寒解汤方，有一医者在座，问方中之意何居？愚曰：欲汗解耳。曰此方能汗解乎？愚曰：此方遇此证，服之自能出汗。若泛作汗解之药服之，不能汗也。饮下须臾，汗出而愈。医者讶为奇异。

门人高如璧曾治一妪，年近七旬。于春初得伤寒证，三四日间，烦热异常，又兼白痢，昼夜滞下（痢疾）无度，其脉洪滑兼浮。如璧投以寒解汤，加生杭芍三钱，一剂微汗而热解，痢亦遂愈。按：用凉药发汗，自古有之[4]。《唐志》[5]曰：袁州天庆观，主首道士王自正伤寒旬余，四肢乍冷乍热，头重气塞，唇寒面青，累日不能食，势已甚殆。医者诊之曰：脉极细虚，是为阴证，必须桂枝汤乃可。及医者去后，方将煎桂枝汤，若有语之者曰：何不服竹叶石膏汤？四顾无人，惟小童在侧。自正惑（心疑不定）焉，急邀医者还，告之曰：或教我服竹叶石膏汤何如？医者曰：竹叶石膏汤与桂枝汤，寒燠（yù，热）如冰炭。君之疾状已危，不可再为药误。方酬答间，复闻人语如前。自正心悚然（sǒngrán，形容害怕的样子）。医者去后，即买竹叶石膏汤煎之，又闻所告如初。于是断然曰：神明三次告我，是赐我再生之路也，汤成即服其半。先时身体重千斤，倏（shū，常形容时间短暂）尔轻清，唇亦渐暖，咽膈通畅。遂悉服之，少顷汗出如洗，径就睡，平旦脱

[1] 证为大青龙汤证，单用麻黄汤虽解风寒但却助里热，故出现烦躁益甚、几至疯狂。现脉洪滑异常，两寸皆浮，而右寸尤甚，为肺热壅盛，邪气波及肺卫肌表，故用寒解汤清热为主，透热为辅，清透并举，故药后汗出而愈。虽汗出如洗，但必是遍身均匀汗出，汗后脉静身凉，非虚脱之汗。

[2] 弦长浮数有力，为火热内盛之象，但无洪滑之象，说明气血并不旺盛，故张锡纯称此外感兼内伤之脉。临床遇大脉或滑脉，提示气血相对旺盛。

[3] 脉洪滑、舌苔白厚干或黄厚干为张锡纯诊断阳明经证之手眼；精神昏愦、间作谵语为有热陷心包之趋势，故治以寒解汤汗出而解，有透营转气之功。

[4] 张锡纯通过典型病案说明凉药发汗自古有之，并非只有辛温药具有发汗作用。

[5] 《唐志》：即《旧唐书》，包括《本纪》《志》《列传》，共150卷，原名《唐书》。

然。自正为人素谨饬（chì，谨慎，守规矩），常茹（rú，吃）素，与人齐醮（建立道场祈求平安等事）尽诚，故为神明所佑如此。按：此虽阳证，状与阴证无异。然当时若问其小便，必黄热短涩，且必畏见沸汤，是其明证也[1]。医者不知辨此，竟欲以桂枝汤强发其汗，危哉。幸邀神佑，得服竹叶石膏汤，大汗而愈。此即拙拟寒解汤，所谓调其阴阳，听其自汗也。又按：桂枝汤亦非治阴证之药，乃治伤风有汗之药。然桂枝下咽，阳盛则毙，叔和之言，诚千古不易之论。故伤寒无汗者，误服桂枝汤，犹大热烦渴，变为白虎汤证，况内蕴实热者乎！

又洪吉人[2]曰：昔一名医，成化年，新野疫疠，有邻妇卧床数日，忽闻其家，如羊嘶声，急往视之。见数人用被覆其妇，床下置火一盆，令其出汗，其妇面赤声哑，气息几断。因叱（chì，大声呵斥）之曰：急放手，不然命殆矣。众不从，乃强拽（zhuài，拉，牵引）被。其妇跃起，倚壁而喘，口不能言。曰：饮凉水否？颔之。与水一碗，一饮而尽，始能言。又索（suǒ，讨取）水，复与之。饮毕，汗出如雨，其病遂愈。或问其故，曰彼发热数日，且不饮食，肠中枯涸，以火蒸之，是速其死也，何得有汗？试观以火燃空鼎（dǐng，锅），虽赤而气不升，沃之以水，则气四达矣。遇此等证，不可不知。

按：此案与案后之论皆妙，是知用之得当，凉水亦大药也。其饮凉水而得汗之理，亦即寒解汤能发汗之理也[3]。

又吴又可[4]曰："里证下后，脉浮而微数，身微热，神思或不爽。此邪热浮于肌表，里无壅滞也。虽无汗，宜白虎汤，邪可从汗而解。若下后，脉空虚而数，按之豁然如无者，宜白虎加人参汤，复杯则汗解。"

按：白虎汤与白虎加人参汤，皆非解表之药，而用之得当，虽在下后，犹可须臾得汗，况在未下之前乎！不但此也，即承气汤，亦可为汗解之药，亦视乎用之何

[1] 该案脉虽极细虚，但可通过小便、大便、心神等多方面去诊断寒热虚实。张锡纯审证非常精细，值得学习。

[2] 洪吉人：洪天锡，字吉人，清代医家，补注《治疫新编》。

[3] 饮凉水而得汗之理在于清热补津调阴阳，听其自汗。以此案再次说明寒解汤发汗之理。但二者发汗机理不同，凉水重在养津，寒解汤重在清透火热。

[4] 吴又可：吴有性，字又可，明代医家，著《温疫论》。

如耳。

又洪吉人曰："余尝治热病八九日，用柴葛解之、芩连清之、硝黄下之，俱不得汗。昏愦扰乱，撮空摸床，危在顷刻。以大剂地黄汤必系减去桂、附者，重加人参、麦冬进之。不一时，通身大汗淋漓，恶证悉退，神思顿清。"按：此条与愚用补阴之药发汗相似，所异者，又加人参以助其气分也。

上所论者皆发汗之理，果能汇通参观，发汗之理，无余蕴（yúyùn，蕴藏于中而未全部显现）矣[1]。

[1] 张锡纯通过吴又可、洪吉人两位医家经验，阐释清热、益气养阴法，用之得当皆能得汗。发汗之理，在于调剂阴阳，非限于解表。

按语：寒解汤用于治疗春温热盛伤津证。方中透发药明显减量，连翘一钱五分、蝉蜕一钱五分，生石膏虽然仍为一两，但却重用知母八钱加强了清泻里热、养阴生津之功。

寒解汤中患者出现了心中热而且渴，即是烦渴之表现，张锡纯重用大量知母既能助生石膏清泻里热，又能滋阴生津治疗烦渴，是针对当前火热伤津证而设，体现了温病"有一分津液便有一分生机"之意，更体现了张锡纯治疗温病重视补养的学术思想。

方中为什么要将薄荷换成连翘？连翘为温病之要药和圣品，既具有薄荷的宣散作用，更具有清热解毒、清心火、利小便等作用，加强了生石膏、知母清泻里热的作用。

张锡纯在本方中对发汗之理作了精辟详尽的论述，其观点是对《黄帝内经》"阳加于阴谓之汗"理论的进一步阐释与应用。他认为发汗的方法不单纯就是辛温解表才能发汗，根据阴虚或阳虚或气机不通进行正确调治，都有出汗的可能。总结张锡纯病案中提到的听其自汗法有以下几种：①清热法作汗：如寒解汤、凉解汤、清解汤、白虎汤等；②清热益气养津作汗：凉水、白虎加人参汤、竹叶石膏汤等；③滋阴法作汗：大剂滋阴药，如熟地、玄参、阿胶、枸杞等大剂频服；④益气养阴法作汗：大剂地黄汤（去桂、附者）加人参、麦冬；⑤攻下燥实作汗：承气汤类。

石膏阿斯必林汤

治同前证[1]。

生石膏轧细，二两　阿斯必林一瓦

上药二味，先用白蔗糖冲水，送服阿斯必林。再将石膏煎汤一大碗，待周身正出汗时，乘热将石膏汤饮下三分之二，以助阿斯必林发表之力。迨至汗出之后，过两三点钟，犹觉有余热者，可仍将所余石膏汤温饮下。若药服完，热犹未尽者，可但用生石膏煎汤，或少加粳米煎汤，徐徐温饮之，以热全退净为度，不用再服阿斯必林也[2]。

阿斯必林，前曾再三论之矣。然此药有优劣，其结晶坚实，粒粒若针尖形者，服一瓦必能出汗。若无甚结晶，多半似白粉末者，其发表之力稍弱，必服至一瓦强，或至一瓦半，方能出汗。用者宜视其药之优劣，而斟酌适宜方好[3]。

又：此汤不但可以代寒解汤，并可以代凉解汤。若以代凉解汤时，石膏宜减半[4]。

按语：张锡纯并不是把阿司匹林（阿斯必林）作为西药来对待的，他根据长期的临床实践经验将西药阿司匹林中药化，用中药性味归经理论对其进行了归类，认为该药属于辛凉解表类药。用中药性味归经理论对西药进行分析归类，使其变成真正意义上的中药，我把其称为洋中药。也就是说，张锡纯将阿司匹林转化成了一味辛凉解表类中药，然后从中医固有的理论出发，物为我用，西为中用。所以，有人说石膏阿斯必林汤是中药加西药配方，我是不赞成这种说法的。我个人认为，石膏阿斯必林汤就是中药加洋中药配方，是中西药有机的结合，是针对温病里热炽盛兼有肺卫肌表证而设的具有中医特色的特殊中药处方。

石膏阿斯必林汤中重用生石膏二两清泻里热，配合阿司匹林辛凉透达火热。从张锡纯对阿司匹林功效之描述来看，该药很类似中药之薄荷，其解表之力有过之而无不及。

[1] 前证是指治周身壮热，心中热而且渴，舌上苔白欲黄，其脉洪滑。或头犹觉疼，周身犹有拘束之意者。

[2] 石膏阿斯必林汤的服用方法。

[3] 根据优劣增减阿司匹林用量。

[4] 石膏阿斯必林汤为寒解汤、凉解汤的代用方，说明阿司匹林与连翘、薄荷、蝉蜕功同。

该方的服法也值得注意。先送服阿司匹林是发挥其辛凉透发出汗之功，先给火热以出路。在周身正出汗时乘热将石膏汤饮下可以助阿司匹林发表之力，因为生石膏有一定的辛凉透发之力。如果先用生石膏，一是其寒凉之性较强，会妨碍阿司匹林透发之力；二是生石膏质重下降，有可能会导致腹泻，损伤正气，也不利于阿司匹林透发作用的发挥。为什么不一次性服用生石膏呢？就是防止药重病轻，药过病所，损伤正气和引起腹泻。服用阿司匹林周身出汗后，为什么不必再服阿司匹林呢？周身汗出说明火热外出之气机已经通畅，如果火热仍然存在的话则需要内清里热了，如果再用阿司匹林的话反而会导致汗出淋漓，损伤正气了。张锡纯用药步步为营、稳扎稳打，和医圣张仲景桂枝汤将息法有异曲同工之妙，体现了临床大家药随证变、谨慎用药的学术思想。

和解汤

治温病表里俱热，时有汗出，舌苔白，脉浮滑者[1]。

连翘五钱　蝉蜕去足土，二钱　生石膏捣细，六钱
生杭芍五钱　甘草一钱

若脉浮滑，而兼有洪象者，生石膏当用一两[2]。

按语：本方由寒解汤演变而来，为什么却称为和解汤呢？清解汤、凉解汤、寒解汤等皆治疗温病无汗证，有似麻黄汤治疗伤寒表实证；和解汤治疗温病有汗证，有似桂枝汤调和营卫治疗伤寒有汗表虚证，故称和解汤。

同样是温病，为什么有时无汗、有时有汗呢？温病汗出原因有二：一是火热炽盛的程度。火热炽盛到了一定程度，就会迫津外泄导致汗出。二是正气不足。正气不足，固摄津液的能力减弱，易伴有汗出。此汗出为病汗或邪汗，其特征是：①大汗或间断汗出；②局部出汗，而非遍身皆见；③汗后脉不静、热不退。和解汤证

[1] 清解汤、凉解汤、寒解汤等皆治疗无汗证，该方证有汗，故称和解汤。

[2] 脉浮滑兼洪象，说明里热炽盛，故加大生石膏用量。

有汗出而非持续微微汗出、遍身皆见，是热郁于内，迫津外泄所致。该汗出的治疗不要单纯固摄止汗，否则就会导致火热不得外越透发，汗出反而加重。治疗仍然要清透并举，给火热以出路，火热去则汗自止。故温病之汗，不忌辛凉透发，因为辛凉透发是治本之法。

和解汤中白芍之用有四：一是补气：张锡纯认为芍药与甘草化合，有类似人参样作用。他说"且芍药与甘草同用，甘苦化合味近人参，即功近人参，而又为补肺之品也"；二是养阴：芍药配甘草酸甘化阴，养阴退热；三是止汗：芍药味酸，具有敛汗作用，防止汗出日久伤耗正气；四是利小便：白芍有利小便之功，可导热外出。可见，芍药在和解汤中不可或缺，否则就不能称其为和解汤。

张锡纯是脉学大家，非常重视根据脉象判断病性和病情的轻重程度。温病脉浮代表里热波及肺卫肌表；滑脉脉体没有明显增宽代表火热尚轻，但气血有了一定的加速；洪脉脉体宽大说明火热炽盛，已经导致气血波涛汹涌。根据以上脉象变化，即可知道辛凉透达之薄荷、蝉蜕、连翘和寒凉之生石膏的用量比例。

宣解汤

治感冒久在太阳，致热蓄膀胱，小便赤涩，或因小便秘，而大便滑泻[1]。兼治湿温初得，憎寒[2]壮热，舌苔灰色滑腻者。

滑石一两　甘草二钱　连翘三钱　蝉蜕去足土，三钱
生杭芍四钱

若滑泻者，甘草须加倍。

一叟，年六十五，得风温证。六七日间，周身悉肿，肾囊肿大似西瓜，屡次服药无效。旬日之外，求为诊视。脉洪滑微浮，心中热渴，小便涩热，痰涎上泛，微兼喘息，舌苔白厚。投以此汤，加生石膏一两，周身微汗，小便通利，肿消其半，犹觉热渴。遂将方中生石膏加倍，服后又得微汗，肿遂尽消，诸病皆愈。按：此

[1] 通过宣畅肺卫肌表促进清热利小便，故名宣解汤。
[2] 憎寒是一种外有寒战，内有烦热的症状。这是由于热邪内伏，阳气被阻，不能透达所致。

[1] 风温证见脉洪滑微浮，说明里热证盛而肺卫肌表证轻。小便涩热，周身悉肿，肾囊肿大似西瓜，为膀胱湿热证。

乃风温之热，由太阳经入于膀胱之腑，阻塞水道，而阳明胃腑亦将实也。由是观之，彼谓温病入手经不入足经者，何其谬（miù，错误的，不合情理的）哉[1]。

按语： 为什么把治疗热蓄膀胱证的方剂称作宣解汤呢？因为膀胱之火热不仅可以通过清热利小便加以治疗，而且仍可通过肺卫肌表而外达。不仅如此，通过宣畅肺卫肌表，还能疏达一身之气机，更有利于膀胱之气化，更有利于清热利小便药发挥作用。仲景越婢汤（麻黄、生石膏、甘草、生姜、大枣）治疗风水一身悉肿即采用宣肺清热，治水之上源，不利小便而水肿消。医圣仲景治疗伤寒用"提壶揭盖"法和临床大家张锡纯治疗温病用宣通法，有异曲同工之妙。热蓄膀胱证，清热利小便，人所共知，但宣畅肺卫肌表，调畅全身气机不是人人重视。宣畅肺卫肌表，调畅全身气机，是治疗热蓄膀胱证的巧妙之处和关键所在。故张锡纯把治疗热蓄膀胱证的方剂称为宣解汤，其良苦用心可见一斑。

宣解汤中重用滑石清利膀胱火热或湿热。生甘草配滑石为名方六一散，其中生甘草既助滑石清热，又能助滑石利小便。连翘、蝉蜕配伍，透发膀胱火热从太阳肌表外达，并宣通肺卫气机助滑石清热利小便。芍药滋阴清热利小便，既助滑石利小便，且利小便而不伤阴。连翘也有助滑石清热利小便之功。上述诸药相伍，表里内外畅通，上下分消，膀胱蓄热得解，则小便顺、大便调。

宣解汤也可用于湿温初得证。湿温初得，湿热之邪通过口鼻入里，弥漫三焦。湿热内蕴，气机闭塞，营卫不通而憎寒，热不得散而壮热。湿热以脾胃为中心，故舌苔灰色滑腻。滑石、生甘草、芍药清热利湿，连翘、蝉蜕宣透畅达气机。从张锡纯所描述舌苔和所用药物分析，当为热重于湿者，故其舌苔虽灰色滑腻但应偏于干燥。若舌苔灰色滑腻或白厚腻而润泽者，可参考用达原饮治疗。若湿热并重，舌苔黄厚腻者，又当用甘露消毒丹、连朴饮等加减治疗。

滋阴宣解汤

治温病，太阳未解，渐入阳明。其人胃阴素亏，阳明府证未实，已燥渴多饮。饮水过多，不能运化，遂成滑泻，而燥渴益甚。或喘，或自汗，或小便秘[1]。温疹中多有类此证者，尤属危险之候，用此汤亦宜[2]。

其方即宣解汤加生山药一两，甘草改用三钱。

此乃胃腑与膀胱同热，又兼虚热之证也。滑石性近石膏，能清胃府之热，淡渗利窍，能清膀胱之热，同甘草生天一之水，又能清阴虚之热，一药而三善备，故以之为君。而重用山药之大滋真阴，大固元气者，以为之佐使。且山药生用，则汁浆稠黏，同甘草之甘缓者，能逗留滑石于胃中，使之由胃输脾，由脾达肺，水精四布，循三焦而下通膀胱，则烦热除，小便利，而滑泻止矣。又兼用连翘、蝉蜕之善达表者，以解未罢之太阳，使膀胱蓄热，不为外感所束，则热更易于消散。且蝉之性，饮而不食，有小便无大便，故其退，又能利小便，而止大便也[3]。愚自临证以来，遇此等证，不知凡几（不知道一共有多少）。医者率多（shuàiduō，大多）束手（没有办法），而投以此汤，无不愈者[4]。若用于温疹，兼此证者，尤为妥善（稳妥完善），以连翘、蝉蜕实又表散温疹之妙药也[5]。

一媪，年近七旬，素患漫肿。为调治月余，肿虽就愈，而身体未复。忽于季春得温病，上焦烦热，病家自剖鲜地骨皮，煮汁饮之稍愈，又饮数次，遂滑泻不止，而烦热益甚。其脉浮滑而数，重诊无力[6]。病家因病者年高，又素有疾病，加以上焦烦热，下焦滑泻，惴惴惟恐不愈，而愚毅然以为可治。投以滋阴宣解汤，一剂泻止，烦热亦觉轻。继用拙拟白虎加人参以山药代粳米汤在第六卷，煎汁一大碗，一次只温饮一大口，防其再滑泻也。尽剂而愈。

一室女，感冒风热，遍身瘾疹，烦渴滑泻，又兼喘促。其脉浮数无力。愚踌躇再四，亦投以滋阴宣解汤，两剂诸病皆愈[7]。

[1] 本方用于治疗胃阴亏虚，阳明和膀胱火热郁遏者。

[2] 本方也善治温疹见此证者。因为连翘、蝉蜕为表散温疹之妙药。

[3] 张锡纯对滋阴宣解汤配伍机制作了详细阐释，为滋胃阴、宣肺卫、清火热、利小便之剂。

[4] 该方配伍巧妙、应用广泛，注意学习应用。

[5] 用于温疹妥善之因在于用山药大滋真阴、大固元气。

[6] 滑泻不止、脉浮滑而数，重诊无力，为诊断要点。滑数为里热炽盛，浮为热达肺卫肌表之象。滑泻不止、沉取无力为脾胃虚弱之征。

[7] 烦渴滑泻喘促、脉浮数无力，为诊断要点。

按：服滋阴宣解汤，皆不能出大汗，且不宜出大汗，为其阴分虚也。间有不出汗者，病亦可愈。

按语：滋阴宣解汤在肺卫肌表证的基础上，可见滑泻症状。为什么火热入于胃肠不见大便干燥之阳明腑实证，反而出现滑泻不止呢？原因在于未得温病前，患者已有脾胃虚弱，脾胃虚弱的原因主要是素体脾胃虚弱或过用苦寒损伤胃气所致。温热之邪入于胃肠耗伤津液可以出现口渴口干，但因为脾胃虚弱不能骤然形成阳明腑实证。这时，患者饮水自救，少少饮之则可。但由于饮水过多，导致脾胃不能运化反而形成滑泻证。

温病脾胃虚弱见泄泻，极易伤阴耗气，诚为急症。临床遇此证，单纯用清热寒凉药更易损伤脾胃，单纯用滋补固涩药又易留邪助燥热，实为棘手。正如张锡纯所言："愚自临证以来，遇此等证，不知凡几。医者率多束手。"张锡纯创用滑石配山药治之，极具活人之术。方中重用滑石作为君药，主要是清泄胃肠之热和利小便实大便。重用怀山药既可滋补脾胃以运化水湿，又能收敛固涩治疗滑泻，同时能滋阴治疗火热和滑泻所致的阴津亏虚。山药合滑石，清热利湿而不伤脾胃，滋补脾胃而不敛邪热，补、清、利三法并用，祛邪扶正并存，配伍巧妙，令人叹为观止。方中连翘、蝉蜕，既可辛凉透发火热治疗肺卫肌表证，又可升提内陷之火热，升清降浊止泻，还可利小便、实大便止泻。但不可大量应用，防止苦寒伤胃和大汗出更加损伤气阴。

生山药甘淡多汁，滋脾阴而不燥，益脾气而不温。张锡纯创造性地将其配伍生石膏、知母、滑石、生薏苡仁、牛蒡子、车前子、玄参、薄荷、连翘、蝉蜕、生龙骨、生牡蛎等治疗温病，值得认真学习总结、研究探讨。

滋阴清燥汤

治同前证[1]。外表已解，其人或不滑泻，或兼喘息，或兼咳嗽，频吐痰涎，确有外感实热，而脉象甚虚数者。若前证服滋阴宣解汤后，犹有余热者，亦可继服

[1] 滋阴清燥汤即生山药一两、滑石一两、生杭芍四钱、甘草三钱，治疗温热耗伤肺阴者。肺为燥金，故名滋阴清燥汤。

此汤。其方即滋阴宣解汤，去连翘、蝉蜕。

一妇人，受妊五月，偶得伤寒。三四日间，胎忽滑下。上焦燥渴，喘而且呻，痰涎壅盛，频频咳吐。延医服药，病未去而转添滑泻，昼夜十余次。医者辞不治，且谓危在旦夕。其家人惶恐（huángkǒng，惊恐，害怕），迎愚诊视。其脉似洪滑，重诊指下豁然、两尺尤甚。本拟治以滋阴清燥汤，为小产才四五日，不敢遽用寒凉，遂先用生山药二两、酸石榴一个，连皮捣烂，同煎汁一大碗，分三次温饮下。滑泻见愈，他病如故。再诊其脉，洪滑之力较实，因思此证虽虚，确有外感实热，若不先解其实热，他病何以得愈。时届晚三点钟，病患自言，每日此时潮热，又言精神困倦已极，昼夜苦不得睡。遂于斯日，复投以滋阴清燥汤。方中生山药重用两半，煎汁一大碗，徐徐温饮下，一次只饮药一口。诚以产后，脉象又虚，不欲寒凉侵下焦也。斯夜遂得安睡，渴与滑泻皆愈，喘与咳亦愈其半。又将山药、滑石各减五钱，加龙骨、牡蛎皆不用煅各八钱，一剂而愈[1]。

一室女，伤寒过两旬矣，而瘦弱支离，精神昏愦，过午发热，咳而且喘，医者辞不治。诊其脉，数至七至，微弱欲无。因思此证若系久病至此，不可为矣。然究系暴虚之证，生机之根柢当无损。勉强投以滋阴清燥汤，将滑石减半，又加玄参、熟地黄各一两、野台参五钱，煎汤一大碗，徐徐温饮下。饮完煎滓重饮，俾药力昼夜相继。两日之间，连服三剂。滑石渐减至二钱，其病竟愈[2]。按：此证始终不去滑石者，恐当伤寒之余，仍有余邪未净；又恐补药留邪，故用滑石引之下行，使有出路也。又按：凡煎药若大剂，必需多煎汤数杯，徐徐服之。救险证宜如此，而救险证之阴分亏损者，尤宜如此也[3]。

陆军第二十八师，师长汲海峰之太夫人，年近七旬。身体羸弱，谷食不能消化，惟饮牛乳，或间饮米汤少许，已二年卧床，不能起坐矣。于戊午季秋，受温病。时愚初至奉天，自锦州邀愚诊视。脉甚细数，按之

[1] 案中滑泻，脉似洪滑，重诊指下豁然、两尺尤甚，为诊断要点。当务之急是补虚固脱、扶正固本。后逐渐清热透发以治本。方中用龙骨、牡蛎者，化痰涎，摄纳并举。

[2] 案中咳喘，脉数至七至、微弱欲无，为诊断要点。加玄参、熟地黄、野台参者，兼有肾不纳气证。脉数至七至，为元气亏虚之象，非热所致。

[3] 案中煎服法很关键，也为病情向愈的关键，不可小视。

[1] 脉甚细数为阴津亏虚之征，按之微觉有力为有热之征。故加玄参清热滋阴，加生鸡子黄清热滋阴、固摄元气。

微觉有力。发热咳嗽，吐痰稠黏，精神昏愦，气息奄奄。投以滋阴清燥汤，减滑石之半，加玄参五钱，一剂病愈强半。又煎渣取清汤一茶盅，调入生鸡子黄一枚，服之全愈。愈后身体转觉胜于从前[1]。

奉天大东关，旗人号崧（sōng）宅者，有孺子年四岁，得温病，邪犹在表。医者不知为之清解，遽投以苦寒之剂，服后滑泻，四五日不止。上焦燥热，闭目而喘，精神昏愦。延为诊治，病虽危险，其脉尚有根柢，知可挽回。俾用滋阴清燥汤原方，煎汁一大茶杯。为其幼小，俾徐徐温饮下，尽剂而愈。然下久亡阴，余有虚热。继用生山药、玄参各一两以清之，两剂热尽除。大抵（大概）医者遇此等证，清其燥热则滑泻愈甚，补其滑泻其燥热亦必愈甚。惟此方用山药以止滑泻，而山药实能滋阴退热；滑石以清燥热，而滑石实能利水止泻，二药之功用，相得益彰（指互相帮助，互相补充，更能显出各自的好处）。又佐以芍药之滋阴血、利小便，甘草之燮阴阳、和中宫（脾胃），亦为清热止泻之要品。汇集成方，所以效验异常。愚用此方，救人多矣，即势至垂危，投之亦能奏效[2]。

[2] 案中滑泻不止、上焦燥热、闭目而喘、精神昏愦、脉尚有根柢，为诊断要点，为脾胃虚弱、肺肾阴亏、余热未清之征。

按语：滋阴清燥汤证是在滋阴宣解汤证的基础上发展而来，虚损程度更重，故为救治危急重症之方。燥在这里代表肺阴亏虚。

滋阴清燥汤中重用怀山药为君，益肺气、养肺阴、生肺津、化痰涎，擅长治疗肺虚喘咳，为滋阴养肺之上品；用芍药助怀山药滋补肺阴。张锡纯认为白芍有滋阴血、利小便之功。白芍主入肝脾经，但《品汇精要》和《本草经疏》都提到其入肺经，故其具有补肺阴、敛肺气之作用。芍药清热利小便的作用，可助滑石、生甘草清肺热、利小便，导肺热从小便而出。

肺之气阴亏虚证，常常兼有肾阴亏虚或元气大虚证。所以，在具体的治疗中要善于化裁。张锡纯在其验案中给了我们很多启迪，其中就有用怀山药补肺，更兼补肾固摄、强壮元气。其他药物如熟地、玄参、生龙骨、生牡蛎、鸡子黄、酸石榴皮等都值得学习应用。值得注意的是，温病喘证患者，即使元气亏虚，温补之参、芪要不用或少用，一是因为补气之品易导致气逆，不利于肺之肃降；二是里热未净，用温补之参、芪不利于火热之清泄。即使需要应用，张锡纯也常常配伍清热滋阴之品和降逆之品以监制之，如知母、天冬、天花粉、白芍、牛蒡子、苏子、代赭石、生龙骨、生牡蛎等。所以，在其上述验案中有很多元气大虚之人，张锡纯都力避用参、芪滋补元气，而是通过滋补肾阴肾精而达到强壮元气的目的。

滋阴固下汤

治前证服药后，外感之火已消，而渴与泻仍未全愈。或因服开破之药伤其气分，致滑泻不止[1]。其人或兼喘逆，或兼咳嗽，或自汗，或心中怔忡者，皆宜急服此汤[2]。

生山药两半　怀熟地两半　野台参八钱　滑石五钱
生杭芍五钱　甘草二钱　酸石榴一个，连皮捣烂

上药七味，用水五盅，先煎酸石榴十余沸，去滓再入诸药，煎汤两盅，分二次温饮下。若无酸石榴，可用牡蛎煅研一两代之。汗多者，加山萸肉去净核六钱[3]。

按：寒温诸证，最忌误用破气之药。若心下或胸胁疼痛，加乳香、没药、楝子、丹参诸药，腹疼者加芍药，皆可止疼。若因表不解，束其郁热作疼者，解表清热，其疼自止。若误服槟榔、青皮、郁金、枳壳诸破气之品，损其胸中大气，则风寒乘虚内陷，变成结胸者多矣。即使传经已深，而肠胃未至大实，可降下者，则开破与寒凉并用，亦易使大便滑泻，致变证百出。愚屡见此等医者误人，心甚恻怛（cèdá，哀伤）。故与服破气药而结胸者，制荡胸汤以救其误；服破气药而滑泻者，制此汤以救其误。究之，误之轻者可救，误之重者实难挽回于垂危之际也。志在活人者，可不知其所戒（警戒）哉[4]。

[1] 滋阴固下汤治疗气阴大亏，元气大亏不能固摄出现滑泻不止。下者，下元也，真阴也。

[2] 喘逆，或兼咳嗽，或自汗，或心中怔忡，也是元气元阴大亏之征。

[3] 滋阴固下汤的煎煮方法，以及用牡蛎和山萸肉的加减法，注意学习。

[4] 张锡纯详细阐释了外感表证慎用破气药，防止损伤胸中大气导致结胸和滑泻，进而损伤真阴则变证百出。这是对仲景学术思想的继承和发扬。

按语： 滋阴固下汤用于固摄下焦真阴，扶助一身之元气；用于治疗滑泻不止、喘逆或兼咳嗽、自汗，甚至兼有心中怔忡等。

张锡纯指出，导致元气大亏的危害关键不在疾病本身，而在于医生误治。医生临床误用槟榔、青皮、郁金、枳壳等诸破气之品治疗温病，损伤元气和真阴，则变证百出，病情危急，甚至有不可挽救者。所以，临床应用破气药要谨慎。

滋阴固下汤由滋阴清燥汤加熟地、野台参、酸石榴构成。一方面加强了补养真阴和固摄元气的作用，另一方面加强了酸敛固涩止泻的作用。熟地性味甘温，少用则养血滋阴，重用则具有填精益髓、补益元气的作用。张景岳人称张熟地，常常重用熟地治疗真阴亏损、精气大虚之证，其创制的两仪膏即为人参和熟地配伍，治疗精气大亏，诸药不应，或因克伐太过，耗损真阴证。酸石榴微凉酸涩，具有涩肠、止血、驱虫之功，善于治久泻、久痢、便血、脱肛、滑精、崩漏、带下、虫积腹痛、疥癣等。张锡纯说："若连皮捣烂煮汤饮之，又善治大便滑泻，小便不禁，久痢不止，女子崩带。"古代医家很重视应用该药治疗久泻久痢，如《太平圣惠方》石榴皮煎，《圣济总录》石榴皮汤和石榴丸都以石榴为主药，配伍黄连、附子、干姜、赤石脂、枳壳、阿胶、侧柏叶等治疗滑泻久痢。

犹龙汤

治胸中素蕴实热，又受外感[1]。内热为外感所束，不能发泄。时觉烦躁，或喘、或胸胁疼。其脉洪滑而长者。

连翘一两　生石膏捣细，六钱　蝉蜕去足土，二钱　牛蒡子炒捣，二钱

喘者，倍牛蒡子。胸中疼者，加丹参、没药各三钱。胁下疼者，加柴胡、川楝子各三钱[2]。

[1] 本方灵活化裁，可用以代替大青龙汤，故名。用以治疗胸中蕴热又外受温邪。

[2] 犹龙汤之组成和加减法。注意连翘量重一两，注意学习加减法。

按：用连翘发汗，必色青者方有力。盖此物嫩则青，老则黄。凡物之嫩者，多具升发之气，故凡发汗所用之连翘，必须青连翘[1]。

此方所主之证，即《伤寒论》大青龙汤所主之证也。然大青龙汤宜于伤寒，此则宜于温病。至伤寒之病，其胸中烦躁过甚者，亦可用之以代大青龙，故曰犹龙也[2]。

一妇，年三十余。胸疼连胁，心中发热。服开胸、理气、清火之药不效。后愚诊视，其脉浮洪而长。知其上焦先有郁热，又为风寒所束，则风寒与郁热相搏而作疼也。治以此汤，加没药、川楝子各四钱，一剂得汗而愈[3]。

一叟，年过七旬。素有劳病。因冬令伤寒，劳病复发，喘而且咳，两三日间，痰涎壅盛，上焦烦热。诊其脉，洪长浮数。投以此汤，加玄参、潞参各四钱，一剂汗出而愈[4]。

门人刘子馪（yūn），曾治一人，年四十。外感痰喘甚剧。四五日间，脉象洪滑，舌苔白而微黄。子馪投以此汤，方中石膏用一两，连翘用三钱。一剂周身得汗，外感之热已退，而喘未全愈。再诊其脉，平和如常，微嫌无力。遂用拙拟从龙汤，去苏子，加潞参三钱，一剂全愈。愚闻之喜曰：外感痰喘，小青龙汤所主之证也，拙拟犹龙汤，原以代大青龙汤，今并可代小青龙汤，此愚之不及料也。将方中药味轻重略为加减，即能另建奇功。以斯知方之运用在人，慧心（智慧）者自能变通也。

按：连翘原非发汗之药，即诸家本草亦未有谓其能发汗者。惟其人蕴有内热，用至一两必然出汗，且其发汗之力缓而长。为其力之缓也，不至为汪洋之大汗；为其力之长也，晚睡时服之，可使通夜微觉解肌。且能舒肝气之郁，泻肺气之实，若但目为疮家要药，犹未识连翘者也[5]。

按语：大青龙汤治疗胸中蕴有实热且外受风寒之邪，而犹龙汤治疗胸中蕴有实热而外受温邪者。但犹龙

[1] 连翘需用青连翘，透发郁热效果好。

[2] 本方加辛温药如麻黄、防风等，也可代替大青龙汤治疗胸中蕴热外受寒邪，故名犹龙汤。

[3] 外感胸疼连胁被误诊为肝郁气滞化火，故单纯服开胸、理气、清火之药不效。诊断着眼点在于脉浮洪而长。

[4] 上焦烦热，痰涎壅盛，脉洪长浮数，为诊断着眼点。

[5] 连翘发汗、疏肝、泻肺之作用为张锡纯之特识，是对本草学的重大补充和完善。

汤证的病因也可以是风寒外感，这是因为张锡纯主张寒温统一，认为温病也有感受风寒所致者。在该方所举的3个验案中明确指出感受风寒者就有两例。

犹龙汤清透胸中郁热，药用连翘、蝉蜕、生石膏、牛蒡子。蝉蜕、连翘轻扬外达，透散胸中热邪外出，兼有利小便导热外出作用；生石膏以清泄胸中蕴热为主，兼有辛凉透发之作用；牛蒡子体滑气香，既能助连翘、蝉蜕透邪外达和利小便导热外出，又可助生石膏降泻胸中火热。全方药味虽然不多，但却或从肌表透发，或从小便出，或从阳明清利，给热以出路，胸中郁闭热邪自然消散。

方中重用连翘，用量一两，且强调要用青连翘，这是为什么呢？连翘辛凉略苦，入心、肝、胆、胃、三焦、大肠等经，具有清热解毒、散结消肿、利小便之功。临床常用于治疗丹毒、斑疹、痈疡肿毒、瘰疬、小便淋闭，有"疮家圣药"之称。但张锡纯在长期大量临床实践中发现青连翘升发透散力强，重用青连翘一两，治疗内蕴火热之证具有发汗作用。这种汗出非常柔和绵长，可使内蕴之火热随着绵长之汗出而徐徐消散，不会引起汪洋大汗导致虚脱。连翘发汗、疏肝、泻肺之作用为张锡纯之特识，是对本草学的重大补充和完善。

如果出现喘者，张锡纯为什么要倍用牛蒡子呢？牛蒡子辛苦寒，能升能降，其升能疏散风热、利咽透疹、解毒消肿，其降能降肺化痰、通利二便。张锡纯在该方中倍用牛蒡子通过化痰降气而起到止咳平喘作用。

医学衷中参西录前三期合编第六卷

治伤寒温病同用方

仙露汤

治寒温阳明证，表里俱热，心中热嗜凉水，而不至燥渴。脉象洪滑而不至甚实，舌苔白厚，或白而微黄，或有时背微恶寒者[1]。

生石膏捣细，三两　玄参一两　连翘三钱　粳米五钱

上四味，用水五盅，煎至米熟，其汤即成。约可得清汁三盅，先温服一盅。若服完一剂，病犹在者，可仍煎一剂，服之如前。使药力昼夜相继，以病愈为度。然每次临服药，必详细问询病人。若腹中微觉凉，或欲大便者，即停药勿服。候（等候）两三点钟，若仍发热未大便者，可少少与服之。若已大便，即非溏泻而热犹在者，亦可少少与服[2]。

《伤寒论》白虎汤，为阳明府病之药，而兼治阳明经病；此汤为阳明经病之药，而兼治阳明府病。为其所主者，责重于经，故于白虎汤方中，以玄参之甘寒《本经》言苦寒，细嚼之实甘而微苦，古今药或有不同，易知母之苦寒，又去甘草，少加连翘。欲其轻清之性，善走经络，以解阳明在经之热也[3]。

方中粳米，不可误用糯米俗名浆米。粳米清和甘缓，能逗留金石之药于胃中，使之由胃输脾，由脾达肺，药力四布，经络贯通。糯米质黏性热，大能固闭药力，留中不散，若错用之，即能误事。一叟年七十有一，因感冒风寒，头疼异常，彻夜不寝。其脉洪大有力，表里俱发热，喜食凉物，大便三日未行，舌有白苔甚厚。知系伤寒之热，已入阳明之府。因头疼甚剧，且舌苔犹白，疑犹可汗解。治以拙拟寒解汤在第五卷，加薄荷叶一钱。头疼如故，亦未出汗，脉益洪实。恍悟曰：此非外感表证之头疼，乃阳明经府之热，相并上逆，而冲头部也。为制此汤，分三次温饮下，头疼愈强半，夜间能安睡，大便亦通。复诊之，脉象余火犹炽，遂用仲景竹叶石膏汤，生石膏仍用三两，煎汁一大碗，分三次温饮下，尽

《医学衷中参西录》临证助读系列 方论分册

[1] 仙露汤由白虎汤化裁创新而来，更加侧重清透里热、养阴扶正，故名。脉象洪滑而不至甚实，说明正气不足。

[2] 仿仲景桂枝汤将息法叙述煎服法甚详，体现了大医精诚之精神。判断停药或减少药量的关键是询问病家腹中觉凉或大便溏泻与否。

[3] 自古以来，医家皆认为白虎汤为治疗阳明经证之首方，然张锡纯首倡白虎汤为阳明腑实证初期之方，发千古之未发。因此，张锡纯对阳明经证再创仙露汤，是对仲景学术思想的继承发扬。

剂而愈[1]。

按：竹叶石膏汤，原寒温大热退后，涤余热、复真阴之方。故其方不列于六经，而附载于六经之后。其所以能退余热者，不恃能用石膏，而恃石膏与参并用。盖寒温余热，在大热铄涸之余，其中必兼有虚热。石膏得人参，能使寒温后之真阴顿复，而余热自消，此仲景制方之妙也。又麦冬甘寒黏滞，虽能为滋阴之佐使，实能留邪不散，致成劳嗽。而惟与石膏、半夏并用则无忌，诚以石膏能散邪，半夏能化滞也。或疑炙甘草汤亦名复脉汤中亦有麦冬，却无石膏、半夏，然有桂枝、生姜之辛温宣通者，以驾驭之，故亦不至留邪。彼惟知以甘寒退寒温之余热者，安能援以为口实（假托的理由；可以利用的借口）哉[2]。

又按：上焦烦热太甚者，原非轻剂所能疗，而投以重剂，又恐药过病所，而病转不愈。惟用重剂，徐徐饮下，乃为合法。曾治一人，年四十余。素吸鸦片，于仲冬得伤寒，二三日间，烦躁无汗。原是大青龙汤证，因误服桂枝汤，烦躁益甚。迎愚诊视，其脉关前洪滑、两尺无力。为开仙露汤，因其尺弱，嘱其徐徐饮下，一次只饮药一口，防其寒凉侵下焦也。病家忽愚所嘱，竟顿饮之，遂致滑泻数次，多带冷沫。上焦益觉烦躁，鼻如烟熏，面如火炙。其关前脉，大于前一倍，又数至七至。知其已成戴阳之证，急用人参一两，煎好兑童便半茶盅，将药碗置凉水盆中，候冷顿饮之。又急用玄参、生地、知母各一两，煎汤一大碗，候用。自服参后，屡诊其脉，过半点钟，脉象渐渐收敛，至数似又加数。遂急将候用之药炖热，徐徐饮下，一次饮药一口，阅两点钟尽剂，周身微汗而愈。此因病家不听所嘱，致有如此之失，幸而救愈，然亦险矣。审是则凡药宜作数次服者，慎勿顿服也。盖愚自临证以来，无论内伤、外感，凡遇险证，皆煎一大剂，分多次服下。此以小心行其放胆，乃万全之策，非孤注之一掷也[3]。

温病中，有当日得之，即宜服仙露汤者。一童子，年

[1] 案中头痛，脉见洪大有力之象，故诊为阳明热炽。大便三日未行，热邪伤津所致。

[2] 张锡纯对张仲景应用麦冬的经验阐发很独到，给人启迪。

[3] 煎服法的重要性岂可小觑。张锡纯治疗外感、内伤险证，常常煎一大剂分多次服的宝贵经验值得效仿，尤其是应用生石膏和大剂滋阴药时更是如此。

十六，暑日力田于烈日之中，午饭后，陡觉发热，无汗，烦渴引饮。诊其脉洪而长，知其暑而兼温也。投以此汤，未尽剂而愈。按：此证初得，而胃府之热已实。彼谓温病入手经，不入足经者，何梦梦（昏昏，糊涂）也[1]。

世医以《伤寒论》有白虎汤方，以石膏为君，遂相传石膏性猛如虎，而不敢轻用，甚或终身不敢一用。即用者，亦多将石膏煅如石灰，且只用二三钱。吁（xū，叹息，唉）！如是以用石膏，则石膏果何益乎？尝考《伤寒》《金匮》两书，用石膏之方甚多。《伤寒论》白虎汤、竹叶石膏汤，皆用石膏一斤。即古今分量不同，亦约有今之五两许。虽分做三次服，而病未愈者，必陆续服尽，犹一剂也。《金匮》治热瘫痫，治疟，治暑，治妇人乳中虚、烦乱呕逆皆用石膏。《千金》用《伤寒论》理中汤治霍乱，名为治中汤，转筋者加石膏。是石膏为寻常药饵，诸凡有实热之证，皆可用者也[2]。又考《神农本经》石膏气味，辛，微寒，无毒。夫既曰微寒，则性非大寒可知；既曰无毒，则性原纯良可知。且又谓能治产乳，是较他药尤为和平，故虽产后，亦可用也。愚平生重用石膏治验之案不胜记，今略载数则于下，以释流俗（世俗之人）之惑（疑惑）。

长子荫潮，七岁时感冒风寒，四五日身大热，舌苔黄而带黑。孺子苦服药，强与之即呕吐不止。遂但用生石膏两许，煎取清汁，分三次温饮下，病稍愈；又煎生石膏二两，分三次饮下，又稍愈；又煎生石膏三两，徐徐温饮下，如前病遂全愈。夫以七岁孺子，约一昼夜间，共用生石膏六两，病愈后饮食又加，毫无寒中之弊，则石膏果大寒乎？抑微寒乎？[3]

一媪，年六旬，得温病，脉数而有力，舌苔黄而干，闻药气即呕吐，俾用生石膏六两，煎水一大碗，恐其呕吐，一次止饮药一口，甫饮下，烦躁异常，病家疑药不对症。愚曰：非也，病重药轻故耳。饮至三次，遂不烦躁，阅四点钟，尽剂而愈[4]。

一媪，年近七旬，于正月中旬，伤寒无汗，原是麻

[1] 该案虽然无汗，但发热、烦渴引饮、脉洪长，故予仙露汤。该案说明，白虎汤证未必四大证皆见。

[2] 诸凡有实热之证皆可用生石膏，为张锡纯一生应用生石膏经验的高度总结。

[3] 案中7岁小儿一昼夜间共用生石膏六两，印证了生石膏微寒。

[4] 阳明热炽，闻药气即呕吐者，张锡纯常采用生石膏煎清汁呷服或配代赭石应用。

黄汤证，因误服桂枝汤，遂成白虎汤证，而上焦烦热太甚，闻药气即呕吐，单饮所煎石膏清水亦吐出，俾用鲜梨片蘸生石膏细末嚼咽之，服尽二剂，病遂愈[1]。

一人，年三十余，素有痰饮，得伤寒证，服药调治而愈。后因饮食过度而复，三四日间，延愚诊视。其脉洪长有力，而舌苔淡白，亦不燥渴。食梨一口，即觉凉甚；食石榴子一粒，心亦觉凉。愚舍证从脉，投以大剂白虎汤，为其素有痰饮，加半夏数钱[2]。有一医者在座，问曰：此证心中不渴不热，而畏食寒凉，以余视之，虽清解药亦不宜用，子何所据而用白虎汤也？愚曰：此脉之洪实，原是阳明实热之证，治以白虎汤，乃为的方。其不觉渴与热者，因其素有痰饮，湿胜故也。其畏食寒凉者，因胃中痰饮与外感之热互相胶漆，致胃腑转从其化与凉为敌也。病家素晓医理，信用愚方。两日夜间，服药十余次，共用生石膏斤许，脉始和平，愚遂旋里。隔两日复来迎愚，言病人反复甚剧，形状异常，有危在顷刻之虞。因思此证治愈甚的，何骤如此反复。及至，见其痰涎壅盛，连连咳吐不竭，精神恍惚，言语错乱，身体颤动。诊其脉甚平和，微嫌胃气不畅舒。愚恍悟曰：前因饮食过度而复，今必又戒饮食过度而复也。其家人果谓有鉴前失，所与饮食甚少。愚曰：此次无须用药，饱食即可愈矣。其时已届晚八钟，至明饮食三次，病若失。

石膏性本微寒，而以治寒温之热百倍于他药者，以其味微辛，阴中含阳而善发汗也。然宜生用，而不宜煅用。煅之则辛散之力顿消，转能收敛外邪，凝聚痰火使之不散，用至一两，即足伤人，用石膏者当切戒之。至买此石膏时，又当细心考察，勿为药坊所欺，致以煅者冒充生者。例言中石膏条下言之甚详，可参观[3]。

寒温为病中第一险证，而石膏为治寒温第一要药[4]。愚生平习用生石膏，未尝少有失误，而俗医见愚重用生石膏之方，病虽治愈，亦骇（hài，惊讶）为卤莽（冒失，粗疏），或目为行险侥幸（jiǎoxìng，意

[1] 胃热呕吐，单饮所煎石膏清水亦吐出，故用鲜梨片蘸生石膏细末嚼咽之，颇具巧思。

[2] 白虎汤证兼夹痰饮，出现舌苔淡白、畏食寒凉等症状，无大热大渴大汗，很容易造成误诊。该案说明白虎汤四大症中脉洪大对确诊至关重要。

[3] 张锡纯谆谆告诫：煅石膏收敛外邪、凝聚痰火，不可内服用于寒温之热。

[4] 张锡纯称"石膏为治寒温第一要药"，可谓真知灼见。

外获得成功或免除灾害)。忆五年前,族家姊,年七旬有三,忽得瘫痪证。迎愚诊视,既至见有医者在座,用药一剂。其方系散风补气理痰之品,甚为稳善。愚亦未另立方。翌日,脉变洪长,知其已成伤寒证。先时愚外祖家近族有病者,订于斯日迎愚,其车适至(恰巧到)。愚将行,谓医者曰:此证乃瘫痪基础预伏于内,今因伤寒而发,乃两病偕来之证。然瘫痪病缓,伤寒病急。此证阳明实热已现于脉,非投以白虎加人参汤不可,君须放胆用之,断无差谬。后医者终畏石膏寒凉,又疑瘫痪证不可轻用凉药。迟延二日,病势垂危,复急迎愚。及至则已夜半矣。诊其脉,洪而且数,力能搏指,喘息甚促,舌强直,几不能言。幸喜药坊即在本村,急取白虎加人参汤一剂,方中生石膏用三两,煎汤两盅,分二次温饮下,病稍愈。又单取生石膏四两,煮汁一大碗,亦徐徐饮下,至亭午(正午,中午)尽剂而愈。后瘫痪证调治不愈,他医竟归咎(guījiù,归罪,推卸责任)于愚。谓从前用过若干石膏,所以不能调治。吁!年过七旬而瘫痪者,愈者几人!独不思愚用石膏之时,乃挽回已尽之人命也。且《金匮》治热瘫痫有风引汤,原石膏与寒水石并用,彼谤(bàng,责备)愚者,生平盖未见《金匮》也[1]。

又尝治一少年,素羸弱多病。于初夏得温证,表里俱热,延医调治不愈。适愚自他处治病归,经过其处,因与其父素稔(rěn,熟悉),入视之。其脉数近六至,虽非洪滑鼓指,而确有实热。舌苔微黄,虽不甚干,毫无津液[2]。有煎就药一剂未服,仍系发表之剂。乃当日延医所疏方,其医则已去矣。愚因谓其父曰:此病外感实热,已入阳明之府。其脉象不洪滑者,元气素虚故也。阳明府热之证,断无发表之理。况其脉数液短,兼有真阴虚损之象尤忌发汗乎。其父似有会悟,求愚另为疏方。一本拟用白虎加人参汤,又思用人参即须多用石膏。其父素小心过度,又恐其生疑不敢服。遂但为开白虎汤,方中生石膏用二两。嘱其煎汁两茶盅,分二次温

《医学衷中参西录》临证助读系列

方论分册

[1] 对年事已高、脉洪长数之阳明经证,当用白虎加人参汤清热益气养阴。叶天士曾告诫后人"慎勿轻言医",张锡纯通过此案感慨为医之难,常遭到粗工诋毁。

[2] 脉数近六至,舌苔微黄干,为诊断要点。因无洪滑鼓指,故兼有气阴两虚证。即使大便燥结,也要慎用大承气汤。

饮下，服后若余火不净，仍宜再服清火之药。言毕愚即旋里。后闻其服药后，病亦遂愈。迟十余日，大便又燥结，两腿微肿，将再迎愚诊治。而其父友人有自谓知医者，言其腿肿，系多服生石膏之过，而孰知系服石膏犹少之过哉！病家竟误听其言，改延他医，投以大剂承气汤，服后其人即不语矣，迁延数日而亡。夫自谓知医者，不过欲炫己之长，而妄指他人之短。岂知其言之一出，即足误人性命哉！于阴骘（yīnzhì，阴德）独无所损哉！

夫愚之被谤何足惜，独惜夫石膏之功用，原能举天下病热之人，尽登之清凉之域。而愚学浅才疏，独不能为石膏昭雪（洗清冤屈），俾石膏之功用大显于世。每一念及，曷胜（héshèng，用反问语气表示不胜）扼腕（用一只手握住自己另一只手的手腕，表示振奋、愤怒、惋惜等情绪）？因思《伤寒论》序中大意谓其宗族素藩（fān，茂盛）盛，自建安纪年以来，族人多患伤寒，大抵委付凡医，恣其所措，以致户口凋零（diāolíng，凋谢，零落），遂感愤而作《伤寒论》，故一百十三方中，救误治之方几居其半。夫仲景为医中之圣，犹任其族人之患伤寒者，为庸医所误而不能以苦口（反复恳切地说）争，何况于愚也。又何怪乎愚用生石膏而遭谤也。愚今师仲景感愤著书之意，僭成《医学衷中参西录》一书。于石膏治愈之案，不觉语长词复，言之慨切（愤激而恳切），非过为石膏延誉也，实欲为患寒温者，广开生路也。天下后世之仁人君子览斯编者，必当有所兴起也[1]。

《神农本经》药性有寒、有微寒，微寒即后世所谓凉也。石膏之性，《本经》明言微寒，不过为凉药中之一药耳。且为石之膏，而并非石质，诚为凉药中极纯良之品。世俗医者，何至畏之若是？能重用石膏一味，即能挽回寒温中垂危之大证。此愚屡经试验，上所列案中，已略举一二。即使石膏果系大寒，而当阳明府热方炽之时，用生石膏五六两，煎汤一大碗，一次只饮药一

[1] 张锡纯为了能使生石膏之功用大显于世，用"昭雪"一词以警醒后人。

[1] 生石膏为凉药中极纯良之品，重用之能挽回寒温中垂危之大证。张锡纯为扬其所长、避其所短，创制了别具一格的煎服法和新汲井泉水实验法。

[2] 案中患者喜热、恶凉饮、脉伏，诊断为阳极似阴之证，有胆有识。然其必有他症可辨，如口出热气、舌红苔黄、小便黄、大便干燥、心里烦躁等。

[3] 纪文达：纪昀，纪晓岚。清代学者、文学家，谥号文达，著《阅微草堂笔记》等。

[4] 张子和：张从正，字子和，号戴人，金元四大家之一，攻邪派创始人，著《儒门事亲》等。

[5] 余师愚，清代安徽桐城人，创名方清瘟败毒散，方中生石膏大剂六两至八两，中剂二两至四两，小剂八钱至一两二钱。

口，以火退为度。若觉微凉，即便停止，何至遽将人凉坏。况愚用此方以救寒温之热，其热退至八九分，石膏即可停止，初不待其觉凉也。又尝思之，寒温中之实火，直等燔柴之烈，惟石膏则可比救燔柴之水。设使人在燔柴中不能出，救之者若不焦头烂额，急用水泼灭其火，而复从容周旋，徐为调停，则其人必为忍人。乃何以本属可救之实热，而竟以不敢重用石膏者误之耶？且愚于可重用石膏之证，又得一确实征验，其人能恣饮新汲井泉水而不泻者，即放胆用生石膏治之必愈。此百用不至一失之法也[1]。

按：重用石膏治病，名医之案甚伙。今略载数条于下，并今人之用石膏治验之案数则，连类记之。以明愚之重用石膏，原非一己之私见也。

濮（pú，姓）依云曰：家君（特指父亲，多用于对人称自己的父亲）于壬午夏病热，喜立日中，且恶凉饮，脉则皆伏。群医咸谓三阴证，慈（特指慈母，多用于对人称自己的母亲）未之敢信，质于师陆九芝先生。先生惊曰：此温热之大证，阳极似阴也。误用辛热必殆。乃迭进芩、连、膏、黄，热象大显。石膏用至斤许，热乃渐退。窃思此疾当畏寒脉伏时，谁知其为大热者。若非家君早习医，受吾师至教，笃信（dǔxìn，忠实地信仰）吾师之说，必为群医所误矣[2]。

纪文达[3]曰：乾隆癸丑春夏间，京中多疫。以张景岳法治之，十死八九。以吴又可法治之，亦不甚效验。有桐城一医，以重剂石膏治冯鸿胪（lú）星实之姬，人见者骇异。然呼吸将死，应手辄痊。踵（zhǒng，遵循）其法者，活人无算。有一剂用至八两，一人服至四斤者。虽刘守真之《原病式》，张子和[4]之《儒门事亲》，专用寒凉亦未敢至是。实自古所未闻矣。

按：桐城医者，文达未详其姓名。友人刘仲华告愚曰：此医姓余名霖字师愚[5]，于乾隆间著书，名《疫疹一得》，其间重用石膏方名清瘟败毒散。后道光间，归安江笔花[1]著《医镜》，内有治一时疫发斑，用石膏至十四斤，而斑始透。盖深得余师愚之法者。

又曰：吴门顾松圃名靖远[2]，因父患热病，为庸医参、附所误。发愤习医，寒暑无间者，阅三十年，尝著有《医镜》十六卷，惜无刊本。近见陆定圃进士《冷庐医话》，载其治王缵（zuǎn）功[3]阳明热证，主白虎汤，每剂石膏三两，两剂热顿减。而遍身冷汗，肢冷发呃，别医谓非参、附不克回阳，诸医和之。群哗（huá，乱吵，乱说）曰：白虎再投必毙。顾引仲景热深厥亦深之文，及喻嘉言阳证变阴厥，万中无一之说，谆谆力辩。诸医固执不从，投参、附回阳敛汗之剂，汗益多，而体益冷，反诋白虎之害。微阳脱在旦暮，举家惊惶，复求顾诊。仍主白虎汤，连服两大剂，汗止身温。再以前汤加减，数服而痊。因著《辨治论》，以为温热病中，宜用白虎汤并不伤人，以解世俗之惑。

按：此案服白虎汤两剂后，而转热深厥深者，以方中所用三两犹轻，不能胜此病也。若如前案中，每剂用石膏半斤，则无斯弊矣。幸其持论不移，卒能以大剂白虎汤挽回此证[4]。又幸患此证者，必为壮实之人，其素日阴分无亏。不然服参、附一剂之后，其病即不可问矣，岂犹容后日复用白虎汤哉？

徐灵胎曰：西濠（háo）陆炳若之夫人，产后感风热，瘀血未尽。医者执产后属虚寒之说，用干姜、熟地治之，汗出而身热如炭，唇燥舌紫，仍用前药。余是日偶步田间看菜花，近炳若之居，趋迎求诊。余曰：生产血枯火炽，又兼风热，复加刚燥滋腻之品，益火塞窍，凶危立见，非石膏则阳明之盛火不解。遵仲景法，用竹皮、石膏等药。余归，而他医至，笑且非之，谓自古无产后用石膏之理。盖生平未见仲景方也。其母素信余，立主服之，一剂而苏。明日炳若求诊。余曰：更服一剂，即痊愈矣，勿庸易方。如言而愈。观此案，则产后病寒温者，石膏亦所不忌也。按：《金匮》有竹皮大

[1] 江笔花：江涵暾，字笔花，清代医家，著《笔花医镜》。

[2] 顾松圃：顾靖远，清代医家，著《顾松园医镜》。

[3] 王缵功：《冷庐医话》原书中为"汪缵功"。

[4] 所论案中见遍身冷汗、肢冷发呃为热邪郁闭阳气不能外达所致。张锡纯对顾松圃认证准确、持论不移深表赞许。

[1] 张锡纯通过徐灵胎医案，说明产后不忌用生石膏。他喜用白虎加人参汤，以玄参易知母治疗产后温热。

[2] 通过此案说明阳痿非为阳虚之一端，火炽、痰阻、气逆、阴亏也很常见。用清热泻火、化痰降逆、滋补肾阴法治疗阳痿，非常值得推崇。案中用生石膏治疗阳痿，颇能启人心智。

[3] 袁子才：袁枚，清代诗人、散文家，著《小仓山房集》《随园诗话》等。

丸，治妇人乳中虚，烦乱呕逆，即此案所谓产后风热也。竹皮大丸中，原有石膏，故徐氏谓遵仲景之法。而愚治产后寒温之实热，则用白虎加人参汤，以玄参代知母。盖退寒温之实热，知母不如石膏，而其性实寒于石膏，当为产后所忌。故竹皮大丸中不用知母。至玄参则宜于产乳余疾，《本经》有明文也。用白虎汤之例，汗吐下后，皆加人参，以其虚也。产后较汗吐下后更虚，故必加之方妥[1]。

又曰：嘉兴朱宗臣以阳胜阴亏之体，又兼痰凝气逆。医者以温补治之，胸膈痞塞，而阳道痿[2]。群医谓脾肾两亏，将恐无治。就余于山中。余视其体丰而气旺，阳升而阴不降，诸窍皆闭。笑谓之曰：此为肝肾双实证，先用清润之品，加石膏以降其逆气，后以消痰开胃之药，涤其中宫，更以滋肾强阴之药，镇其元气。阳事既通，五月后，妻即怀孕，得一女。又一年，复得一男。观此案，则无外感而有实热者，石膏亦可用也。俗医妄谈，谓石膏能寒人之下焦，令人无子，何其言之谬耶！

袁子才[3]曰：丙子九月，余患疟，饮吕医药，至日昳（dié，日过午偏西），忽呕逆头眩不止。家慈抱余起坐，觉血气自胸愤（fèn，激动）起，性命在呼吸间。忽有征友赵藜村来访，家人以疾辞。曰我解医。乃延入诊脉看方。笑曰：容易。命速买石膏，加他药投之。余甫饮一勺，如以千钧之石，将肠胃压下，血气全消。未半盂（半碗饭，这里形容时间短），沉沉睡去，头上微汗，朦胧中，闻家慈啬（jiè，赞叹）曰，岂非仙丹乎。睡须臾醒，君犹在座，问思西瓜否。曰想甚。即买西瓜。曰凭君尽量，我去矣。食片许，如醍醐灌顶（tíhúguàndǐng，比喻灌输智慧，使人彻底醒悟），头目为轻，晚食粥。次日来曰，君所患者，阳明经疟。吕医误为太阳经，以升麻、羌活二味升提之，将君妄血逆流而上。惟白虎汤可治，然亦危矣。详观此案，石膏之功用直胜金丹，诚能挽回人命于顷刻也。以此普济群生之药，医者果何所畏惧而不肯轻用也[1]。

太医院吏目杨荣春，号华轩，南皮人。曾治一室女，周身拘挛，四肢不能少伸，年余未起床矣。诊其脉，阳明热甚。华轩每剂药中，必重用生石膏，以清阳明之热。共用生石膏四斤，其病竟愈。盖此证必因素有外感之热，传入阳明经，医者用甘寒滞泥之品，锢闭其热于阳明经中，久而不散。夫阳明主宗筋，宗筋为热所伤而拘挛，久之周身之筋皆病矣。此锢闭之热，惟生石膏可清之内消，兼逐之外出，而他药不能也[2]。

友人毛仙阁曾治一少妇，产后十余日，周身大热无汗，心中热而且渴。延医调治，病势转增，甚属危急。仙阁诊其脉甚洪实，舌苔黄而欲黑，撮空摸床，内风已动。治以生石膏三两，玄参一两，野台参五钱，甘草二钱[3]。为服药多呕，取竹皮大丸之义，加竹茹二钱，煎汤一大碗，徐徐温饮下，尽剂而愈。观此案，则外感之热，直如燎原，虽在产后，岂能从容治疗乎。孙思邈曰："智欲圆而行欲方，胆欲大而心欲小。"世俗医者，遇此等证，但知心小，而不知胆大。岂病人危急之状，漠不关于心（态度冷淡，毫不关心）乎？

友人张少白曾治一阎姓叟，年近七旬，素有劳疾，发则喘而且嗽。于丙午冬，感冒风寒，上焦烦热，劳疾大作，痰涎胶滞，喘促异常。其脉上部洪滑，按之有力[4]。少白治以生石膏二两，以清时气之热，因兼劳疾，加沉香五钱，以引气归肾。且以痰涎太甚，石膏能润痰之燥，不行痰之滞，故又藉沉香辛温之力，以为石膏之反佐也。一日连服两剂。于第二剂加清竹沥二钱，其病若失。劳疾自此亦愈，至今数年未尝反复。观此案，则石膏之功用，不几令人不可思议哉。然非其人感冒伤寒，又孰能重用石膏，为拔除其劳疾哉？

【附录】 湖北潜江红十字分会张港义务医院院长崔兰亭来函。寿甫[5]老先生台鉴（táijiàn，旧式书信套语，用在开头的称呼之后，表示请对方看信）：久仰仁术，普救苍生，真乃医中一大伟人也。汉唐以来，各

[1] 通过生石膏治疗阳明经疟，说明生石膏应用之广。张锡纯赞曰："生石膏之功用直胜金丹，诚能挽回人命于顷刻也。"

[2] 周身拘挛，四肢不能少伸为阳明火热郁滞经络所致。

[3] 产后阳明热盛引动肝风，故用仙露汤加减，并未用息风止痉药物而病愈，值得学习。

[4] 此案为痰邪蕴肺之劳疾。因外感风寒入里化热，致痰热蕴肺。诊断要点是上部洪滑，按之有力。故用生石膏、竹沥、沉香等药加以治疗。

[5] 寿甫：张锡纯。

家著述虽多，恒系理想，究少实验。是以其方有效、有不效，惟先生之著述，则屡试屡验。今略举用《衷中参西录》中诸方，随手奏效数则，敬呈台端（敬辞，称对方）。丁卯仲夏，国民革命军第二十军四师七旅旅长何君，身染温病。军医以香薷饮、藿香正气散治之不效。迎仆诊视。遵用《衷中参西录》清解汤，一剂而愈。时因大军过境，温病盛行。以书中清解汤、凉解汤、寒解汤、仙露汤、从龙汤、馏水石膏饮，有呕者，兼用代赭石。本此数方，变通而用，救愈官长目兵三千余人，共用生石膏一千余斤，并未偾事。先生之《衷中参西录》，真乃世界救命之书，而堪为医界开一新纪元也[1]。后学又自搜求两方，亦甚奇异。一为服食松脂法。《抱朴子内篇》有，上党赵姓身患癞病，历年不愈，后遇异人指示，服松脂百日，癞病痊愈。不但治病，而且延年。初不知松脂为何物，后参阅群书，知松脂即是松香。解毒、除湿、消肿、止痛、生肌、化痰，久服轻身延年，辟谷不饥。万国药方久咳丸，系松脂、甘草并用。向曾患咳嗽，百药不效，后每服松脂干末一钱，用凉茶送服，月余咳嗽痊愈，至今十年，未尝反复，精神比前更强壮。观此，松脂实有补髓健骨之力。又，丁卯夏，川鄂战争。敝会出发至战地，救一兵士，子弹由背透胸出，由伤处检出碎骨若干，每日令食牛乳、山药。数日，饮食稍进，口吐臭脓，不能坐立；后每日令服松脂两次，每次一钱。三日后臭脓已尽，伤口内另长新骨，月余伤口全平，行步如常。敝会送路费及路票，回川来书道谢。又一兵士李兆元，过食生冷，身体浮肿，腹大如箕，百药罔效。令每日服松脂三钱，分三次服下，五日痊愈。乡村一男子，患肝痈溃破，医治五年不愈，溃穿二孔，日出臭水碗许，口吐脓血，臭气异常。戊辰孟夏，迎为诊治，视其形状，危险万分，辞而不治。再三恳求，遂每早晚令服松脂一钱，五日臭脓减少，疮口合平，照前服之，半月痊愈。又有患肺痛者，服林屋山人犀黄丸不效，而服松脂辄效者，难以枚举矣[1]。又一方，家母年五十时患咳嗽，百药不瘳冬时卧不安枕。遇一老医，传授一方，系米壳四两，北五味三钱，杏仁去皮，炒熟五钱，枯矾二钱，共为细末，炼蜜为丸，梧桐子大，每服二十丸，白糖开水送下[2]。吞服数日，病若失，永不复发。家母生于甲辰，现年八十有六，貌若童颜。此丸不但止嗽，而且延年。以后用此丸疗治咳嗽全愈者，笔难悉述（全部叙述）。此二方，皆为寻常药品，而能愈此难愈之大证。且又屡试屡效，诚佳方也。深望先生，将此二方载于贵著，或兼登各处医报，以公诸医界，则幸甚矣。按：此来函谓，共用生石膏千余斤，治愈三千余人，未尝少有错误，是诚善用石膏者矣。录之，足证愚喜重用生石膏，以治寒温实热，原非一偏之见。且足证石膏必须生用，始能有益无害，活人千万。至所附载二方，皆甚奇异，试之有效，因并录之。

按：《伤寒论》阳明篇中，白虎汤后继以承气汤，以攻下肠中燥结，而又详载不可攻下诸证。诚以承气力猛，倘或审证不确，即足误事。愚治寒温三十余年，得一避难就易之法。凡遇阳明应下证，亦先投以大剂白虎汤一两剂。大便往往得通，病亦即愈[3]。即间有服白虎汤数剂，大便犹不通者，而实火既消，津液自生，肠中不致干燥，大便自易降下。用玄明粉三钱，加蜂蜜或柿霜两许，开水冲调服下，大便即通。若仍有余火未尽，而大便不通者，单用生大黄末一钱若凉水调服生大黄末一钱可抵煮服者一两，蜜水调服，通其大便亦可。且通大便于服白虎汤后，更无下后不解之虞。盖下证略具，而脉近虚数者，遽以承气下之，原多有下后不解者，以其真阴亏、元气虚也。惟先服白虎汤或先服白虎加人参汤，去其实火，即以复其真阴，培其元气，而后微用降药通之，下后又何至不解乎。此亦愚百用不至一失之法也。

又按：重用石膏以退火之后，大便间有不通者，即

[1] 松香解毒、除湿、消肿、止痛、生肌、化痰，久服轻身延年，辟谷不饥。崔兰亭所献内服松香之方，诚为至宝。

[2] 该方当为治疗慢性支气管炎之妙方。关键可能在米壳、枯矾两味药。

[3] 用白虎汤代替承气汤治疗阳明腑实证，尤其对气阴亏虚更是安全稳妥，为张锡纯的一大创新。临床值得学习效法。

可少用通利之药通之。此固愚常用之法，而随证制宜，又不可拘执成见（定见，指对人或事物所抱的固定不变的看法）。曾治一少年，伤寒已过旬日，阳明火实，大便燥结，投一大剂白虎汤，一日连进二剂，共用生石膏六两，至晚九点钟，火似见退，而精神恍惚，大便亦未通行，再诊其脉，变为弦象。夫弦主火衰，亦主气虚。知此证清解已过，而其大便仍不通者，因其元气亏损，不能营运白虎汤凉润之力也。遂单用人参五钱，煎汤俾服之，须臾大便即通，病亦遂愈。盖治此证的方，原是白虎加人参汤，因临证时审脉不确，但投以白虎汤，遂致病有变更。幸迷途未远，犹得急用人参，继所服白虎汤后以成功。诚以日间所服白虎汤尽在腹中，得人参以助之，始能运化。是人参与白虎汤，前后分用之，亦无异于一时同用之也。益叹南阳（张仲景）制方之神妙，诚有令人不可思议者也。吴又可谓，如人方肉食而病适来，以致停积在胃，用承气下之，惟是臭水稀粪而已；于承气汤中，单加人参一味，虽三四十日停积之物于是下之。盖承气借人参之力鼓舞胃气，宿物始动也。又可此论，亦即愚用人参于白虎汤后，以通大便之理也[1]。

间有用白虎汤润下大便，病仍不解，用大黄降之而后解者，以其肠中有匿藏之结粪也。曾治一媪，年七十余，季冬得伤寒证，七八日间，延愚诊视。其脉洪长有力，表里俱热，烦渴异常，大便自病后未行。投以白虎加人参汤二剂，大便遂通，一日降下三次，病稍见愈，而脉仍洪长。细审病情，当有结粪未下，遂单用大黄三钱，煮数沸服之，下结粪四五枚，病遂见愈，仍非脉净身凉，又用拙拟白虎加人参以山药代粳米汤在后，服未尽剂而愈。然此乃百中之一二也。临证者，不可因此生平仅遇之证，遂执为成法，轻视白虎，而重视承气也[2]。

又按：石膏用于外感之阳证，虽不当其时，亦无大患。惟用于阴盛格阳、真寒假热证，则危不旋踵。然此

[1] 张锡纯通过验案阐述在气津不足的情况下，白虎汤加人参扶正祛邪的重要性。弦脉主火衰和气虚的提法，临床尤当注意。必然弦而无力，阳气不得温煦滋养所致也。

[2] 阳明腑实证先用白虎汤清热生津通便，燥结不下者再用承气汤。次序不可变更，防止下后损伤元气。

等证，即误用他凉药，其害亦同。此非石膏之过，而医者审证不确之过也。今录古人治此等证验案数则于下，以备参观。庶不至误用寒凉之药，以治阴证也[1]。

李东垣尝治一阴盛格阳伤寒，面赤烦渴，脉七八至，但按之则散。用姜附汤加人参投之，得汗而愈。按：阴盛格阳烦渴，与阳证烦渴确有分辨。阳证烦渴，喜用大碗饮凉水，饮后必轻快须臾。阴盛格阳烦渴，亦若嗜饮凉水，而饮至口中，又似不欲下咽，不过一两口而止[2]。

李士材曰：休宁吴文哉伤寒，烦躁面赤，昏乱闷绝，时索冷水。其弟曰休，求余诊视。手扬足掷（zhì，投），五六人制之，方得就诊。其脉洪大无伦，按之如丝。余曰：浮大沉小，阴证似阳也，与附子理中汤，当有生理。曰休骇曰：医者十辈至，不曰柴胡、承气，则曰竹叶石膏，今反用热药，恶乎敢？余曰：温剂犹生，凉剂立危矣。遂用理中汤，加人参四钱、附子三钱，煎成，将药碗置冷水中，候冷与饮。服后一时，狂躁定矣。再剂而神爽，服参五斤而安。文哉遗以书曰：弟为俗医所误，既登鬼录（迷信者所谓阴间死人的名簿）矣，而兄翁拯全之，大奇亦大幸也。方弟躁热之时，医以三黄汤入牛黄，服之转加闷绝，举室哀号，惟候目瞑（mùmíng，合眼。这里为死亡）而已。不意兄翁毅然以为可活，参附以投，阴霜见睨（xiàn，因为害怕不敢正视的样子）。荆妻（旧时对人谦称自己的妻子）稚子（幼子，小孩），含泪欢呼。父母生之，而兄翁再生之，大恩周极，莫可言喻。敢（谦辞，冒昧之意）志（记录）巅末（从开始到末尾，谓事情的全过程），乞附案帙（zhì，书卷），俾天下万世，知药不可轻投，命不可轻弃，何莫非大仁人回春之泽哉。按：此案中有曰，时索冷水，而不曰时饮凉水，盖索者未必能饮也[3]。

喻嘉言曰：徐国祯伤寒六七日，身热目赤，索水到前，复置不饮。异常烦躁，将门牖洞启，身卧地上，展转不快，更求入井。一医急以承气与服。余诊其脉，洪

[1] 生石膏适用于里热实证，不可误用于真寒假热证。

[2] 张锡纯鉴别阴盛格阳和阳证烦渴之不同，注意临床应用。

[3] 明代温补学家李士材为诊断寒热疑似、寒热真假的高手。张锡纯选取其阴盛格阳医案，有助于读者提高诊断真寒假热证的技能。张锡纯再次从渴饮冷水之特点入手鉴别真假寒热。

大无伦，按之无力。谓医者曰：此用人参、附子、干姜之证，奈何认为下证？医曰：身热目赤，有余之邪，躁急如此，再以人参、附子、干姜服之，逾垣（yúyuán，翻越墙头）上屋矣。余曰：阳欲暴脱，外显假热，内有真寒，以姜、附投之，尚恐不能胜回阳之任，况敢用纯阴之药，重劫其阳乎！观其得水不欲咽，情已大露。岂水尚不欲咽，而可用大黄、芒硝乎？天地燠蒸，必有大雨，此证顷刻一身大汗，不可救矣。惟用姜、附，可谓补中有发，并可以散邪退热，一举两得，至稳至当之法，何可致疑？吾在此久坐，如有差误，吾任其咎。于是以附子、干姜各五钱，人参三钱，甘草二钱，煎汤冷服，服后寒战，戛（jiá，敲打）齿有声。以重绵和头覆之，缩手不肯与诊，阳微之状始著。再与前药一剂，微汗热退而安[1]。

　　上所录医案，皆阴极似阳也。然其证百中不一见。愚临证数十年，亦未尝见。其证之少可知[2]。至阳极似阴，外面虽见大寒之状，仍须投以大剂寒凉者，愚曾治过数次。前哲医案中，亦多有之。今复登数则于下，可与上列之案对观，庶可分辨阴阳于毫厘（比喻极微细）之间也。

　　一人，年五十，周身发冷，两腿疼痛。医者投以温补之药，其冷益甚，欲作寒战。诊其脉，甚沉伏，重按有力。其舌苔黄厚，小便赤涩。时当仲春，知其春温之热，郁于阳明而未发，故现此假象也。欲用白虎汤加连翘治之。病人闻之骇然。愚曰：但预购生石膏四两，迨热难忍时，煎汤饮之可乎？病者曰：恐无其时耳。愚曰：若取鲜白茅根，煎汤饮之，则冷变为热，且变为大热矣。病者仍不确信，然欲试其验否。遂剖取鲜白茅根，去净皮，细切一大碗，煮数沸，取其汤，当茶饮之。有顷热发，若难忍。须臾再诊其脉，则洪大无伦矣。愚将所预购之四两生石膏煎汤，分三次温饮下，其热遂消。盖茅根中空，性凉能散，故饮之能将郁热达于外也[3]。

　　一妇人，年二十余。得温病。咽喉作疼，舌强直，

[1] 该案患者虽身热目赤、烦躁异常、烦渴不止，但脉象洪大无伦却按之无力，虽烦渴索水，到前却复置不饮，为诊断真寒假热的关键。其中索水到前，复置不饮，尤为张锡纯着眼之处。

[2] 张锡纯所选李东垣、李士材、喻嘉言阴盛格阳证案例既典型又危重，故其说临床少见。其实，阴盛格阳证并不少见，临床当认真辨证论治。

[3] 根据脉虽沉伏但重按有力、舌苔黄厚、小便赤涩，张锡纯诊断为热厥，治以白虎汤加减，可谓深得张仲景热厥之意也。其用白茅根透发郁热来验证，可谓别出心裁，值得学习效仿。

几不能言。心中热而且渴，频频饮水，脉竟沉细异常，肌肤亦不发热。遂舍脉从证，投以拙拟寒解汤在第五卷，得微汗，病稍见愈。明晨又复如故，舌之强直更甚。知药原对证，而力微不能胜病也。遂仍投以寒解汤，将石膏加倍，煎汤两盅，分二次温饮下，又得微汗，病遂愈。按：伤寒脉若沉细，多系阴证。温病脉若沉细，则多系阳证。盖温病多受于冬，至春而发，其病机自内向外。有时病机郁而不能外达，其脉或即现沉细之象。误认为凉必至误事[1]。又此证寒解汤既对证见愈矣，而明晨舌之强直更甚，乃将方中生石膏倍作二两，分两次前后服下，其病即愈。由是观之，凡治寒温之热者，皆宜煎一大剂，分数次服下，效古人一剂三服之法也。

喻嘉言曰：黄长人犯房劳，病伤寒，守不服药之戒，身热已退，十余日外，忽然昏沉，浑身战栗（zhànlì，颤抖），手足如冰。急请余至，一医已合就姜、桂之药矣。余适见而骇之。姑俟（姑：姑且，暂且。俟：等待）诊结，再三辟其差谬。病家自疑阴证，言之不入。只得与医者约曰：此病之安危只争此药一剂，所用当否性命有关，吾与丈（对老年男子的尊称）各立担承（承担），倘至用药差误，责有所归。医者曰：吾治伤寒三十余年，不知甚么担承。余笑曰：吾有明眼在此，不忍见人立就倾危。若不担承，待吾用药，病家方才心安，亟请用药。予以调胃承气汤，约重五钱，煎成，热服半盏，厥渐退，人渐苏。仍与前药，服至尽剂，人事大清。忽然浑身壮热，再与大柴胡汤一剂，热退身安。门人问曰：病者云是阴证见厥，先生确认为阳证，而用下药果应，其理安在？答曰：凡伤寒病初得发热，煎熬津液，鼻干、口渴、便秘，渐至发厥者，不问而知为热也。若阳证忽变阴厥者，万中无一，从古至今无一也。盖阴厥得之阴证，一起便直中真阴经。唇青、面白、遍体冷汗、便利不渴、身倦多睡、醒则人事了了，与伤寒传经之热邪转入转深，人事昏惑者，万万不同也。按：喻氏案后之论甚明晰，学者宜细观之[2]。

[1] 温病中沉细脉非常常见，很值得探讨研究。原因有二：一是火热闭阻气机；二是气阴亏虚。该案中舌强直是热郁于内，真阴亏虚，舌络不得濡养所致。寒解汤体现了清透滋三法并举之功。张锡纯揭秘温病沉细脉为火郁，是对温病学理论巨大的丰富完善和创新。

[2] 患者虽浑身战栗，手足如冰，喻嘉言却断然诊为真热假寒证。喻嘉言和门人的一问一答，点破了其中玄机。《伤寒论》曰："伤寒一二日至四五日厥者，必发热。前热者，后必厥；厥深者，热亦深；厥微者，热亦微；厥应下之，而反发汗，必口伤烂赤。"喻嘉言不愧为伤寒大家，该案从临床表现、发生发展到诊断治疗与仲景条文环环相扣。

[1] 张令韶：张锡驹，字令韶，清代医家，著《伤寒论直解》。

[2] 案中遍身手足尽冷，又见神昏、发狂、谵语、抽搐、六脉皆无等，非临床有真功夫者何敢诊治。张令韶从声音有力入手，辨为热厥重证，值得效法。危重病证诊治起来颇费思量，即使名医也是如此。张令韶称"审视良久"，其踟蹰徘徊和谨慎辨证之形象跃然纸上。

[3] 案中按其腹部而手护、皱眉、做痛苦状，说明拒按。两手虽然六脉皆无，但趺阳脉大而有力。李士材从按诊和诊趺阳脉入手，诊断为热厥实证和重证，值得学习。

[4] 张锡纯为脉学大师，他遵仲景遗训，主张寸口脉不见者诊察趺阳脉，对临床诊治急危重证具有重要指导意义。

张令韶[1]曰：余治一妇人，伤寒九日，发狂，面白，谵语不识人，循衣摸床，口目瞤动，肌肉抽搐，遍身手足尽冷，六脉皆无。诸医皆辞不治。余因审视（shěnshì，指仔细地看，反复分析，推敲）良久，闻其声，重而且长，句句有力。乃曰：此阳明内实，热郁于内，故令脉道不通，非脱也。若脉真将无，则气息奄奄，危在顷刻，安得有如许气力，大呼疾声，久而不绝乎！遂用大承气汤，启齿灌下。夜间，解黑粪满床，脉出，身热，神清，舌燥而黑。更服小陷胸汤，二剂而愈。因思此证大类四逆，若误投之立死。及死之后，必以为原系死证，服之不效数也，不知病人怀恨九原（九泉，黄泉）矣。按：此证易辨其决非四逆汤证，征以前案喻氏之论，自能了然[2]。

李士材曰：社友韩茂远伤寒，九日以来，口不能言，目不能视，体不能动，四肢俱冷。众皆曰阴证。比余诊之，六脉皆无。以手按腹，两手护之，眉绉（zhòu，皱纹）作楚（chǔ，痛苦）。按其趺阳，大而有力[3]。知其腹有燥粪，欲与大承气汤。病家惶惧（huángjù，惶恐），不敢进。余曰：吾郡能辨是证者，唯施笠泽耳。延至诊之，与余言若合符节（比喻两者完全吻合）。遂投以大承气汤，下燥粪六七枚。口能言，体能动。若"按手不及足"者，何以辨此证哉？按：《伤寒论》仲景原叙，原有"握手不及足"之戒。足上脉三部，趺阳为胃脉，太溪为肾脉，太冲为肝脉。三脉之中，又趺阳为要。故其叙中趺阳与人迎并举。凡临证，其手上脉不见者，皆当取其趺阳脉为准，不但寒温之证为然也[4]。

上所列医案，皆阳极似阴也。其理惟刘河间论之最透。其言曰：畜热内甚，脉须疾数，以其热畜极甚而脉道不利，反致脉沉细而欲绝。俗未明造化之理，反谓传为寒极阴毒者，或始得之阳热暴甚，而便有此证候者，或两感热甚者，通宜解毒。如大承气汤下之后，热稍退而未愈者，黄连解毒汤调之；或微热未除者，凉解散调之。按：此论发挥阳极似阴之理甚妙。诚以河间生平治病主火，故能体会至此。至其所论用药，则不必拘[1]。

阴极似阳、阳极似阴之外，又有所谓戴阳证者。其人面赤烦躁，气息甚粗，脉象虽大，按之无力，又多寸盛尺虚[2]。乃下焦虚寒，孤阳上越之危候，颇类阴极似阳，而与阴极似阳微有不同。盖阴极似阳，乃内外异致；戴阳证，乃上下异致也。愚曾治有戴阳证验案，仙露汤方后，论药宜分数次服者，不可顿服。曾引其案，以为炯戒，兹不再赘。而前人善治此证者，喻嘉言独推陶节庵[3]立法甚妙。用人参、附子等药，收拾阳气归于下元，而加葱白透表，以散外邪。如法用之，无不愈者。然其法实本仲景，特仲景未明言治戴阳证，而节庵则明言治戴阳证耳。嘉言何不祖述仲景，而但知推重节庵也！按：《伤寒论》原有治戴阳证之方，通脉四逆汤是也。其方载少阴篇，主"少阴病，下利清谷，里寒外热，手足厥热，脉微欲绝，身反不恶寒，其人面赤色，或腹痛，或干呕，或咽痛，或利止脉不出者"。方用炙甘草二两，生附子经药坊制过而未炮熟者，即是生附子，非野间剖取之生附子大者一枚、去皮破八片，干姜三两，强人可四两。上三味，以水三升，煮取一升二合，分两次服。面赤者，加葱九茎。腹中痛者，去葱，加芍药二两。呕者，加生姜三两。咽痛者，去芍药，加桔梗一两。利止脉不出者，去桔梗，加人参三两。按：面赤即戴阳证，于通脉四逆汤中加葱九茎，即治戴阳证之专方也。盖上窜之元阳，原以下焦为宅窟。故用干姜、附子之大辛大温，直达下焦，据其故垒，张赤帜而招之。然恐元阳当涣散之际，不堪姜、附之健悍，故又重用甘草之温和甘缓者，以安养元气，燮理阴阳。且俾姜、附得甘草之甘而热力愈长；得甘草之缓而猛力悉化。询乎节制之师，扫荡余寇，即以招集流亡，则元阳自乐还其宅也。特是元阳欲还道途不无间隔，故又用葱白之温通，且取老阳之数，多至九茎，以导引介绍之。则上

[1] 刘河间倡导火热论，为寒凉派的代表，故能有"畜热内甚，脉须疾数，热畜极甚而脉道不利，反致脉沉细而欲绝"的深刻认识。张锡纯对此倍加推崇，但指出不必拘泥于其用药，因苦寒药有冰伏气机之弊。

[2] 脉象虽大、按之无力，又多寸盛尺虚，为诊断戴阳证的关键脉象。

[3] 陶节庵：陶华，字尚文，号节庵，明代医家，著《伤寒六书》等。

至九天（天的最高处，形容极高），下至九渊（深渊），一气贯通，毫无隔碍，而元阳之归还自速也。至利止而脉不出者，其下焦之元气必虚，故又加人参二两以助元气。后日陶氏之方，不过于此汤中并加葱白、人参，何尝出仲景之范围哉[1]。

按：治戴阳证，用通脉四逆汤必须加葱，亦宜并加人参。而葱九茎，可变为葱白九寸。又按：腹痛者加芍药，若以治温病中之戴阳证，虽不腹痛，亦宜加芍药。曾治一少年，素伤于烟色。夏月感冒时气，心中发热。因多食西瓜，遂下利清谷，上焦烦躁异常。急迎愚诊视。及至已昏不知人，其脉上盛下虚，摇摇无根，数至六至[2]。为疏方，用附子钱半，干姜二钱，炙甘草三钱，人参四钱，葱白五寸，生芍药五钱，又加龙骨、牡蛎皆不用煅、玄参各四钱。煎汤一大盅，顿饮之。须臾苏醒，下利与烦躁皆愈。时有医者二人在座，皆先愚至而未敢出方，见愚治愈，问先生何处得此良方？答曰：此仲景方，愚不过加药三味耳，诸君岂未之见耶？遂为发明通脉四逆汤之精义，并谓其善治戴阳证。二医者皆欣然，以为闻所未闻云[3]。

又喻嘉言曰：石开晓病伤风，咳嗽，未尝发热。自觉气迫欲死，呼吸不能相续。求余诊之，见其头面赤红，躁扰不歇，脉亦豁大而空。谓曰：此证颇奇，全是伤寒戴阳证。何以伤风小恙亦有之？急宜用人参、附子等药温补下元，收回阳气。不然子丑时，一身大汗，脱然而死矣。渠不以为然。及日落阳不用事，忙乱不能少支。忙服前药，服后稍宁片刻。又为床侧添同寝一人，逼出其汗。再用一剂，汗止身安，咳嗽俱不作。询其所由，云连服麻黄药四剂，遂如此躁急。然后知伤风亦有戴阳证，与伤寒无别。总因其人平素下虚，是以真阳易于上越耳。按：此证由于连服麻黄四剂之后，而服药后犹设法逼出其汗，岂服麻黄时未出汗乎。独不虑其元阳因服药甫收敛，又因出汗而浮越乎。愚曾治有类此之证，其病因亦类此。愚重用山萸肉去净核二两，加人

[1] 张锡纯论述了戴阳证与阴盛格阳证之不同，并指出陶节庵之方乃是在仲景通脉四逆汤基础上加葱白、人参变化而来。

[2] 下利清谷，上焦烦躁异常，脉上盛下虚，摇摇无根，数至六至，为诊断着眼点。

[3] 葱白辛温，可通达上下阳气，故戴阳证必用。因阴寒内盛、阳气欲脱，故宜加人参补气固脱，并可防附子、干姜、葱白辛散耗气；因芍药能敛能降，能敛可防附子、干姜、葱白辛散耗气，能降可引上浮之阳潜降，故有无腹痛皆宜加芍药。温病中用之，还可清利温热余邪。

参、龙骨不煅各数钱而愈。其案详拙拟来复汤在第一卷后，可参视[1]。

按语：张锡纯对外感病的认识是主张寒温统一。伤寒、温病初期因感邪不同治疗是不同的，一则温散，一则清透。及至病邪传里，无论伤寒入里化热还是从口鼻感受温邪，邪气入里后侵入阳明胃肠，都呈现阳明热盛证，可谓是殊途同归。所以，他将阳明证称为寒温阳明证。

仙露汤由张仲景白虎汤化裁而来。方中生石膏味辛凉，凉而能散，清透并举，为张锡纯治寒温热证第一要药。方中生石膏用量颇大，为三两，虽具有清透火热之力，但容易导致腹中觉凉和大便溏泄，不利于阳明经证的治疗。张锡纯采用3种方法来克服生石膏引起腹泻之弊端：①用甘而微苦的玄参代替苦寒的知母；②小量温服频饮；③保留白虎汤之粳米。张锡纯用仙露汤主要治疗阳明经病。但当连续应用仙露汤或冷服顿服时，也会导致大便溏泄。所以他说："此汤为阳明经病之药，而兼治阳明府病。"

张锡纯通过对张仲景白虎汤的用量、配伍、煎服法等进行创新，创制出了集清热泻火、透发火热、养阴生津、健脾养胃于一方的仙露汤。张锡纯之所以将该方称之为仙露汤，是因为服用该方后犹如天上洒下的清凉雨露一样，能迅速浇灭危害甚烈的熊熊大火。

吴鞠通曾提出用白虎汤四禁，即"白虎本为达热出表，若其人脉浮弦而细者，不可与也；脉沉者，不可与也；不渴者，不可与也；汗不出者，不可与也。常须识此，勿令误也"。张锡纯对此有不同见解。他根据长期临床经验发现，温病反兼沉细脉并不少见。温病见沉细脉的原因主要有二：一是火热闭阻气机，二是气阴亏虚。张锡纯揭秘温病沉细脉为火郁，是对温病学理论巨大的丰富完善和创新。

在仙露汤中，张锡纯又列举大量真寒假热、真热假寒、戴阳证病案，意在增强读者认识真热假寒证的能

[1] 素体元阳不足，因伤风服麻黄药过剂发散损伤阳气，故导致阳气欲散脱之戴阳证。子丑时阴盛阳微，故病在此时会加重甚至死亡。故喻嘉言急用人参、附子等药回阳救逆。张锡纯主张重用山萸肉，再加人参、龙骨补气收敛。其宝贵之经验，临床颇宜效法。

力，防止临床误诊、误治。

石膏粳米汤

治温病初得，其脉浮而有力，身体壮热。并治一切感冒初得，身不恶寒而心中发热者。若其热已入阳明之府，亦可用代白虎汤[1]。

生石膏轧细，二两　生粳米二两半

上二味，用水三大碗，煎至米烂熟，约可得清汁两大碗。乘热尽量饮之，使周身皆汗出，病无不愈者。若阳明府热已实，不必乘热顿饮之，徐徐温饮下，以消其热可也。

或问：外感初得，即中有蕴热，阳明胃腑，不至燥实，何至遽用生石膏二两？答曰：此方妙在将石膏同粳米煎汤，乘热饮之。俾石膏寒凉之性，随热汤发散之力，化为汗液尽达于外也[2]。西人谓：胃本无化水之能，亦无出水之路。而壮实之人，饮水满胃，须臾水气旁达，胃中即空。盖胃中原多微丝血管，能引水气以入回血管二管详解在第二卷补络补管汤下。由回血管过肝入心，以运行于周身，由肺升出为气，由皮肤渗出为汗，余透肾至膀胱为溺。石膏煎汤，毫无气味，毫无汁浆，直与清水无异。且又乘热饮之，则敷布（fūbù，布散）愈速，不待其寒性发作，即被胃中微丝血管吸去，化为汗、为气，而其余为溺，则表里之热，亦随之俱化。此寒因热用，不使伤胃之法也。且与粳米同煮，其冲和之气，能助胃气之发达，则发汗自易；其稠润之汁，又能逗留石膏，不使其由胃下趋，致寒凉有碍下焦。不但此也，清水煎开后，变凉甚速，以其中无汁浆，不能留热也。此方粳米多至二两半，汤成之后，必然汁浆甚稠。饮至胃中又善留蓄热力，以为作汗之助也。是以人之欲发汗者，饮热茶不如啜热粥也。

初拟此方时，惟用以治温病。实验既久，知伤寒两三日后，身不恶寒而发热者，用之亦效。丙辰正月上旬，愚随巡防营，自广平移居德州。自邯郸上火车，自

［1］仙露汤和石膏粳米汤都治疗温病初得见表里壮热证。其不同之处主要有两点：一是石膏粳米汤用于里热炽盛实证，脉见浮而有力或浮洪滑有力；仙露汤用于里热炽盛，兼伤耗阴液的虚证，脉见洪滑而不至甚实。二是石膏粳米汤表里俱热，不再有身恶寒症状；仙露汤有时可见背微恶寒症状。

［2］该方的特点是石膏粳米粥，有利于养胃发汗。

南而北，复自北而南，一昼夜绕行千余里。车窗多破，风寒彻骨（深透入骨，比喻程度极深）。至德州，同行病者五六人，皆身热无汗。遂用生石膏、粳米各十余两，饭甑煮烂熟，俾病者尽量饮其热汤，皆周身得汗而愈，一时称快[1]。

沈阳县知事朱霭（ǎi）亭夫人，年五旬。于戊午季秋，得温病甚剧。时愚初至奉天，霭亭系愚同乡，求为延医。见其以冰囊作枕，复悬冰囊，贴面之上侧。盖从前求东人调治，如此治法，东人之所为也。合目昏昏似睡，大声呼之，毫无知觉。其脉洪大无伦，按之甚实。愚谓霭亭曰：此病阳明府热，已至极点。外治以冰，热愈内陷。然此病尚可为，非重用生石膏不可。霭亭韪（是，对）愚言，遂用生石膏细末四两、粳米八钱，煎取清汁四茶杯，徐徐温灌下。约历十点钟，将药服尽，豁然顿醒。后又用知母、花粉、玄参、白芍诸药，少加连翘以清其余热，服两剂全愈。霭亭喜甚，命其公子良佐，从愚学医云[2]。

按语：石膏粳米汤为张锡纯治疗温病初得即入阳明，或热传阳明腑证之方。该方实脱胎于医圣张仲景白虎汤去知母、甘草而成，可谓是白虎汤之精华版。

该方重用生石膏清透并举自不必多言，其最为突出之处是将白虎汤中佐使药粳米变成了主药，大用特用粳米，将粳米的应用发挥到了极致，真是神来之笔。他用粳米之量大，所以该方煎出之后已经不是药汤了，确切地说是药之稠汁，或者是药粥。粳米之稠汁在该方中的作用有：①黏稠之汁能缓解生石膏重坠下行之性，不使寒凉直驱下焦而致泄泻；②黏稠之汁大能补助胃气，一可助汗源，二可助石膏之透发，故易汗解热退；③黏稠之汁不易变凉，善留蓄热力，乘热多饮，则鼓舞胃气升发形成汗出之势，推荡热邪外出。

在本方中，张锡纯根据病证之不同，有两种截然不同的服法。一种是热饮顿服，一种是温饮徐服。为什么会有如此大的差距呢？关键在于两种病证之不

[1] 本方既可用于温病，也可用于伤寒，但伤寒证需是风寒表证全部入里化热者。张锡纯通过举例说明石膏粳米汤能治疗伤寒病，体现了其寒温统一论学术思想。

[2] 此案为热陷心包之温病重证。张锡纯根据脉洪大无伦、按之甚实，诊断为热邪炽盛证。治疗当清透并举，故先用石膏粳米汤重剂顿挫其热，再用知母、天花粉、玄参、白芍、连翘清透余热、养阴生津。西医物理降温，外寒郁遏，内热不能透达，反与病情不利，临床要注意中医、西医治病的理念有很大不同。

同，前者是阳明经证，大便不秘结；后者是阳明腑实证，大便秘结。阳明腑实证时，用温饮徐服而不用热饮顿服恰是希望生石膏发挥其泻下通便作用的。但不能冷服，因为冷服既易伤胃气又容易凝滞气机，不利于作汗而解。

张锡纯用石膏粳米汤治疗热陷心包所致的高热神志昏迷之温病重证，很值得研究学习。张锡纯根据脉洪大无伦、按之甚实，再结合患者多日不大便，诊断为阳明腑实证、热邪蒙蔽心包的气分证。治疗当清透气分之热，故先用石膏粳米汤重剂顿挫其热，故能豁然顿醒。再用知母、天花粉、玄参、白芍、连翘清透余热、养阴生津。

镇逆白虎汤

治伤寒温病，邪传胃腑，燥渴身热，白虎证俱，其人胃气上逆，心下满闷者[1]。

生石膏捣细，三两　知母两半　清半夏八钱　竹茹粉六钱

用水五盅，煎汁三盅，先温服一盅，病已愈者，停后服，若未全愈者，过两点钟，再温服一盅。《伤寒论》白虎汤，治阳明府热之圣药也。盖外邪炽盛，势若燎原，胃中津液，立就枯涸。故用石膏之辛寒以祛外感之邪，知母之凉润以滋内耗之阴。特是石膏质重虽煎作汤，性亦下坠，知母味苦，苦降与重坠相并，下行之力速，胃腑之热或难尽消，且恐其直趋下焦而为泄泻也，故又借粳米之浓汁，甘草之甘味，缓其下趋之势，以待胃中微丝血管徐徐吸去，由肺升出为气，由皮肤渗出为汗，余入膀胱为溺，而内蕴之热邪随之俱清，此仲景制方之妙也。然病有兼证，即用药难拘成方。犹是白虎汤证也，因其人胃气上逆，心下胀满，粳米、甘草不可复用，而以半夏、竹茹代之，取二药之降逆，以参赞石膏、知母成功也[2]。

一妇人，年三十余，得温证。始则呕吐，五六日

《医学衷中参西录》临证助读系列　方论分册

[1] 镇逆白虎汤治疗阳明热邪炽盛所致胃气上逆之实证，脉象见浮滑有力或洪滑有力。

[2] 张锡纯阐述了镇逆白虎汤的制方机理，并详细说明了该方的煎服法。

间，心下满闷，热而且渴。脉洪滑有力，舌苔黄厚。闻其未病之先，曾有郁怒未伸，因得斯证。俗名夹恼伤寒。然时当春杪（miǎo，指年、月或四季的末尾），一得即不恶寒，乃温病，非伤寒也，为疏此方。有一医者在座，系病家姻亲（以婚姻关系为中介而产生的亲属），非但延之治病，且以视他医之用方也。疑而问曰：此证因胃气上逆作胀满，始将白虎汤方另为更定，何以方中不用开通气分之药，若承气汤之用厚朴、枳实，而惟用半夏、竹茹乎？答曰：白虎汤用意，与承气迥异。盖承气汤，乃导邪下行之药，白虎汤乃托邪外出之药。故服白虎汤后，多有得汗而解者。间有服后未即得汗，而大热既消，其饮食之时，恒得微汗，余热亦由此尽解。若因气逆胀满，恣用破气之药伤其气分，不能托邪外出，将邪陷愈深，胀满转不能消，或更增剧。试观《伤寒论》多有因误下伤其气分成结胸、成心下痞硬证，不可不知也。再试观诸泻心，不轻用破气之品，却有半夏泻心汤；又仲景治"伤寒解后，气逆欲呕"有竹叶石膏汤，半夏与石膏并用；治"妇人乳中虚，烦乱呕逆"有竹皮大丸，竹茹与石膏并用；是半夏、竹茹善降逆气可知也。今师二方之意，用之以易白虎汤中之甘草、粳米，降逆气而不伤正气，服后仍可托邪外出，由汗而解，而胀满之证，亦即消解无余。此方愚用之屡矣，未有不随手奏效者[1]。医者闻言省悟（醒悟，明白），听愚用药。服后，病患自觉胀满之处，如以手推排下行，病亦遂愈。

按语：仙露汤、石膏粳米汤、镇逆白虎汤以及后面的白虎加人参以山药代粳米汤都是由张仲景白虎汤灵活化裁而来，反映了张锡纯对《伤寒论》白虎汤应用到了出神入化的地步，也可看出张锡纯不愧为伤寒温病大家。

外感风寒入里化热或外感温热之邪入于阳明胃腑，如果邪热不能迅速外透肌表或从大小便下达，必向上逆导致胃气上逆证，甚至还可上传心包导致神昏

[1] 张锡纯详细阐释了配伍清半夏、竹茹之深意，是对仲景学术思想的继承和发扬。

谵语。

镇逆白虎汤中用生石膏之辛寒清透阳明之热，知母之凉润以滋内耗之阴；因胃气上逆、心下胀满，用降逆止呕之半夏、竹茹代粳米、甘草。四药相合，清透通降并举，通达气机，使邪出有路，热易尽去。尽管有胃脘胀满、呕吐等症，也不可草率用厚朴、枳实等破气之药，容易损伤正气使邪热内陷。

镇逆白虎汤中生石膏三两、知母一两半、清半夏八钱、竹茹六钱，用量都非常大，反映了伤寒温病邪传胃腑所致火热炽盛之甚、耗伤津液之甚、胃气上逆之甚。为了防止上述药物寒凉重坠导致腹泻，也为了服药后不至于吐出，张锡纯采用温服和小量频服之法很有巧思，特别值得学习效仿。

白虎加人参以山药代粳米汤

治寒温实热已入阳明之府，燥渴嗜饮凉水，脉象细数者[1]。

生石膏捣细，三两　知母一两　人参六钱　生山药六钱　粉甘草三钱

上五味，用水五盅，煎取清汁三盅，先温服一盅，病愈者，停后服。若未全愈者，过两点钟，再服一盅。至其服法详细处，与仙露汤同。

按：伤寒法，白虎汤用于汗吐下后当加人参。究之脉虚者，即宜加之，不必在汗吐下后也。愚自临证以来，遇阳明热炽，而其人素有内伤，或元气素弱，其脉或虚数，或数微者，皆投以白虎加人参汤[2]。实验既久，知以生山药代粳米，则其方愈稳妥，见效亦愈速。盖粳米不过调和胃气，而山药兼能固摄下焦元气。使元气素虚者，不至因服石膏、知母而作滑泻。且山药多含有蛋白之汁，最善滋阴，白虎汤得此，既祛实火又清虚热，内伤外感，须臾同愈[3]。愚用此方救人多矣。略列数案于下，以资参考。

一叟，年近六旬。素羸弱劳嗽，得伤寒证三日，昏

[1] 燥渴嗜饮凉水、脉象细数，为热入阳明耗气伤阴之象。

[2] 张锡纯把脉虚作为白虎汤加人参的重要指征。

[3] 张锡纯将白虎汤中粳米代以生山药，护胃气、固元气、滋阴液、退虚热，是对仲景学术思想的重大发展。

惯不知人。诊其脉甚虚数，而肌肤烙手，确有实热[1]。

知其脉虚证实，邪火横恣，元气又不能支持。故传经犹未深入，而即昏惯若斯也。踌躇再四，乃放胆投以此汤。将药煎成，乘热徐徐灌之，一次只灌下两茶匙。阅三点钟，灌药两盅，豁然顿醒。再尽其余，而病愈矣。

一叟，年六旬。素亦赢弱多病，得伤寒证，绵延十余日。舌苔黄厚而干，心中热渴，时觉烦躁。其不烦躁之时，即昏昏似睡，呼之眼微开，精神之衰惫可知。脉象细数，按之无力[2]。投以凉润之剂，因其脉虚，又加野台参佐之。大便忽滑泻，日下数次。因思此证，略用清火之药即滑泻者，必其下焦之气化不固。先用药固其下焦，再清其上焦、中焦未晚也。遂用熟地黄二两，酸石榴一个，连皮捣烂，同煎汤一大碗。分三次温饮下，大便遂固。间日投以此方，将山药改用一两，以生地黄代知母，煎汤成，徐徐温饮下，一次只饮药一大口。阅八点钟，始尽剂，病愈强半。翌日又按原方，如法煎服，病又愈强半。第三日又按其方服之，尽剂而愈。按：熟地黄原非治寒温之药，而病至极危时，不妨用之，以救一时之急。故仲景治脉结代，有炙甘草汤，亦用干地黄即今生地，结代亦险脉也。如无酸石榴时，可用龙骨煅捣、牡蛎煅捣各五钱代之[3]。

一叟，年六旬余。素吸鸦片，赢弱多病，于孟冬感冒风寒，其脉微弱而浮。愚用生黄芪数钱，同表散之药治之，得汗而愈。间日，因有紧务事，冒寒出门，汗后重感，比前较剧。病卧旅邸，不能旋里，因延彼处医者诊治。时身热饮水，病在阳明之府，医者因其脉微弱，转进温补，病益进。更延他医，以为上有浮热，下有实寒，用附子、吴茱萸，加黄连治之。服后，齿龈尽肿，且甚疼痛，时觉烦躁，频频饮水，不能解渴，不得已复来迎愚。至诊其脉细而数，按之略实[4]。遂投以此汤，加玄参六钱，以散其浮游之热。一剂牙疼即愈，烦躁与渴亦见轻。翌日用原方去玄参，将药煎成，调入生鸡子黄三枚，作三次温饮下，大便得通而愈。

[1] 此证昏惯不知人、脉甚虚数，为正虚邪陷之重证。故用白虎加人参以山药代粳米汤扶正祛邪、清热补虚并进。

[2] 昏昏似睡，呼之眼微开，舌苔黄厚而干，脉象细数，按之无力，为诊断要点。

[3] 张锡纯对于温病兼大便滑泻者，先补肾固涩下焦气化保护元气，重用熟地黄、酸石榴、煅龙骨、煅牡蛎、生山药等药，值得学习。

[4] 阳明经证脉见细数无力，治当清热透邪、益气养阴，给邪以出路，方为正治。不可轻投温补，否则如火上浇油。齿龈肿痛加玄参，注意学习应用。

一人，年二十。资禀素弱，偶觉气分不舒，医者用三棱、延胡等药破之。自觉短气，遂停药不敢服。隔两日，忽发喘逆，筋惕（tì）肉动（体表筋肉不自主地抽动），精神恍惚。脉数至六至，浮分摇摇，按之若无。肌肤甚热，上半身时出热汗，自言心为热迫，甚觉怔忡。其舌上微有白苔，中心似黄。统观此病情状，虽陡发于一日，其受外感已非一日。盖其气分不舒时，即受外感之时，特其初不自觉耳。为其怔忡太甚，不暇取药，急用生鸡子黄四枚，温开水调和，再将其碗置开水盆中，候温服之，喘遂止，怔忡亦见愈。继投以此汤，煎汁一大碗，仍调入生鸡子黄三枚，徐徐温饮下。自晚十点钟至早七点钟，尽剂而病若失。因其从前服药伤气，俾用玄参一两、潞参五钱，连服数剂以善其后[1]。

一童子，年十七。于孟夏得温证，八九日间，呼吸迫促，频频咳吐，痰血相杂。其咳吐之时，疼连胸胁，上焦微嫌发闷。诊其脉，确有实热，而数至七至，摇摇无根。盖其资禀素弱，又兼读书劳心，其受外感又甚剧，故脉象若是之危险也。为其胸胁疼闷兼吐血，遂减方中人参之半，加竹茹、三七捣细冲服各二钱。用三七者，不但治吐血，实又兼治胸胁之疼也。一剂血即不吐，诸病亦见愈。又服一剂全愈[2]。

一农家孺子，年十一。因麦秋农家忙甚，虽幼童亦作劳田间，力薄不堪重劳，遂得温病。手足扰动，不能安卧，谵语不休，所言者皆劳力之事，昼夜目不能瞑。脉象虽实，却非洪滑。拟投以此汤，又虑小儿少阳之体，外邪方炽，不宜遽用人参，遂用生石膏两半、蝉蜕一钱，煎服后，诸病如故。复来询方，且言其苦于服药，昨所服者，呕吐将半。愚曰，单用生石膏二两，煎取清汁，徐徐温饮之，即可不吐，乃如言服之，病仍不愈。再为诊视，脉微热退，谵语益甚，精神昏昏，不省人事。急用野台参两半，生石膏二两，煎汁一大碗，分数次温饮下。身热脉起，目遂得瞑，手足稍安，仍作谵语。又于原渣加生石膏、麦冬各一两，煎汁二盅，分两

[1] 本案因误治导致元气浮散，当急固元气为治。因不暇取药，张锡纯急中生智重用血肉有情之品生鸡子黄补益精气，收敛欲散脱之元气。后重用玄参一两、潞参五钱，清热透邪、益气养阴并举以善后。

[2] 此案外感咳嗽，痰血相杂，痛连胸胁，脉数至七至，摇摇无根，故用白虎加人参以山药代粳米汤。减人参，因其有上升之势，不利于肺气上逆之呼吸迫促和胃气上逆之吐血；加竹茹降胃气化痰，加三七止血。痛连胸胁，为肝胆经络不通之故。用三七入肝经，活血通络。

次温饮下，降大便一次，其色甚黑，病遂愈。按：此证若早用人参，何至病势几至莫救。幸即能省悟，犹能竭力挽回，然亦危而后安矣。愚愿世之用白虎汤者，宜常存一加人参之想也。又按：此案与前案观之，凡用白虎汤而宜加人参者，不必其脉现虚弱之象也。凡谂（shěn，审查）知其人劳心过度，或劳力过度，或在老年，或有宿疾，或热已入阳明之府，脉象虽实，而无洪滑之象，或脉有实热，而至数甚数者，用白虎汤时，皆宜酌加人参[1]。

又寒温证表里皆虚，汗出淋漓，阳明胃腑仍有实热者，用此汤时，宜加龙骨、牡蛎。一童子，年十六，于季冬得伤寒证。因医者用发表药太过，周身时时出汗，仍表里大热，心中怔忡，精神恍惚。脉象洪数，按之无力。遂用此汤，加龙骨、牡蛎皆不煅各一两，煎汁一大碗，分数次温饮下，尽剂而愈[2]。

又仲景治伤寒脉结代者，用炙甘草汤，诚佳方也。愚治寒温，若其外感之热不盛，遇此等脉，即遵仲景之法。若其脉虽结代，而外感之火甚实者，亦用白虎加人参以山药代粳米汤。曾治一叟，年六旬余。于孟冬得伤寒证，五六日间，延愚诊视。其脉洪滑，按之亦似有力。表里俱觉发热，间作呻吟，又兼喘逆，然不甚剧。投以白虎汤，一剂大热稍减。再诊其脉，或七八动一止，或十余动一止，两手皆然，而重按无力。遂于原方中加人参八钱，兼师炙甘草汤中用干地黄之意，以生地代知母。煎汁两盅，分二次温饮下，脉即调匀，且较前有力，而热仍如故。从前方中生石膏二两遂加倍为四两，煎汁一大碗，俾徐徐温饮下，尽剂而愈。按：治此证时，愚习用白虎汤，而犹未习用白虎汤加参也。自此以后，凡年过六旬之人，即脉甚洪实，用白虎汤时，亦必少加人参二三钱[3]。

结代之脉虽并论，究之结脉轻于代脉，故结脉间有宜开通者。曾治一叟，年六十余，大便下血，医治三十余日，病益进。日下血十余次，且多血块，精神昏愦。

[1] 通过该案，张锡纯扩大了白虎加人参汤的诊断指征，或脉不洪滑，或劳心，或劳力，或年老，或小儿，或宿疾。无洪滑之象者，应多见弦细滑数脉，气血亏虚不能濡养是其形成因素之一。这是对仲景学术思想的继承和发扬。

[2] 寒温热证易迫津外泄，若正气不足，更易导致汗出淋漓，心中怔忡，精神恍惚。治当清透补敛并用。补气是补助元气，敛汗是收摄元气，补敛并用，相辅相成，并行不悖。生龙骨、生牡蛎是张锡纯最喜应用和擅长应用的收摄元气、镇心安神的药物。

[3] 炙甘草汤治疗气血不足见结代脉；白虎加人参汤治疗火热邪气阻遏见结代脉。一虚证一实证，不可混淆。张锡纯将白虎加人参汤应用于结代脉证，补充了炙甘草汤的不足，是对白虎加人参汤证的创新性发展，对临床治疗心律失常性疾病具有重要启发和指导作用。

延为诊视，脉洪实异常，至数不数，惟右部有止时，其止无定数，乃结脉也。其舌苔纯黑，知系温病大实之证。从前医者，但知治其便血，不知治其温病可异也。投以白虎加人参以山药代粳米汤，将石膏改用四两，煎汤三盅，分三次温饮下。每次送服旱三七细末一钱。如此日服一剂，两日血止，大便仍滑泻，脉象之洪实减半，而其结益甚，且腹中觉胀。询其病因，知得诸恼怒之后。遂改用莱菔子六钱，而佐以白芍、滑石、花粉、茅根、甘草诸药，一剂胀消。脉之至数调匀，仍稍有洪实之象，滑泻亦减。再投以加味天水散作汤服之，病遂全愈[1]。

[1] 张锡纯用白虎加人参以山药代粳米汤治疗结脉，加莱菔子效果显著，诚因其能化痰也。

寒温之证，最忌舌干，至舌苔薄而干，或干而且缩者，尤为险证。而究其原因，却非一致。有因真阴亏损者，有因气虚不上潮者，有因气虚更下陷者，皆可治以白虎加人参以山药代粳米汤[2]。盖人参之性，大能补气，元气旺而上升，自无下陷之虞，而与石膏同用，又大能治外感中之真阴亏损。况又有山药、知母，以濡润之乎！若脉象虚数者，又宜多用人参，减石膏一两，再加玄参、生地滋阴之品。煎汁三四茶盅，徐徐温饮下，一次只饮一大口，防其寒凉下侵，致大便滑泻，又欲其药力息息上达，助元气以生津液。饮完一剂，再煎一剂，使药力昼夜相继，数日舌润火退，其病自愈。一人年二十余，素劳力太过，即觉气分下陷。一岁之间，为治愈三次。至秋杪感冒时气，胸中烦热满闷，燥渴引饮，滑泻不止，微兼喘促。舌上无苔，其色鲜红，兼有砂粒[3]。延医调治，投以半补半破之剂。意欲止其滑泻兼治其满闷也。服药二剂，滑泻不止。后愚为诊视，其脉似有实热，重按无力。遂先用拙拟加味天水散在第三卷止其滑泻。方中生山药用两半、滑石用一两，一剂泻止。继服滋阴清火之剂，数剂喘促亦愈，火亦见退。唯舌干连喉，几不能言，频频饮水，不少濡润，胸中仍觉满闷。愚恍悟曰：此乃外感时气，挟旧病复发，故其脉象虽热，按之不实。其舌干如斯者，津液因气分下陷

[2] 舌干为气阴不足之象，为火热耗伤正气之征，故寒温之证最忌舌干。张锡纯皆治以白虎加人参以山药代粳米汤，清透滋并举，对我们治疗气阴两亏证有重要的启发意义。

[3] 舌上无苔、色鲜红，兼有砂粒，为诊断要点。

而不上潮也。其胸中满闷者，气分下陷，胸中必觉短气，粗人不善言病情，故漫言满闷也。此时大便不行已五日。遂投以白虎加人参以山药代粳米汤，一剂病愈十之七八，而舌之干亦减半。又服一剂，大便得通，病觉全愈。舌上仍无津液，又用潞参一两、玄参两半，日服一剂，三日后舌上津液滋润矣[1]。

一童子，年十三。于孟冬得伤寒证。七八日间，喘息鼻煽动，精神昏愦，时作谵语，所言者皆劳力之事。其脉微细而数，按之无力。欲视其舌，干缩不能外伸，启齿探视，舌皮有瘢点作黑色，似苔非苔，频饮凉水，毫无濡润之意。愚曰：此病必得之劳力之余，胸中大气下陷，故津液不能上潮，气陷不能托火外出，故脉道瘀塞，不然何以脉象若是，恣饮凉水而不滑泻乎？病家曰：先生之言诚然，从前延医服药，分毫无效，不知尚可救否？曰：此病按寻常治法，一日只服药一剂，即对证亦不能见效。听吾用药勿阻，定可挽回。遂治以白虎加人参以山药代粳米汤，煎汁一大碗，徐徐温饮下，一昼夜间连进二剂，其病遂愈[2]。

又按：脉虚数而舌干者，大便虽多日不行，断无可下之理，即舌苔黄而且黑亦不可下。惟按上所载治法，使其大便徐徐自通，方为稳善。若大便通后，而火犹炽，舌仍干者，可用潞参一两、玄参二两煮汁，徐徐饮之，以舌润火退为度[3]。若或因服药失宜，大便通后，遂滑泻，其虚火上逆，舌仍干者，可用拙拟滋阴固下汤在第五卷去滑石，加沙参数钱。若其为日既久，外感之火全消，而舌干神昏，或呼吸之间，常若气不舒，而时作太息者，此大气因服药下陷，病虽愈而不能自复也。宜单用人参两许煎汤服之，或少加柴胡亦可此证有案在升陷汤下，宜参观。若微有余热，可加玄参佐之。

寒温下后不解，医者至此，恒多束手。不知《伤寒论》原有治此证的方，即白虎加人参汤也。其一百六十八节云："伤寒病，若吐若下后，七八日不解，热结在里，表里俱热，时时恶风，大渴，舌上干燥而烦，

[1] 案中反复讲述舌干，甚至不能言，应用白虎加人参以山药代粳米汤，并大量应用党参、玄参、滑石等药，对治疗气津亏虚证很有帮助，也对治疗西医学干燥综合征等免疫性疾病有重要启发意义。

[2] 舌干缩不能外伸，脉微细而数、按之无力，为白虎加人参以山药代粳米汤证的诊断要点。

[3] 大便不通见脉虚数而舌干，甚至舌苔黄且黑，亦不可用承气汤类泻下，否则易导致滑脱。因该大便不通乃火热伤耗气津不能滑润所致，治当清热益气养阴，不通大便而大便自通。火热重者用白虎加人参以山药代粳米汤加减治疗，火热轻者用张锡纯经验方（潞参一两、玄参二两）加减治疗。

[1] 寒温下后大便通畅，但尚遗火热之邪未解，不可再用通下法，否则会损伤正气导致滑泻。下后不解，若脉洪滑者，张锡纯用白虎加人参汤；若刚下后或脉虚弱，则用白虎加人参以山药代粳米汤加减。人多知健脾温阳固涩，对真阴亏虚不能固涩多忽略，张锡纯非常重视滋阴固涩，药如山药、生熟地、酸石榴、鸡子黄等。

[2] 王宇泰：王肯堂，字宇泰，明代医家，撰《证治准绳》等。

[3] 张致和：疑为张子和。

[4] 寒温坏证，病情危重属气虚甚至阳虚者，重用人参益气回阳。

[5] 张锡纯重用人参益气回阳治疗寒温坏证验案。

欲饮水数升者，白虎加人参汤主之。"愚生平治寒温，未有下后不解者，于仙露汤后曾详论之。然恒有经他医下后不解，更延愚为诊治者。其在下后多日，大便未行，脉象不虚弱者，即按《伤寒论》原方。若在甫下之后，或脉更兼虚弱，即以山药代粳米，或更以生地代知母，莫不随手奏效。盖甫下之后，大便不实，骤用寒凉，易至滑泻。而山药收涩，地黄黏润，以之代粳米、知母，实有固下之力，而于脉之兼虚弱者，则尤宜也。况二药皆能滋真阴，下后不解，多系阴分素虚之人，阴分充足，自能胜外感之余热也[1]。

寒温之证，过十余日大热已退，或转现出种种危象，有宜单治以人参，不必加人参于白虎汤中者。王宇泰[2]曰："余每治伤寒温热等证，为庸医妄汗误下，已成坏证，危在旦夕者，以人参二两，童子小便煎之，水浸冰冷，饮之立效。"又，张致和[3]曾治一伤寒坏证，势近垂危，手足俱冷，气息将断。用人参一两、附子一钱，于石铫（diào，煮开水熬东西用的器具）内煎至一碗，新汲水浸之冰冷，一服而尽。少顷病患汗出，鼻梁尖上涓涓如水。盖鼻梁应脾，若鼻端有汗者可救。以土在人身之中周遍故也[4]。

又愚曾治一温证，已过两旬，周身皆凉，气息奄奄。确知其因误治，胸中大气下陷。遂用人参一两、柴胡二钱，作汤灌之，两剂全愈。此证详案，在拙拟升陷汤在第四卷下可参观[5]。

白虎汤加人参，又以山药代粳米，既能补助气分托邪外出，更能生津止渴，滋阴退热，洵为完善之方。间有真阴太虚，又必重用滋阴之药以辅翼之，始能成功者。一媪，年过七旬，于孟夏得温证，五六日间，身热燥渴，精神昏愦，舌似无苔，而舌皮数处作黑色，干而且缩。脉细数，按之无力。当此高年，审证论脉，似在不治。而愚生平临证，明明见不可治之证，亦必苦心研究而设法治之，此诚热肠所迫，不能自已，然亦往往多有能救者。踌躇再四，为疏两方。一方即白虎加人参以山药代粳米汤。一方用熟地黄二两、生山药、枸杞各一两，真阿胶不炒五钱，煎汤后，调入生鸡子黄四枚。二方各煎汁一大碗，徐徐轮流温服，阅十点钟，尽剂而愈。自言从前服药，皆不知觉，此时则犹如梦醒。视其舌上犹干黑，然不缩矣。其脉至数仍数，似有余热。又用玄参二两、潞参一两煎汤一大碗，徐徐温服，一日一剂。两日大便得通，再视其舌，津液满布，黑皮有脱去者矣[1]。

　　隔数日，其夫年与相等，亦受温病。四五日间，烦热燥渴。遣人于八十里外致冰一担，日夜食之，烦渴如故。复迎愚诊治。其脉洪滑而长，重按有力，舌苔白厚，中心微黄。知其年虽高而火甚实也。遂投以白虎加人参以山药代粳米汤。将方中石膏改用四两，连进两剂，而热渴俱愈。其家人疑而问曰：此证从前日食冰若干，热渴分毫不退，今方中用生石膏数两，连进两剂而热渴俱愈，是石膏之性凉于冰远矣？愚曰：非也。石膏原不甚凉，然尽量食冰不愈而重用生石膏即愈者，因石膏生用能使寒温之热有出路也。西人不善治寒温，故遇寒温实热证最喜用冰，然多有不愈者。至石膏生用，性能发汗，其热可由汗解。即使服后无汗，亦可宣通内蕴之热，由腠理毛孔息息达出，人自不觉耳。按：此证与前证，年岁同，受病之时亦同，而一则辅以熟地、枸杞之类，以滋真阴；一则重加生石膏，以清大热。此乃随病脉之虚实，活泼加减，所以投之辄效也[2]。

　　又按：用熟地治寒温，恒为医家所訾（zǐ，说人坏话）。然遇其人真阴太亏，不能支持外感之热者，于治寒温药中，放胆加熟地以滋真阴，恒能挽回人命于顷刻。曾治一室女，资禀素羸弱，得温病五六日，痰喘甚剧。治以《金匮》小青龙汤加石膏，一剂喘顿止。时届晚八点钟，一夜安稳。至寅时喘复作，不若从前之剧，而精神恍惚，心中怔忡。再诊其脉，如水上浮麻，不分至数，按之即无，此将脱之候也。取药不暇，幸有预购山药两许，急煎服之，病少愈。此际已疏方取药，

［1］白虎加人参以山药代粳米汤补真阴之力尚嫌不足。若真阴亏虚甚者，则必重用滋阴之药以辅之，若熟地黄、生山药、枸杞子、阿胶、玄参、沙参、鸡子黄等。舌干而且缩无苔、脉细数无力是张锡纯应用白虎加人参以山药代粳米汤治疗寒温证的两大指征。

［2］前案脉细数，按之无力，舌无苔有黑色，舌干缩，为热邪耗伤真阴；该案舌苔白厚中心微黄，脉洪滑而长，重按有力，为实热盛。虽然都用白虎加人参以山药代粳米汤治疗，但加减相差甚大。张锡纯在该案中道出生石膏治疗寒温热证的真谛在于宣通内蕴之热，反对用冰之寒凉，阻遏气机。

[1] 熟地能大补真阴、收摄元气、固涩滑脱，对于外感寒温热证真阴亏虚者不但不会敛邪，反转能逐邪外出。张锡纯之论，是对明代张景岳学术思想的继承和发扬。

[2] 张锡纯指出凡遇当用小青龙汤而脉稍弱者，服后即以补药继之，或加人参于汤中，是对仲景学术思想的继承与发扬。

方系熟地四两，生山药一两，野台参五钱，而近处药房无野台参，并他参亦罄尽，再至他处，又恐误事。遂单煎熟地、山药饮之，病愈强半。一日之内，按其方连进三剂，病遂全愈。按：此证原当用拙拟来复汤在第一卷，其方重用山萸肉以收脱，而当时愚在少年，其方犹未拟出，亦不知重用萸肉，而自晨至暮，共服熟地十二两，竟能救此垂危之证，熟地之功用诚伟哉[1]！又此证初次失处，在服小青龙汤后，未用补药。愚经此证后，凡遇当用小青龙汤而脉稍弱者，服后即以补药继之，或加人参于汤中，恐其性热，可将所加之石膏加重[2]。

又按：张氏《八阵》、赵氏《医贯》、冯氏《锦囊》皆喜重用熟地，虽外感证亦喜用之。其立言诚有偏处。然当日必用之屡次见效，而后笔之于书。张氏书中载有："治一老年伤寒，战而不汗，翌日届其时，犹有将汗之意。急与一大剂八味地黄汤以助其汗。服后，遂得大汗，阅数时周身皆凉，气息甚微，汗扰不止。精神昏昏，复与原汤一剂，汗止而精神亦复。"夫用其药发汗，即用其药止汗，运用之妙，颇见慧心（佛教指能领悟佛理的心，泛指智慧）。又，赵氏书中谓六味地黄汤能退寒温之实热，致贻后世口实。然其言亦非尽不验。忆昔乙酉、丙戌数年间之寒温病，热入阳明府后，凡于清解药中，能重用熟地以滋阴者，其病皆愈。此乃一时气运使然，不可笔之于书以为定法也。又冯氏所著本草，谓熟地能大补肾中元气，此亦确论。凡下焦虚损，大便滑泻，服他药不效者，单服熟地即可止泻。然须日用四五两，煎浓汤服之亦不作闷熟地少用则作闷，多用转不闷，少用则无效。又善治劳嗽气不归根。曾治一媪，劳喘甚剧，十年未尝卧寝。俾每日用熟地煎汤，当茶饮之，数日即安卧。其家反惧甚，以为如此改常恐非吉兆，而不知其病之愈也。由是观之，熟地能补肾中元气可知。至陈修园则一概抹倒，直视熟地为不可用，岂能知熟地哉？寒温传里之后，其人下焦虚惫太甚者，外邪恒直趋下焦作泄泻，亦非重用熟地不能愈。岁在癸已，应试都门，曾谒（yè，拜见）一部郎，其家有女仆，年三十余。得温病十余日，势至垂危，将舁于外，问还有治否？因为诊视，其证昼夜泄泻，昏不知人，呼之不应，其脉数至七至，按之即无，而却无大热。遂用熟地二两、生山药、生杭芍各一两、甘草三钱，煎汤一大碗，趁热徐徐灌之，尽剂而愈。又一童子，年十四五。伤寒已过旬日，大便滑泻不止，心中怔忡异常，似有不能支持之状。脉至七至，按之不实。医者辞不治。投以熟地、生山药、生杭芍各一两，滑石八钱，甘草五钱。煎汤一大碗，徐徐温饮下，亦尽剂而愈[1]。

　　至产后之证，忌用寒凉。而果系产后温证，心中燥热，舌苔黄厚，脉象洪实，亦宜投以白虎加人参以山药代粳米汤，而更以玄参代知母则尤妥善。盖愚于产后温证之轻者，其热虽入阳明之府，脉象不甚洪实，恒重用玄参一两或至二两，辄能应手奏效；若系剧者，必白虎加人参以山药代粳米汤，而更以玄参代知母方能有效。诚以石膏、玄参《本经》皆明载其治产乳。故于产后温病之轻者，可单用玄参，至温病之剧者，不妨石膏、玄参并用也。然用石膏必须佐以人参，因其时当产后，其热虽实，而体则虚也。不用知母者，《本经》未载其治产乳，不敢师心自用，漫以凉药治产后也[2]。

　　友人吴瑞五，深通医学，尤笃信《衷中参西录》诸方，用之辄能奏效。其侄文博亦知医，有戚家延之治产后病。临行瑞五嘱之曰：果系产后温热，阳明胃腑大实，非用《衷中参西录》中白虎加人参以山药代粳米汤，更以玄参代知母不可。及至诊之，果系产后温证，病脉皆甚实。文博遵所嘱，开方取药，而药坊皆不肯与，谓产后断无用生石膏之理。病家因此生疑，文博辞归。病家又延医治数日，病势垂危，复求为诊治。携药而往，如法服之，一剂而愈。

　　按语：张锡纯说："愚愿世之用白虎汤者，宜常存一加人参之想也。"彭子益《圆运动的古中医学》中特别主张温病为虚证，用乌梅冰糖、三豆饮等法。可见，

[1] 张介宾、赵献可、冯兆张、张锡纯等医家将熟地应用到外感寒温证中，大补肾中元气治疗无汗、漏汗、气短、滑泻、喘逆、心悸怔忡、神昏等，对临床治疗寒温重证、变证、坏证具有重要启发作用。张介宾案中先予大剂八味地黄汤是滋阴助阳，扶正祛邪，药后正气胜邪，邪正交争，故而汗出。然正气初复，正邪交争，汗大出，邪退正气亦亏耗，此后汗出、气微、神聩为正气大虚，故仍以八味地黄汤调补阴阳，正气恢复，阴阳调和而汗止神复。

[2] 根据产后高热、心中燥热、舌苔黄厚、脉洪实，可以诊断产后温病。张锡纯根据《神农本草经》的阐述，认为生石膏、玄参为治疗产后温病之要药。尤其是用白虎加人参以山药代粳米汤时，强调玄参代知母，用心可谓良苦。

阳明经证伴有正气不足者在临床较之阳明经证本身更为常见。

白虎加人参以山药代粳米汤用于阳明经证伴有气阴两虚者。如何诊断气阴两虚呢？张锡纯在本方中提出了3个重要的诊断指征：①特殊人群：素有元气素弱之人、素有内伤之人、长期慢性病之人、劳心过度之人、劳力过度之人、老年人、年幼者、产后妇女、经误汗误下误吐伤耗元气之人等；②舌象：舌薄白或薄黄干燥、舌体干缩、舌上无苔、舌上有黑苔干燥；③脉象：细数无力脉、虚数脉、微数脉、脉虽实而无洪滑之象者、脉有实热而至数甚数者。上述3个指征不必悉具，阳明经证再加上述三者之一即可诊断为阳明经证兼有气阴两虚证。

白虎加人参以山药代粳米汤中重用生石膏三两清透火热，重用知母一两滋阴泻火。因为有气阴两虚证，方中重用人参、生山药，尤为张锡纯用药独特之处。方中人参功用有四：①大补元气；②气能生津，故能大补津液和阴液；③壮元气、助升发，助生石膏透发火热；④壮元气、免滑泻，制约生石膏寒凉下趋导致腹泻之弊病。所以，人参在该方的作用非常重要。尤其是当元气亏虚之极出现精神恍惚、神志不清、气息将断、全身冰冷、手足逆冷等危证时，更是需要重用、甚至是独用人参一至二两，益气回阳以挽救性命于顷刻。方中生山药功用有二：①山药滑腻多汁，濡润滋阴，可治热邪伤耗之阴津；②以生山药代粳米，粳米不过调和胃气，而山药健脾补肾滋肺，能固摄下焦元气，使元气素虚者不至因服石膏、知母寒凉下趋而致滑泻。

张锡纯在所举验案中，明确指出了治疗温病阳明经气阴不足证的注意事项，不可轻投温补，不可过用破气之药，更不可用泻剂，否则容易导致喘逆、怔忡、筋惕肉动、精神恍惚、滑泻、脉浮数无力等元气浮散之危证、重证。同时，还要注意温服和病愈停后服的服药方法。

宁嗽定喘饮

治伤寒温病，阳明大热已退，其人或素虚或在老年，至此益形怯弱，或喘或嗽或痰涎壅盛，气息似甚不足者[1]。

生怀山药两半　甘蔗自然汁一两　酸石榴自然汁六钱　生鸡子黄四个

先将山药煎取清汤一大碗，再将余三味调入碗中。分三次温饮下，约两点钟服一次。若药已凉，再服时须将药碗置开水中温之。然不可过热，恐鸡子黄熟，服之即无效。

一周姓叟，年近七旬，素有劳疾，且又有鸦片嗜好，于季秋患温病，阳明府热炽盛，脉象数而不实，喘而兼嗽，吐痰稠黏。投以白虎加人参汤，以生山药代粳米。一剂，大热已退，而喘嗽仍不愈，且气息微弱，似不接续。其家属惶恐，以为难愈。且言如此光景，似难再进药。愚曰：勿须用药，寻常服食之物即可治愈矣。为开此方，病家视之，果系寻常食物。知虽不对证，亦无妨碍。遂如法服之，二剂全愈[2]。

按语：伤寒温病经过白虎汤、白虎加人参汤、白虎加人参以山药代粳米汤等治疗后，阳明胃肠中火热基本消退，但是火热日久耗伤的元气和真阴不能骤然得到恢复，治疗仍需继续用补养气阴之药如人参、西洋参、麦冬、五味子、生地、玄参等。但是，有些病人因为阳明火热炽盛日久，导致脾胃虚弱不能运化，不要说补养药不能消化吸收，就是饮食也纳谷不香。这就是我们常说的"虚不受补"。这时，治疗的着眼点在于用寻常自然服食之物，脾胃喜食之品，兼具药食两能、平和清淡之剂，补脾气之虚，滋胃阴之弱，启脾胃之运化，方为正治。这就是我们常说的食疗方法。

张锡纯非常推崇食疗，擅长应用看似平淡无奇之寻常食物，配制成药膳治疗疾病甚至是大病重病，有着鲜明的用药特色，调剂之妙很值得学习。他说："勿以为寻常服食之物，而忽之。"他常用喜用的食疗药物有怀山

[1] 此方可作为伤寒温病阳明经证善后之方，也可作为食疗之方。

[2] 阳明经证气阴两虚患者用白虎加人参以山药代粳米汤后虽然大热已退，但元气和真阴尚未恢复，出现或喘或嗽或痰涎壅盛，故继用宁嗽定喘饮补助真阴、收敛元气。

药、芡实、龙眼肉、鸡子黄、柿霜饼、黑芝麻、核桃、酸石榴汁、白萝卜、山楂、蜂蜜、白茅根、芦根等。

宁嗽定喘饮中重用生怀山药，不仅能平补脾气之虚，滋养胃阴之弱，更能大补元气，固摄真阴，所以是方中主药。脾胃运化功能强健，则能运化水湿，不治痰则痰自去，不治咳则咳自去，不治喘则喘自平，不补气则气自生，不治弱则形自健。所以，脾胃虚弱所致的形体怯弱、咳嗽痰喘者得以逐渐恢复，即使气息微弱、似不接续者也能迅疾挽救。重用血肉有情之品生鸡子黄4个，能助生山药大补元气，兼以清热养阴生津。酸石榴自然汁酸以收敛元气，与怀山药配伍，一补一敛，相得益彰，兼以养胃阴。甘蔗自然汁清热养阴生津，既助怀山药、酸石榴汁、生鸡子黄滋胃阴，更擅长清泄阳明之余热。四味自然汁共用，平和中正，平补脾胃，养阴生津，补敛元气，清泄余热，诚为伤寒温病大热退后善后之方。若服后痰涎仍然壅盛者，可酌情加苏子、牛蒡子、葶苈子、生龙骨、生牡蛎等降气化痰定喘。若服后仍觉气短者，可酌加人参、沙参、西洋参、党参等补养元气。

荡胸汤

治寒温结胸，其证胸膈痰饮，与外感之邪互相凝结，上塞咽喉，下滞胃口，呼吸不利，满闷短气，饮水不能下行，或转吐出，兼治疫证结胸[1]。

蒌仁新炒者，捣，二两　生赭石研细，二两　苏子炒捣，六钱　芒硝冲服，四钱

用水四盅，煎取清汁两盅，先温服一盅。结开，大便通行，停后服。若其胸中结犹未开，过两点钟，再温服一盅。若胸中之结已开，而大便犹未通下，且不觉转矢气者，仍可温服半盅。伤寒下早成结胸，至温病未经下者，亦可成结胸。至疫病自口鼻传入，遇素有痰饮者，其疫疠之气，与上焦痰饮互相胶漆，亦成结胸。《伤寒论》陷胸汤丸三方，皆可随证之轻重高下借用。特是大陷胸汤、丸中皆有甘遂，世俗医者，恒望而生畏

[1] 寒温结胸其实质是痰涎停留胸腔和胃脘，故以胸闷、短气、呼吸不利、咽喉堵塞、胃堵、饮水不能下行或转吐出等呼吸和消化系统症状为主。

（看见了就害怕）。至小陷胸汤，性虽平和，又有吴又可瘟疫忌用黄连之说存于胸中，遂亦不肯轻用。及遇此等证，而漫用开痰、破气、利湿之品，若橘红、莱菔、苍术、白芥、茯苓、厚朴诸药，汇集成方。以为较陷胸诸汤、丸稳，而且病家服之，以为药性和平，坦然无疑。不知破其气而气愈下陷，利其湿而痰愈稠黏。如此用药，真令人长太息者也。愚不得已，将治结胸诸成方变通汇萃之，于大陷胸汤中取用芒硝，于小陷胸汤中取用蒌实。又于治心下痞硬之旋覆代赭石汤中取用赭石，而复加苏子以为下行之向导，可以代大陷胸汤、丸。少服之，亦可代小陷胸汤。非欲与《伤寒论》诸方争胜也，亦略以便流俗之用云尔[1]。

一媪，年六十余。当孟夏晨饭之际，忽闻乡邻有斗者，出视之，见强者凌弱太甚，心甚不平；又兼饭后有汗受风，遂得温证。表里俱热，胃口杜塞，腹中疼痛，饮水须臾仍吐出。七八日间，大便不通。其脉细数，按之略实。自言心中燥渴，饮水又不能受，从前服药止吐，其药亦皆吐出。若果能令饮水不吐，病犹可望愈。愚曰：易耳。为开此汤，加生石膏二两、野台参五钱，煎汤一大碗，分三次温饮下。晚间服药，翌晨大便得通而愈。当大便未通时，曾俾用山萸肉去净核二两煎汤，以备下后心中怔忡及虚脱，及大便通后，微觉怔忡，服之即安[2]。

一室女得温病，二三日间，痰涎郁塞，胸膈满闷异常，频频咳吐，黏若胶漆，且有喘促之意，饮水停滞胃口，间或吐出，其脉浮滑。问之微觉头疼，知其表证犹未罢也。遂师河间双解散之意，于荡胸汤中加连翘、蝉蜕各三钱。服后微汗，大便得通而愈[3]。

一室女，于中秋节后，感冒风寒。三四日间，胸膈满闷，不受饮食，饮水一口亦吐出，剧时，恒以手自挠其胸。其脉象滑实，右部尤甚。本拟用荡胸汤，恐其闻药味呕吐荡胸汤中不用大黄者，为其气浓味苦。呕吐者，不待药力施行即吐出。然仍不如单用赭石更稳妥，遂单用赭石两

[1] 张锡纯详述创制荡胸汤的来龙去脉，是在荟萃仲景大、小结胸汤和旋覆代赭汤精华之基础上变通而来，较之陷胸汤方，药力平和安全。这是对仲景学术思想的继承与发扬。

[2] 表里俱热、心中燥渴为温病热邪炽盛之征，胃口杜塞、腹中疼痛、饮水须臾仍吐出、大便不通为黏痰停蓄胃中的结胸之征，脉细数、按之略实为气血不足之征。故用荡胸汤加生石膏、人参治疗。虚人下后易致元气虚脱，故重用山萸肉煎汤备用。若非经验老到，岂有如此周全的考虑。

[3] 胸膈满闷异常、饮水停滞胃口、间或吐出、频频咳吐、黏若胶漆、脉滑等症状，为痰涎停蓄胸膈之结胸证；脉浮、微觉头痛为表证未罢。故用荡胸汤加连翘、蝉蜕治疗。

半，煎汤饮下，顿饭顷，仍吐出。盖其胃口皆为痰涎壅滞，仅用赭石两半，药不胜病，下行不通，复转而吐出也。又用赭石四两，煎汤一大碗，分三次，陆续温饮下。胸次遂通，饮水不吐，翌日脉变洪长，其舌苔从前微黄，忽改黑色。遂重用白虎汤，连进两剂，共用生石膏半斤，大便得通而愈[1]。

一童子，年十四岁，得温病。六七日间胸膈痰涎壅滞，剧时杜塞咽喉，两目上翻，身躯后挺，有危在顷刻之势。其脉关前洪滑有力。其家固设有药坊，愚因谓其父曰：此病虽剧，易治耳。用新炒蒌仁四两用新炒者，取其气香，捣碎，煮汤一大碗，分两次服下即愈矣[2]。盖彼时荡胸汤，犹未拟出也。其家人闻愚言，私相计曰：如此重病，而欲用药一味治愈之，先生果神仙乎？盖誉（赞美）之而实疑（怀疑）之也。其父素晓医理，力主服之，尽剂而愈。隔数日，其邻家童子亦患此证，用新炒蒌仁三两，苏子五钱，亦一剂而愈。

奉天鼓楼南，连奉澡塘曲玉轩得温病。恶心呕吐，五日不能饮食，来院求为诊治。其脉浮弦，数近六至，重按无力，口苦心热，舌苔微黄。因思其脉象浮弦者，少阳、阳明二经之气化挟温热之气上逆也；按之无力者，吐久不能饮食，缺乏水谷之气也；至数近六至者，热而兼虚，故呈此数象也。因思石膏之性能清热镇逆，且无臭味，但以之煮水饮之，或可不吐。遂用生石膏细末两半，煎汤两茶杯，分二次温饮下。初次饮未吐，至二次仍吐出。病人甚觉惶恐，加以久不饮食，几难支持。愚曰：勿恐。再用药末数钱，必然能止呕吐。遂单用生赭石细末四钱，俾以开水送下。须臾觉恶心立止，胸次通畅，饥而思食。遂食薄粥一瓯（ōu，小盆），觉下行顺利，从此不复呕吐。而心中犹觉发热，舌根肿胀，言语不利。遂用生石膏一两，丹参、乳香、没药、连翘各三钱，两剂而愈[3]。

奉天大东关安靴铺，安显之夫人，年四十许。临产双生，异常劳顿。恶心呕吐，数日不能饮食，精神昏聩

[1] 当出现上吐下闭关格之证时，张锡纯每每单用、重用力专下行的代赭石治疗。可见，代赭石是降胃镇吐通便之要药，为荡胸汤中不可或缺之药。

[2] 当出现痰涎壅盛、杜塞咽喉、两目上翻、身躯后挺时，单用重用新炒蒌仁竟能治愈。可见，新炒蒌仁为化痰降气之要药，为荡胸汤中不可或缺之药。

[3] 代赭石镇吐通便，生石膏清热通便。该案前后对比，反映了代赭石降胃镇吐作用非生石膏所能比拟。

（hūnkuì，头脑昏乱，神志不清），形势垂危。群医辞不治，延为诊视。其脉洪实，面有火色，舌苔厚而微黄。愚曰：此产后温也。其呕吐若是者，乃阳明热实，胃腑之气上逆也。投以生赭石、玄参《本经》谓玄参主产乳各一两，一剂而呕吐止，可进饮食。继仍用玄参同白芍、连翘以清其余热，遂全愈[1]。

按语：根据仲景对结胸证的描述来看，涉及胸腔、心肺、胃脘等处，部位比较广泛。诊断该病的着眼点有：①胸闷短气，咽喉堵塞，呼吸不利；②胃口堵塞，恶心呕吐，饮水不能下行或转吐出；③咳吐黏痰；④大便不通、不转矢气、腹中疼痛；⑤脉象多见两寸部洪滑有力。在治疗方法上，张锡纯非常反对用开痰、破气、利湿药治疗。

荡胸汤虽是在荟萃仲景大、小结胸汤和旋覆代赭汤精华基础上变通而来，但也反映了张锡纯善于在继承中创新的精神。方中重用新炒瓜蒌仁二两，清热化痰、开胸散结、通降肺胃，以祛除内在有形之邪。有形之邪祛除，则无形之邪热自易消散。生赭石二两，助通降肺胃、镇吐通便。张锡纯称赞曰："赭石色赤，性微凉，能生血兼能凉血，而其质重坠。又善镇逆气，降痰涎，止呕吐，通燥结，用之得当能见奇效"，赭石"性甚平和，虽降气而不伤正气，通燥结而毫无开破"。瓜蒌仁侧重化痰，代赭石侧重降气，两药共为君药。苏子为佐药，既可辅助蒌仁化痰降气，又可助代赭石降胃通便。方中芒硝为使药，咸寒化痰、软坚散结通便，可辅助瓜蒌、代赭石、苏子化痰通便。上述四药共奏清热化痰、开胸散结、降气通便之功，适合于结胸之实证。若脉沉弱无力的虚气上逆，张锡纯则创制参赭培气汤等方，以赭石配人参或潞党参治疗。

一味莱菔子汤

治同前证。

莱菔子生者一两，熟者一两

[1] 呕吐，脉洪实，面有火色，舌苔厚而微黄，为阳明热实、胃腑之气上逆之实证。但为产后呕吐，数日不能饮食，精神昏聩，说明正气不支，故用生赭石降逆止呕、玄参清热养阴扶正。不用生石膏，防其寒凉质重伤胃滑泻伤正。

共捣碎，煎汤一大茶杯，顿服之。

奉天烟酒公卖局科员许寿庵，年二十余，得温病。三四日觉中脘郁结，饮食至其处不下行，仍上逆吐出，来院求为诊治。其脉沉滑而实，舌苔白而微黄。表里俱觉发热，然不甚剧。自言素多痰饮，受外感益甚。因知其中脘之郁结，确系外感之邪与痰饮相凝滞也。先投以荡胸汤，两点钟后，仍复吐出。为拟此方，一剂结开，可受饮食。继投以清火理痰之品，两剂全愈。按：此证若服荡胸汤，将方中赭石细末留出数钱，开水送下，再服汤药亦可不吐，其结亦必能开。非莱菔子汤之力胜于荡胸汤也。而试之偶效，尤必载此方者，为药性较荡胸汤尤平易，临证者与病家，皆可放胆用之而无疑也。若此方不效者，亦可改用荡胸汤，先将赭石细末送下数钱之法[1]。

按语： 张锡纯说："尤必载此方者，为药性较荡胸汤尤平易，临证者与病家，皆可放胆用之而无疑也。若此方不效者，亦可改用荡胸汤，先将赭石细末送下数钱之法。"可见，该方虽然也治疗荡胸汤之结胸证，但当是病情轻者。

该方的特点是药性更加平和，药味清淡，不易损伤正气，易为医家和病家所接受，故可放胆用之。张锡纯把此方作为荡胸汤的先锋，诚在临床遇到结胸证时可先用该方加以治疗，病情重无效时，再用荡胸汤也不迟。我们临床当遵张锡纯之教导，循序渐进以稳妥安全为是。

一味莱菔子汤由生熟各半的莱菔子组成。张锡纯说："莱菔子生用味微辛性平，炒用气香性温。其力能升能降，生用则升多于降，炒用则降多于升，取其升气化痰宜生用，取其降气消食宜用炒者。"该方中生莱菔子一两化痰，炒莱菔子一两降气通便，一个类似荡胸汤中瓜蒌仁，一个类似荡胸汤中代赭石，恰如小荡胸汤。生熟相配，升降相因，化痰降气、消胀除满。尽管药量大，但药力平和而不伤气，故煎服时要注意捣碎顿服，

[1] 治前述结胸证之轻者。捣碎顿服，是为了充分发挥莱菔子化痰降气的作用。

以充分发挥该方化痰降气之功。

镇逆承气汤

治寒温阳明府实,大便燥结,当用承气下之,而呕吐不能受药者。

芒硝六钱　赭石二两,研细　生石膏捣细,二两　潞党参五钱

上药四味,用水四盅,先煎后三味,汤将成,再加芒硝,煎一两沸。取清汁二盅,先温服一盅。过三点钟,若腹中不觉转动,欲大便者,再温服余一盅[1]。

一邻妇,年二十余。得温病已过十日,上焦燥热、呕吐,大便燥结,自病后未行。延医数次服药皆吐出,适愚自他处归,诊其脉,关前甚洪实,一息五至余,其脉上盛于下一倍,所以作呕吐[2]。其至数者,吐久伤津液也。为拟此汤,一剂热退呕止,大便得通而愈。

或问:此证胃腑热实、大肠燥结,方中何以复用党参?答曰:此证多有呕吐甚剧,并水浆不能存者,又有初病即呕吐,十数日不止者,其胃气与胃中津液,必因呕吐而大有伤损,故用党参补助胃中元气,且与凉润之石膏并用,大能滋胃中津液,俾胃中气足液生,自能运转药力下至魄门以通大便也。愚用此方救人多矣,果遇此等证,放胆投之,无不效者[3]。

一人,年四十许。二便不通,呕吐甚剧,不受饮食,倩人询方。疑系外感之热所致,问其心中发热否?言来时未尝言及。遂为约略疏方,以赭石二两以止其呕吐,生杭芍一两以通小便,芒硝三钱以通大便。隔日,其人复来,言服后呕吐即止,二便亦通,此时心中发热且渴如故。既曰如故,是其从前原有热渴之病,阳明之府证已实,特其初次遣人未尝详言也。投以大剂白虎加人参汤,一剂而愈。按:此证亦镇逆承气汤证,因其证两次始述明,遂致将方中药品前后两次分用之,其病亦即前后两次而愈矣[4]。

[1] 阳明腑实大便燥结,胃气上逆则易发生严重呕吐,甚至呕吐不能受药。方中用生石膏代替大黄是其特点。

[2] 脉关前甚洪实,脉上盛于下一倍,为阳明火热炽盛、胃气上逆之征,治当清热降胃。

[3] 张锡纯阐释了该阳明腑实证,用党参的理由在于补助气津、运转药力以通便。

[4] 张锡纯根据代诉,即用代赭石、生白芍、芒硝,说明代赭石降胃止吐、白芍利小便、芒硝通便作用之肯定。

按语：阳明腑实证见脘腹胀满、大便硬结、潮热谵语、脉滑数有力等。对于阳明腑实证，仲景治以三承气汤下之，且三方泻下皆不离大黄。但张锡纯为什么治疗阳明腑实证就不用大黄了呢？张锡纯创制的镇逆承气汤是针对阳明腑实伴有剧烈呕吐或长期呕吐的证型。剧烈呕吐或长期呕吐，必然导致脾胃气阴两虚，甚至元气亏虚。脾胃既虚，则不宜再用剧烈的下药大黄，损伤脾胃和元气。况大黄苦寒，呕吐患者闻其药味更易致呕。

镇逆承气汤中重用生石膏二两，不仅清热生津，同时具有质重通便作用。芒硝咸寒，助生石膏泻下通便。重用代赭石降胃气，镇呕吐。方中特别应用了潞党参扶助正气，鼓舞药力，且与凉润之石膏并用大能滋胃中津液，与代赭石配伍大能行气通便。中医治疗原则是以人为本，以人体自身正气为基础，若一味通降，正气匮乏，性命不保，何谈通便。该方通下与益气并用，以生石膏代大黄泻下通便，以代赭石代厚朴、枳实推荡，降气下行止呕，不用破气药却用益气药，这是张锡纯对仲景学术思想的新发展。

医学衷中参西录前三期合编第七卷

治瘟疫瘟疹方

青盂汤

治瘟疫表里俱热，头面肿疼，其肿或连项及胸，亦治阳毒发斑疹。

荷叶一个，用周遭边浮水者良，鲜者尤佳　生石膏捣细，一两　真羚羊角二钱，另煎兑服　知母六钱　蝉蜕去足土，三钱　僵蚕二钱　金线重楼切片，二钱　粉甘草钱半

《易·系辞》谓："震为萑苇。"荷生水中，藕茎皆中空，亦萑苇类也。其叶边平兜（dōu，有口袋类的东西），茎在中央，更有震卦仰盂之象，故能禀初阳上升之气，为诸药之舟楫，能载清火解毒之药上至头面，且其气清郁，更能解毒逐秽，施于疫毒诸证尤宜也。至于叶宜取其浮水者，以水为二分氢气，一分氧气，化合而成。浮水者，贴水而生，得水面轻气最多，故善发表[1]。如浮萍之生于水面，而善发汗也。

金线重楼，一名蚤休，一名紫河车草，味甘而淡，其解毒之功，可仿甘草。然甘草性温，此药性凉，以解一切热毒，尤胜于甘草，故名蚤休。言若中一切蛊毒（gǔdú，蛊虫之毒），或蝎螫（shì，蜂、蝎子等用毒刺刺人或动物）蛇咬，或疮疡，用之而皆可早早止住。古蚤与早，原相通也。古谚赞蚤休曰："七叶一枝花，深山是我家。痈疽遇着我，一似手捻拿。"盖此物七叶对生茎腰，状如莲花一朵，自叶中心出茎，至巅开花一朵，形扁而黄，花上有黄丝下垂，故又名金线重楼。重楼者，其叶与花似各作一层也。其名紫河车草者，盖紫河为初生之地点，其处蕃（fán，茂盛）多，可采之盈车，俗名为草河车误矣。其形状皮色皆如干姜，若皮不黄，而微带紫色者，其味必微辣而不甘，含有毒性，即不可用。若无佳者，方中不用此味亦可[2]。

羚羊角与犀角，皆性凉而解毒。然犀禀水土之精气而生，为其禀土之精，故能入胃，以消胃腑之实热。为其禀水之精，故又能以水胜火兼入心中，以消心脏本体

[1] 青荷叶，其气清郁，不仅清热解毒逐秽，更能载药上行头面，为疫毒诸证之良药。因青荷叶有震卦仰盂之象，张锡纯从取类比象角度，将该方命名为青盂汤。

[2] 金线重楼，又名蚤休、七叶一枝花。张锡纯对其清热解毒疗疮之功倍加推崇，称其胜于甘草。不可与草河车相混淆。

之热力。而疫邪之未深入者，转因服犀角后，心气虚冷，不能捍御外邪，致疫邪之恣横（zìhéng，专横放肆），竟犯君主之宫，此至紧要之关系，医者不可不知。羚羊角善清肝胆之火，兼清胃腑之热。其角中天生木胎，性本条达，清凉之中，大具发表之力。与石膏之辛凉，荷叶、连翘之清轻升浮者并用，大能透发温疫斑疹之毒火郁热，而头面肿处之毒火郁热，亦莫不透发消除也[1]。曾治一六岁孺子，出疹三四日间，风火内迫，喘促异常。单投以羚羊角三钱，须臾喘止，其疹自此亦愈。夫疹之毒热，最宜表散清解，乃至用他药表散清解无功，势已垂危，而单投以一味羚羊角，即能挽回，其最能清解而兼能表散可知也。且其能避蛊毒《本经》原有明文。疫病发斑，皆挟有毒疠之气也。

僵蚕乃蚕将脱皮时，因受风不能脱下而僵之蚕。因其病风而僵，故能为表散药之向导，而兼具表散之力。是以痘疹不出者，僵蚕最能表出之。不但此也，僵蚕僵而不腐，凡人有肿疼之处，恐其变为腐烂，僵蚕又能治之，此气化相感之妙也。今坊间鬻者，多用缫（sāo，把蚕茧浸在热水里抽丝）丝所剩之蚕充之，其蚕能敛戢心火，与僵蚕性正相反。用此药者，当加审慎，必色白而直，且分毫无乱丝者，乃为真僵蚕。又药坊中，恒误僵蚕为姜蚕，而以姜水炒之，甚非所宜。盖此药经火炒后，则发表之力顿减矣[2]。

疫与寒温不同，寒温者，感时序之正气，因其人卫生之道，于时序之冷暖失宜，遂感其气而为病。其病者，偶有一二人，而不相传染。疫者，感岁运之戾气。因其岁运失和，中含毒气，人触之即病。《内经·刺法论》所谓"无问大小，病状相似者"是也。其病者，挨户挨村，若徭役然，故名曰疫，且又互相传染也。《内经·本病论》有五疫之名，后世约分为寒疫、温疫。治温疫，世习用东垣普济消毒饮[3]；治寒疫，世习用巢谷世圣散子[4]。然温疫多而寒疫少，拙拟之清盂汤[5]，实专为治温疫设也[6]。

[1] 羚羊角善于清透火热，治疗疫毒斑疹。在热毒未陷心包时，张锡纯反对早用犀角。

[2] 僵蚕具有解毒散结消肿、表散透疹之力。张锡纯对僵蚕真伪进行了鉴别，不主张用姜水炒。

[3] 普济消毒饮：由牛蒡子、黄芩、黄连、甘草、桔梗、板蓝根、马勃、连翘、玄参、升麻、柴胡、陈皮、僵蚕、薄荷组成。具清热解毒，疏风散邪之功。见《东垣试效方》。

[4] 巢谷世圣散子：由22味药组成，多为温燥药，为当时治疗疫病之秘方。宋代苏轼得之友人巢谷，又传之庞安时而载于其所著《伤寒总病论·时行寒疫治法》。

[5] 清盂汤：当为"青盂汤"。

[6] 瘟疫具流行性和传染性，青盂汤专为治温疫而设。

[1] 张锡纯指出,清热解毒之法贯穿治疗瘟疫的始终。

病疫相传染者,以其气自口鼻而入也。其初弥漫于上焦,或烦热头疼,外薄于营卫,或身热无汗,与温病初得者相似。然温病初得,用辛凉解肌即可愈,若疫病,则必须兼用解毒之药。至其传经已深,所现之证有与寒温相似者,皆可用治寒温之药治之,然始终宜佐以解毒之药[1]。究之其变证多端,万言难罄。方书中惟喻氏《医门法律》、陆氏《世补斋》论之甚详。今录二家之说于下,以备参考。

喻嘉言曰:圣王御世,春无愆阳(qiānyáng,阳气过盛),夏无伏阴,秋无凄风,冬无苦雨。乃至民无夭札(yāozhá,遭疫病而早死),物无疵疠(cīlì,疾病及灾疫),太和之气弥漫乾坤,安有所谓瘟疫哉。然而《周礼》傩(nuó,古时在腊月举行的驱疫逐鬼活动)以逐疫,方氏掌之,则瘟疫之由来,古有之矣。乡人傩,孔子朝服而致其诚敬。盖以装演巨象为傩人,不过仿佛其形;圣人以正气充塞其间,俾疫气潜消,乃位育之实功耳。古人元旦汲清泉,以饮芳香之药;上巳采兰草,以袭芳香之气,重涤秽也。后汉张仲景著《伤寒论》欲明冬寒春温、夏秋暑热之正,自不能并入疫病以混常法。然至理已毕具于脉法中。夫四时不正之气,感之者因而致病,初不名为疫也。因病致死,病气尸气,混合不正之气,斯为疫矣。以故鸡瘟死鸡,猪瘟死猪,牛马瘟死牛马,推之于人,何独不然?所以饥馑(jǐjǐn,饥荒)兵凶之际,疫病盛行,大率春夏之交为甚。盖温暑湿热之气交结互蒸,人在其中无隙可避。病者当之,魄汗淋漓,一人病气,足充一室。况连床并榻,沿户阖(hé,全)境,共酿之气,益以出户尸虫,载道腐墐(jìn,掩埋),燔(fán,焚烧)柴掩席,委壑(hè,坑谷、深沟)投崖,种种恶秽,上混苍天清净之气,下败水土物产之气,人受之者,亲上亲下病从其类,有必然之势也。如世俗所称大头瘟者,头面腮颐肿如瓜瓤(guāráng,瓜的肉质部分)者是也。所称虾蟆瘟者,喉痹失音,颈筋胀大者是也。所称瓜瓤瘟者,胸高肋起，呕汁如血者是也。所称疙瘩瘟者，遍身红肿，发块如榴者是也。所称绞肠瘟者，腹鸣干呕，水泻不通者是也。所称软腿瘟者，便清泄白，足重难移者是也。小儿痘疹尤多。以上疫证，不明治法，咸逯之世运，良可伤悼。大率瘟疫痘疹，古昔无传，不得圣言折衷，是以多人迷途。曾不若俗见，摸索病状，反可顾名思义。昌[1]幸微窥仲景一斑，其平脉篇有谓系叔和所作者，然其文甚古奥中云，寸口脉阴阳俱紧者，法当清邪中于上焦，浊邪中于下焦。清邪中上，名曰洁也。浊邪中下，名曰浑也。阴中于邪，必内栗（lì，发抖）也。表气微虚，里气不守，故使邪中于阴也。阳中于邪，必发热头痛，项强颈挛，腰痛胫酸。所谓阳中雾露之气，故清邪中上。浊邪中下，阴气为栗，足膝逆冷，便溺妄出，表气微虚，里气微急，三焦相溷，内外不通，上焦拂郁，脏气相熏，口烂食断也；中焦不治，胃气上冲，脾气不能转，胃气为浊，营卫不通，血凝不流。若卫气前通者，小便赤黄，与热相搏，因热作使，游于经络，出入脏腑，热气所过，则为痈脓。若阴气前通者，阳气厥微，阴无所使，客气入内，嚏而出之，声嗢（wà，哑）咽塞，寒厥相逐，为热为拥，血凝自下，状如豚（tún，猪）肝。阴阳相厥，脾气孤弱，五液注下，下焦不阖，清便下重，令便数难，脐筑湫（qiū，凉）痛，命将难全。凡二百六十九字，阐发奥理，全非伤寒中所有之事。乃论疫邪从入之门，变病之总。所谓赤文绿字，开天辟地之宝符，人自不识耳。篇中大意谓，人之鼻孔通于天，故阳中雾露之邪者，为清邪自鼻气而上入于阳，则发热头疼，颈挛，正与俗称大头瘟、虾蟆瘟之说符也。人之口气通于地，故阴中水土之邪者，为饮食浊味自口舌而下入于阴，则其人必先内栗，足膝逆冷，便溺妄出，清便下重，脐筑湫痛，正与俗称绞肠瘟、软脚瘟之说符也。然从鼻口所入之邪，必先注中焦，以次分布上下。故中焦受邪，因而不治，则胃中为浊，营卫不

[1] 昌：喻昌，字嘉言。

通，血凝不流，其酿变即现中焦。俗称瓜瓤瘟、疙瘩瘟证，则又阳毒痈脓、阴毒遍身青紫之类也。此三焦定位之邪也。若三焦邪混而为一，内外不通，脏气熏蒸上焦拂郁，则口烂食断，若卫气前通者，因热作使，游行经络脏腑，则为痈脓；营气前通者，因召客邪，嚏出声嗢咽塞，热拥不行，而下血如豚肝。然以营卫渐通，故非危候。若上焦之阳、下焦之阴两不相接，则脾气于中难以独运。斯五液注下，下焦不阖，而命难全矣。伤寒之邪，先行身之背，次行身之前，次行身之侧，由外廓而入。瘟疫之邪，则直行中道，流布三焦。上焦为清阳，故清邪从之上入。下焦为浊阴，故浊邪从之下入。中焦为阴阳交界，凡清浊之邪，必从此区分。甚者三焦相溷，上行极而下，下行极而上，故声嗢咽塞、口烂食断者，亦复下血如豚肝。非定中上不及下，中下不及上也。伤寒邪中外廓，故一表即散。疫邪行在中道，故表之不散。伤寒邪入胃腑，则腹满便结，故可攻下。疫邪在三焦，散漫不收，下之复合。治法，未病前预饮芳香正气药，则邪不能入，此为上也。邪既入，即以逐秽为第一义。上焦如雾，升而逐之，兼以解毒。中焦如沤（òu，长时间地浸泡，使起变化），疏而逐之，兼以解毒。下焦如渎，决而逐之，兼以解毒。营卫既通，乘势追拔，勿使潜滋[1]。

陆九芝曰：《内经》五疫之至，各随其所值之年，由伏而发。其治尽于"木郁达之、火郁发之、土郁夺之、金郁泄之、水郁折之"五法。盖治疫独讲太少之五运，与司天主客之六气。就寒温两面而言，却是温疫多而寒疫少。故五运之有木火土金水，半寒而半温也；六气之有湿寒、寒湿、风火、火风、燥火、火燥也，温又多于寒也。然正不得以温多于寒，而遂置寒疫于不问也。周禹载于温独说春温，而于疫又独说温疫，则既不解温之无寒，又不解疫之有寒故耳。黄坤载则知有寒疫矣。然于温疫则曰无内热，无内热何以谓之温乎？于寒

[1] 喻昌论瘟疫为感秽浊不正之气，直行中道，流布三焦。治疗方法以逐秽为第一义。上焦如雾，升而逐之，兼以解毒。中焦如沤，疏而逐之，兼以解毒。下焦如渎，决而逐之，兼以解毒。其清热解毒法贯穿始终的学术思想对张锡纯产生了重要影响。

疫则反用石膏，用石膏何以谓之寒乎？喻嘉言论疫专主三焦，颇得治疫之法。坤载于疫遍说六经。夫疫之小者不分经络，疫之大者顷刻变生，尚何六经传遍之有？只是仲景六经之药，不外温清两法，以之分治两疫，亦为甚合。大抵以温而疫，则论中芩、连、栀、柏之统于膏、黄者可用也；以寒而疫，则论中吴萸、蜀椒之统于姜、附者可用也。余独举运气一方冠其首，而又举普济消毒饮之治温疫者，以盖清法；举如圣散子之治寒疫者，以盖温法。而禹载之惑可解，坤载之混可别，及嘉言治温而用姜、附，即鞠通本之而用桂枝者皆可删。总而言之，不传染而有热无寒者，是曰温；传染而有热有寒者，是为疫。不得以治寒疫者治温疫，更不得以治寒疫治温病也[1]。

一妇人，年四十许，得大头瘟证。头面肿大疼痛，两目肿不能开，上焦烦热，心中怔忡。彼家误为疮毒，竟延疡医治疗。医者自出药末，敷头面，疼稍愈。求其出方治烦热怔忡，彼言专习外科，不管心中之病。时愚应他家延请，适至其村，求为诊治。其脉洪滑有力，关前益甚。投以清盂汤[2]，将方中石膏改用二两，煎汁两茶盅，分二次温饮下，尽剂而愈[3]。

一人，年三十余，初则感冒发颐，数日额下颈项皆肿，延至膺胸渐肿而下。其牙关紧闭，惟自齿缝可进稀汤，而咽喉肿疼又艰于下咽。延医调治，服清火解毒之药数剂，肿势转增。时当中秋节后，淋雨不止，因病势危急，冒雨驱车迎愚。既至见其额下连项壅肿异常，状类时毒疮中有时毒证，抚之硬而且热，色甚红，纯是一团火毒之气，下肿已至心口，自牙缝中进水半口，必以手掩口，十分努力始能下咽，且痰涎壅滞胸中，上至咽喉，并无容水之处，进水少许必换出痰涎一口，且觉有气自下上冲，常作呃逆，连连不止。诊其脉洪滑而长，重按有力，兼有数象[4]。愚谓病家曰：此世俗所称虾蟆瘟也。毒热炽盛，盘踞阳明府，若火之燎原，必用生石膏清之乃可缓其毒热之势。从前医者在座，谓曾用

[1] 陆九芝明确疫疠当分瘟疫和寒疫两种，"不得以治寒疫者治温疫，更不得以治寒疫治温病"，对正确认识瘟疫有重要意义。

[2] 清盂汤：当为"青盂汤"。

[3] 大头瘟证为病在中焦，热毒流布上焦所致。张锡纯用生石膏、知母清中焦热邪，用僵蚕、蝉蜕、羚羊角、荷叶透上焦热邪，兼以蚤休、粉甘草清热解毒。正如喻昌所言："上焦如雾，升而逐之，兼以解毒。中焦如沤，疏而逐之，兼以解毒。"

[4] 脉洪滑而长，重按有力，兼有数象，为审证要点。

生石膏一两毫无功效。愚曰：石膏乃微寒之药，《本经》原有明文。如此热毒仅用两许何能见效？遂用生石膏四两，清半夏四钱，金线重楼三钱，连翘、蝉蜕各一钱，煎服后，觉药停胸间不下，其热与肿似有益增之势，知其证兼结胸，火热无下行之路，故益上冲也。幸药坊即在本村，复急取生石膏四两，赭石三两，又煎汤徐徐温饮下。仍觉停于胸间。又急取赭石三两，蒌仁二两，芒硝八钱，又煎汤饮下，胸间仍不开通。此时咽喉益肿，再饮水亦不能下。病家惶恐无措。愚晓之曰：我所以亟亟连次用药者，正为此病肿势浸长，恐稍迟缓则药不能进。今其胸中既贮如许多药，断无不下行之理。药下行则结开便通，毒火随之下降，而上焦之肿热必消矣。时当晚十点钟，至夜半觉药力下行，黎明下燥粪数枚，上焦肿热觉轻，水浆可进。晨饭时牙关亦微开，服茶汤一碗。午后，肿热又渐增，抚其胸热犹烙手，脉仍洪实。意其燥结必未尽下，遂投以大黄四钱，芒硝五钱，又下燥粪兼有溏粪，病遂大愈，而肿处之硬者仍不甚消，胸间抚之犹热，脉象亦仍有余热，又用生石膏三两，金银花、连翘、金线重楼各数钱，煎汁一大碗，分数次温饮下，日服一剂，三日痊愈按此证二次用石膏、赭石之时即宜加大黄、芒硝[1]。

一人，年二十余，得温疫。三四日间头面悉肿，其肿处皮肤内含黄水，破后且溃烂，身上间有斑点，闻人言，此证名大头瘟。其溃烂之状，又似瓜瓤瘟，最不易治。惧甚，求为诊视。其脉洪滑而长，舌苔白而微黄。问其心中，惟觉烦热，嗜食凉物。遂晓之曰：此证不难治。头面之肿烂，周身之斑点，无非热毒入胃而随胃气外现之象。能放胆服生石膏，可保全愈。遂投以青盂汤，方中石膏改用三两，知母改用八钱，煎汁一大碗，分数次温饮下。一剂病愈强半。翌日，于方中减去荷叶、蝉蜕，又服一剂全愈[2]。

按： 发斑之证异于疹者，以其发处不高，以手拂

[1] 本案病情危重，张锡纯及时调整治法，才转危为安。喻昌曰："下焦如渎，决而逐之，兼以解毒。"张锡纯反省未能及时给予大黄釜底抽薪迅速截断病势。

[2] 案中脉洪滑而长，舌苔白而微黄，为阳明热炽之主要特征，故张锡纯称"头面之肿烂，周身之斑点，无非热毒入胃而随胃气外现之象"。

之，与肤平也。其证有阳毒、阴毒之分。阳毒发斑，系阳明毒热伤血所致。阴毒发斑，或为寒疫之毒，或因汗吐下后中气虚乏，或因过服凉药，遂成阴证，寒伏于下，逼其无根之火上独熏肺而发斑。其色淡红，隐隐见于肌表，与阳证发斑色紫赤者不同。愚生平所治发斑，皆系阳证，至阴证实未之见，其证之甚少可知。然正不可因阴证者甚少，而阴阳之际不详辨也。今采古人阳毒阴毒发斑治验之案数条于下，以备参观。庶几胸有定见，临证时不至误治也[1]。

吕沧洲[2]云：一人伤寒十余日，身热而静，两手脉尽伏。医者以为坏证，弗与药。余诊之，三部脉举按皆无，舌苔滑，两颧赤如火，语言不乱，因告之曰：此子必大发赤斑，周身如锦纹。夫血脉之波澜也，今血为邪热所搏，掉（落下，脱出）而为斑，外现于皮肤，呼吸之气无形可倚，犹沟渠之水虽有风不能成波澜也，斑消则脉出矣。及揭其衾，而赤斑烂然。与白虎加人参汤化其斑，脉乃复常[3]。

按：发斑至于无脉，其证可谓险矣。即遇有识者，细诊病情，以为可治，亦必谓毒火郁热盘踞经络之间，以阻塞脉道之路耳。而沧洲独断为发斑则伤血，血伤则脉不见。是诚沧洲之创论，然其言固信而有征也。忆己亥春，尝治一少年吐血证。其人大口吐血，数日不止，脉若有若无，用药止其血后，脉因火退，转分毫不见。愚放胆用药调补之，竟得无恙此证详案在寒降汤下。夫吐血过多可至无脉，以征沧洲血伤无脉之说确乎可信。此阳毒发斑也[4]。

许叔微[5]治一人，内寒外热而发斑。六脉沉细，肩背胸胁斑出数点，随出随隐，旋更发出，语言狂乱，非谵语也，肌表虽热，以手按之须臾，冷透如冰。与姜、附等药数服后，得大汗而愈，此阴毒发斑也[6]。

吴仁斋治一人，伤寒七八日，因服凉药太过，遂变身冷，手足厥逆，通身黑斑，惟心头温暖，乃伏火也。

[1] 张锡纯就阳斑和阴斑进行了详细鉴别。但他说："愚生平所治发斑皆系阳证，至阴证实未之见，其证之甚少可知。"体现了实事求是、不务虚名的精神。

[2] 吕沧洲：吕复，字元膺，晚号沧洲翁，元明际人，著《内经或问》《灵枢经脉笺》等。

[3] 阳毒发斑为热入血分，迫血妄行所致，一般情况下脉也会沉滑数有力。若脉细无力甚至无脉，当因火热耗伤气血不能形成波澜所致。治当清热泻火、大补气血，故予白虎加人参汤治之。

[4] 张锡纯非常推崇吕沧洲发斑无脉因伤血所致的说法。

[5] 许叔微：字知可，南宋医家，著《伤寒发微论》《伤寒九十论》《普济本事方》等。

[6] 阴毒发斑，肌肤冰冷，随出随隐，舌淡润，脉沉细，与姜附等药温阳散寒。

诊其六脉沉细，昏沉不知人事，亦不能言语，状似尸厥[1]。遂用人参三白汤[2]，加熟附子半枚、干姜二钱，水煎服下。待一时许，斑色渐红，手足渐暖。而苏醒后，复有余热不清，此伏火后作也。以黄连解毒汤、竹叶石膏汤调之而愈。此阴毒发斑中有伏阳也[3]。

虞天民[4]曰：有内伤证，亦出斑疹，但微见红。此胃气极虚，一身之火游行于外。当补益气血，则中有主而气不外游，荣有养而血不外散，此证尤当慎辨。洪吉人解之曰：按此证与阳毒发斑不同，亦与阴毒发斑不同，其方当用补中益气汤加归、芍之类[5]。

瘟毒之病，有所谓羊毛瘟者亦名羊毛疹，其证亦系瘟疫，而心中兼有撩乱之证。若视其前后对心处有小痤俗名疙瘩，以针鼻点之，其顶陷而不起，其中即有白毛，当以针挑出之。若恐挑之不净，可用发面馍馍去皮，杂以头发，少蘸香油，周身搓擦。再审其证之虚实凉热，投以治疫病之药即愈。此证古书不载，而今人患此证者甚多，其白毛，即周身之汗毛，大抵因有汗受风闭其毛孔，而汗毛不能外出，因不外出，所以作白色若用黄酒和荞麦面擦之更好[6]。

按语：疫疠为具有流行性和传染性的疾病，危害甚烈。临床常见大头瘟毒和阳毒发斑，因此张锡纯针对这两种病证创制青盂汤给予治疗。

无论是大头瘟毒还是阳毒发斑，都是外感疫疠之邪从口鼻侵入，导致毒热炽盛，盘踞阳明胃腑，进而流布上焦头面或入于血分所致。方取白虎汤之意，用生石膏、知母直入阳明清泄阳明火热。火热流布上焦头面或入于血分，郁而不出，为头面肿痛或斑疹。治当透发郁热外出，正所谓《黄帝内经》"火郁发之"之意。药物须选用辛凉、辛平、辛咸等外散透发、轻清灵动之品，方中荷叶、羚羊角、僵蚕、蝉蜕正是如此。青荷叶辛凉，其气清郁升发，不仅清热解毒、透邪逐秽，更能载药上行头面，为疫毒诸证之良药。羚羊角辛平，大具发表之力，助生石膏、知母清胃腑之热，更善入血分凉血

[1] 尸厥：古病名，厥证之一。指突然昏倒不省人事，状如昏死的恶候。

[2] 人参三白汤：白术、白芍药、白茯苓、人参。见《卫生宝鉴·补遗》。

[3] 本为阳毒发斑，但服凉药太过，损伤阳气导致厥逆黑斑。张锡纯称其"阴毒发斑中有伏阳"似不妥，以阳斑兼有阳虚为是。

[4] 虞天民：虞抟，字天民，明代医家，著《医学正传》。

[5] 此斑当是脾胃虚弱、湿气下注、湿热郁阻下焦、肝肾相火转变为贼火流注于血脉所致，为李东垣内伤热中、阴火论范畴，故当用补中益气汤加减。

[6] 张锡纯详细讲述了羊毛瘟的病因、症状、治法。用香油、黄酒、荞麦面等搓擦方法简便有效。

《医学衷中参西录》临证助读系列

方论分册

402

治疗疫毒斑疹。张锡纯说："羚羊角天生木胎，具发表之力，其性又凉而解毒，为托表麻疹之妙药。"僵蚕、蝉蜕辛咸，具有解毒散结、清热消肿、表散透疹之力，有取自清代温病大家杨栗山名方"升降散"中僵蚕配蝉蜕之意。张锡纯非常推崇喻昌清热解毒之法贯穿治疗瘟疫始终的主张，故用蚤休、生甘草清热解毒。根据张锡纯验案来看，若大便数日不通脉实者，要及早应用生大黄，这与清代吴又可治瘟疫的学术思想是一脉相承的。

近年来，关于僵蚕的中毒报道很多，严重中毒者甚或危及生命，必须引起高度重视。分析多与僵蚕的品质、炮制、污染、霉变、特异性毒素等多种因素有关。中毒症状有恶心、呕吐、四肢及眼球震颤、头痛、头晕、抽搐、步履不稳等类似肝风的表现。故提醒临床用量不宜太大，特别是不宜用散剂服用。

护心至宝丹

治瘟疫自肺传心，其人无故自笑，精神恍惚，言语错乱。

生石膏捣细，一两　人参二钱　犀角二钱　羚羊角二钱　朱砂研细，三分　牛黄研细，一分

将药前四味共煎汤一茶盅，送服朱砂、牛黄末[1]。

此证属至危之候，非寻常药饵所能疗治。故方中多用珍异之品，借其宝气以解入心之热毒也。瘟疫之毒未入心者，最忌用犀角。于前清盂汤[2]下，曾详言之。而既入心之后，犀角又为必须之药[3]。

按：瘟疫之毒，随呼吸之气传入，原可入肺。心与肺同居膈上，且左心房之血脉管与右心房之回血管，又皆与肺循环相通，其相传似甚易。而此证不常有者，因有包络护于心上代心受邪，由包络下传三焦，为手厥阴、少阳脏腑之相传，此心所以不易受邪也。愚临证二十余年，仅遇一媪患此证，为拟此方，服之而愈[4]。

按语：瘟疫之邪，自口鼻而入于中焦，流布于上下二焦。心藏神，心在志为喜。对于出现神志病变者，

[1] 所谓自肺传心，当理解为自口鼻而入。因为瘟疫之邪，自口鼻而入于中焦，流布于上下二焦。心藏神，心在志为喜。对于出现神志病变者，当为热毒伤心所致。

[2] 清盂汤：当为"青盂汤"。

[3] 对瘟疫之毒入心出现神志病变者，属至危之候，张锡纯明确指出需用珍异之品以解毒，如犀角、羚羊角、朱砂、牛黄等。

[4] 通过心包代心受邪和经络学说，阐释瘟疫入心见神志病变者并不多的原因。

当为热毒流布于心所致。张锡纯为中西汇通的先驱，通过心包代心受邪和经络学说，阐释瘟疫入心病证在临床上并不多见，并不因解剖学上心肺相通就传变容易。但是，一旦出现这种病证，则病情凶险至危，非寻常药饵所能疗治。张锡纯明确指出需用珍异之品以解心之热毒，如犀角、羚羊角、朱砂、牛黄等。

护心至宝丹中用生石膏配伍知母，以清泄阳明热邪；用羚羊角助生石膏、知母清透阳明热毒；犀角、朱砂、牛黄珍异之品专入心经，借其宝气以解入心之热毒。《神农本草经》谓人参"主补五脏，安精神，定魂魄，止惊悸，除邪气，明目，开心，益智"。人参养心护心，犀角、朱砂、牛黄解毒护心，故名护心至宝丹。

若伴有湿热蕴阻，可斟酌选用黄连、栀子、连翘、莲子心、竹叶、远志、石菖蒲、牛黄清心丸或安宫牛黄丸等清热除湿兼芳香开窍。护心药还可选加龙骨、牡蛎、酸枣仁、柏子仁等。

清疹汤

治小儿出疹，表里俱热，或烦躁引饮，或喉疼声哑，或喘逆咳嗽[1]。

生石膏捣细，一两　知母六钱　羚羊角二钱　金线重楼切片，钱半　薄荷叶二钱　青连翘二钱　蝉蜕去足土，钱半　僵蚕二钱

用水煎取清汤一盅半，分二次温饮下，以服后得微汗为佳。若一次得微汗者，余药仍可再服。若服一次即得大汗者，余药当停服。此药分量，系治七八岁以上者，若七八岁以下者，可随其年之大小，斟酌少用。或将药减半或用三分之一皆可。

喉疼声哑者，可将石膏加重五钱，合前得两半。若疹出不利者，用鲜苇根活水中者更佳一大握去节水煎沸，用其水煎药[2]。

疹证多在小儿，想小儿脏腑间原有此毒，又外感时令之毒气而发，则一发表里俱热。若温病初得之剧者，

[1] 小儿出疹是指小儿麻疹，喉疼声哑、喘逆咳嗽是瘟疫热毒伤及肺胃。此方为青盂汤去甘草、荷叶，加青连翘、薄荷叶。
[2] 张锡纯详细阐释清疹汤的用法、用量、加减变化、转归。药后得微汗为邪去正复之象，故可继续服用余药。大汗为亡阳之征，为药量过大，需停服所余之药，对上方进行恰当加减后再用药。

《医学衷中参西录》临证助读系列 方论分册

404

其阳明经府之间，皆为热毒之所弥漫。故治此证，始则发表，继则清解，其有实热者，皆宜用石膏。至喉疼声哑者，尤为热毒上冲，石膏更宜放胆多用。惟大便滑泻者，石膏、知母皆不宜用，可去此二药，加滑石一两、甘草三钱。盖即滑泻亦非凉证，因燥渴饮水过多，脾胃不能运化故也。故加滑石以利其小便，甘草以和其脾胃，以缓水饮下趋之势。若其滑泻之甚者，可用拙拟滋阴宣解汤在第五卷，既可止泻，又可表疹外出也。然此证最忌滑泻，恐其毒因滑泻内陷即不能外出。若服以上方而滑泻不止，可用生山药两许，轧细煮作粥，再将熟鸡子黄两三枚捏碎调粥中服之，其滑泻必止。泻止后，再徐徐以凉药清补之[1]。

羚羊角最为治疹良药，于前青盂汤后曾论及之。惜此药今昂贵，坊间且多以他角伪充。若系整者，其角上有节若螺纹，而非若螺纹之斜绕，至其角尖二寸许则无螺纹矣。其中有木胎，作苍黄参半之色其色似木非真木也，是为真者。可锉取其周遭及角尖，用时另煮，兑药中服，或与所煮他药，前后随服皆可。盖以其药珍重，不欲以他药渣混之也。若药坊已切成片，真伪亦可辨。其真者，片甚硬，其中碎片甚多，以其硬而脆故也。其色有直白者，有间带苍黄色者，即其近木胎处也。以火燃之，无腥臭气，而转有清郁之气[2]角上之节有假作旋成者，细审可辨。

壬寅之岁，曾训蒙（教幼童）于邑之仁村，愚之外祖家也。季春夜半，表弟刘铭轩叩门求方，言其子年六岁于数日间出疹，因其苦于服药，强令服即作呕吐，所以未来询方。今夜忽大喘不止，有危在顷刻之势，不知还可救否，遂与同往视之。见其不但喘逆迫促，且精神恍惚，肢体骚扰不安。脉象摇摇而动，按之无根。知其毒火内攻，而肝风已动也。为其苦于服药，遂但取羚羊角三钱，幸药坊即在本村，须臾药至，急煎成汤[3]。视其服下，过二十分钟即安然矣。其疹从此亦愈。其舅孙宝轩，沧州名医也，翌日适来省视（xǐngshì，看

[1] 张锡纯认为小儿麻疹是内先有潜伏之热毒，又感时令之毒引发所致。治当辛凉清透并举，其中生石膏贯穿始终。若大便滑泻，当去石膏、知母，给予恰当处理，防止正气不支、热毒内陷。

[2] 张锡纯详论羚羊角真伪之鉴别。羚羊角最为治疹良药，诚经验之谈也。对于小儿高热不退，或伴有抽搐者，羚羊角也是退热良药。可用羚羊角粉冲服，或羚羊角丝单煎服之。

[3] "脉象摇摇而动，按之无根"，本为邪气盛而正气不支，即使用羚羊角也当用扶正之品。但因小儿苦于服药，不得已而为之。张锡纯急中生智之形象跃然纸上。

望），见愚所用羚羊角，讶为仙方此证于青孟汤下曾略言之。

奉天北关友人，朱贡九之哲嗣文治，年五岁。于庚申立夏后，周身壮热，出疹甚稠密。脉甚洪数，舌苔白厚，知其疹而兼瘟也。欲以凉药清解之，因其素有心下作疼之病，出疹后贪食鲜果，前一日犹觉疼，又不敢投以重剂。遂勉用生石膏、玄参各六钱，薄荷叶、蝉蜕各一钱，连翘二钱。晚间服药，至翌日午后视之，其热益甚，喉疼，气息甚粗，鼻翼煽动，且自鼻中出血少许，有烦躁不安之意。愚不得已，重用生石膏三两，玄参、麦冬带心各四钱，仍少佐以薄荷叶、连翘诸药。俾煎汤二茶盅，分三次温饮下。至翌日视之，则诸证皆轻减矣。然余热犹炽，而大便虽下一次，仍系燥粪。询其心犹发热，脉仍有力。遂于凉解药中，仍用生石膏一两，连服两剂，壮热始退。继用凉润清解之剂调之全愈[1]。

按：此证初次投以生石膏、玄参各六钱，其热不但不退而转见增加，则石膏之性原和平，确非大凉可知也。至其证现种种危象，而放胆投以生石膏三两，又立能挽回，则石膏对于有外感实热诸证，直胜金丹可知。近世笃信（忠实地信仰，深信不疑）西术者，恒目石膏为无用之物，彼亦曾亲自试验，若愚之放胆用生石膏乎。盖彼所谓石膏无用者，不过用石膏四五钱，极多或至一两，如此以治壮盛之火则诚无用矣。若更用煅者，则不惟无用，而且足害人矣。夫人非圣神，何能出言皆是？世人素重其人，竟于其出言偶差者，亦笃信之，误人即不可胜计。愚愿负当世哲学之名者，其于出言之际，尚自加审慎哉[2]。

又此证因心下素有疼病，故石膏、玄参初止用六钱。若稍涉游移，并石膏、玄参亦不敢用，再认定疹毒，宜托之外出而多用发表之品，则翌日现证之危险，必更加剧。即后投以大剂凉药，亦不易挽回也。目睹耳闻，知孺子罹瘟疹之毒，为俗医药误者甚多[3]。故于记此案时，而再四详而申明。夫孺子何辜（hégū，什

《医学衷中参西录》临证助读系列

方论分册

[1] 案中药后病情不减反重，须有经验者知为药不胜病，不致慌张。喉疼声哑，为热毒上冲，这是张锡纯重用生石膏三两的依据。但5岁小儿用此重量可谓有胆有识。

[2] 张锡纯在其著作中反复大声疾呼：生石膏为外感实热诸证之金丹，当放胆用之。

[3] 张锡纯再申瘟疫疹毒当重用生石膏等大剂凉药，清透并举，不可贻误时机，济世仁心跃然纸上。

么罪。反问之意），疾厄（病患苦难）可悯，孰任救人之责者，尚其深思愚言哉。

瘟疫之证，虽宜重用寒凉，然须谨防其泄泻。若泄泻，则气机内陷，即无力托毒外出矣。是以愚用大剂寒凉，治此等证时，必分三四次徐徐温服下，俾其药力长在上焦，及行至下焦，其寒凉之性已为内热所化，自无泄泻之弊。而始终又须以表散之药辅之，若薄荷、连翘、蝉蜕、僵蚕之类[1]。则火消毒净，疹愈之后亦断无他患矣。至若升麻、羌活之药，概不敢用。友人刘仲华，济南博雅士（知识广博、性情高雅之人）也，精通医学。曾治一孺子，出疹刚见点即回。医者用一切药，皆不能表出。毒气内攻，势甚危急，众皆束手。仲华投以《伤寒论》麻杏甘石汤，一剂疹皆发出，自此遂愈。夫麻杏甘石汤，为汗后、下后，汗出而喘无大热者之方，仲华用以治疹，竟能挽回人命于顷刻，可为善用古方者矣用此方者，当视其热度之高低，热度高者石膏用一两、麻黄用一钱，热度低者石膏用一两、麻黄用二钱。

前贤善治小儿者，首推钱仲阳。方书载有睦亲（指宗族中的近亲）宫十太尉病疮疹，众医治之。王曰：疹未出属何脏腑？一医言胃气热，一医言伤寒不退，一医言疹在母腹中有毒。钱氏（钱仲阳）曰：若胃气热何以乍凉乍热？若言在母腹中有毒属何脏也？医曰：在脾胃。钱氏曰：既在脾胃，何以惊悸？夫胎在腹中，月至六七，则已成形。食母秽液，入儿五脏。食至十月，满胃脘中。至生之时，口有不洁，产母以手拭净，则无疾病。俗以黄连汁压之，方下脐粪及涎秽也。此亦母之不洁，余气入儿脏中，本先因微寒入而成，疮疹未出，五脏皆见病证。内一脏受秽多者，乃出疮疹。初欲病时，先呵欠、顿闷、惊悸、乍凉乍热、手足冷、面腮赤、颊赤、嗽、喷嚏，此五脏证俱见。呵欠、顿闷，肝也；时发惊悸，心也；乍凉乍热、手足冷，脾也；面赤、腮颊赤、喷嚏，肺也。惟肾无候，以在腑下，不能食秽。故凡疮疹乃五脏毒。若出归一证。肝水泡，肺脓疱，心斑，脾

[1] 张锡纯在此明确清、透二法贯穿瘟疫治疗的始终。重用生石膏等寒凉药清泄火毒时，反复强调谨防泄泻，不可损伤正气，导致无力托毒外出。

疹，惟肾不食秽毒而无诸证。疮黑者属肾，由不慎风冷而不饱，内虚也。又用抱龙丸数服愈。以其别无他候，故未发出，则见五脏证。既出则归一脏矣。按：此论实能将疹之由来，阐发无余蕴矣。尝读赵晴初《医话稿》，谓斑疹之证，恒有发于肠胃噎膈之间。因肌肤间不见，往往不知为斑疹而误治者。愚初因无征，未能确信。后见有猪病瘟死者，剖解视之，其脏腑间，皆有红点甚多。由斯观之，斑疹内发而外不见之说，确乎可信。斯在临证者，精心考验，见有若发斑疹病状，而外不见斑疹，亦宜用治斑疹之法治之也[1]。

[1] 张锡纯通过钱仲阳的经验，旨在说明疮疹之毒可遍侵五脏，毒邪侵袭脏腑不同，则外发症状不同。

按语：麻疹属瘟疫，为感受外感瘟疫毒邪所致，多见于小儿。张锡纯认为，麻疹发病是先有毒热之邪蕴伏，继以外感瘟疫毒邪引发所致，这与单纯认为外感瘟疫毒邪所致不同，说明张锡纯非常重视内因发病。

瘟疫毒邪从口鼻侵入，直入中焦，与内伏之毒热相合，流布于肺，故麻疹的病位以肺、胃为主，病机为肺胃火毒炽盛，郁结不得透发。对于麻疹的治疗，张锡纯主张清透并举贯穿始终。

张锡纯创制的清疹汤由青盂汤去甘草、荷叶，加青连翘、薄荷叶组成。方中用生石膏、知母清泄阳明火毒；薄荷、连翘、羚羊角、僵蚕、蝉蜕辛凉透疹。张锡纯非常推崇喻昌清热解毒之法贯穿治疗瘟疫始终的主张，故仍用蚤休（金线重楼）清热解毒。方中所以去荷叶者，是因薄荷、连翘两药辛凉善于外解透疹，而荷叶辛凉善于上行头面；去甘草者，防其壅滞不利于透发疹毒。

疹宜透发，但张锡纯反对应用羌活、独活、荆芥、防风、麻黄等辛温之药发表透疹，甚至对辛凉之升麻、葛根都予以反对。这是因为这些药物用之不当，易导致大汗亡阳，易助热致疹毒内陷，易耗气伤阴。但具体到临床，麻疹合并有风寒表证时，也可暂时酌情选用。他举其朋友刘仲华治一孺子出疹刚见点即回；医者用一切药，皆不能表出；仲华投以《伤寒论》麻杏甘石汤，一剂疹皆发出。

治疟疾方

加味小柴胡汤

治久疟不愈，脉象弦而无力[1]。

柴胡三钱　黄芩三钱　知母三钱　潞参三钱　鳖甲醋炙，三钱　清半夏三钱　常山酒炒，钱半　草果一钱　甘草一钱　酒曲三钱　生姜三钱　大枣两枚，掰开

疟初起者减潞参、鳖甲。热甚者，加生石膏五六钱或至一两。寒甚者，再加草果五分或至一钱[2]神曲皆发不好，故方中用酒曲。

疟邪不专在少阳，而实以少阳为主，故其六脉恒露弦象。其先寒者，少阳之邪外与太阳并也；其后热者，少阳之邪内与阳明并也。故方中用柴胡以升少阳之邪，草果、生姜以祛太阳之寒，黄芩、知母以清阳明之热。又疟之成也，多挟痰、挟食，故用半夏、常山以豁痰，酒曲以消食也。用人参，因其疟久气虚，扶其正即所以逐邪外出。用鳖甲者，因疟久则胁下结有痞积方书名疟母，实由肝脾胀大，消其痞积，然后能断疟根株。用甘草、大枣者，所以化常山之猛烈而服之不至瞑眩也[3]。

或问：叶氏[4]医案，其治疟之方，多不用柴胡。其门人又有相传之说，谓不宜用柴胡治疟。若误用之，实足偾事。其说果可信乎？答曰：叶氏当日声价甚高，疟原小疾，初起之时，鲜有延之诊治者。迨至疟久，而虚证歧出，恒有疟邪反轻，而他病转重，但将其病之重者治愈，而疟亦可随愈，此乃临证通变之法，非治疟之正法也。至于病在厥阴，亦有先寒后热，出汗少愈，形状类疟之证。此系肝气虚极将脱，若误认为疟，用柴胡升之，凶危立见。此当重用山萸肉，以敛而补之观第一卷来复汤后医案，自明其理，是以《本经》山茱萸亦主寒热也。叶氏门人所谓误用柴胡足偾事者，大抵指此类耳[5]。

或问：叶氏治疟，遇其人阴虚燥热者，恒以青蒿代

[1] 脉象弦而无力，为疟久伤正之表现。

[2] 根据疟疾寒热虚实和有无疟母加减进退。

[3] 疟疾虽以少阳为主，但与伤寒少阳证有所不同，多夹痰、夹食，故以仲景小柴胡汤作为基本方加减化裁，加常山以豁痰，加酒曲以消食。

[4] 叶氏：叶天士。

[5] 张锡纯对柴胡是否能够用于治疗疟疾给予了中肯分析，主张应根据病证之虚实灵活应用。在疾病初期正气尚可的情况下，柴胡是治疗疟疾的要药。

柴胡。后之论者，皆赞其用药，得化裁通变之妙。不知青蒿果可以代柴胡乎？答曰：疟邪伏于胁下两板油中，乃足少阳经之大都会。柴胡之力，能入其中，升提疟邪透膈上出，而青蒿无斯力也。若遇阴虚者，或热入于血分者，不妨多用滋阴凉血之药佐之。若遇燥热者，或热盛于气分者，不妨多用清燥散火之药佐之[1]。曾治一人，疟间日一发。热时若燔，即不发疟之日，亦觉心中发热，舌燥口干，脉象弦长凡疟脉皆弦、重按甚实，知其阳明火盛也。投以大剂白虎汤，加柴胡三钱。服后顿觉心中清爽，翌晨疟即未发。又煎前剂之半，加生姜三钱，服之而愈。又尝治一人得温病，热入阳明之府。舌苔黄厚，脉象洪长，又间日一作寒热，此温而兼疟也。然其人素有鸦片嗜好，病虽实，而身体素虚。投以拙拟白虎加人参以麦冬代知母山药代粳米汤在第六卷，亦少加柴胡，两剂而愈。

或问：太阳主皮肤，阳明主肌肉，少阳介于皮肤肌肉之间，故可外与太阳并，内与阳明并。今言疟邪伏于胁下两板油中，则在阳明之里矣，又何能外与太阳并，内与阳明并？答曰：此段理解，至精至奥，千古未发。今因子问，愚特详悉言之。人身十二经，手足各六。其他手足同名之经，原各有界限。独少阳经，《内经》谓之游部。所谓游部者，其手足二经，一脉贯通，自手至足，自足至手，气化游行，而毫无滞碍也。故方书论三阳之次第，外太阳，其内少阳，又其内阳明。是少阳在太阳之内，阳明之外也。此指手少阳而言，乃肥肉、瘦肉中间之脂膜，以三焦为府者也。至其传经之先后，即由太阳而阳明，由阳明而少阳。是少阳不惟在太阳之内，并在阳明之内也。此指足少阳而言，即两胁下之板油，以胆为府者也。疟邪伏于其中，其初发也，由板油而达三焦，由三焦而及肥肉、瘦肉间之脂膜，遂可与太阳相并，而为表寒之证。此太阳指太阳之经而言，非指府也。迫至疟邪不能外出，郁而生热，其热由肌肉而内陷，缘三焦直达于胃三焦即膜油，原与胃相连，遂可与阳明相并而成里热之证。此指阳明之府而言胃为阳明之府，非指经也。若但认为阳明之经相并，其热惟在于肌肉间，何以疟当热时，脉现洪实，不但周身发热，胃中亦觉大热，而嗜饮凉水乎？盖古籍立言简括（简要而概括），经府未尝指明，后世方书，又不明少阳为游部之理，而分手足少阳为二经，是以对于此等处，未有一显明发挥者[1]。

西人治疟，恒用鸡纳霜，于未发疟之日，午间、晚间各服半瓦，白糖水送下。至翌晨又如此服一次，其疟即愈。

按：鸡纳霜，系用鸡纳树皮熬炼成霜[2]。其树生于南美洲，其皮有红者、黄者、金黄者。炼霜以其皮金黄者为上，故又称金鸡纳霜。此药又名规尼涅，若制以硫酸，名硫酸规尼涅，制以盐酸，名盐酸规尼涅，性皆凉，而盐酸者较尤凉。若治疟，宜用盐酸者，省文曰盐规。为其为树皮之液炼成，故能入三焦外达腠理而发汗腠理系皮里之膜，亦属少阳。方书有谓系肥肉、瘦肉中间之膜者，非是。为三焦为手少阳之府，原与足少阳一脉贯通，故又能入胁下板油之中，搜剔（sōutī，搜寻去除）疟邪之根蒂也[3]。

治疟便方，有单用密陀僧者，然其药制之不能如法，轻率服之，实与性命有关。《医话稿》曾载有医案可考也，即制之如法，服之为行险之道[4]。

按语：疟疾是由疟原虫引起的寄生虫病，于夏秋季发病较多。在热带及亚热带地区一年四季都可以发病，并且容易流行。西医多用金鸡纳霜（又名奎宁）治疗。

中医学将疟疾分正疟、温疟、寒疟、劳疟、疟母等类型。疟疾的特点是反复发作、缠绵难愈，一方面疟邪留而不去很容易耗伤正气，一方面疟邪留而不去、阻滞气机又容易导致痰邪、瘀血停留形成疟母。所以，疟疾正虚邪留证在临床更为常见。其证候特点表现为寒热时作、倦怠乏力、遇劳则发、舌质淡黯、脉弦细无力等。

[1] 张锡纯通过《黄帝内经》少阳经为游部，阐发少阳之邪外与太阳并、内与阳明并的机理。在继承中有创新，对理解少阳寒热往来症状有很大帮助。

[2] 金鸡纳树，茜草科，常绿乔木，原产于南美洲。金鸡纳霜，又名奎宁，用金鸡纳树的树皮熬炼而成，是防治热病，尤其是疟疾的特效药，为热带地区的必需品。

[3] 张锡纯将金鸡纳霜列入手少阳三焦经药物，外可达腠理而发汗，内可入足少阳胁下搜剔疟邪。这是其中西医汇通学术思想的又一体现。

[4] 张锡纯不主张用密陀僧治疟，以防中毒。

张锡纯充分发挥中医药之优势，针对气血不足、痰邪停滞之久疟不愈创制了加味小柴胡汤作为基本方。柴胡、黄芩清透少阳之邪热，半夏、草果、常山、酒曲燥湿化痰消食，鳖甲软坚散结治疗疟母，党参、生姜、甘草、大枣辅助正气、保护胃气。疟初起正气尚可者可去党参，无疟母者可去鳖甲，舌红苔黄厚干燥、热甚者可加生石膏，舌淡苔白厚腻、寒湿甚者可加重草果用量。

他反对有些医家拘泥于叶天士之说，用青蒿代柴胡治疗一切疟疾。他主张应根据病证之虚实灵活应用。在疾病初期正气尚可的情况下，柴胡是治疗疟疾的要药。张锡纯的见解是中肯的，也是符合临床实际的。

张锡纯通过《黄帝内经》少阳经为游部，结合西医学，阐发少阳之邪外与太阳并、内与阳明并的机理，在继承中有创新，对理解少阳寒热往来症状有很大帮助。

治霍乱方

急救回生丹

治霍乱吐泻转筋，诸般痧证[1]暴病，头目眩晕，咽喉肿疼，赤痢腹疼，急性淋证。

霍乱之证，西人所谓虎列拉[2]也。因空气中有时含有此毒，而地面积秽之处，又酿有毒气与之混合观此证起点多在大埠不洁之处可知，随呼吸之气入肺，由肺传心胞即心肺相连之脂膜，由心胞传三焦上焦心下膈膜，中焦包脾连胃脂膜，下焦络肠包肾脂膜，为手厥阴、少阳脏腑之相传。然其毒入三焦，其人中气充盛，无隙可乘，犹伏而不动。有时或饮食过量，或因寒凉伤其脾胃，将有吐泻之势，毒即乘虚内袭，盘据胃肠，上下不通，遂挥霍撩乱，而吐泻交作矣。吐泻不已，其毒可由肠胃而入心，更由心而上窜于脑，致脑髓神经与心俱病。左心房

[1] 痧证：以发热、胸腹胀闷、神昏闷乱、皮下青紫痧斑等为特点的危急外感热病。
[2] 虎列拉：霍乱的旧称。

《医学衷中参西录》临证助读系列 方论分册

412

输血之力与右心房收血之力，为之顿减，是以周身血脉渐停，而通体皆凉也[1]。其证多发于秋际者，因此毒瓦斯酿成多在夏令。人当暑热之时，周身时时有汗，此毒之伏于三焦者，犹得随汗些些外出。迫至秋凉汗闭，其毒不得外出，是以蓄极而动，乘脾胃之虚而内攻也[2]。故治此症者，当以解毒之药为主，以助心活血之药为佐，以调阴阳、奠中土之药为使。爰拟此方，名之曰急救回生丹[3]。

朱砂顶高者一钱五分。此药为水银、硫黄二原质合成。此二原质皆善消毒菌，化合为朱砂，又色赤入心，能解心中窜入之毒，且又重坠，善止呕吐，俾服药后不致吐出[4]。

冰片三分。真好冰片，出于杉树及加尔普斯科树；其次者，系樟脑炼成。此方中冰片，宜用樟脑炼成者。因樟脑之性，原善振兴心脏，通活周身血脉，尤善消除毒菌。特其味稍劣，炼之为冰片，味较清馥，且经炼，而其力又易上升至脑，以清脑中之毒也[5]。

薄荷冰二分。此药善解虎列拉之毒，西人屡发明之。且其味辛烈香窜，无窍不通，无微不至，周身之毒皆能扫除。矧与冰片，又同具发表之性，服之能作汗解，使内蕴之邪由汗透出。且与冰片皆性热用凉，无论症之因凉因热，投之咸宜也[6]西药房名薄荷冰为薄荷脑。

粉甘草细末一钱。此药最善解毒，又能调和中宫，以止吐泻。且又能调和冰片、薄荷冰之气味，使人服之不致过于苛辣也[7]。

上药四味，共研细，分作三次服，开水送下，约半点钟服一次。若吐剧者，宜于甫吐后急服之。若于将吐时服之，恐药未暇展布即吐出。服后温复得汗即愈。服一次即得汗者，后二次仍宜服之。若服完一剂未全愈者，可接续再服一剂。若其吐泻已久，气息奄奄有将脱之势，但服此药恐不能挽回，宜接服后急救回阳汤[8]方在后。

己未秋。奉天霍乱盛行。时愚在奉天立达医院，拟

[1] 张锡纯对霍乱病因病机的认识。

[2] 霍乱的轻重与季节有关，暑热之时有汗，则邪可透出，提示治霍乱要用清透解毒之法。

[3] 霍乱的主要治法：一消除毒邪；二振奋心脏；三培补脾胃。

[4] 朱砂味微甘性凉，能消除毒菌，治暴病传染、霍乱吐泻。

[5] 冰片既可消除毒菌，又可振奋心脏，两擅其能。

[6] 薄荷冰能清除毒菌兼透邪外出。

[7] 甘草解毒补中、调和诸药。

[8] 急救回生丹的服法，并孜孜以求温覆得汗为佳。元气将脱者，配以急救回阳汤益气固脱。

得此方，用之甚效。适值警务处长莲波王君，任防疫总办，问愚有何良方救此危险之证，因语以此方。王君言，若药坊间配制恐不如法，即烦院中为制三十剂，分于四路防疫所，若果效时，后再多制。愚遂亲自监视，精制三十剂付之。翌日来信言，药甚效验，又俾制五十剂。又翌日来信言，此药效验异常，又俾制一百二十剂。愚方喜此药可以广传救人疾苦，孰意翌日自京都购得周氏回生丹到，此药即停止矣。因思自古治霍乱无必效之方，此方既如此效验，若不自我传遍寰（huán，广大的地域）区，恐难告无罪于同胞。遂将霍乱之病由与治法及用法之意，详书一纸，登诸报章。又将登报之文，寄于直隶故城县知事友人袁霖普，而袁君果能用方救人若干，推行遍于直隶（特指今河北省）、山东诸州县[1]。

[1] 张锡纯将急救回生丹广而告之，体现了他苍生大医的高尚品德。

【附记】 直隶故城县袁霖普来函，论急救回生丹之效果。

寿甫仁兄雅鉴：前次寄来急救回生丹方，不知何以斟酌尽善。初故城闹疫，按方施药六十剂，皆随手辄效。后故城外镇郑家口闹疫，又施药二百剂，又莫不全活。继遂将其方刷印数百张，直隶百余县，山东数十县，每县署寄去一张。目下又呈明省长登北洋公报矣。锡类推仁（善施及众人），我兄之功德真无量哉。

按语： 张锡纯为中西医汇通先驱，善于学习新知，接受西医学霍乱是一种烈性肠道传染病，认为霍乱的病因"为虎列拉杆菌繁殖肠内所致"，将其归属中医的毒邪范畴。该毒邪随呼吸入肺，肺传心包，心包传三焦。在中气受损时，乘虚发病。若吐泻不已，则毒可上窜入心脑，危及生命。所以，治疗霍乱的首要之法就是解毒，其次补脾胃、莫中土。若毒邪窜入心脑者，则需兴奋心脏，解除心脏之麻痹。

急救回生丹中朱砂为主药。张锡纯谓朱砂善化霍乱之毒菌，善止呕吐。曾见有铃医单用朱砂钱许治愈霍乱重症，后临床上屡试屡效，故立朱砂为治疗霍乱之专药。张锡纯所创治霍乱之专方包括急救回生丹、卫生防疫宝丹，都以朱砂为君药。方中甘草既有解毒作用，又能补脾胃、奠中土。冰片兴奋心脏，可解除心脏之麻痹，兼清窜入心脑之毒，在方中既有治疗作用，也有预防作用。薄荷冰具有清除毒菌作用，其透表发汗作用有助于清透毒邪外出。若温覆得汗，则预示病情向愈。该方药性偏凉，临床适用于阳证霍乱。

若病情重者，吐泻已久，出现气息奄奄有将脱之势，但服此药恐不能挽回，张锡纯强调应配伍服用急救回阳汤（详见后面第三方）益气固脱。

卫生防疫宝丹

治霍乱吐泻转筋，下痢腹疼，及一切痧症。平素口含化服，能防一切疠疫传染[1]。

粉甘草细末，十两　细辛细末，两半　香白芷细末，一两　薄荷冰细末，四钱　冰片细末，二钱　朱砂细末，三两

先将前五味和匀，用水为丸如桐子大，晾干不宜日晒。再用朱砂为衣，勿令余剩。装以布袋，杂以琉珠（琉璃珠，硬度较强），来往撞荡，务令光滑坚实。如此日久，可不走气味。若治霍乱证，宜服八十丸，开水送服。余证宜服四五十丸。服后均宜温复取微汗。若平素含化以防疫疠，自一丸至四五丸皆可。此药又善治头疼、牙疼含化，心下、胁下及周身关节经络作疼，气郁、痰郁、食郁、呃逆、呕哕。醒脑养神，在上能清，在下能温，种种利益，不能悉数[2]。

【附记】　奉天抚顺县瓢尔屯，煤矿经理尚席珍君来函，论卫生防疫宝丹之效果。

寿甫仁兄伟鉴：向在院中带来卫生防疫宝丹二百包，原备矿上工人之用，后值霍乱发生，有工人病者按原数服药四十丸，病愈强半，又急续服四十丸，遽脱然全愈。后有病者数人皆服药八十丸。中有至剧者一人，一次服药一百二十丸，均完全治愈。近处有此症者，争来购求此药，亦服之皆愈。一方呼为神丹[3]。二百包

[1] 急救回生丹偏重于治热霍乱，卫生防疫宝丹偏重于治无明显热象者。

[2] 卫生防疫宝丹的制备方法、服用方法和功效。该方不仅治疗外感传染病，还可治疗内伤杂病。

[3] 卫生防疫宝丹为救治霍乱之神丹。张锡纯济世救人之心为人称颂。

倏忽（shūhū，很快地）告尽（宣告售完）。乞于邮便再为寄数百包来，以救生命。是所切盼。

【附记】 直隶故城县知事袁霖普君来函论卫生防疫宝丹之效果。

寿甫仁兄道鉴：前接卫生防疫宝丹方，弟照方配制，不料时疫盛行，各县染此病者，伤人甚伙，弟除传布各县各乡之外，前后已配药六大料，救活病人已及千矣。刻又陈请省长、普务处长，登之北洋公报，使各县皆得知之。人之欲善，谁不如我，倘各县均肯舍药，则救人无算矣。弟虽费钱不少，然私心窃慰。愈征我兄为救世之人，非偶然也。翘首北望。不胜欣颂，兼为群黎（百姓）致谢焉。

按： 上二方，后方较前方多温药两味。前方性微凉，后方则凉热平均矣。用者斟酌于病因、凉热之间，分途施治可也。后方若临证急用，不暇为丸，可制为散，每服一钱，效更速[1]。

[1] 卫生防疫宝丹和急救回生丹的异同比较。

按语： 卫生防疫宝丹、急救回生丹都用于治疗霍乱吐泻转筋。但卫生防疫宝丹是在急救回生丹的基础上增加了细辛、白芷两味药，其药性发生了变化，趋于平和，故卫生防疫宝丹偏重于无明显热象者。

卫生防疫宝丹不仅可以治疗霍乱，还可以预防霍乱和其他疠疫传染。用本方防治流行性感冒，有降低体温与缓解周身疼痛的作用，一般患者服药后多觉心胸爽适，精神为之一振。

卫生防疫宝丹不仅可以治疗霍乱，还可以治疗毒热内蕴导致的内伤杂病：①治疗眩晕：外有风寒、内蕴毒热者，本方外可疏解风寒，内可清利头目、清凉宣窍；②各种郁证和痞证：本方芳香化湿、升清降浊、疏达郁滞、调畅气机，可用于治疗痰湿阻滞、气机阻滞、食积停滞、胃气上逆见精神抑郁、胃脘痞闷、恶心呕吐者；③治疗头痛：细辛、白芷善能疏风止痛，又有冰片、薄荷冰清凉透脑，对于外感头痛、头风头痛、郁滞头痛多验；④治疗多寐嗜睡：本方芳香化湿，通窍醒神，故对湿浊困脾之多寐嗜睡、倦怠身重、头目昏沉诸证，亦有殊功。

急救回阳汤

治霍乱吐泻已极，精神昏昏，气息奄奄，至危之候[1]。

潞党参八钱　生山药—两　生杭芍五钱　山萸肉去净核，八钱　炙甘草三钱　赭石研细，四钱　朱砂研细，五分

先用童便半盅炖热，送下朱砂，继服汤药。

以上二方，皆为治霍乱之要药矣。然彼以祛邪为主，此以扶正为主。诚以得此证者，往往因治不如法，致日夜吐泻不已，虚极将脱，危在目前。病势至此，其从前之因凉因热皆不暇深究，惟急宜重用人参以回阳，山药、芍药以滋阴，山萸肉以敛肝气之脱此证吐泻之始，肝木助邪侮土，吐泻之极而肝气转先脱，炙甘草以和中气之漓（浅薄），此急救回阳汤所以必需也[2]。用赭石者，不但取其能止呕吐，俾所服之药不致吐出，诚以吐泻已久，阴阳将离，赭石色赤入心，能协同人参助心气下降。而方中山药，又能温固下焦，滋补真阴，协同人参以回肾气之下趋，使之上行也。用朱砂且又送以童便者，又以此时百脉闭塞，系心脏为毒气所伤，将熄其鼓动之机，故用朱砂直入心以解毒，又引以童便使毒瓦斯从尿道泻出，而童便之性又能启发肾中之阳上达，以应心脏也。是此汤为回阳之剂，实则交心肾、和阴阳之剂也[3]。服此汤后，若身温脉出，觉心中发热有烦躁之意者，宜急滋其阴分，若玄参、生芍药之类，加甘草以和之，煎一大剂，分数次温饮下。此《伤寒论》太阳篇，先用甘草干姜汤继用甘草芍药汤之法也[4]。

门人高如璧，曾治一少妇。吐泻一昼夜，甚是困惫，浓煎人参汤，送服益元散而愈。盖独参汤能回阳，益元散能滋阴，又能和中滑石、甘草能和中以止吐泻解毒甘草、朱砂能解毒，且可引毒气自小便出，是以应手奏效。此亦拙拟急救回阳汤之意也[5]。

[1] 急救回生丹、卫生防疫宝丹以祛邪为主，急救回阳汤以扶正为主。

[2] 霍乱吐泻不已导致虚极将脱，急宜回阳固脱为先。

[3] 朱砂配童便，侧重解毒。

[4] 身温脉出提示阳气已复，心中发热、烦躁提示阴液损伤，玄参、芍药合甘草酸甘化阴，滋其阴分。

[5] 举门人高如璧验案说明急救回阳汤之用意。

此证之转筋者，多因吐泻不已，肝木乘脾气之虚而侮土。故方书治转筋多用木瓜，以其酸能敛肝，即所以平肝也。然平肝之药，不必定用木瓜。壬寅秋际，霍乱流行，曾单用羚羊角三钱治愈数人。因羚羊角善解热毒，又为平肝之妙药也。又曾有一人，向愚询治泄泻之方。告以酸石榴连皮捣烂，煎汤服之。后值霍乱发生，其人用其方治霍乱初起之泄泻者，服之泻愈，而霍乱亦愈。由是观之，石榴亦为敛肝之要药，而敛肝之法，又实为治霍乱之要着也[1]。

霍乱之证，有实热者居多，其真寒凉者，不过百中之一二。即百脉闭塞，周身冰冷，但其不欲复被，思饮凉水，即不可以凉断，当先少少与以凉水，若饮后病增重者，其人虽欲复饮，而不至急索者，凉水可勿与也。若饮后病不增重，须臾不与，有不能忍受之状，可尽量与之，任其随饮随吐，借凉水将内毒换出，亦佳方也。曾遇有恣饮凉水而愈者，问之，言当病重之时，若一时不饮凉水，即觉不能复活，则凉水之功用可知矣。然凉水须用新汲井泉水方效，无井泉水处，可以冰水代之，或吞服小冰块亦佳[2]。

王孟英[3]曰：鸡矢白散为《金匮》治霍乱转筋入腹之方。愚仿其意，拟得蚕矢汤，治霍乱转筋、腹疼、口渴、烦躁，危急之证甚效。方用晚蚕砂、木瓜各三钱，生薏仁、大豆芽如无，可代以生麦芽各四钱，川黄连、炒山栀各二钱，醋炒半夏、酒炒黄芩、吴茱萸各一钱，以阴阳水（指生水、熟水合在一起的混合水）煎，稍凉，徐徐服之。丁酉八九月间，吾杭盛行霍乱转筋之证。有沈氏妇者，夜深患此，继即音哑肢寒。比晓，其夫皇皇求为救治。诊其脉弦细以涩、两尺如无，口极渴而沾饮即吐不已，腓（féi，腓肠肌，俗称腿肚子）坚硬如石，其时疼楚异常。因拟此方治之，徐徐凉饮，药入口竟得不吐。外以好烧酒令人用力摩擦转筋坚硬之处，擦将一时许，其硬块始渐软散，而筋不转、吐泻亦减。甫时复与前药半剂，夜间居然安寐矣。后治相类者

[1] 霍乱吐泻导致元气虚脱。张锡纯曾说，凡脱皆脱在肝。故敛肝为治霍乱之要着，药如木瓜、山萸肉、白芍、酸石榴皮等。

[2] 张锡纯治霍乱首分阴阳，鉴别阴证阳证亦可凭饮凉水后出现的反应来判断。但热者多，寒者少。

[3] 王孟英：王士雄，字孟英，清代医家，著《温热经纬》。

多人，悉以是法获效[1]。

陆九芝曰：霍乱一证，有寒有热，热者居其九，寒者居其一。凡由高楼大厦，乘凉饮冷而得之者，仲景则有理中、四逆诸方，后世亦有浆水[2]、大顺[3]、复元[4]、冷香饮子[5]诸方，病多属寒，药则皆宜热。若夫春分以后，秋分以前，少阳相火，少阴君火，太阴湿土，三气合行其令。天之热气则下降，地之湿气则上腾，人在气交之中，清气在阴，浊气在阳，阴阳反戾，清浊相干，气乱于中，而上吐下泻。治此者，宜和阴阳，厘清浊，以定其乱，乱定即无不愈。此则病非寒也，而亦非尽用寒药也。即如薷藿、平陈、胃苓等汤习用之剂，亦皆温通，特不用姜附丁萸之大辛大热者耳。又有不吐不泻而挥霍撩乱者，则多得之饱食之后。凡夏月猝然冒暑，惟食填太阴，亦曰饱食填息。此证为病最速，为祸最酷，而人多忽之。即有知者，亦仅以停食为言，绝不信其为闭证之急者。闭则手足肢冷，六脉俱伏，甚则喜近烈日。此乃邪闭而气道不宣，其畏寒也正其热之甚也。此等证，只欠一吐法耳。自吐法之不讲，本属一吐即愈之病，而竟不知用也。此外，更有四肢厥逆，甚至周身如冰，而竟不恶寒，反有恶热者，此更是内真热、外假寒，即厥阴中热深厥深之象。岂独不可用四逆、理中，即姜汤米饮及五苓散中之桂枝，亦不可用。而且宜苦寒之剂，佐以挑痧、刮痧等法，刺出其恶血以泄热毒者。同治壬戌，江苏沪渎，时疫盛行，绵延而至癸亥。余尝以石膏、芩、连，清而愈之者，则暑湿热之霍乱也；以凉水调胆矾，吐而愈之者，则饱食填息之霍乱也。其肢皆冷，而其脉皆伏，维时大医，竟用丁萸桂附，日误数人，而竟不知改图，岂不深可惜哉[6]。

上所录二则，皆于霍乱之证，有所发明，故详志之，以备采择。

霍乱之证，宜兼用外治之法，以辅药饵所不逮。而外治之法，当以针灸为最要。至应针之处，若十宣、中脘、尺泽、足三里、阴陵、承山、太溪、太仓、太冲、

[1] 王孟英蚕矢汤为治疗湿热霍乱转筋之效方。

[2] 浆水：即浆水散。由半夏、浆水、炮附子、干姜、高良姜、肉桂、炙甘草组成，具回阳救逆之功，治疗暴泻如水、一身尽冷、脉微弱等。见《素问病机气宜保命集》卷中。

[3] 大顺：即大顺散。由炙甘草、干姜、杏仁、肉桂组成。见《太平惠民和剂局方》卷二。

[4] 复元：即复元汤。由炮附子、黄连、甘草、人参、五味子、麦冬、知母、白芍、童便、生姜、大枣、葱白组成，主治身热面赤、脉沉微无力等阴盛格阳证。见《鲁府禁方》卷一。

[5] 冷香饮子：由草果、炮附子、陈皮、炙甘草、生姜组成，具温阳散寒之功，主治阴证霍乱。见《杨氏家藏方》卷三。

[6] 霍乱分寒热阴阳。热者居其九，寒者居其一。真热假寒证见四肢厥逆，甚至周身如冰，喜近烈日，六脉皆伏者，不可误认为寒证而用热药。

公孙等穴约略举之，未能悉数，习针灸者大抵皆知。惟督脉部分，有素髎穴，刺同身寸之三分出血，最为治霍乱之要着。凡吐泻交作，心中撩乱者，刺之皆效。诸针灸之书，皆未言其能治霍乱。世之能针灸者，间有知刺其处者，而或刺鼻准之尖，或刺鼻柱中间，又多不能刺其正穴。两鼻孔中间为鼻柱，《内经》王注谓此穴在鼻柱之上端，则非鼻准之尖及鼻柱中间可知。然刺未中其正穴者，犹恒有效验，况刺中其正穴乎。盖此穴通督脉，而鼻通任脉，刺此一处，则督、任二脉，可互相贯通，而周身之血脉，亦因之可贯通矣[1]。

量穴之法，必用同身之寸。而同身之寸，针灸家恒以手中指中节为准法。不知此法，惟量臂上之穴用之。若头上之穴，横量时以眼之长为一寸，竖量时以两眉中间至鼻尖为二寸。身上之穴，横量时以两乳头中间为八寸，竖量时以当膈歧骨下至脐中为八寸。腿上之穴，以足大指尖至于跟齐为九寸。然如此，若人仍不能毫厘不差。是在临证者，细相其人之形状，而活泼斟酌可也[2]。

又宜佐以刮痧之法。盖此证病剧之时，周身冰冷，回血管之血液凝滞不行。当用细口茶碗，将碗边一处少涂香油，两手执定其无油之处，先刮其贴脊两旁，脊椎上亦可轻刮，以刮处尽红为度。盖以脏腑之系皆连于脊，而诸脏腑穴，亦贴脊两旁，故以刮此处为最要。而刮时，又宜自上而下挨次刮之，可使毒气下行。次刮其胸与胁，次刮其四肢曲处尺泽、委中及腿内外，至头额项肩，亦可用钱刮之。又当兼用放痧之法，将四肢回血管之血，用手赶至腿臂曲处，用带上下扎紧，于尺泽、委中两旁回血管，用扁针刺出其血，以助其血脉之流通，且又放出碳气，俾霍乱之毒菌，从此轻减也[3]。

又宜佐以温体之法。用滚水煮新砖八个，以熨腋下及四肢曲处，及两脚涌泉穴。或水煮粗浓之布，乘热迭数层，复于转筋之处。即不转筋者，亦可复于少腹及腿肚之上，凉则易之。或以茶壶及水笼袋，满贮热水，以

[1] 张锡纯非常推崇针灸治疗霍乱。在诸穴中，更加重视素髎穴放血，称其最为治霍乱之要着。

[2] 张锡纯不拘执于同身寸之量穴法，强调要根据具体的体形而加以灵活调整，对针灸临床具有重要指导价值。

[3] 张锡纯介绍霍乱外治刮痧和放痧疗法。放痧疗法即静脉放血疗法。

熨各处。或醋炒葱白切丝、或醋炒干艾叶揉碎熨之。或用手蘸火酒或烧酒，急速擦摩其周身及腿肚发硬之处。种种助暖之法不一，临证者随事制宜可也[1]。

西人治霍乱用鸦片丁几酒也、依的儿制缬草丁几、芳香丁几即亚香淡酒，善透窍通络各十瓦，薄荷油一瓦，混合为滴剂。每半小时，服十五滴至三十滴[2]。

又有注射之法，樟脑、依的儿各五瓦，混容于七十五倍之蒸馏水中，加三十八度之温，以注射于两臂尺泽穴以上之回血管，或胸侧或腹部之皮下蜂窝织内。此方亦可于无病注射，为预防剂。然预防者不必尽剂，可用其三分之一或至一半。

又方，盐酸莫儿比涅十分瓦之二，蒸馏水十瓦药水如此混合用时不止此数，或一筒或半筒，注于皮下，如前。

又方，盐酸歇鲁因十分瓦之一，蒸馏水十瓦，或一筒或半筒，注于皮下，如前。

又方，碳酸那笃留谟一瓦，食盐炼净、无土垢者六瓦，蒸馏水一千瓦，注于皮下，如前。

呕吐太甚者，可用上列诸方注于当心窝之皮肤内。腿筋转者，可用诸方注于腿肚之皮肤承山穴处，腹中疼甚者可用诸方作灌肠之剂。又凡注于皮下者亦可注于回血管，注于回血管者亦可注于皮下，然皆温用不宜凉用[3]。

缬草，即中药甘松。其功用详载于加味补血汤在后下。至依的儿制缬草丁几，乃缬草所浸之酒一分，混合以依的儿精五分。其用量，自十分瓦之三至一瓦，为虚脱状态之兴奋药。依的儿为由硫酸及酒精制出之精液。其功用，先能奋兴，后则麻醉，为哥罗仿谟行手术时蒙药之代用品。对于一切虚脱状态及昏倒，用之立能奋兴回苏。又于种种疼痛、胃疼、强剧之呕吐及痉挛证状等，一日用数次[4]。用量自五滴至二十五滴依的儿一滴为百分瓦之二。

盐酸莫儿比涅，即莫儿比涅而制以盐酸者也。莫儿

[1] 张锡纯介绍霍乱外治温体之疗法。

[2] 西医服用滴剂治疗霍乱之方法。

[3] 西医注射剂防治霍乱之方法。

[4] 西医兴奋剂和镇痛剂的介绍。

比涅，省文曰盐莫。旧译作吗啡，原由鸦片中炼出之精液。每干燥鸦片十分，含有莫儿比涅一分强。以盐酸制之，为色白中性极苦之针状结晶。用量自千分瓦之一至百分瓦之一，可为奋兴之药，若再多用则麻醉，其毒较鸦片尤烈不可轻用，小儿尤不宜轻用[1]。

盐酸歇鲁因，系用盐酸制歇鲁因而成。歇鲁因者，以莫儿比涅与盐化亚含知尔加热而制之。再以歇鲁因溶解于盐酸，而制为白色结晶之粉末。肺劳家用为镇咳定喘之药品。愈疼楚，催眠睡，善治气管枝加答儿。其用量，一次千分瓦之一至千分瓦之五，一日数次[2]。

碳酸那笃留谟，系碳酸制碳酸留谟而成。那笃留谟者，为金属含盐之药品，制以碳酸，为五色半透明之菱角结晶。能振兴胃中消化之机能，治呼吸器中之加答儿，胆汁排泄之障碍及胆道加答儿郁结性黄疸，肝脏胀大。祛痰止呕，通利大便。于糖尿病，用其大量有殊效。丁仲祜谓此药内服，刺激食管黏膜过甚，往往诱起炎证。可以重碳酸那笃留谟代之。重碳酸那笃留谟，即那笃留谟制以重碳酸。其功用与碳酸那笃留谟相似，较少刺激之性。每次用量，一瓦至一瓦五分[3]。

西人对于紧要传染之证，皆亟亟以扑灭毒菌为务。然其扑灭之法，惟知以毒攻毒，而不知用化毒之药，使毒菌暗消于无形。至于补正以胜毒，尤非西人所能知也。所谓以毒攻毒者，上所录之西药是也。遇身体壮实者，服之幸可救愈。若其身体本弱，吐泻又至极点，有奄奄欲脱之势，非补正以胜毒，与化毒之药并用不可。所谓补正者，如拙拟急救回阳汤中人参、山药、萸肉诸药是也。所谓化毒者，如拙拟急救回生丹、卫生防疫宝丹及急救回阳汤中之朱砂是也。盖凡药中珍贵之品，皆有独具之良能。如朱砂、珠、黄、犀、麝之类是也。其独具之良能，化学家无从实验，故西人皆不知用[4]。壬寅秋日，霍乱流行。执友毛仙阁之侄，受此证，至垂危，医冠既毕，舁之床上。仙阁见其仍有微息，遂研朱砂钱许，和童便灌之，其病由此而竟愈。又一女子受此

[1] 西医用吗啡兴奋和麻醉镇痛。

[2] 介绍西医镇咳、镇痛、镇静之药物。

[3] 介绍碳酸那笃留谟之功效。

[4] 张锡纯将中医扶正化毒之优势分析得透彻深刻。

病，至垂危，医者辞不治。时愚充教员于其处，求为诊治，亦用药无效。适有摇铃卖药者，言能治此证，亦单重用朱砂钱许，治之而愈。从此知朱砂善化霍乱之毒菌。至巳未，在奉天拟得急救回生丹、卫生防疫宝丹，两方皆重用朱砂，治愈斯岁之患霍乱者若干，益信其有善化霍乱毒菌之专长也。若但以质论，朱砂之原质为水银、硫黄。今试以水银、硫黄二药并用，能治朱砂所治之证乎，吾知其必不能也。夫人命至重，国粹宜保，世之惟知重西医者，尚其深思愚言哉[1]。

按语： 霍乱是一种烈性肠道传染病，两种甲类传染病之一，由霍乱弧菌污染水和食物而引起传播。其特征是水样腹泻或米泔水样便，一日达 10~20 次，从而导致脱水、电解质紊乱、低血容量性循环衰竭、代谢性酸中毒、肾衰竭、休克等系列变化。其表现为全身软弱无力、表情恐慌、皮肤干瘪、唇舌极干、口渴、眼窝深陷、指纹皱瘪、腹下陷呈舟状、心音弱且心率快、呼吸浅促、少尿或无尿、脉搏细速或不能触及、神志不清等。这在中医称为气阴将脱之证，急当益气敛阴救脱。

张锡纯创制的急救回阳汤正是为此证而创制，正如其称该方"治霍乱吐泻已极，精神昏昏，气息奄奄，至危之候"。何以名为回阳？盖有形之阴津不能速生，无形之阳气所当急固。方中重用党参、山萸肉为主药，一补气回阳，一固摄敛气回阳；山药、芍药滋补真阴，代赭石止呕吐，朱砂、童便解毒为治本之药，炙甘草补中气并调和诸药。方中代赭石还能协同人参助心气下降，山药还能协同人参使肾气上行，童便还能启发肾中之阳上达以应心脏。故全方不仅回阳救逆，且有交通心肾之妙。

值得指出的是，方中山萸肉为不可挪移之品，为张锡纯急救回阳汤奥妙之所在。张锡纯曾说，凡脱皆脱在肝。现霍乱吐泻导致脱证，故敛肝即成为治霍乱虚脱之关键和要着。因此，张锡纯认为山萸肉、木瓜、白芍、酸石榴皮等皆是治霍乱的要药。临床上若见面色苍白、

[1] 张锡纯特别推崇治疗传染性疾病的良药朱砂，强调要保护中医国粹，不可重西轻中，对今天的中医学者具有重要警戒意义。

眼窝凹陷、声音嘶哑、形寒肢冷、冷汗淋漓、手足螺瘪、筋脉痉挛，舌淡润、苔白腻，脉象沉迟无力，以及体温下降、血压下降或测不出等，治疗当益气温阳救逆，需在急救回阳汤基础上合用《伤寒论》附子理中汤加减。

治内外中风方

搜风汤

治中风[1]。

防风六钱　真辽人参四钱，另炖同服，贫者可用野台参七钱代之，高丽参不宜用　清半夏三钱　生石膏八钱　僵蚕二钱　柿霜饼五钱，冲服　麝香一分，药汁送服

中风之证，多因五内大虚，或秉赋（bǐngfù，人的体魄、智力等方面的素质）素虚，或劳力劳神过度，风自经络袭入，直透膜原而达脏腑，令脏腑各失其职。或猝然昏倒，或言语謇涩，或溲便不利，或溲便不觉，或兼肢体痿废偏枯，此乃至险之证。中之轻者，犹可迟延岁月；中之重者，治不如法，危在翘足间也。故重用防风、引以麝香，深入脏腑以搜风。犹恐元气虚弱，不能运化药力以逐风外出，故用人参以大补元气，扶正即以胜邪也。用石膏者，因风蕴脏腑多生内热，人参补气助阳分亦能生热，石膏质重气轻性复微寒，其重也能深入脏腑，其轻也能外达皮毛，其寒也能祛脏腑之热，而即解人参之热也。用僵蚕者，徐灵胎谓邪之中人，有气无形，穿经入络，愈久愈深，以气类相反之药投之则拒而不入，必得与之同类者和入诸药使为向导，则药至病所，而邪与药相从，药性渐发，邪或从毛孔出，从二便出，不能复留，此从治之法也。僵蚕因风而僵，与风为同类，故善引祛风之药至于病所成功也。用半夏、柿霜者，诚以此证皆痰涎壅滞，有半夏以降之，柿霜以润之，而痰涎自息也[2]。

《医学衷中参西录》临证助读系列　方论分册

[1] 本方为治疗外中风或真中风之方，方中辽人参约相当于今天的东北人参，张锡纯用半夏一般皆为清半夏。

[2] 内中风与外中风最重要的区别在于有无外感风邪。张锡纯认为外中风是素体正虚，内有伏痰，导致风邪乘虚入里化热。其主要病机虚实夹杂，虚为气虚，实为风邪、痰邪、热邪相互为患。

此证有表不解，而浸生内热者，宜急用发汗药，解其表，而兼清其内热。又兼有内风煽动者，可与后内中风治法汇通参观，于治外感之中兼有熄内风之药，方为完善[1]。

中风之证，有偏寒者，有偏热者，有不觉寒热者。拙拟此方治中风之无甚寒热者也。若偏热者，宜《金匮》风引汤加减干姜、桂枝宜减半。若偏寒者，愚别有经验治法。曾治一媪，年五十许，于仲冬忽然中风昏倒，呼之不应，其胸中似有痰涎壅滞，大碍呼吸。诊其脉，微细欲无，且迟缓，知其素有寒饮，陡然风寒袭入，与寒饮凝结为恙也。急用胡椒三钱，捣碎，煎两三沸，取浓汁多半茶杯灌之，呼吸顿觉顺利。继用干姜六钱、桂枝尖、当归各三钱，连服三剂，可作呻吟，肢体渐能运动，而左手足仍不能动。又将干姜减半，加生黄芪五钱，乳香、没药各三钱，连服十余剂，言语行动遂复其常[2]。

若其人元气不虚，而偶为邪风所中，可去人参，加蜈蚣一条、全蝎一钱。若其证甚实，而闭塞太甚者，或二便不通，或脉象郁涩，可加生大黄数钱，内通外散，仿防风通圣散之意可也[3]。徐灵胎曾治一人，平素多痰，手足麻木，忽昏厥（短暂性人事不省）遗尿、口噤手拳、痰声如锯。医者进参附、熟地等药，煎成未服。诊其脉，洪大有力，面赤气粗。此乃痰火充实，诸窍皆闭，服参附立危。遂以小续命汤去桂附，加生军一钱为末，假称他药纳之，恐旁人之疑骇（yíhài，疑惧、惊骇）也。三剂而有声，五剂而能言。然后以养血消痰之药调之，一月后，步履如初。此案与愚所治之案对观，则凉热之间昭然矣。又遗尿者多属虚，而此案中之遗尿则为实，是知审证者，不可拘于一端也。然真中风证极少，类中风者极多，中风证百人之中真中风不过一二人。审证不确即凶危立见，此又不可不慎也[4]。

按语：张锡纯认为，中风当分外中风和内中风，外中风又称真中风，内中风又称类中风。真中风多是既有

[1] 外中风虽是风邪从表而入，但入里后变化多端。在里多见两种情况：一是入里化热；二是扰动肝风。治当外解表邪，内兼平息内风。可见，外风和内风可同时发病。

[2] 辨治外中风当区别寒热。虽外风入里易化热者常见，但也有个别不化热者，这是素体阳气不足使然。其主要病机在风寒外袭、阳气亏虚、痰饮内停、瘀血阻络。

[3] 辨治中风当区别虚实。若其人元气不虚，为邪风所中，则需搜风汤中去人参，加入蜈蚣、全蝎增强搜风和疏通经络之功。若大便不通，可加生大黄通便泻热，仿防风通圣散之意表里、上下、气血、三焦通治。

[4] 张锡纯称真中风较少见，类中风多见。故临床要审证准确。

外感风邪，又有内伤因素，且内伤因素是决定真中风是否发生的关键因素。内伤因素包括：①气虚痰饮内伏：该因素日久容易蕴热，呈现阳热之体质；②阳虚痰饮内伏：该因素日久不易化热，呈现虚寒体质。前者如果感受外感风寒之邪入里就易从阳化热，形成热证之真中风；后者外感风寒之邪入里一般不会化热，而是更加损伤阳气，形成寒证之真中风。所以，辨治真中风也当区别寒热。这种认识和唐宋以前认为中风是内虚邪中一脉相承的。

张锡纯搜风汤用于治疗热证之真中风。方中防风配麝香，深入脏腑以疏散风邪；生石膏清外感入里所化之热；辽人参以大补元气，扶正即以胜邪；清半夏燥湿化痰、柿霜润痰；僵蚕一药尤其巧妙，既可息风通络，又可助防风祛除外风，其咸寒之性还可助清半夏、柿霜化痰，为不可或缺之药。方中辽人参约相当于今天的东北人参，张锡纯认为其味甘苦，性热，非古之人参，补力、热力倍于党参。

明代以后，很多学者基本上对真中风持否定态度，主张凡是见猝然昏倒、言语謇涩、溲便不利或溲便不觉、肢体痿废偏枯等至险之证者，皆是类中风。也就是说，从来不用考虑有外来之风邪。张锡纯不人云亦云，认为临床上是存在真中风的，所以他辨治中风首辨内外，以确立真中风、类中风，进而再辨别寒热虚实，这种学术思想是值得我们学习的。但是，张锡纯也认为真中风少见，类中风多见。他说："然真中风证极少，类中风者极多，中风证百人之中真中风不过一二人。审证不确即凶危立见，此又不可不慎也。"

熄风汤

治类中风[1]

人参五钱　赭石煅研，五钱　大熟地一两　山萸肉去净核，六钱　生杭芍四钱　乌附子一钱　龙骨不用煅，五钱，捣　牡蛎不用煅，五钱，捣

类中风之证，其剧者忽然昏倒，不省人事，所谓尸

[1] 此方为张锡纯治疗类中风之方，可以说与搜风汤治疗真中风为姊妹方。类中风，指风从内生而非外中风邪的中风病症。

厥之证也。秦越人论虢（guó，中国周代诸侯国名）太子尸厥谓"上有绝阳之络，下有破阴之纽"，妙哉其言也。盖人之一身，阴阳原相维系。阳性上浮而阴气自下吸之，阴性下降而阳气自上提之，阴阳互根，浑沦环抱，寿命可百年无恙也。有时保养失宜，下焦阴分亏损，不能维系上焦阳分，则阳气脱而上奔，又兼肾水不能濡润肝木，则肝风煽动，痰涎上壅，而猝然昏倒，僵直如尸矣。故用赭石佐人参，以挽回其绝阳之络，更有龙骨、牡蛎以收敛之，则阳能下济。用萸肉佐熟地以填补其破阴之纽，更有附子以温煦之，则阴可上达。用芍药者，取其与附子同用，能收敛浮越之元气归藏于阴也。且此证肝风因虚而动，愈迫阳气上浮。然此乃内生之风，非外来之风也。故宜用濡润收敛之品以熄之。芍药与龙骨、牡蛎、萸肉又为宁熄内风之妙品也。若其肝风虽动，而阴阳不至离绝，其人或怔忡不宁，或目眩头晕，或四肢间有麻木之时，可单将方中龙骨、牡蛎、萸肉各七八钱，更加柏子仁一两以滋润肝木，其风自熄。盖肝为将军之官，内寄龙雷之火，最难驯服，惟养之镇之，恩威并用，而后骄将不难统驭也[1]。

或问：中风之证，河间主火，东垣主气，丹溪[2]主湿，所论虽非真中风，亦系类中风，陈修园概目为小家技（小技术）者何也？答曰：以三子意中几无所谓真中风，直欲执其方以概治中风之证也。如河间地黄饮子治少阴气厥不至，舌喑（yīn，哑，不能说话）不能言，足废不能行，果其病固不差，其方用之多效。倘其证兼外感，服之转能固闭风邪，不得外出，遗误非浅。若《金匮》侯氏黑散、风引汤诸方，既治外感又治内伤，而其所用之药，不但并行不悖，且能相助为理，超超玄著，神妙无穷，以视三子之方，宁非狭小。夫经方既如此超妙，而愚复有熄风汤与前搜风汤之拟者，非与前哲争胜也。盖为仓猝救急之计，与侯氏黑散诸方用意不同[3]。

按：类中风之证不必皆因虚。王孟英曰：若其平素

[1] 张锡纯阐释了其对类中风的认识，分析病机为肝肾精亏、肝风内动、痰涎上壅，故创熄风汤治疗该病。

[2] 丹溪：朱震亨，字彦修，又称朱丹溪，金元四大家之一，滋阴派创始人，著《局方发挥》《格致余论》《丹溪心法》等。

[3] 张仲景侯氏黑散用于外中风，风引汤用于类中风，神妙无穷。河间、东垣、丹溪之方，与之相比都可称为小菜一碟。为什么张锡纯还创制搜风汤、熄风汤呢？与古方用意不同。

[1] 熄风汤为治疗内虚风动之方。临床上类中风也可见实证，但多在类中风急性期，故在此方后特别强调实证中风的存在，并指出可向清代徐大椿学习该方法，防止贻误后人，用心可谓良苦。

[2] 逐风汤用于外风侵入筋脉突出表现为经脉抽搐者，如破伤风、面瘫等。虽感受外风，但不会出现猝然昏倒，或言语謇涩，或溲便不利，或溲便不觉等类中风证，这是与搜风汤的区别之处。

禀阳盛，过啖（dàn，吃）肥甘，积热酿毒，壅塞隧络，多患类中风。宜化痰清热，流利机关。自始至终，忌投补滞。徐氏《洄溪医案》中所治中风案最精当[1]。

按语：类中风是指风从内生而非外中风邪的中风病症。元代王履《医经溯洄集·中风辨》从中风病因学出发，首创"真中风"与"类中风"，将真中风与类中风作了本质上的区别。他说："殊不知因于风者，真中风也；因于火、因于气、因于湿者，类中风，而非中风也。"

张锡纯首先把类中风分成虚证和实证。他分析了虚证类中风形成的原因在于平素保养失宜，导致肝肾精亏。肝肾精亏，既不能濡润肝木，又不能固摄阳气，则易导致阳气浮越上奔和肝气上逆，上逆之气则裹挟内伏之痰涎上壅，中风作矣。张锡纯以气机升降失调理论作为中风病的主要病理学说，对后世影响极大。

熄风汤即为治疗虚证类中风之方。方中用赭石重镇上逆之气兼以降上壅之痰，用龙骨、牡蛎收敛上逆之气兼以咸寒化痰，用山萸肉、熟地、白芍填补肝肾之精、吸纳上逆浮越之阳气和收敛上逆之肝气；佐以人参、附子温阳益气，兼以阴中求阳，生发散越之阳气。

熄风汤中附子的应用很值得琢磨品味。首先，大剂量山萸肉、熟地，配合小剂量附子，可阳中求阴，有助于山萸肉、熟地发挥大补肾精的作用。其次，酸敛之山萸肉、芍药，配小剂量附子，能收敛浮越之元气，防止其上逆浮越，属从治之法。

逐风汤

治中风抽掣及破伤后受风抽掣者[2]。

生箭芪六钱　当归四钱　羌活二钱　独活二钱　全蝎二钱　全蜈蚣大者，两条

蜈蚣最善搜风，贯串经络脏腑，无所不至，调安神经又具特长因其节节有脑，是以善理神经，而其性甚和平，

从未有服之觉瞑眩[1]者。曾治一妪，年六旬。其腿为狗咬破受风，周身抽掣。延一老医调治，服药十余日，抽掣愈甚。所用之药，每剂中皆有全蝎数钱，佐以祛风、活血、助气之药，仿佛此汤而独未用蜈蚣。遂为拟此汤，服一剂而抽掣（chōuchè，抽搐）即止。又服一剂，永不反复。又治一人，年三十余，陡然口眼歪斜。其受病之边，目不能瞬。俾用蜈蚣二条为末，防风五钱，煎汤送服，三次全愈。审斯，则蜈蚣逐风之力，原迥异于他药也。且其功效，不但治风也，愚于疮痈初起甚剧者，恒加蜈蚣于托药之中，莫不随手奏效。虽《神农本草经》谓有坠胎之弊，而中风抽掣，服他药不效者，原不妨用。《内经》所谓"有故无殒，亦无殒也"。况此汤中，又有黄芪、当归以保摄气血，则用分毫何损哉[2]。

[1] 瞑眩：服药后产生头晕目眩的反应。

[2] 张锡纯对蜈蚣有独特深透的认识，指出其毒性很小，即使孕妇受风抽搐都可应用，非有此临床经验者难有此胆识。

按语：感受外风后，由于风邪的强弱不同、正气的强弱不同，侵袭机体的部位是因人而异的。搜风汤治疗正气亏虚，邪气侵入脏腑；逐风汤也存在正气不足，但邪气侵袭的是筋脉，导致的是以筋脉抽搐为主的病证。

逐风汤中重用黄芪、当归扶助正气，用羌活、独活祛除大经络中之风邪，用大蜈蚣、全蝎搜剔细小络脉之风邪，则大小经脉中之风无处藏身，顽固之病情始能攻克。

既然是外风侵袭筋脉，方中为什么重用补气养血的生黄芪而不重用祛风药呢？尽管是外风侵袭，但筋脉的气血亏虚是导致风邪侵袭的关键。所以，如果单纯祛风或过用祛风药，则风邪不去而徒伤正气。同时，扶助正气，更加有利于祛风药发挥其作用。所以，张锡纯重用补气药，反而少用祛风药，这是其治疗风邪侵袭筋脉的巧妙之处，临证时注意学习。

张锡纯临床擅长应用蜈蚣，指出蜈蚣最善搜风，调安神经，贯串经络脏腑，无所不至。所以，逐风汤中蜈蚣为必用之药。他将蜈蚣既用于治疗外风，又应用于内风，如真中风、类中风、破伤风、面瘫等筋脉抽搐疾病。同时，该药具有清热解毒作用，可用于疮疡红肿疼痛等证。张锡纯对蜈蚣还有独特深透的认识，指出其毒性很小，即使孕妇受风抽搐都可应用，非有此临床经验者难有此胆识。

加味黄芪五物汤

治历节风[1]证，周身关节皆疼，或但四肢作疼，足不能行步，手不能持物。

生黄芪一两　於术五钱　当归五钱　桂枝尖三钱　秦艽三钱　广陈皮三钱　生杭芍五钱　生姜五片

热者加知母，凉者加附子，脉滑有痰者加半夏。

《金匮》桂枝芍药知母汤，治历节风之善方也。而气体虚者用之，仍有不效之时，以其不胜麻黄、防风之发也。今取《金匮》治风痹之黄芪五物汤，加白术以健脾补气，而即以逐痹《本经》逐寒湿痹。当归以生其血，血活自能散风方书谓血活风自去。秦艽为散风之润药，性甚和平，祛风而不伤血。陈皮为黄芪之佐使，而其里白似肌肉，外红似皮肤，筋膜似络脉，棕眼似毛孔，又能引肌肉经络之风达皮肤由毛孔而出也。广橘红其大者皆柚（yòu，柚子）也，非橘也。《神农本草经》原橘、柚并称，故用于药中，橘、柚似无须分别他处柚皮不可入药。且名为橘红，其实皆不去白，诚以原不宜去也[2]。

按语：历节病以关节疼痛剧烈、变性不能屈伸为特点，始见于东汉张仲景《金匮要略》。尽管历节病为风寒湿三气所袭所致，但发病的关键因素在于正气亏虚。

《金匮要略》桂枝芍药知母汤（麻黄、防风、桂枝、芍药、甘草、生姜、白术、炮附子、知母）具有温阳、祛风、散寒、逐湿之功，为治历节风之的方。但对气虚患者并不适合，因为该方既没有补气血的黄芪、

[1] 历节风：痹证一种。风寒湿邪侵袭骨节导致关节僵硬疼痛变形。类似类风湿关节炎。

[2] 张锡纯解释了不用《金匮》治历节风之善方桂枝芍药知母汤和应用《金匮》治风痹之方黄芪五物汤加减治疗历节病的原因。

当归，又有发散风寒力强的麻黄、防风，则更易耗损气血。所以，张锡纯取《金匮要略》治风痹之黄芪五物汤化裁，用于治疗气血亏虚的历节病。加味黄芪五物汤重用生黄芪、当归、白芍补养气血，补养气血即是祛邪，同时当归活血也可祛邪，血活风自去；重用白术、生姜健脾益气，兼以除湿，《神农本草经》谓白术逐寒湿痹；酌用秦艽、桂枝祛风散寒除湿；陈皮配黄芪防其壅滞。

张锡纯为了避免麻黄、防风耗散气血之弊病，特别选用了秦艽作为治疗历节病的要药。秦艽始载于《神农本草经》，性味辛苦微寒，具有祛风湿、舒筋络之功，常用于治疗风湿痹痛，筋脉拘挛，骨节酸痛。《冯氏锦囊秘录》称："秦艽风药中之润剂，散药中之补剂，故养血有功。中风多用之者，取祛风活络，养血舒筋。盖治风先治血，血行风自灭耳。"但是，秦艽味较苦，容易导致恶心、呕吐、腹泻等，所以脾胃虚弱者用量不宜过大，以5～10g为宜。

加味玉屏风散

作汤服。治破伤后预防中风，或已中风而瘛疭（chìzòng，痉挛，抽风），或因伤后房事不戒以致中风[1]。

生黄芪一两　白术八钱　当归六钱　桂枝尖钱半　防风钱半　黄蜡三钱　生白矾一钱

此方原为预防中风之药，故用黄芪以固皮毛，白术以实肌肉，黄蜡、白矾以护膜原。犹恐破伤时微有感冒，故又用当归、防风、桂枝以活血散风。其防风、桂枝之分量特轻者，诚以此方原为预防中风而设，故不欲重用发汗之药以开腠理也。自拟此方以来，凡破伤后恐中风者，俾服药一剂，永无意外之变，用之数十年矣。表侄高淑言之族人，被贼用枪弹击透手心，中风抽掣，牙关紧闭。自牙缝连灌药无效，势已垂危。从前，其庄有因破伤预防中风，服此方者，淑言见而录之。至此，

[1] 本方为预防破伤风而设，逐风汤为治疗破伤风而设。两方可视为姊妹之方。

淑言将此方授族人，一剂而愈。又一人，被伤后，因房事不戒，中风抽掣，服药不效。友人毛仙阁治之，亦投以此汤而愈。夫愚拟此方，原但为预防中风，而竟如此多效，此愚所不及料者也。盖《神农本草经》原谓黄芪主大风，方中重用黄芪一两，又有他药以为之佐使，宜其风证皆可治也[1]。若已中风抽掣者，宜加全蜈蚣两条。若更因房事不戒以致中风抽风者，宜再加真鹿角胶三钱另煎兑服，独活一钱半。若脉象有热者，用此汤时，知母、天冬皆可酌加[2]。

按语： 西医学认为，破伤风系由破伤风杆菌感染所致。该菌产生的外毒素可致神经系统中毒。当毒素作用于脑干和脊髓后，由于主动肌和拮抗肌二者均收缩，因而产生特异性的肌肉痉挛。

中医治疗破伤风时，以祛风疏表、解毒定痉为治疗原则，常用玉真散加减。玉真散由天南星、白附子、羌活、防风、白芷、天麻组成。方中白附子、天南星祛风化痰解痉，羌活、防风、白芷、天麻疏风通络止痉。但是，该方忽视患者正气虚弱这一关键问题。张锡纯没有照搬古人，而是选用加味玉屏风散治疗，体现了他重视扶助正气治疗破伤风的学术思想。

加味玉屏风散重用生黄芪、当归、白术补养气血；防风、桂枝疏散外风。张锡纯在解释黄蜡和生白矾的功效时，提出了两药具有固护膜原之功，可谓是前无古人的用药经验。黄蜡有两大功效，一是补养气血生肌；二是较强的解毒作用。白矾有较强的解毒杀虫和燥湿化痰作用。白矾和黄蜡两药配伍，一方面助生黄芪、当归、白术补养气血，一方面助防风、桂枝疏散外风和解毒，一方面防止风邪入里与痰湿之邪相搏结难解难分，形成痼疾不易治疗。张锡纯提出的黄蜡和生白矾能够固护膜原，大概与此三方面功效有关。

白矾的主要成分是 $KAl(SO_4)_2 \cdot 12H_2O$，其中的铝不是人体需要的微量元素，过量摄入会影响人体对

[1] 加味玉屏风散的配伍机制。

[2] 加味玉屏风散的加减法。经验宝贵，不可忽视。

铁、钙等的吸收，从而导致贫血和骨质疏松；毒副作用主要表现为可以杀死脑细胞，使人提前出现脑萎缩、痴呆等症状。故临床应用时用量不宜过大，不宜长时间服用。

镇肝熄风汤

治内中风证亦名类中风，即西人所谓脑充血证，其脉弦长有力[1]即西医所谓血压过高，或上盛下虚，头目时常眩晕，或脑中时常作疼发热，或目胀耳鸣，或心中烦热，或时常噫气，或肢体渐觉不利，或口眼渐形歪斜，或面色如醉，甚或眩晕，至于颠仆，昏不知人，移时始醒，或醒后不能复原，精神短少，或肢体痿废，或成偏枯。

怀牛膝一两　生赭石轧细，一两　生龙骨捣碎，五钱生牡蛎捣碎，五钱　生龟板捣碎，五钱　生杭芍五钱　玄参五钱　天冬五钱　川楝子捣碎，二钱　生麦芽二钱　茵陈二钱　甘草钱半

心中热甚者，加生石膏一两。痰多者，加胆星二钱。尺脉重按虚者，加熟地黄八钱、净萸肉五钱。大便不实者，去龟板、赭石，加赤石脂喻嘉言谓石脂可代赭石一两[2]。

风名内中，言风自内生，非风自外来也。《内经》谓："诸风掉眩，皆属于肝。"盖肝为木脏，于卦为巽（xùn，八卦之一，代表风，旺于春），巽原主风，且中寄相火，征之事实，木火炽盛，亦自有风。此因肝木失和，风自肝起。又加以肺气不降，肾气不摄，冲气、胃气又复上逆。于斯，脏腑之气化皆上升太过，而血之上注于脑者，亦因之太过，致充塞其血管而累及神经。其甚者，致令神经失其所司，至昏厥不省人事。西医名为脑充血证，诚由剖解实验而得也。是以方中重用牛膝以引血下行，此为治标之主药。而复深究病之本源，用龙骨、牡蛎、龟板、芍药以镇熄肝风。赭石以降胃、降冲，玄参、天冬以清肺气，肺中清肃之气下行，自能镇

[1] 本方为张锡纯治疗类中风得意之方。最具有诊断特征的是脉弦长有力。

[2] 张锡纯根据问诊和脉诊灵活运用镇肝熄风汤之经验，不可轻视，临床可仿照应用。

制肝木。至其脉之两尺虚者，当系肾脏真阴虚损，不能与真阳相维系。其真阳脱而上奔，并挟气血以上冲脑部，故又加熟地、萸肉以补肾敛肾。从前所拟之方，原止此数味。后因用此方效者固多，间有初次将药服下转觉气血上攻而病加剧者，于斯加生麦芽、茵陈、川楝子即无斯弊。盖肝为将军之官，其性刚果，若但用药强制，或转激发其反动之力。茵陈为青蒿之嫩者，得初春少阳生发之气，与肝木同气相求，泻肝热兼舒肝郁，实能将顺肝木之性。麦芽为谷之萌芽，生用之亦善将顺肝木之性使不抑郁。川楝子善引肝气下达，又能折其反动之力。方中加此三味，而后用此方者，自无他虞也。心中热甚者，当有外感，伏气化热，故加石膏。有痰者，恐痰阻气化之升降，故加胆星也[1]。

按： 内中风之证，曾见于《内经》。而《内经》初不名为内中风，亦不名为脑充血，而实名之为煎厥、大厥、薄厥。今试译《内经》之文以明之。《内经·脉解篇》曰："肝气当治而未得，故善怒，善怒者名曰煎厥。"盖肝为将军之官，不治则易怒，因怒生热，煎耗肝血，遂致肝中所寄之相火，掀然暴发，挟气血而上冲脑部，以致昏厥。此非因肝风内动，而遂为内中风之由来乎？[2]

又《内经·调经论》曰："血之与气，并走于上，此为大厥，厥则暴死。气反则生，气不反则死。"盖血不自升，必随气而上升，上升之极，必至脑中充血。至所谓气反则生，气不反则死者，盖气反而下行，血即随之下行，故其人可生。若其气上行不反，血必随之充而益充，不至血管破裂不止，犹能望其复苏乎？读此节经文，内中风之理明，脑充血之理亦明矣[3]。

又《内经·生气通天论》曰："阳气者大怒则形绝，血宛即郁字于上，使人薄厥。"观此节经文，不待诠解，即知其为肝风内动，以致脑充血也。其曰薄厥者，言其脑中所宛之血，激薄其脑部，以至于昏厥也。细思三节经文，不但知内中风即西医所谓脑充血，且更可悟得此证治法，于经文之中，不难自拟对证之方，而用之必效也[1]。

特是证名内中风，所以别外受之风也。乃自唐宋以来，不论风之外受、内生，浑（hún，全）名曰中风。夫外受之风为真中风，内生之风为类中风，其病因悬殊，治法自难从同。若辨证不清，本系内中风，而亦以祛风之药发表之，其脏腑之血，必益随发表之药上升，则脑中充血必益甚，或至于血管破裂，不可救药。此关未透，诚唐宋医学家一大障碍也。迨至宋末刘河间出，悟得风非皆由外中，遂创为五志过极动火而猝中之论，此诚由《内经》"诸风掉眩，皆属于肝"句悟出。盖肝属木，中藏相火，木盛火炽，即能生风也。大法以白虎汤、三黄汤沃（wò，浇）之，所以治实火也。以逍遥散疏之，所以治郁火也逍遥散中柴胡能引血上行，最为忌用，是以镇肝熄风汤中止用茵陈、生麦芽诸药疏肝。以通圣散方中防风亦不宜用、凉膈散双解之，所以治表里之邪火也。以六味汤滋之，所以壮水之主，以制阳光也。以八味丸引之，所谓从治之法，引火归源也虽曰引火归源，而桂附终不宜用。细审河间所用之方，虽不能丝丝入扣，然胜于但知治中风不知分内外者远矣。且其谓有实热者，宜治以白虎汤，尤为精确之论。愚治此证多次，其昏仆之后，能自苏醒者多，不能苏醒者少。其于苏醒之后，三四日间，现白虎汤证者，恒十居六七。因知此证，多先有中风基础，伏藏于内，后因外感而激发，是以从前医家，统名为中风。不知内风之动，虽由于外感之激发，然非激发于外感之风，实激发于外感之因风生热，内外两热相并，遂致内风暴动。此时但宜治外感之热，不可再散外感之风。此所以河间独借用白虎汤，以泻外感之实热，而于麻、桂诸药概无所用。盖发表之药，皆能助血上行，是以不用，此诚河间之特识也。吾友张山雷[2]江苏嘉定人，著有《中风斠诠》（斠，音jiào，通"校"，校正）一书，发明内中风之证，甚为精详。书中亦独有取于河间，可与拙论参观矣[3]。

[1] 张锡纯进一步指出《黄帝内经》"阳气者大怒则形绝，血宛于上，使人薄厥"一文与西医脑充血极其吻合，也为制订恰当治法奠定了基础。

[2] 张山雷：张寿颐，字山雷，清末至民国时期著名医家。

[3] 张锡纯指出，宋金时期刘河间从火热论治类中风对后世的影响是深远的。

[1] 金元时期李东垣、朱丹溪补充了类中风的病机，一主气虚，一主湿热。张锡纯结合《黄帝内经》，从中西医汇通角度出发，指出李东垣气虚中风类似脑贫血中风，与脑充血中风不同；但张锡纯说丹溪湿热酿痰生风，只是痰厥，与脑充血、脑贫血皆无涉，似不妥当。我认为，丹溪湿热酿痰生风可独立产生，类似脑充血中风，并非一定是火热或气虚之兼证。

[2] 张锡纯指出丹溪湿热生风和河间火热生风治疗方法迥然不同是非常正确的。但说湿热生风甚少，我认为不妥当，因临床并不少见，仍需辨证论治。故无所谓河间和丹溪孰长孰短。

后至元李东垣、朱丹溪出，对于内中风一证，于河间之外，又创为主气、主湿之说。东垣谓人之元气不足，则邪凑之，令人猝倒僵仆，如风状。夫人身之血，原随气流行，气之上升者过多，可使脑部充血，排挤脑髓神经。至于昏厥，前所引《内经》三节文中已言之详矣。若气之上升者过少，又可使脑部贫血，无以养其脑髓神经，亦可至于昏厥。是以《内经》又谓："上气不足，脑为之不满，耳为之苦鸣，头为之倾，目为之眩。"观《内经》如此云云，其剧者，亦可至于昏厥，且其谓脑为之不满，实即指脑中贫血而言也。由斯而论，东垣之论内中风，由于气虚邪凑，原于脑充血者之中风无关，而实为脑贫血者之中风开其治法也。是则河间之主火为脑充血，东垣之主气为脑贫血，一实一虚，迥不同也。至于丹溪则谓东南气温多湿，有病风者，非风也。由湿生痰，痰生热，热生风。此方书论中风者所谓，丹溪主湿之说也。然其证原是痰厥，与脑充血、脑贫血皆无涉。即使二证当昏厥之时，间有挟痰者，乃二证之兼证，非二证之本病也[1]。又按：其所谓因热生风之见解，似与河间主火之意相同，而实则迥异。盖河间所论之火生于燥，故所用之药，注重润燥滋阴；丹溪所论之热生于湿，其所用之药，注重去湿利痰。夫湿非不可以生热，然因湿生热，而动肝风者甚少矣，肝风之动多因有燥热。是则二子之说，仍以河间为长也[2]。

又读《史记·扁鹊传》，所治虢太子尸厥证，亦系内中风，而实为内中风之上盛下虚者。观其未见太子也，而谓太子"其耳必鸣，其鼻必张"。其所以耳鸣、鼻张者，实因脑中气血充盛之所排挤，岂非上盛乎。及其见太子也，则谓"上有绝阳之络，下有破阴之纽"。所谓上有绝阳之络者，即谓脑中血管，为过盛之气血排挤，将破裂也。所谓下有破阴之纽者，盖谓其下焦阴分亏损，不能吸摄其阳分，是以其真阳上脱，挟气血而充塞脑部也。观扁鹊之所云云，虢太子之尸厥，其为内中风之上盛下虚者，确乎无疑。当时扁鹊救醒虢太子，系用针砭法，后亦未言所用何药。今代为拟方，当于镇肝熄风汤中加敛肝补肾之品。若方后所注加萸肉、熟地黄者，即为治此证之的方矣[1]。

按： 此证若手足渐觉不遂，口眼渐形歪斜，是其脑髓神经已为充血所累，其血管犹不至破裂也。若其忽然昏倒，移时复醒者，其血管或有罅（xià，缝隙、裂缝）漏，出血不多，犹不至破裂甚剧者也。若其血管破裂甚剧，即昏仆不能复苏矣。是以此证宜防之于预，当其初觉眩晕头疼，或未觉眩晕头疼，而其脉象大而且硬，或弦长有力，即宜服镇肝熄风汤[2]。迨服过数剂后，其脉必渐渐和缓，后仍接续服之。必服至其脉与常脉无异，而后其中风之根蒂始除。若从前失治，至忽焉（hūyān，快速貌）昏倒，而移时复苏醒者，其肢体必有不遂之处。盖血管所出之血，若黏滞其左边司运动之神经，其右边手足即不遂；若黏滞其右边神经，而左边手足即不遂左边神经管右半身，右边神经管左半身。若左右神经皆受伤损，其人恒至全体痿废。治之者，亦宜用镇肝熄风汤。服至脉象如常，其肢体即渐能动转。然服过数剂之后，再于方中加桃仁、红花、三七诸药，以化其脑中瘀血，方能奏效。

又按： 此证自唐宋以来，浑名之曰中风。治之者，亦不分其为内中、外中，而概以风药发之，诚为治斯证者之误点。至清中叶王勋臣[3]出，对于此证，专以气虚立论。谓人之元气，全体原十分，有时损去五分，所余五分，虽不能充体，犹可支持全身。而气虚者经络必虚，有时气从经络虚处透过，并于一边，彼无气之边，即成偏枯。爰立补阳还五汤，方中重用黄芪四两，以峻补气分，此即东垣主气之说也。然王氏书中，未言脉象何如。若遇脉之虚而无力者，用其方原可见效。若其脉象实而有力，其人脑中多患充血，而复用黄芪之温而升补者，以助其血愈上行，必至凶危立见，此固不可不慎

[1] 张锡纯分析《史记·扁鹊仓公列传》中所治虢太子尸厥证，当是内中风上盛下虚之脑充血证，很有新意。

[2] 中风属于死亡率、致残率极高的危重症，因此防重于治。张锡纯在此处指出眩晕头疼，或未觉眩晕头疼，而其脉象大而且硬，或弦长有力，即为中风先兆，需服镇肝熄风汤，直至脉象和缓如常。若已发生中风，则更需服镇肝熄风汤加桃仁、红花、三七诸药。其中脉象为审证要点。

[3] 王勋臣：王清任。

[1] 王清任创补阳还五汤重用黄芪四两，峻补气分以治中风，是对李东垣气虚中风的发挥，对后世影响极大。张锡纯首先肯定王清任的贡献，但指出临床要辨证论治，不可一律用补阳还五汤。辨证的关键在于脉象，脉象弦长有力者为脑充血证，需用镇肝熄风汤，不可误用补阳还五汤；若脉象沉弱无力，方可考虑补阳还五汤证。

[2] 张锡纯列举两例类中风脑充血病案，目的是进一步帮助认识类中风先兆，及早给予恰当治疗。其中，脉象弦长有力和脉弦硬而长，为审证要点。

[3] 张锡纯列举类中风脑充血重症病案，示人以规矩。镇肝熄风汤是在建瓴汤基础上完善而来。

也[1]。前者邑中有某孝廉，右手废不能动，足仍能行。其孙出门，遇一在津业医者甫归，言此证甚属易治，遂延之诊视。所立病案言脉象洪实，已成痪证无疑。其方仿王氏补阳还五汤，有黄芪八钱。服药之后，须臾昏厥不醒矣。夫病本无性命之忧，而误服黄芪八钱，竟至如此，可不慎哉！五期《衷中参西录》第三卷中，有论脑充血之原因及治法，且附有验案数则，其所论者，实皆内中风证也。宜与上所论者，汇通参观。

刘铁珊将军丁卯来津后，其脑中常觉发热，时或眩晕，心中烦躁不宁，脉象弦长有力，左右皆然，知系脑充血证。盖其愤激填胸，焦思积虑者已久，是以有斯证也。为其脑中觉热，俾用绿豆实于囊中作枕，为外治之法。又治以镇肝熄风汤，于方中加地黄一两，连服数剂，脑中已不觉热。遂去川楝子，又将生地黄改用六钱，服过旬日，脉象和平，心中亦不烦躁，遂将药停服。又天津铃铛阁街，于氏所娶新妇，过门旬余，忽然头疼。医者疑其受风，投以发表之剂，其疼陡剧，号呼不止。其翁在中国银行司账，见同伙沈君阅五期《衷中参西录》，见载有脑充血头痛诸案，遂延愚为之诊视。其脉弦硬而长，左部尤甚。知其肝胆之火上冲过甚也。遂投以镇肝熄风汤，加龙胆草三钱，以泻其肝胆之火。一剂病愈强半，又服两剂，头已不疼，而脉象仍然有力。遂去龙胆草，加生地黄六钱，又服数剂，脉象如常，遂将药停服[2]。

【附录】 湖北天门崔兰亭君来函：张港杨新茂粮行主任患脑充血证，忽然仆地，上气喘急，身如角弓，两目直视。全家惶恐，众医束手，殓服已备，迎为诊治。遵先生五期建瓴汤原方治之，一剂病愈强半，后略有加减，服数剂，脱然全愈。按：此镇肝熄风汤，实由五期中建瓴汤加减而成。故附录其来函于此，俾医界同人，知此二方，任用其一，皆可治脑充血证也[3]。

或问：中风无论内外，其肢体恒多痿废，即其经络必多闭塞，而方中重用龙骨、牡蛎，独不虞其收涩之性，益致经络闭塞乎？答曰：妙药皆令人不易测，若但以收涩视龙骨、牡蛎，是未深知龙骨、牡蛎者也。《神农本经》谓龙骨能消癥瘕，其能通血脉、助经络之流通可知。后世本草谓牡蛎能开关节老痰，其能利肢体之运动可知。是以《金匮》风引汤，原治热瘫痫，而方中龙骨、牡蛎并用也。曾治一叟，年近六旬，忽得痿废证，两手脉皆弦硬，心中骚扰不安，夜不能寐。每于方中重用龙骨、牡蛎，再加降胃之药，脉始柔和，诸病皆减。二十剂外，渐能步履。审斯则龙骨、牡蛎之功用，可限量哉。又尝治一媪，年过七旬，陡然左半身痿废。其左脉弦硬而大，有外越欲散之势按西法左半痿废，当右脉有力，然间有脉有力与痿废皆在一边者。投以镇肝熄风汤，又加净萸肉一两，一剂而愈。夫年过七旬，痿废鲜有愈者。而山萸肉，味酸性温，禀木气最厚，夫木主疏通，《神农本经》谓其能逐寒湿痹，后世本草谓其能通利九窍。在此方中，而其酸收之性，又能协同龙骨、牡蛎，以敛戢肝火肝气，使不上冲脑部，则神经无所扰害，自不失其司运动之机能，故痿废易愈也。且此证，又当日得之即治，其转移之机关，尤易为力也。统观此二案，可无疑于方中之用龙骨、牡蛎矣[1]。

按语：张锡纯对肝肾阴亏、肝阳上亢所致脑充血性类中风进行系统深入的研究。该病临床多表现头目眩晕、目胀耳鸣、脑部胀痛热痛、心中烦热、面色如醉、时常噫气、肢体渐觉不利、口角渐形歪斜，甚或眩晕颠仆、昏不知人、移时始醒，或醒后不能复原，脉弦长有力等证候。其中，脉弦长有力是张锡纯诊断肝肾阴亏、肝阳上亢型类中风最为倚重的金指标。

镇肝熄风汤为张锡纯创制的治疗类中风的得意之方，目前也是治疗类中风的一张经典处方。怀牛膝最善引血下行，可以将随肝阳上亢之血引而下行，防止血瘀阻于上。代赭石、龙骨、牡蛎质重而下行，将上逆肝风

[1] 镇肝熄风汤中生龙骨、生牡蛎不但具有镇息肝风和敛戢肝火肝气之作用，尚有消癥瘕、通血脉、化老痰之功，为治疗类中风之要药，不必担心其收涩敛邪、闭塞经络。

潜降于下。牛膝、代赭石、龙骨、牡蛎主要针对上逆之标实而设。龟板、白芍、玄参、天冬四药滋阴潜阳、养血柔肝以治本，吸纳上逆之肝阳。川楝子、麦芽、茵陈三药疏肝、顺肝、理肝。生甘草调和为使。

张锡纯应用该方不仅治疗类中风，而且强调该方的预防作用，可以很好地应用于中风先兆，体现了其治未病的学术思想。中风在今天仍然属于死亡率极高的危重症，因此防重于治。张锡纯在《论脑充血证可预防及其证误名中风之由》一文中明确提出中风先兆的表现：①脉象：弦硬而长，或寸盛尺虚，或大于常脉数倍而无缓和之意；②头部：时常眩晕，或头痛，耳聋目胀；③胃部：时常有气上冲饮食不下，或有气从下焦上行作呃逆；④神志：常烦躁不宁，或心中发热，或梦中神魂飘荡；⑤感觉运动：或舌胀，或言语不利，或口眼歪斜，或半身麻木不遂，或行动脚踏不稳、时欲眩仆。上述5个中风先兆中，脉象最为重要。

现代临床多用镇肝熄风汤治疗高血压、血管性头痛、中风先兆或中风等，属肝肾阴亏、肝阳上亢者有很好疗效。凡气血亏虚、火热亢盛、湿热或痰热所致的眩晕、高血压、中风先兆或中风不宜应用。

加味补血汤

治身形软弱，肢体渐觉不遂，或头重目眩，或神昏健忘，或觉脑际紧缩作疼。甚或昏仆移时苏醒致成偏枯，或全身痿废，脉象迟弱，内中风证之偏虚寒者肝过盛生风，肝虚极亦可生风，此即西人所谓脑贫血病也，久服此汤当愈[1]。

生箭芪一两　当归五钱　龙眼肉五钱　真鹿角胶三钱，另炖，同服　丹参三钱　明乳香三钱　明没药三钱　甘松二钱

服之觉热者，酌加天花粉、天冬各数钱；觉发闷者，加生鸡内金钱半或二钱。服数剂后，若不甚见效，可用所煎药汤送服麝香二厘取其香能通窍，或真冰片半

[1] 镇肝熄风汤为治疗脑充血性类中风之方，加味补血汤为治疗脑贫血性类中风之方，成了鲜明的对比。

分亦可。若服后仍无甚效，可用药汤送制好马钱子二分[1]制马钱子法详后振颓丸下。

脑充血者，其脑中之血过多，固能伤其脑髓神经。脑贫血者，其脑中之血过少，又无以养其脑髓神经。是以究其终极，皆可使神经失其所司也。古方有补血汤，其方黄芪、当归同用，而黄芪之分量，竟四倍于当归，诚以阴阳互为之根，人之气壮旺者，其血分自易充长。况人之脑髓神经，虽赖血以养之，尤赖胸中大气上升以斡旋之。是以《内经》谓："上气不足，脑为之不满，耳为之苦鸣，头为之倾，目为之眩。"所谓上气者，即胸中大气上升于脑中者也。因上气不足，血之随气而注于脑者必少，而脑为之不满，其脑中贫血可知。且因上气不足，不能斡旋其神经，血之注于脑者少，无以养其神经，于是而耳鸣、头倾、目眩，其人可忽至昏仆可知。由此知因脑部贫血以成内中风证者，原当峻补其胸中大气，俾大气充足，自能助血上升，且能斡旋其脑部，使不至耳鸣、头倾、目眩也。是以此方不以当归为主药，而以黄芪为主药也。用龙眼肉者，因其味甘色赤，多含津液，最能助当归以生血也。用鹿角胶者，因鹿之角原生于头顶督脉之上，督脉为脑髓之来源，故鹿角胶之性善补脑髓。凡脑中血虚者，其脑髓亦必虚，用之以补脑髓，实可与补血之药相助为理也。用丹参、乳香、没药者，因气血虚者，其经络多瘀滞，此于偏枯痿废亦颇有关系，加此通气活血之品，以化其经络之瘀滞，则偏枯痿废者自易愈也。用甘松者，为其能助心房运动有力，以多输血于脑，且又为调养神经之要品，能引诸药至脑以调养其神经也。用麝香、梅片者，取其香能通窍以开闭也。用制过马钱子者，取其能眴动脑髓神经使之灵活也[2]。

按： 甘松即西药中之缬草，此系东人之名。西人则名拉底科斯瓦洛兰内，其气香味微酸。《本经》谓其治暴热、火疮、赤气、疥瘙、疽痔、马鞍、热气。《别录》谓其治痈肿、浮肿、结热、风痹、不足、产后痛。

[1] 加味补血汤必须根据病情适当加减，张锡纯示人以规矩，也是其临床宝贵之经验，不可轻视。

[2] 张锡纯从胸中大气和中西医汇通角度对《内经》"上气不足，脑为之不满，耳为之苦鸣，头为之倾，目为之眩"和脑贫血性类中风的病机作了别具一格的阐释，令人耳目一新。其对胸中大气下陷的这种认识，是中医界开天辟地第一人。

[1] 甄权：隋唐医家，善针灸，著《药性论》等。

[2]《大明》：即《大明本草》，也即《日华子本草》，为五代时期著名本草。

[3] 张锡纯从中西医汇通角度对加味补血汤用甘松进行阐释。甘松补痿之功，在于其善兴奋心脏、保安神经、开痹通瘀之功。

[4] 张锡纯通过验案印证当归补血汤的疗效和灵活用法，其中脉微弱无力为诊断之关键。威灵仙祛风除湿、通络止痛，具有较强的走窜之力。张锡纯匠心独具，擅长将威灵仙和补气药配伍治疗痿废。参、芪补力得以运化，灵仙耗伤气血之弊得以制约。该用药心得尚见于振颓汤中，注意学习应用。

[5] 此腿痛当为气虚血瘀之腿痛。

甄权[1]谓其治毒风瘫痪，破多年凝血，能化脓为水，产后诸病，止腹痛、余疹、烦渴。《大明》[2]谓其除血气心腹痛、破癥结、催生、落胞、血晕、鼻血、吐血、赤白带下、眼障膜、丹毒、排脓、补痿。西人则以为兴奋之品，善治心脏麻痹、霍乱转筋。东人又以为镇静神经之特效药，用治癫狂、痫痉诸病。盖为其气香，故善兴奋心脏，使不至于麻痹，而其馨香透窍之力，亦自能开痹通瘀也。为其味酸，故能保安神经，使不至于妄行，而酸化软坚之力，又自能化多年之癥结，使尽消融也。至于其能补痿，能治霍乱转筋者，即心脏不麻痹、神经不妄行之功效外著者也。孰谓中西医理不相贯通哉[3]。

邻村龙潭庄高姓叟，年过六旬，渐觉两腿乏力，浸至时欲眩仆，神昏健忘。恐成痿废，求为延医。其脉微弱无力。为制此方服之，连进十剂，两腿较前有力，健忘亦见愈，而仍有眩晕之时。再诊其脉，虽有起色，而仍不任重按。遂于方中加野台参、天门冬各五钱，威灵仙一钱，连服二十余剂始愈。用威灵仙者，欲其运化参、芪之补力，使之灵活也[4]。

门人张甲升曾治一人，年三十余。于季冬负重贸易，日行百余里，歇息时，又屡坐寒地。后觉腿疼，不能行步，浸至卧床不能动转，周身筋骨似皆痿废，服诸药皆不效。甲升治以加味补血汤，将方中乳香、没药皆改用六钱，又加净萸肉一两。数剂后，腿即不疼。又服十余剂，遂全愈。

按：加味补血汤原治内中风之气血两亏者，而略为变通，即治腿痛如此效验，可谓善用成方者矣[5]。

按语：类中风有肝肾阴虚、肝阳上亢所致的脑充血性中风，有气血亏虚所致的脑贫血性中风。张锡纯与李东垣、王清任等医家不同，他将气血亏虚进一步归咎于胸中大气下陷，这种别具一格的阐释，令人耳目一新。

诊断胸中大气亏虚所致的脑贫血性中风的诊断要点是脉象。其脉弦细无力，或沉缓无力，或迟弱无力，或沉微无力。尤其是寸脉凹陷不起，对诊断胸中大气下陷证具有特殊的重要价值。这与肝肾阴亏、肝阳上亢之脑充血性类中风脉象形成了鲜明的对比，脑充血中风之脉为弦长有力，临床当详细审查。

加味补血汤中重用黄芪峻补胸中大气，胸中大气壮旺，气自易上升，血也自易随之上升，气血充养大脑自不用说；当归、龙眼肉、鹿角胶补养精血；丹参、乳香、没药、甘松流通气血，化其经络之瘀滞。

甘松气香味微酸，中医认为其具有开痹通瘀、平肝息风、镇静安神之功，故可治疗瘀血闭阻脏腑经络和肝风内动所致的半身不遂、心腹疼痛、痈肿丹毒、癫狂痫痉、霍乱转筋等。西医认为该药具有兴奋心脏、保安神经之功，故能对心脑血管疾病具有良好的作用。

麝香有特殊的香气，可很快进入脏腑经络毛窍，迅速发挥药性。西医现在多把麝香作为中枢神经兴奋剂和强心剂。由于其走窜之力甚强，容易耗伤气血，有坠胎作用，故正气亏虚者需配伍补养气血药同时应用，孕妇患者禁内服和外用。目前，真麝香药源奇缺，药价昂贵，故多用冰片作为替代品。

马钱子苦寒，具有非常强大的通络止痛之功。该药不宜生用、多服和久服，体质虚弱及孕妇禁服。炮制后入丸、散，日服量控制在 0.5g 以下。过量中毒可引起肢体颤动、惊厥、呼吸困难，甚至昏迷死亡。

治小儿风证方

定风丹

治初生小儿绵风，其状逐日抽掣，绵绵不已，亦不甚剧[1]。

生明乳香三钱　生明没药三钱　朱砂一钱　全蜈蚣大

[1] 绵风，即新生儿破伤风之轻证。因其抽掣绵绵不已，不甚剧烈，故名。

者，一条　全蝎一钱

共为细末，每小儿哺乳时，用药分许，置其口中，乳汁送下，一日约服药五次[1]。

一小儿，生后数日即抽绵风。一日数次，两月不愈。为拟此方，服药数日而愈。所余之药，又治愈小儿三人。按：此方以治小儿绵风或惊风，大抵皆效。而能因证制宜，再煮汤剂以送服此丹，则尤效。宗弟相臣，青县之名医也，喜用此丹以治小儿惊风，又恒随证之凉热虚实，作汤剂以送服此丹。其所用之汤药方，颇有可采。爰录其治验之原案二则于下[2]。

【附录】 原案一：己巳端阳前，友人黄文卿幼子，生六月，头身胎毒终未愈。禀质甚弱，忽肝风内动，抽掣绵绵不休。囟门微凸，按之甚软，微有赤色。指纹色紫为爪形。目睛昏而无神，或歪。脉浮小无根。此因虚气化不固，致肝阳上冲脑部扰及神经也。文卿云：此证西医已诿为不治，不知尚有救否？答曰：此证尚可为，听吾用药，当为竭力治愈。遂先用定风丹三分，水调灌下。继用生龙骨、生牡蛎、生石决明以潜其阳；钩藤钩、薄荷叶、羚羊角锉细末三分以熄其风。生黄芪、生山药、山萸肉、西洋参以补其虚；清半夏、胆南星、粉甘草以开痰降逆和中。共煎汤多半杯，调入定风丹三分，频频灌之。二剂肝风止，又增损其方，四剂全愈[3]。按：黄芪治小儿百病，明载《神农本草经》。惟此方用之，微有升阳之嫌。然《神农本草经》又谓其主大风，肝风因虚内动者，用之即能熄风可知。且与诸镇肝敛肝之药并用，若其分量止用二三钱，原有益而无损也[4]。

原案二：天津聂姓幼子，生七月，夜间忽患肝风，抽动喘息，不知啼。时当仲夏，天气亢旱燥热。察其风关、气关纹红有爪形，脉数身热，知系肝风内动。急嘱其乳母，将小儿置床上，不致怀抱两热相并。又嘱其开窗，以通空气。先用急救回生丹吹入鼻中，以镇凉其脑系。遂灌以定风丹三分。又用薄荷叶、黄菊花、钩藤

[1] 定风丹的服用方法很有巧思。

[2] 该方虽为新生儿破伤风而设，但也可用于小儿惊风。若再辨证论治配以汤剂，则更好。

[3] 抽掣绵绵不休、指纹色紫为爪形、脉浮小无根，为审证要点。该案对临床治疗小儿慢惊风具有重要启发意义。先滋补肝肾气血、固其本，再清热化痰、镇肝息风。

[4] 张锡纯对方中用生黄芪给予阐释，以解除读者之疑惑。方中生黄芪用量不宜过大或暂时不用。

钩、栀子、羚羊角以散风清热，生龙骨、生牡蛎、生石决明以潜阳镇逆，天竺黄、牛蒡子、川贝母以利痰定喘。将药煎好，仍调入定风丹三分，嘱其作数次灌下，勿扰其睡。嗣来信，一剂风熄而病愈矣。按：此二证，虽皆系肝风内动抽掣，而病因虚实迥异。相臣皆治以定风丹，而其煎汤送服之药，因证各殊。如此善用成方，可为妙手灵心矣[1]。

【附方】 鲍云韶[2]**预防小儿脐风散**。方用枯矾、硼砂各二钱半，朱砂二分，冰片、麝香各五厘，共为末。凡小儿降生后，洗过，即用此末擦脐上。每小儿换褓布时，仍擦此末。脐带落后，亦仍擦之。擦完一料，永无脐风之证。按：此方最妙，愚用之多次皆效。真育婴之灵丹也[3]。

按语：中医认为，小儿破伤风为外来风邪经脐部侵入所致，故又名"脐风"；大多在生后六七天发病，故民间又称"四六风"或"七日风"；首先出现的症状是口紧闭，故又名"锁口风"。

张锡纯创制定风丹为绵风而设。方中主药应是朱砂、蜈蚣、全蝎 3 味，乳香、没药为辅药。朱砂内服，具有杀菌解毒、镇静安神之功，为本方不可挪移之品；蜈蚣、全蝎息风止痉；乳香、没药可活血通络。

张锡纯定风丹的服用方法很有巧思。因为小儿服药不便，所以每当小儿哺乳时，用药分许，置其口中，乳汁送下，一日约服药 5 次。本方总量八钱以上，朱砂占一钱，即不到八分之一。小儿一日用量为五分左右，即用朱砂 0.19g 左右。朱砂有一定的毒性，不易多服、久服，注意中病即止。

定风丹本为新生儿破伤风而设。但张锡纯宗弟相臣用羚角钩藤汤灵活加减，再配以定风丹，治疗小儿急慢惊风也取得了良效，值得学习效仿。

张锡纯极为推崇"预防小儿脐风散"，赞其为"真育婴之灵丹也"，体现了其兼收并蓄和重视治未病的学

[1] 抽动喘息、风关和气关纹红有爪形，脉数身热，为审证要点。上案为虚证，本案为实证，故去掉滋补肝肾、补养气血之品。张锡纯特意选青县名医相臣的虚实两案进行对比，用心良苦。

[2] 鲍云韶：鲍相璈，清代医家，著《验方新编》。

[3] 张锡纯极为推崇预防小儿脐风散，赞其为"育婴之灵丹也"，体现了其兼收并蓄和重视治未病的学术思想。

术思想。

值得一提的是，现今临床若遇到新生儿破伤风需中西医结合治疗。一方面要及时给新生儿应用破伤风抗毒素，一方面用上述中医药方法治疗。

镇风汤

治小儿急惊风。其风猝然而得，四肢搐溺，身挺颈疼，神昏面热，或目睛上窜，或痰涎上壅，或牙关紧闭，或热汗淋漓[1]。

钩藤钩三钱　羚羊角一钱，另炖，兑服　龙胆草二钱　青黛二钱　清半夏二钱　生赭石轧细，二钱　茯神二钱　僵蚕二钱　薄荷叶一钱　朱砂二分，研细，送服

磨浓生铁锈水煎药。

小儿得此证者，不必皆由惊恐。有因外感之热，传入阳明而得者，方中宜加生石膏；有因热疟而得者，方中宜加生石膏、柴胡[2]。

急惊之外，又有所谓慢惊者，其证皆因寒，与急惊之因热者，有冰炭之殊。方书恒以一方治急、慢惊风二证，殊属差谬[3]。慢惊之证，惟庄在田[4]《福幼编》辨之最精，用方亦最妙。其辨慢惊风，共十四条：

一慢惊吐泻，脾胃虚寒也。

一慢惊身冷，阳气抑遏不出也。

一慢惊鼻风煽动，真阴失守，虚火烧肺也。

一慢惊面色青黄及白，气血两虚也。

一慢惊口鼻中气冷，中寒也。

一慢惊大小便清白，肾与大肠全无火也。

一慢惊昏睡露睛，神气不足也。

一慢惊手足抽掣，血不行于四肢也。

一慢惊角弓反张，血虚筋急也。

一慢惊午寒午热，阴血虚少，阴阳错乱也。

一慢惊汗出如洗，阴虚而表不固也。

一慢惊手足瘛疭，血不足养筋也。

一慢惊囟门下陷，虚至极也。

[1] 镇风汤虽为急惊风而设，但也可治疗新生儿破伤风之重证，为医者贵在变通。

[2] 根据外感和内伤对镇风汤进行加减。

[3] 惊风当分急惊风和慢惊风。急惊风多属实热，慢惊风多属虚寒。临床宜辨证施治。

[4] 庄在田：庄一夔，字在田，清代名医，著《福幼编》。

一慢惊身虽发热、口唇焦裂出血却不喜饮冷茶水，进以寒凉愈增危笃，以及所吐之乳、所泻之物皆不甚消化，脾胃无火可知。唇之焦黑，乃真阴之不足也明矣。

脾风之证，亦小儿发痉之证，即方书所谓慢惊风也。因慢惊二字欠解，近世方书有改称慢脾风者，有但称脾风者。二名较之，似但称脾风较妥，因其证之起点由于脾胃虚寒也。盖小儿虽为少阳之体，而少阳实为稚阳，有若草木之萌芽，娇嫩畏寒。是以小儿或饮食起居多失于凉，或因有病过服凉药，或久疟、久痢，即不服凉药亦可因虚生凉，浸成脾风之证。其始也，因脾胃阳虚，寒饮凝滞于贲门之间，阻塞饮食不能下行，即下行亦不能消化，是以上吐而下泻。久之，则真阴虚损，可作灼热，其寒饮充盛，迫其身中之阳气外浮，亦可作灼热，浸至肝虚风动，累及脑气筋，遂至发痉，手足抽掣。此证庄在田《福幼编》论之最详，其所拟之逐寒荡惊汤及加味理中地黄汤二方亦最善。先用逐寒荡惊汤，大辛大热之剂，冲开胸中寒痰，可以受药不吐，然后接用加味理中地黄汤，诸证自愈[1]。

【附方】 逐寒荡惊汤：用胡椒、炮姜、肉桂各一钱，丁香十粒，共捣成细渣。以灶心土三两煮汤，澄清，煎药大半茶杯药皆捣碎，不可久煎，肉桂又忌久煎[2]三四沸即可，频频灌之。接服加味理中地黄汤，定获奇效。

按：此汤当以胡椒为君。若遇寒痰结胸之甚者，当用二钱，而稍陈者，又不堪用。族侄荫蓁六岁时，曾患此证。饮食下咽，胸膈格拒，须臾吐出。如此数日，昏睡露睛，身渐发热。投以逐寒荡惊汤原方，尽剂未吐。欲接服加味理中地黄汤，其吐又作。恍悟，此药取之乡间小药坊，其胡椒必陈。且只用一钱，其力亦小。遂于食料铺中，买胡椒二钱，炮姜、肉桂、丁香仍按原方，煎服一剂。而寒痰开豁，可以受食[3]。继服加味理中地黄汤，一剂而愈。

[1] 脾胃虚寒型慢惊风在小儿常见，庄在田《福幼编》辨之最精，用方最妙。张锡纯非常推崇，故详细给予介绍，以便与急惊风相鉴别。

[2] 肉桂含有挥发油，主要成分为桂皮醛，有促进唾液和胃液分泌及增进消化的作用，所以不宜久煎。

[3] 通过该案说明医生不仅辨证要精，所用之药要良。工欲善其事，必先利其器。

又方中所用灶心土，须为更改。凡草木之质，多含碱味。草木烧化，其碱味皆归灶心土中。若取其土煎汤，碱味浓浓，甚是难服，且与脾胃不宜。以灶圹内周遭火燎红色之土代之，则无碱味，其功效远胜于灶心土[1]。

【附方】 加味理中地黄汤：熟地五钱，焦白术三钱，当归、党参、炙芪、故纸炒捣、枣仁炒捣、枸杞各二钱，炮姜、萸肉去净核、炙草、肉桂各一钱，生姜三片，红枣三枚捭开，胡桃二个用仁打碎为引。仍用灶心土代以灶圹土二两，煮水煎药。取浓汁一茶杯，加附子五分，煎水搀入。量小儿大小，分数次灌之。如咳嗽不止者，加米壳、金樱子各一钱。如大热不退者，加生白芍一钱。泄泻不止，去当归，加丁香七粒。隔二三日，止用附子二三分。盖因附子大热，中病即宜去之。如用附子太多，则大小便闭塞不出。如不用附子，则脏腑沉寒，固结不开。若小儿虚寒至极，附子又不妨用一二钱。若小儿但泻不止，或微见惊搐，尚可受药吃乳便利者，并不必服逐寒荡惊汤，只服此汤一剂，而风定神清矣。若小儿尚未成慢惊，不过昏睡发热，或有时热止，或昼间安静、夜间发热，均宜服之。若新病壮实之小儿，眼红口渴者，乃实火之证，方可暂行清解。但果系实火，必大便闭结，气壮声洪，且喜多饮凉水。若吐泻交作，则非实火可知。倘大虚之后，服一剂无效，必须大剂多服为妙。方书所谓天吊风、慢脾风皆系此证[2]。

按：此原方加减治泻不止者，但加丁香，不去当归。而当归最能滑肠，泻不止者，实不宜用。若减去当归，恐滋阴之药少，可多加熟地一二钱又服药泻仍不止者，可用高丽参二钱捣为末，分数次用药汤送服，其泻必止[3]。

又按：慢惊风，不但形状可辨，即其脉亦可辨。族侄荫棠七八岁时，疟疾愈后，忽然吐泻交作。时霍乱盛行，其家人皆以为霍乱证。诊其脉弦细而迟，六脉皆不

[1] 张锡纯根据临床实践经验，以灶圹土代替灶心土。

[2] 张锡纯详细介绍加味理中地黄汤的组成和加减变化，可见其推崇之极。

[3] 智者千虑，必有一失。张锡纯对泄泻不止的加减给予完善，指出宜去当归，多加熟地。泻仍不止，用高丽参补气升提。

《医学衷中参西录》临证助读系列 方论分册

448

闭塞。愚曰：此非霍乱。吐泻带有黏涎否？其家人谓偶有带时。愚曰：此寒痰结胸，格拒饮食，乃慢惊风将成之兆也。投以逐寒荡惊汤、加味理中地黄汤各一剂而愈[1]。

又此二汤治慢惊风，虽甚效验。然治此证者，又当防之于预，乃为完全之策。一孺子，年五六岁，秋夏之交，恣食瓜果当饭。至秋末，其行动甚迟，正行之时，或委坐于地。愚偶见之，遂恳切告其家人曰：此乃慢惊风之先兆也。小儿慢惊风证，最为危险，而此时调治甚易，服药两三剂，即无患矣。其家人不以为然。至冬初，慢惊之形状发现，呕吐不能受食，又不即治。迁延半月，病势垂危，始欲调治。而服药竟无效矣[2]。

又有状类急惊，而病因实近于慢惊者。一童子，年十一二，咽喉溃烂。医者用吹喉药吹之，数日就愈。忽然身挺，四肢搐搦（chùnuò，抽搐），不省人事，移时始醒，一日数次。诊其脉甚迟濡。询其心中，虽不觉凉，实畏食凉物。其呼吸，似觉短气。时当仲夏，以童子而畏食凉，且征以脉象病情，其为寒痰凝结，瘀塞经络无疑。投以《伤寒论》白通汤，一剂全愈[3]。

按语：张锡纯创制的镇风汤为小儿急惊风而设。小儿急惊风多为过受惊吓或过食肥甘厚腻之品，导致肝火炽盛、肝阳化风，或感受外邪引动肝经风火，筋脉拘挛所致。镇风汤取羚羊角、龙胆草、青黛、薄荷清透肝火以治本；代赭石、铁锈水、清半夏镇肝降气祛痰，僵蚕、钩藤钩息风止痉；朱砂、茯神镇静安神。全方清透并举、标本兼治，惊风得平。

张锡纯非常重视急惊风、慢惊风的鉴别诊断和治疗，并非常赞赏庄在田《福幼编》中对慢惊风的诊断和治疗。所以，张锡纯不惜笔墨将庄在田《福幼编》中慢惊风的14条诊断、逐寒荡惊汤及加味理中地黄汤都详加介绍阐释。逐寒荡惊汤主治小儿久病不愈，或痘

[1] 案中吐泻带有黏涎、弦细而迟，为审证要点。

[2] 张锡纯提出要及早预防和治疗，体现了其"治未病"的学术思想。

[3] 无论急惊还是慢惊，不存定见是关键。案中脉甚迟濡，为审证要点。

疹及过服寒凉致慢性惊厥。方中胡椒、炮姜、丁香、肉桂均为温中散寒之剂，灶心土温中燥湿、健脾降逆。若更见小儿精神衰惫、身体瘦弱、嗜睡、时热时凉、午后发热、泻泄不止等，则用加味理中地黄汤。方中参、术、姜、草组成著名温里方剂理中汤补气健脾、温中散寒；黄芪、大枣补中益气；熟地、当归、枸杞、山萸肉补肝益肾，滋精养血；补骨脂、核桃肉温肾助阳；枣仁养血安神。诸药配伍，补气血、温脾肾、回元阳。两方具体应用时皆可加僵蚕、蜈蚣、全蝎、钩藤等息风止痉。

惊风为小儿科的疑难重证，重视防治非常关键，比如注意预防外感、不久坐潮湿之地、不过食辛辣和生冷、防治惊吓、及早治疗吐泻等。张锡纯说："又此二汤治慢惊风，虽甚效验。然治此证者，又当防之于预，乃为完全之策。"这充分体现了其"治未病"的学术思想。

治痫风方

加味磁朱丸

治痫风[1]。

磁石二两，能吸铁者，研极细，水飞出，切忌火煅　赭石二两　清半夏二两　朱砂一两

上药各制为细末。再加酒曲半斤，轧细过罗，可得细曲四两，炒熟二两，与生者二两，共和药为丸，桐子大。铁锈水煎汤，送服二钱，日再服[2]。

磁石为铁、氧二种原质化合，含有磁气。其气和异性相引，同性相拒，颇类电气，故能吸铁。煅之则磁气全无，不能吸铁，用之即无效。然其石质甚硬，若生用入丸散中，必制为极细末，再以水飞[3]之，用其随水飞出者方妥。或和水研之，若拙拟磨翳散在第八卷之研

[1] 痫风即癫痫，俗称"羊痫风"。
[2] 磁朱丸原用神曲，张锡纯改用酒曲者，是因酒曲制备方法精良，疗效胜于神曲。生熟各半，可减少对胃刺激。
[3] 水飞：即利用某些矿物药的粗细粉末在水中有不同的悬浮性而分离。水飞可使药物细腻纯净，便于内服外用。

《医学衷中参西录》临证助读系列

方论分册

450

飞炉甘石法，更佳[1]。

又朱砂无毒，而煅之则有毒。按化学之理，朱砂原硫黄、水银二原质合成。故古方书，皆谓朱砂内含真汞，汞即水银也。若之，则仍将分为硫黄、水银二原质，所以有毒。又原方原用神曲，而改用酒曲者，因坊间神曲窨（yìn，地下室）发皆未能如法，多带酸味，转不若造酒曲者，业有专门，曲发甚精，用之实胜于神曲也[2]。

磁朱丸方乃《千金方》中治目光昏耗、神水宽大之圣方也。李濒湖[3]解曰：磁石入肾，镇养真阴，使肾水不外移。朱砂入心，镇养心血，使邪火不上侵。佐以神曲，消化滞气，温养脾胃生发之气。乃道家媒合婴儿姹女之理[4]。

按：道家以肾为婴儿，心为姹女，脾为黄婆（脾内涎能养其他脏腑，所以叫黄婆）。每当呼气外出之时，肾气随呼气上升，是婴儿欲有求于姹女也。当此之际，即借脾土镇静之力，引心气下降，与肾气相会。此所谓心肾相交，即道家所谓黄婆媒合婴儿姹女之理也[5]。然从前但知治眼疾而不知治痫风。至柯韵伯[6]称此方治痫风如神，而愚试之果验。然不若加赭石、半夏之尤为效验也[7]。

此方所以能治痫风者，因痫风之根伏藏于肾。有时肾中相火暴动，痫风即随之而发，以致痰涎上涌，昏不知人。夫相火为阴中之火，与雨间之电气为同类。夫电气喜缘铁传递，磁石中含铁质，且能吸铁，故能伏藏电气，即兼能伏藏与电气同类之相火也。又相火之发动，恒因君火之潜通，有朱砂之宁静心火，则相火愈不妄动矣。又电气入土则不能发声。故喻嘉言谓，伏制阴分之火，当以培养脾土为主。盖以土能制电，即能制水中之火，有神曲以温补脾胃，则相火愈深潜藏矣。原方止此三味，为加赭石、半夏者，诚以痫风之证，莫不气机上逆，痰涎上涌。二药并用，既善理痰，又善镇气降气也。送以铁锈汤者，以相火生于命门，寄于肝胆，相火

[1] 根据物理学原理，强调磁石不能煅用。研飞炉甘石法，即若飞过者还不甚细，可再研再飞，以极细为度。

[2] 朱砂忌煅，煅之有毒。但朱砂无毒说也不可取，应用时必须遵照《中华人民共和国药典》执行。

[3] 李濒湖：李时珍。

[4] 张锡纯阐释磁朱丸的来历、功效和主治。

[5] 张锡纯解释道家媒合婴儿姹女之理即中医心肾相交。

[6] 柯韵伯：柯琴，字韵伯，清代医家，著《伤寒来苏集》等。

[7] 张锡纯继承柯韵伯磁朱丸治痫风如神之说，并加以发挥。

[1] 张锡纯结合物理学原理对加味磁朱丸配伍机制进行了通俗科学的阐释，有助于在实践中具体应用，为其中西医汇通学术思想之体现。

[2] 熊胆清热化痰、息风止痉、镇惊安神，故能治疗痰热生风之癫痫。

之暴动实于肝胆有关。此肝胆为木脏，即为风脏，内风之煽动，亦莫不于肝胆发轫（fārèn，泛指新事物或某种局面开始出现）。铁锈乃金之余气，故取金能制木之理，镇肝胆以熄内风；又取铁能引电之理，借其重坠之性，以引相火下行也[1]。

友人祁伯卿之弟患痫风，百药不效。后得一方，用干熊胆若黄豆粒大一块约重分半，凉水少许浸开服之冬月宜温水浸开温服，数次而愈。伯卿向愚述之，因试其方果效[2]。

按语： 磁朱丸最早见于唐代孙思邈所著《备急千金要方》，由煅磁石、朱砂组成，并用神曲糊丸保护脾胃；具有镇肝明目、摄纳浮阳之功，主要用于治疗肝阳上扰所致的心悸失眠、耳鸣耳聋、头目眩晕、视物昏花等病证。张锡纯在应用磁朱丸治疗癫痫时有继承，但更多的是全面创新。

1. 实践柯韵伯磁朱丸治痫风之说　清代著名伤寒学家柯韵伯应用磁朱丸治痫风如神。张锡纯加以实践，对柯韵伯之说给予肯定。

2. 处方创新　张锡纯对磁朱丸加以创新，增加半夏、代赭石、铁锈水既理痰又镇降冲气，使原方更加符合癫痫的冲气上递、痰涎上涌病机。

3. 药物创新　张锡纯根据物理学原理，认为磁石煅后用之无效，所以主张用生磁石水飞应用。张锡纯认为坊间神曲制作粗糙，不如酒曲制作精良。他用酒曲生熟各半，既可温养脾胃生发之气，又可减少对胃的刺激。

4. 阐释组方机制创新　张锡纯结合物理学原理对加味磁朱丸配伍机制进行了通俗科学全新的阐释，有助于在实践中具体应用。

张锡纯创制的加味磁朱丸心脾肾并调，标本兼治，可应用于癫痫的各个阶段，尤其是善后更具特色。临床不可拘泥于张锡纯的朱砂无毒说，应用时必须遵照《中华人民共和国药典》执行。成人一般一日用量不超过 0.5g。而且不可连续服用，谨防蓄积中毒。

通变黑锡丹

治痫风[1]。

铅灰研细，二两　硫化铅研细，一两　麦曲炒熟，两半
上三味，水和为丸，桐子大。每服五六丸，多至十
丸。用净芒硝四五分，冲水送服。若服药后，大便不利
者铅灰、硫化铅皆能涩大便，芒硝又宜多用[2]。

古方有黑锡丹，用硫黄与铅化合，以治上热下凉、
上盛下虚之证，洵为良方。而犹未尽善者，因其杂以草
木诸热药，其性易升浮，即不能专于下达。向曾变通其
方，专用硫化铅和熟麦曲为丸，以治痫风数日一发者，
甚有效验。乃服至月余，因觉热停服，旬余病仍反复。
遂又通变其方，多用铅灰，少用硫化铅，俾其久服不致
生热。加以累月之功，痫风自能除根。更佐以健脾、利
痰、通络、清火之汤剂，治法尤为完善[3]七卷中有愈痫丹
方，宜参观。

取铅灰法：用黑铅数斤，熔化后，其面上必有浮
灰。屡次熔化，即可屡次取之[4]。

制硫化铅法：用黑铅四两，铁锅内熔化。再用硫黄
细末四两，撒于铅上。硫黄皆着，急用铁铲拌炒。铅经
硫黄烧炼，结成砂子，取出晾冷，碾轧成饼者系未化透
之铅去之，余者，再用乳钵（rǔbō，研药末的陶制器
具）研极细[5]。

按语：加味磁朱丸用于癫痫属肾阴虚之热证，通
变黑锡丹用于癫痫属肾阳虚之寒证。虽然张锡纯未明确
指出两方的区别，但以方测证可知一二。

黑锡丹出自宋代《太平惠民和剂局方》，为治疗
肾阳亏虚、虚寒喘证之良方。张锡纯根据其临床实
践，将方中草木类药和阳起石全部减去，增加铅灰，
方简效宏，创造性地应用于癫痫病证，故名通变黑
锡丹。

[1] 加味磁朱丸用于癫痫属肾阴虚之热证；通变黑锡丹用于癫痫属肾阳虚之寒证。

[2] 通变黑锡丹的制备方法、服用方法和注意事项。

[3] 创制通变黑锡丹的原因和经过。并强调辨证施治之汤剂与本丸并用，更为完善。

[4] 张锡纯介绍取铅灰法。

[5] 张锡纯介绍制硫化铅法，俨然一化学家矣。

方中硫化铅为主药，具有温补真阳、镇降逆气之功。硫黄本身就具有温补真阳之功，为什么还用硫化铅呢？有两个用途：①阴中求阳：《成方便读》曰："欲补真阳之火，必先回护真阴，故硫黄、黑铅二味，皆能入肾，一补火而一补水，以之同炒，使之水火交恋，阴阳互根之意。"②制约硫黄升浮之弊病：硫黄虽温阳但有升浮之弊病，但硫化铅则温真阳而不升浮上逆。

方中铅灰为辅药。铅灰即黑铅熔化后其面上的浮灰，功同黑铅；质重性阴，甘寒有毒，具有镇心安神、平肝镇逆、坠痰、杀虫解毒之功。方中为什么用铅灰而不用黑铅呢？目的有三：①铅灰同样具有铅的甘寒之性，配伍大热纯阳之硫化铅，能使硫化铅温补真阳的同时久服不助火生热；②铅灰同样具有铅的重坠之性，用其镇心安神、坠痰降逆、摄纳浮阳；③不用铅而用铅灰，目的是减少铅本身的过分寒凉不利于温阳，减少铅本身过分重坠不利于阳气的温煦。

铅和硫化铅都有毒，服用容易发生铅中毒。方中所用铅灰尽管可能比铅的毒性有所降低，但临证使用仍需格外谨慎。一要严格控制使用剂量；二是使用时不宜久服；三是严密观察毒副反应；四是检测血铅和尿铅浓度。尿中铅量超过 0.05～0.08mg/L 时，应考虑有铅中毒的可能。平时多喝牛奶、茶水，多服用海带、大蒜、洋葱头、新鲜水果和蔬菜等。若出现铅中毒症状，必须马上停服，急解铅毒。西医治疗的特效药为整合剂依地酸钙钠，或青霉胺。

一味铁养汤

治痫风及肝胆之火暴动，或胁疼，或头疼目眩，或气逆喘吐，上焦烦热，至一切上盛下虚之证皆可。用其汤煎药，又兼能补养血分[1]。

方用长锈生铁，和水磨取其锈，磨至水皆红色，煎汤服之。

[1] 铁锈又名铁养。加味磁朱丸、通变黑锡丹病位侧重于肾，一味铁养汤病位侧重于肝。

化学家名铁锈为铁养，以铁与氧气化合而成锈也。其善于镇肝胆者，以其为金之余气，借金以制木也。其善治上盛下虚之证者，因其性重坠，善引逆上之相火下行。相火为阴中之火，与电气为同类，此即铁能引电之理也。其能补养血分者，因人血中原有铁锈，且取铁锈嗅之，又有血腥之气，此乃以质补质、以气补气之理。且人身之血，得氧气则赤，铁锈原铁与氧气化合，故能补养血分也。西人补血之药，所以有铁酒[1]。

一六岁幼女，初数月一发痫风，后至一日数发，精神昏昏若睡，未有醒时。且两目露睛，似兼慢惊。遂先用《福幼编》治慢惊之方治之，而露睛之病除。继欲治其痫风，偶忆方书有用三家磨刀水洗疮法。因思三乃木数，可以入肝，铁锈又能镇肝，以其水煎药，必能制肝胆上冲之火，以熄内风。乃磨水者，但以水贮罐中，而煎药者，误认为药亦在内，遂但煎其水服之，其病竟愈。后知药未服，仍欲煎服。愚曰：磨刀水既对证，药可不服。自此日煎磨刀水服两次，连服数日，痫风永不再发[2]。

一人，年三十许，痫风十余年不愈，其发必以夜。授以前加味磁朱丸方，服之而愈。年余其病又反复，然不若从前之剧。俾日磨浓铁锈水，煎汤服之，病遂除根[3]。

族家嫂，年六旬。夜间忽然呕吐头疼，心中怔忡甚剧，上半身自汗。其家人以为霍乱证。诊其脉，关前浮洪，摇摇而动。俾急磨浓铁锈水，煎汤服下即愈[4]。

友人韩鳌廷曾治一人，当恼怒之后，身躯忽然后挺，气息即断，一日数次。鳌廷诊其脉，左关虚浮。遂投以萸肉去净核、龙骨、牡蛎皆不用煅、白芍诸药，用三家磨刀水煎之，一日连服二剂，病若失[5]。

西药治痫风者，皆系麻醉脑筋之品，强制脑筋使之不发，鲜能被除病根。然遇痫风之剧而且勤，身体羸弱，不能支持者，亦可日服其药两次，以图目前病不反复，而徐以健脾、利痰、通络、清火之药治之。迨至身

[1] 张锡纯结合化学和物理原理，分析铁锈具有镇肝制木、补养血分之功。张锡纯的中西医汇通思想不仅包括西医，还包括物理、化学等其他科学在内的融合。

[2] 该案夹有肝胆上冲之火，故铁锈磨水服用取效。

[3] 服用加味磁朱丸后病有反复，因肝胆上冲之火未除所致。

[4] 夜间忽然呕吐头疼，心中怔忡甚剧，上半身自汗，关前浮洪，摇摇而动，为肝火上冲所致。

[5] 身躯忽然后挺，气息即断，左关虚浮，为肝虚不敛、肝火上冲所致。

形强壮，即可停止西药，而但治以健脾、利痰、通络、清火之品。或更佐以镇惊若朱砂、磁石类、祛风若蜈蚣、全蝎类、透达脏腑若麝香、牛黄类之品，因证制宜，病根自能被除无余也。爰将西药之可用者，开列于下[1]。

臭剥，系貌罗谟与加留谟化合，故亦名貌罹加留谟。为光白色、方形结晶。无臭气，有辛咸味。乃麻醉镇痉药。在神经系统能呈镇静作用，故为神经诸病及癫痫病之特效药。至因神经不眠、妊妇呕吐、男子梦遗等证，用之皆效。每服一瓦，可渐加至三瓦。久服伤脾胃，昏人神智，此药宜与臭素安母纽谟、臭素那笃留谟同用三药等分可服两瓦。盖三种皆为盐基同性之药，那笃留谟不损神智、伤脾胃较甚，安母纽谟不伤脾胃、力则稍逊[2]。

抱水过鲁拉儿，为无色透明斜系棱柱结晶。有特异之香气，味微苦，兼苦辣。乃亚舍答儿、亚尔至菲笃之三格儿化合物。长于催睡镇痉，功用与臭剥相近，而其力实猛于臭剥且长于臭剥。用之大量，一次不过半瓦。愚常用臭剥与臭素安母纽谟各两瓦，抱水过鲁拉儿一瓦，掺炒熟麦面十瓦，为丸桐子大，名之曰抱水三物丸。每服十五六丸，以治痫痉、不睡、梦遗甚效[3]。

按语：癫痫的病机非常复杂，在临床上不能拘泥于一法一方一药，必须遵从辨证论治的精神加以治疗，甚至有时还得暂时借助西药，方可取得良好疗效。

癫痫的病位可在脾、在肝、在心、在肾，各有所侧重。前方加味磁朱丸、通变黑锡丹病位侧重于肾，而该方一味铁养汤病位侧重于肝。

铁锈为生铁氧化后生成的红褐色锈衣，主要含有四氧化三铁（Fe_3O_4）等成分。其味辛咸，性寒，入胃、心、肝、肺经。能补充人体血液中铁元素的不足，故有养血生血之功效。以其性寒凉，故善清心火、肝火、胃火；以其质重坠，故能镇心、镇肝、降胃、降冲、引上逆之相火下行、坠痰等。《日华子本草》云其"治痫疾，镇心，安五脏，能黑髭发"。中医认为髭发为血之

[1] 在遇痫风之剧而且频发时，张锡纯主张中西药并用，取长补短。

[2] 张锡纯首推臭剥，称其为神经诸病及癫痫病之特效药。

[3] 抱水过鲁拉儿功用与臭剥相近，为长效剂。张锡纯用西药创制抱水三物丸，以治痫痉、不睡、梦遗甚效，正是其对西医研究至精至深，才有中西合璧之结果。

《医学衷中参西录》临证助读系列

方论分册

456

余，血旺则鬓发黑，亦可见铁锈养血补血确有殊功。一味铁养汤养肝血、清肝火、镇肝逆、坠痰涎，用于肝血不足、肝火上冲、痰邪上泛者，可谓一药皆善其功，故可治疗肝血不足、肝火上冲、痰邪上泛所致的癫痫。至于其他因肝胆之火暴动所致的胁痛、头痛目眩、气逆喘吐、上焦烦热和一切上盛下虚之证，皆可用该方加减治疗。

治肢体痿废方

补偏汤

治偏枯。

生黄芪一两五钱　　当归五钱　　天花粉四钱　　天冬四钱
甘松三钱　　生明乳香三钱　　生明没药三钱

偏枯之证，因其胸中大气虚损，不能充满于全身，外感之邪即于其不充满之处袭入经络，闭塞血脉，以成偏枯之证[1]。病在左者，宜用鹿茸汤浸、兑服、鹿角剉细，炙服，或鹿角胶另炖，同服作引。病在右者，宜用虎骨制细，炙服或虎骨胶另炖，炙服作引作引之理详第四卷活络效灵丹。初服此汤时，宜加羌活二钱、全蜈蚣一条焙焦，研服，以祛风通络，三四剂后去之。脉大而弦硬者，宜加山萸肉核皆去净、生龙骨、生牡蛎各数钱，至脉见和软后去之。服之觉闷者，可佐以疏通之品，如丹参、生鸡内金捣细、陈皮、白芥之类，凡破气之药皆不宜用。觉热者，可将花粉、天冬加重，热甚者可加生石膏数钱，或至两许。试观《金匮》治热瘫痫有风引汤，方中石膏与寒水石并用，《千金》小续命汤为六经中风之通剂，去附子，加石膏、知母名白虎续命汤，古法可考也。觉凉者，宜去花粉、天冬。凉甚者，加附子、肉桂[2]捣细冲服。

[1] 张锡纯从胸中大气下陷角度阐释偏枯，令人耳目一新。该方侧重治疗新病。

[2] 补偏汤的加减法为张锡纯宝贵经验，注意学习效仿。特别强调了可加生石膏，乃受《金匮》风引汤配伍用药和《千金》小续命汤加减法的启发。

甘松西人名拉底克斯瓦洛兰内，东人名缬草，气香味微酸。《本经》谓其治暴热、火疮、赤气、疥瘙、疽。《别录》谓其除浮肿、结热、风痹、不足。甄权谓其治毒风痛痹、破多年凝血、产后诸病。《日华》谓其治血气心腹疼、癥结、血动鼻衄、吐血、赤白带下、赤眼障膜、丹毒，排脓补瘘。西人则以为奋兴之品，用治霍乱转筋。东人谓有镇静神经之效，用治癫狂病痉。盖甘松气香能通，故善助心脏之奋兴；味酸能敛，故善制脑筋之妄行；其性善化淤瘀、活血脉，故能愈疼消癥，善治一切血证及风痹、痛痹痿废也；且能助心脏调脑筋，尤为痿痹之要着也[1]。

或问：王勋臣谓，偏枯原非中风，元气全体原有十分，有时损去五分、余五分，虽不能充体犹可支持全身，而气虚者经络必虚，有时气从经络虚处透过，并于一边，彼无气之边即成偏枯。故患此证者，未有兼发寒热头疼诸证者。若执王氏之说，则《灵枢经》所谓"虚邪偏客于半身，其入深者内居荣卫，荣卫衰则真气去，邪风独留，发为偏枯"与《素问》所谓"风中五脏六腑之俞，所中则为偏枯者"皆不足言欤？答曰：王氏谓偏枯因气虚诚为卓识，而必谓偏枯不因中风，乃王氏阅历未到也。忆数年前，族家姊，年七旬有三，得偏枯证三四日间，脉象洪实，身热燥渴，喘息迫促，舌强直几不能言。愚曰：此乃瘫痪基础预伏于内，今因外感而发也。然外感之热已若燎原，宜先急为治愈，然后再议他证。遂仿白虎加人参之意，共用生石膏十两，大热始退详案在第六卷仙露汤下。审是则偏枯之根源，非必由中风。而其初发之机，大抵皆由中风，特中风有轻重，轻者人自不觉有外感耳[2]。

或又问曰：王氏之论既非吻合，而用其补阳还五汤者何以恒多试验？答曰：王氏之补阳还五汤以补气为主，故重用黄芪四两为君，而《神农本经》黄芪原主大风。许胤宗[3]治中风不醒，不能进药者，用黄芪、防风数斤，煮汤乘热置病人鼻下熏之，病人即醒，则黄芪

[1] 甘松具有开郁醒脾、镇静安神、活血通络的作用，故张锡纯将其应用于气虚血瘀的半身偏枯。

[2] 张锡纯对王清任元气亏虚导致类中风给予肯定。但也强调中风有感受外邪之真中风。

[3] 许胤宗：隋唐医家，以善治风证、骨蒸闻名。

善治风可知[1]。由是观之，王氏之论非吻合，王氏之方实甚妥善也。且治偏枯当补气分，亦非王氏之创论也。《金匮》治风痹身体麻木，有黄芪五物汤，方中亦以黄芪为君，实王氏补阳还五汤之权舆也[2]。

或问：偏枯之证既有外感袭入经络，闭塞血脉，子方中复有时加龙骨、牡蛎、萸肉收涩之品，其义何居？答曰：龙骨敛正气而不敛邪气，此徐灵胎注《本经》之言，诚千古不刊之名论也。而愚则谓龙骨与牡蛎同用，不惟不敛邪气，转能逐邪气使之外出。陈修园谓龙属阳而潜于海，故其骨能引逆上之火、泛滥之水下归其宅，若与牡蛎同用，为治痰之神品。而愚则谓龙骨、牡蛎同用，最善理关节之痰。凡中风者，其关节间皆有顽痰凝滞，是以《金匮》风引汤治热瘫痫，而龙骨、牡蛎并用也[3]。不但此也，尝诊此证，左偏枯者其左脉必弦硬，右偏枯者其右脉必弦硬。夫弦硬乃肝木生风之象，其内风兼动，可知龙骨、牡蛎大能宁静内风，使脉之弦硬者变为柔和。曾治一叟，年近六旬，忽得痿废证。两手脉皆弦硬，心中骚扰不安，夜不能寐。每于方中重用龙骨、牡蛎，再加降胃之药，脉始柔和，诸病皆减，二十剂外，渐能步履。审是则龙骨、牡蛎之功用可限量哉[4]。至萸肉为补肝之主药，其酸温之性，又能引诸药入肝以熄风。曾治一媪，年过七旬，陡然左半身痿废，其左脉弦硬而大，有外越欲散之势，投以此汤加萸肉一两，一剂而愈。夫年过七旬，瘫痪鲜而愈者，盖萸肉禀木气最厚，木主疏通，《神农本经》谓其逐寒湿痹，后世本草亦谓其能通利九窍。李士材治肝虚胁疼，与当归同用，其方甚效。愚尝治肝虚筋病，两腿牵引作疼甚剧者，尝重用至两许，佐以活气血之药，即遂手奏效详案在第二卷[5]曲直汤下，是萸肉既能补正又善逐邪，酸收之中，实大具条畅之性，故于偏枯之证，脉之弦硬而大者，特之亦即有捷效也[6]。

按： 过酸则伤筋，故病忌食酸。萸肉至酸，而转能养筋，此亦药性之特异者也。

[1] 许胤宗令人苏醒之法，值得效法。

[2] 黄芪不但是补气要药，还能通过补气以促进血行，故有"逐五脏间恶血""通调血脉，流行经络"的活血祛瘀作用，自古以来被广泛应用于气虚血瘀之中风偏枯。

[3] 龙骨、牡蛎同用为治痰之神品，还好理解。但谓其最善理关节间顽痰凝滞，诚发千古之未发也。

[4] 张锡纯对龙骨、牡蛎给予高度评价：可化痰，可安神，可镇肝，可降逆，可敛冲。

[5] 第二卷：当为"第四卷"。

[6] 张锡纯对山萸肉有独到认识：可补肝，可敛肝，可柔肝，可柔筋，可敛冲，可固脱，可息风，可通痹，可通窍。

或问：西人谓人身之知觉运动，皆脑气筋主之。故于偏枯痿废诸证，皆谓脑气筋受病，而子之论则责重胸中大气，岂西人脑气筋之说不足凭欤？答曰：人之胸中大气，能斡旋全身，故司运动；能保合神明，故司知觉。西人不知胸中大气，遂于百体之知觉运动专之属脑气筋，不知百体之知觉运动虽关乎脑气筋，而脑筋之病与不病又关乎胸中大气。《内经》云："上气不足，脑为之不满，耳为之苦鸣，头为之倾，目为之眩。"由是观之，脑气筋为上气之所统摄，即为大气之所统摄，而深有赖于大气斡旋之力也。且愚临证体验多年，遇有大气猝然下陷，不能与外气相接者，其人即呼吸顿停，昏不知人，而脑气筋司知觉、司运动之良能，亦因而顿失。迨大气徐徐上升，达于心部，神明有依，始能知觉；达于肺部，呼吸复常，始能运动。拙拟升陷汤在第四卷后，有友人赵厚庵自述之言可验也。由是知脑气筋不过藉大气斡旋之力，于人之能知觉、能运动者，以运用其驱，使之权而已，岂与大气比哉！试再即前哲之言征之。唐容川曰："西医知脑髓之作用，而不知脑髓之来历，所谓脑气筋，但言其去路，而不知髓有来路，所以西法无治髓之药也。不知背脊一条髓筋，乃是髓入于脑之来路。盖《内经》明言，肾藏精，精生髓。细按其道路，则以肾系贯脊而生，脊髓上循入脑，于是而为脑髓，是脑非生髓之所，乃聚髓之所，故名髓海。既聚于此，而又散走脏腑肢体以供使用，是脏腑肢体能使脑髓，而非脑髓用脏腑肢体也。"又曰："肾系贯脊，通于脊髓。肾精足则入脊化髓，上循脑而为脑髓，是脑者，精气之所会，髓足则精气能供五脏六府之驱使，故知觉运动无不爽健。"即此论观之，若其人大气充盛，肾脏充实，脑气筋亦断无自病之理也[1]。

按语： 半身偏枯产生的原因多样，历来医家各有不同看法，或从气虚论、或从血瘀论、或从痰湿论。张锡纯认为此与人体胸中大气不足密切相关，是偏枯病机之根本。张锡纯将中医胸中大气和西医脑髓密切联系起

[1] 中西医理均认为偏枯病位在脑，与脑髓密切相关。张锡纯认为脑髓之病究其根本还是胸中大气不足，使髓生减少，脑脉失养。张锡纯将中医胸中大气和西医脑髓密切联系起来阐释中风偏枯，令人耳目一新，也是其中西医汇通学术思想的具体体现。

来阐释中风偏枯，令人耳目一新，也是其中西医汇通学术思想的具体体现。

补偏汤全方补气为主，活血为辅，佐以养阴。方中黄芪能"升补胸中大气，且能助气上升，上达脑中而血液亦即可随气上注"。方中用当归、乳香、没药活血通络。方中天花粉养阴生津，又能防诸药过于温燥。

补偏汤全方药少、效专而性平，无论寒热均可在此基础上化裁而用。张锡纯临床加减之经验甚为宝贵，注意学习应用。如病在左者，宜用鹿茸、鹿角或鹿角胶作引。病在右者，宜用虎骨或虎骨胶作引。初服此汤时，宜加羌活二钱、全蜈蚣一条，以祛风通络。脉大而弦硬者，宜加山萸肉、生龙骨、生牡蛎。服之觉闷者，可佐以疏通之品，如丹参、生鸡内金、陈皮、白芥之类。觉热者，可将天花粉、天冬加重，热甚者可加生石膏数钱，或至两许。觉凉者，宜去天花粉、天冬。凉甚者，加附子、肉桂等等。

振颓汤

治痿废[1]。

生黄芪六钱　知母四钱　野台参三钱　於术三钱　当归三钱　生明乳香三钱　生明没药三钱　威灵仙钱半　干姜二钱　牛膝四钱

热者，加生石膏数钱，或至两许。寒者，去知母，加乌附子数钱。筋骨受风者，加明天麻数钱。脉弦硬而大者，加龙骨、牡蛎各数钱，或更加山萸肉亦佳。骨痿废者，加鹿角胶、虎骨胶各二钱另炖，同服。然二胶伪者甚多，若恐其伪，可用续断、菟丝子各三钱代之。手足皆痿者，加桂枝尖二钱[2]。

痿证之大旨，当分为三端。有肌肉痹木，抑搔不知疼痒者。其人或风寒袭入经络，或痰涎郁塞经络，或风寒痰涎互相凝结经络之间，以致血脉闭塞，而其原因，实由于胸中大气虚损。盖大气旺，则全体充盛，气化流

[1] 补偏汤侧重于病之新者，振颓汤侧重于病之久者。

[2] 张锡纯根据寒热虚实加减用药之经验，注意学习效仿。

通，风寒痰涎，皆不能为恙；大气虚，则腠理不固，而风寒易受，脉管湮淤，而痰涎易郁矣[1]。有周身之筋拘挛，而不能伸者。盖人身之筋以宗筋为主，而能荣养宗筋者，阳明也。其人脾胃素弱，不能化谷生液以荣养宗筋，更兼内有蕴热以铄耗之，或更为风寒所袭，致宗筋之伸缩自由者，竟有缩无伸，浸成拘挛矣[2]。有筋非拘挛，肌肉非痹木，惟觉骨软不能履地者，乃骨髓枯涸，肾虚不能作强也[3]。故方中用黄芪以补大气，白术以健脾胃，当归、乳香、没药以流通血脉。灵仙以祛风消痰，恐其性偏走泄，而以人参之气血兼补者佐之。干姜以开气血之痹，知母以解干姜、人参之热。则药性和平，可久服而无弊。其阳明有实热者，加石膏以清阳明之热，仿《金匮》风引汤之义也。营卫经络有凝寒者，加附子以解营卫经络之寒，仿《金匮》近效术附汤之义也。至其脉弦硬而大，乃内风煽动、真气不固之象，故加龙骨、牡蛎以熄内风、敛真气。骨痿者加鹿胶、虎胶，取其以骨补骨也。筋骨受风者，加明天麻，取其能搜筋骨之风，又能补益筋骨也。若其痿专在于腿，可但用牛膝以引之下行。若其人手足并痿者，又宜加桂枝兼引之上行。盖树之有枝，犹人之有指臂，故桂枝虽善降逆气，而又能引药力达于指臂间[4]。

或问：此方治痿之因热者，可加生石膏至两许，其证有实热可知，而方中仍用干姜何也？答曰：《金匮》风引汤治热瘫痫之的方，原石膏、寒水石与干姜并用。盖二石性虽寒而味则淡，其寒也能胜干姜之热，其淡也不能胜干姜之辣。故痿证之因热者，仍可借其异常之辣味，以开气血之痹也[5]。

按语：痿废主要指肢体感觉、运动功能异常，甚至丧失。无论在筋在骨在肌肉，张锡纯都认为是胸中大气虚损不得濡养所致，治疗方法以补胸中大气为中心，使大气得充，血脉得运，脏腑筋络得养。

振颓汤以黄芪补养胸中大气，以党参、白术补脾胃之气，用牛膝补益肾气、强壮筋骨，以当归、乳香、没

[1] 肌肉痹木，张锡纯从风寒痰涎着眼，很有启发价值。

[2] 筋脉拘挛，张锡纯从脾胃虚弱入手，很有启发价值。

[3] 骨软不能履地，张锡纯从肾虚着眼，很有启发价值。

[4] 振颓汤之方义和加减法。该方补大气、补脾胃、补肝肾、化痰涎、通血络，适用于各种久病痿废。

[5] 张锡纯以石膏、知母制约方中干姜的热性，而留其辛味，发挥辛散经络中邪气的作用，使干姜无论在偏枯寒热证中均可使用，是对仲景学术思想的继承发扬。

药流通血脉，以威灵仙祛痰化湿、舒筋活络，以干姜开气血之痹，以知母解黄芪、干姜、人参之热。则药性和平，可久服而无弊。

张锡纯临床加减之经验甚为宝贵，注意学习应用。热者，加生石膏；寒者，去知母，加乌附子；筋骨受风者，加明天麻；脉弦硬而大者，加龙骨、牡蛎、山萸肉；骨痿废者，加鹿角胶、虎骨胶（或续断、菟丝子代之）；手足皆痿者，加桂枝。

振颏丸

前证之剧者，可兼服此丸，或单服此丸亦可。并治偏枯、痹木诸证[1]。

人参二两　於术炒，二两　当归一两　马钱子法制，一两　乳香一两　没药一两　全蜈蚣大者，五条，不用炙穿山甲蛤粉炒，一两

共轧细过罗，炼蜜为丸，如桐子大。每服二钱，无灰温酒送下，日再服。

马钱子即番木鳖，其毒甚烈，而其毛与皮尤毒。然治之有法，则有毒者可至无毒。而其开通经络、透达关节之力，实远胜于他药也。今将制马钱子法，详载于下。庶后有用此方者，如法制之，而不至误人也[2]。

法：将马钱子先去净毛，水煮两三沸即捞出。用刀将外皮皆刮净，浸热汤中，旦暮各换汤一次，浸足三昼夜，取出。再用香油煎至纯黑色，掰开视其中心微有黄意，火候即到。将马钱子捞出，用温水洗数次，将油洗净。再用沙土，同入锅内炒之；土有油气，换土再炒，以油气尽净为度[3]。

按语：振颏丸用于痿废顽证久治不愈者，组方仍以益气活血为主，便于久服。人参、白术补益元气，当归、乳香、没药补血活血。

本方特点在于选用了马钱子、蜈蚣、穿山甲3味药。3味药的共同特点是走窜穿透经络之力甚强，可使药力直达病所，故能攻克偏枯重证顽疾。马钱子"开

[1] 痿废、偏枯、痹木皆顽证，难以速效，故创制振颏丸。

[2] 马钱子有剧毒，过量中毒可引起肢体颤动、惊厥、呼吸困难，甚至昏迷。但其开通经络、透达关节之功又不可忽视，因此对其炮制减毒至关重要。

[3] 马钱子的主要活性成分为番木鳖碱、马钱子碱，在高温下容易氧化分解，且随炮制温度的增高及时间的延长而降低，因此炮制品中番木鳖碱、马钱子碱的含量均较生品低，用药较生品安全。

通经络，透达关节，远胜于他药也"；蜈蚣"走窜之力最速，内而脏腑，外而经络，凡气血凝聚之处皆能开之"；穿山甲"走窜之性，无微不至，故能宣通脏腑，贯彻经络，透达关窍，凡血凝血聚为病，皆能开之"。

马钱子有剧毒，张锡纯对其应用非常谨慎，提出在炮制减毒后才能入药。他详细介绍了炮制马钱子的方法，以使其安全有效。他说："马钱子性虽有毒，若制至无毒，服之可使全身瞤动，以治肢体麻痹。"该认识得到了现代研究药理的证实：马钱子含番木鳖碱（士的宁），能使脊髓、延髓和大脑皮质兴奋，从而增强骨骼肌紧张度，改善肌肉无力状态。

姜胶膏

用贴肢体受凉疼痛，或有凝寒阻遏血脉，麻木不仁。

鲜姜自然汁一斤　明亮水胶四两

上二味同熬成稀膏，摊于布上，贴患处，旬日一换。凡因受寒肢体疼痛，或因受寒肌肉麻木不仁者，贴之皆可治愈。即因受风而筋骨疼痛，或肌肉麻木者，贴之亦可治愈。惟有热肿疼者，则断不可用[1]。

有人因寝凉炕之上，其右腿外侧时常觉凉，且有时疼痛。用多方治之不效。语以此方，贴至二十日全愈[2]。

又有人常在寒水中捕鱼，为寒水所伤。自膝下被水浸处皆麻木，抑搔（yìsāo，按摩抓搔）不知疼痒，渐觉行动乏力。语以此方，俾用长条布摊药膏缠于腿上，其足跗（足背）、足底皆贴以此膏，亦数换而愈。盖此等证心中无病，原宜外治。鲜姜之辛辣开通，热而能散，故能温暖肌肉，深透筋骨，以除其凝寒痼冷，而涣然若冰释也。用水胶者，借其黏滞之力，然后可熬之成膏也。若证因受风而得者，拟用细辛细末掺于膏药之中，或用他祛风猛悍之药，掺于其中，其奏效当更捷也[3]。

按语： 姜胶膏主治外感寒邪，邪气停留于肌肉筋脉筋骨，阻遏血脉，表现为肢体疼痛、麻木不仁者。

[1] 生姜辛温，辛能行能散，通行经络而散郁滞，温能祛风寒，故其外用可散风寒郁滞疼痛，而对于热邪肿痛者则不可用。

[2] 右腿外侧时常觉凉，为审证要点。

[3] 单用生姜熬膏外治原仅用于感受寒凉之邪，但适当配伍祛风、除湿等药，则可将其广泛应用于外感风、寒、湿等其他邪气。

方中鲜姜汁性温热，味辛辣，能散寒邪，通经络。现代药理研究表明，生姜中辛辣和挥发性成分能使血管扩张，血行旺盛，改善体表血液循环，迅速缓解疼痛。用水胶者，借其黏滞之力熬膏。该方若配伍其他药物，更有利于广泛应用。

医学衷中参西录前三期合编第八卷

治女科方

玉烛汤

治妇女寒热往来，或先寒后热，汗出热解，或月事不调，经水短少[1]。

生黄芪五钱　生地黄六钱　玄参四钱　知母四钱　当归三钱　香附醋炒，三钱　柴胡一钱五分　甘草一钱五分

汗多者，以茵陈易柴胡，再加萸肉数钱。热多者，加生杭芍数钱。寒多者，加生姜数钱[2]。

妇女多寒热往来之证，而方书论者不一说。有谓阳分虚则头午（指上午）寒，阴分虚则过午热者。夫午前阳盛，午后阳衰而阴又浸盛。当其盛时，虚者可以暂实。何以其时所现之病状，转与时成反比例也？有谓病在少阳则寒热往来，犹少阳外感之邪，与太阳并则寒，与阳明并则热者。而内伤之病，原无外邪，又何者与太阳、阳明并作寒热也？有谓肝虚则乍热乍寒者，斯说也，愚曾验过。遵《神农本草经》山茱萸主寒热之旨，单重用山萸肉去净核二两煎汤，服之立愈验案在第一卷来复汤下。然此乃肝木虚极，内风将动之候，又不可以概寻常寒热也。盖人身之气化，原与时序之气化息息相通。一日之午前，犹一岁之有春夏。而人身之阳气，即感之发动，以敷布于周身。妇女性多忧思，以致脏腑、经络多有郁结闭塞之处，阻遏阳气不能外达，或转因发动而内陷，或发动不遂，其发动排挤经络愈加闭塞，于是周身之寒作矣。迨阳气蓄极，终当愤发。而其愤发之机与抑遏之力，相激相荡于脏腑、经络之间，热又由兹而生。此前午（指上午）之寒，所以变后午（指下午）之热也。黄芪为气分之主药，能补气更能升气。辅以柴胡之轩（xuān，高）举，香附之宣通，阳气之抑遏者，皆畅发矣。然血随气行，气郁则血必瘀，故寒热往来者，其月事恒多不调，经血恒多虚损。用当归以调之，地黄以补之，知母、元参与甘草甘苦化阴以助之，则经

《医学衷中参西录》临证助读系列 方论分册

[1] 玉烛：《尔雅·释天》曰："四气和谓之玉烛。"以玉烛名方，谓此方功在调畅气机，气机畅则寒热息、经水足，故可治疗妇女寒热证或月经量少证。妇女多见月经不调证，故张锡纯先从调月经谈起。

[2] 玉烛汤加减法，为张锡纯临床经验，不可轻视。

血得其养矣。况地黄、知母诸凉药与黄芪温热之性相济，又为燮理阴阳、调和寒热之妙品乎。至方书有所谓日晡发热者，日晡者，申时也，足少阴肾经主令之候也。其人或肾经阴虚，至此而肾经之火乘时而动，亦可治以此汤。将黄芪减半，地黄改用一两。有经闭结为癥瘕，阻塞气化作寒热者，可用后理冲汤。有胸中大气下陷作寒热者，其人常觉呼吸短气，宜用拙拟升陷汤在第四卷。方后治验之案，可以参观[1]。

【附方】 西人铁锈鸡纳丸：治妇女经血不调，身体羸弱咳喘，或时作寒热甚效。方用铁锈、没药忌火各一钱，金鸡纳霜、花椒各五分，共为细末，炼蜜为丸六十粒。每服三粒至五粒。按：铁锈乃铁与氧气化合而成。人身之血得氧气而赤。铁锈中含氧气，而又色赤似血，且嗅之兼有血腥之气，故能荣养血分，流通经脉。且人之血中，实有铁锈，以铁锈补血更有以铁补铁之妙也。金鸡纳霜，加味小柴胡汤在第七卷下，曾详论其药之原质及其治疟之功用。此方中亦用之者，为其善治贫血，且又能入手足少阳之经，以调和寒热也。又佐以花椒者，恐金鸡纳霜之性偏于寒凉，而以辛热济之，使归于和平也[2]。

东亚人有中将汤，以调妇女经脉，恒有效验。其方秘而不传。留学东亚者，曾以化验得之。门人高如璧曾开其方相寄，药品下未有分量。愚为酌定其分量，用之甚有功效，也与东人制者等。今将其方开列于下，以备选用。

延胡索醋炒，三钱　当归六钱　官桂二钱　甘草二钱丁香二钱　山楂核醋炒，三钱　郁金醋炒，二钱　沙参四钱　续断酒炒，三钱　肉蔻赤石脂炒，三钱，去石脂不用苦参三钱　怀牛膝三钱

共十二味，轧作粗渣，分三剂。每用一剂，开水浸盖碗中约半点钟，将其汤饮下。如此浸服二次，至第三次用水煎服。日用一剂，数剂经脉自调。此方中凉热、补破、涩滑之药皆有，愚所酌分量，俾其力亦适相当，

[1] 张锡纯对妇女寒热往来证提出独特的新见解，主要在于肝气郁结化热，并与其他内伤寒热往来进行鉴别。

[2] 详细写明了西人铁锈鸡纳丸的组成用法和治病机理。他将金鸡纳霜归属手足少阳之经药，为其中西医汇通学术思想的体现。

故凡妇女经脉不调证，皆可服之，而以治白带证尤效[1]。

按语： 该方有两大功能，一是治疗妇女寒热往来或先寒后热，汗出热解；二是治疗月事不调，经水短少。

1. 妇女内伤寒热往来证　寒热往来既可见于外感病，亦可见于内伤病。妇女内伤寒热往来证既不同于外感少阳证，也不同于阴阳盛衰和肝虚证。张锡纯对妇女内伤寒热往来证的发病机理提出了独特的新见解——肝气郁结化火。妇女性多忧思，思久易耗气血，气血亏虚则无力流通气机。妇女性多忧思，思久则气结，导致气机郁结化火。肝气郁结化火，气机郁结则作寒，郁火外达则作热，寒热往来则作矣。治以疏肝解郁、调畅气机、清泻郁火，兼以补气养血滋阴。玉烛汤中用柴胡、香附疏肝理气、调畅气机；用生地、玄参、知母清泻郁火兼以养阴；用生黄芪、当归补肝气养肝血治本，助柴胡、香附流通气机。

2. 妇女月事不调、经水短少　妇女月事不调、经水短少为临床常见病证，故张锡纯开篇即论述该证，并把玉烛汤作为第一方。妇女本气血不足，兼以肝气郁结，则易导致月经失调。若肝气郁结化火伤耗阴津，则月经更无以充养。可见月事不调、经水短少、寒热往来、两胁作痛、乳房胀痛、头痛目眩、口燥咽干、大便干燥、舌红少苔、脉弦细数无力等，仍可以玉烛汤加减化裁治疗。

张锡纯在文中提及日本人验方中将汤调妇女经脉、治疗白带有良效。从中将汤有续断、怀牛膝、当归、丁香、官桂、肉豆蔻、延胡索、山楂核、郁金等药来看，该方侧重于补肾散寒、理气止痛，用于肾虚寒凝血瘀证为主，表现为腰酸腿软、少腹冷痛，遇热则舒、得冷加剧，月经量少，经色紫黯，舌质淡黯，脉沉紧等。这与玉烛汤气血亏虚、肝气郁结、化火伤阴不同。临床上要辨证论治。

[1] 将东亚人中将汤验方列出，供世人参考。张锡纯说明方剂来源，而方中分量为自己所定，体现了实事求是的科学态度。

理冲汤

治妇女经闭不行或产后恶露不尽，结为癥瘕。以致阴虚作热，阳虚作冷，食少劳嗽，虚证沓来。服此汤十余剂后，虚证自退；三十剂后，瘀血可尽消。亦治室女月闭血枯。并治男子劳瘵，一切脏腑癥瘕、积聚、气郁、脾弱、满闷、痞胀、不能饮食[1]。

生黄芪三钱　党参二钱　於术二钱　生山药五钱　天花粉四钱　知母四钱　三棱三钱　莪术三钱　生鸡内金黄者，三钱

用水三盅，煎至将成，加好醋少许，滚数沸服。

服之觉闷者，减去於术。觉气弱者，减三棱、莪术各一钱。泻者，以白芍代知母，於术改用四钱。热者，加生地、天冬各数钱。凉者，知母、花粉各减半，或皆不用。凉甚者，加肉桂捣细，冲服、乌附子各二钱。瘀血坚甚者，加生水蛭不用炙二钱。若其人坚壮无他病，惟用以消癥瘕积聚者，宜去山药。室女与妇人未产育者，若用此方，三棱、莪术宜斟酌少用，减知母之半，加生地黄数钱，以濡血分之枯。若其人血分虽瘀，而未见癥瘕或月信犹未闭者，虽在已产育之妇人，亦少用三棱、莪术。若病患身体羸弱，脉象虚数者，去三棱、莪术，将鸡内金改用四钱，因此药能化瘀血，又不伤气分也。迨气血渐壮，瘀血未尽消者，再用三棱、莪术未晚。若男子劳瘵，三棱、莪术亦宜少用，或用鸡内金代之亦可。初拟此方时，原专治产后瘀血成癥瘕，后以治室女月闭血枯亦效，又间用以治男子劳瘵亦效验，大有开胃进食、扶羸起衰之功。《内经》有四乌贼骨一茹芦丸，原是男女并治，为调血补虚之良方。此方窃师《内经》之意也[2]。

从来医者调气行血，习用香附，而不习用三棱、莪术。盖以其能破癥瘕，遂疑其过于猛烈。而不知能破癥瘕者，三棱、莪术之良能，非二药之性烈于香附也。愚精心考验多年，凡习用之药，皆确知其性情能力。若论耗散气血，香附犹甚于三棱、莪术。若论消磨癥瘕，十

[1] 理冲汤的病机为脾胃虚弱、气阴两亏、瘀血内阻之虚实夹杂证。

[2] 张锡纯根据寒热虚实加减之经验，甚为重要，临床宜效仿。注意水蛭之用法。

倍香附亦不及三棱、莪术也。且此方中,用三棱、莪术以消冲中瘀血,而即用参、芪诸药,以保护气血,则瘀血去而气血不至伤损。且参、芪能补气,得三棱、莪术以流通之,则补而不滞,而元气愈旺。元气既旺,愈能鼓舞三棱、莪术之力以消癥瘕,此其所以效也[1]。

一妇人,年三十余。癥瘕起于少腹,渐长而上。其当年长者稍软,隔年即硬如石。七年之间,上至心口,旁塞两胁,饮食减少,时觉昏愦;剧时昏睡一昼夜,不饮不食。屡次服药竟分毫无效。后愚为诊视,脉虽虚弱,至数不数,许为治愈,授以此方。病患自揣其病,断无可治之理,竟置不服。次年病益进,昏睡四日不醒。愚用药救醒之,遂恳切告之曰:去岁若用愚方,病愈已久,何至危困若斯。然此病尚可为,甚勿再迟延也,仍为开前方。病患喜,信愚言,连服三十余剂,磊块(lěikuài,即癥瘕)皆消。惟最初所结之病根,大如核桃之巨者尚在。又加生水蛭不宜炙一钱,服数剂全愈[2]。

一妇人,年二十余。癥瘕结于上脘,其大如橘,按之甚硬,时时上攻作疼,妨碍饮食。医者皆以为不可消。后愚诊视,治以此汤,连服四十余剂,消无芥蒂[3]。

一媪,年六旬。气弱而且郁,心腹满闷,不能饮食,一日所进谷食,不过两许,如此已月余矣。愚诊视之,其脉甚微细,犹喜至数调匀,知其可治。遂用此汤,将三棱、莪术各减一钱,连服数剂,即能进饮食。又服数剂,病遂全愈[4]。

奉天省议员孙益三之夫人,年四十许。自幼时有癥瘕结于下脘,历二十余年。癥瘕之积,竟至满腹,常常作疼,心中怔忡,不能饮食,求为延医。因思此证,久而且剧,非轻剂所能疗。幸脉有根柢,犹可调治。遂投以理冲汤,加水蛭三钱。恐开破之力太过,参、芪又各加一钱,又加天冬三钱,以解参、芪之热。数剂后,遂能进食。服至四十余剂,下瘀积若干,癥瘕消有强半。

[1] 张锡纯根据自己的用药经验,详论了三棱、莪术的特点,既善消磨癥瘕,又无香附耗散气血之弊,只要辨证正确,就可大胆应用,与参、术合用,功效更相得益彰。

[2] 该案为少腹癥瘕重证。脉象虚弱,至数不数,为着眼点。该案处处体现着张锡纯的大医精诚。注意水蛭的应用方法。

[3] 前案癥瘕在少腹,本案癥瘕在上脘。

[4] 通过该案说明,理冲汤大有开胃进食之功,可以治疗胃脘满闷不能饮食,着眼点为脉微细。

472

因有事与夫人还籍，药遂停止。阅一载，腹中之积，又将复旧，复来院求为诊治。仍照前方加减，俾其补破凉热之间，与病体适宜。仍服四十余剂，积下数块。又继服三十余剂，瘀积大下。其中或片或块且有膜甚厚，若胞形。此时身体觉弱，而腹中甚松畅。恐瘀犹未净，又调以补正活血之药，以善其后[1]。

隔数月，益三又介绍其同邑友人王尊三之夫人，来院求为治癥瘕。自言瘀积十九年矣，满腹皆系硬块。亦治以理冲汤，为其平素气虚，将方中参、芪加重，三棱、莪术减半。服数剂，饮食增加，将三棱、莪术渐增至原定分量。又服数剂，气力较壮，又加水蛭二钱、樗（chū）鸡俗名红娘十枚。又服二十余剂，届行经之期，随经下紫黑血块若干，病愈其半。又继服三十剂，届经期，瘀血遂大下，满腹积块皆消。又俾服生新化瘀之药，以善其后[2]。

一少年，因治吐血，服药失宜，痃癖结于少腹在女子为癥瘕，在男子为痃癖，大如锦瓜。按之甚坚硬，其上相连有如瓜蔓一条，斜冲心口，饮食减少，形体羸弱。其脉微细稍数。治以此汤，服十余剂，癖全消[3]。

人之脏腑，一气贯通，若营垒联系，互为犄角（jǐjiǎo，互相联系支援）。一处受攻，则他处可为之救应。故用药攻病，宜确审病根结聚之处，用对证之药一二味，专攻其处。即其处气血偶有伤损，他脏腑气血犹可为之输将贯注，亦犹相连营垒之相救应也。又加补药以为之佐使，是以邪去正气无伤损。世俗医者，不知此理，见有专确攻病之方，若拙拟理冲汤者，初不审方中用意何如，但见方中有三棱、莪术，即望而生畏，不敢试用。自流俗观之，亦似慎重，及观其临证调方，漫不知病根结于何处，惟是混开混破。恒集若香附、木香、陈皮、砂仁、枳壳、厚朴、延胡、灵脂诸药，或十余味或数十味为一方。服之令人脏腑之气皆乱，常有病本可治，服此等药数十剂而竟至不治者。更或见有浮火虚热，而加芩、栀、蒌实之属，则开破与寒凉并用，虽脾胃坚壮者，亦断不能久服，此其贻害尤甚也。愚目击此等方，莫不直指其差缪（chàmiù，差错），闻者转以愚好诋毁（dǐhuǐ，毁谤）医辈，岂知愚心之愤惋（fènwǎn，愤恨），有不能自已者哉[1]。

按语：理冲汤用于妇女气血亏虚、瘀血阻滞所致的闭经或癥瘕，所以张锡纯采用了攻补兼施之法。在攻补兼施之中，他一方面时时刻刻注意用生黄芪、党参补养正气；另一方面又时时刻刻注意所用攻伐之药精少专攻，不伤正气。反对过用辛散耗气诸药混开混破，损伤正气。在攻邪之药中，张锡纯独重三棱、莪术、鸡内金、生水蛭四药。张锡纯认为，三棱、莪术为理气化瘀之要药，性非猛烈而建功甚速，可以治疗一切血凝气滞之证。若与黄芪、党参等补气血药配伍，则有补而不滞之功而无活血伤正之虑。鸡内金不但可健补脾胃，更为消化瘀积、不伤正气之妙品。当患者正气亏虚较重不堪三棱、莪术时，张锡纯则用鸡内金代替应用，诚为巧思和独特之经验。当癥瘕顽固难化时，张锡纯就会考虑应用生水蛭攻坚克难。

脾胃为后天之本、气血生化之源。张锡纯秉承这一重要学术思想，在补养正气时不单纯用黄芪、党参补养正气，更加注意通过滋脾胃、滋化源以补养正气。他临床喜用生山药、白术、鸡内金三药滋补脾胃，在其名方资生汤中坚称这三药为不可挪移之品，使气血源源不断地充养周身。张锡纯通过补养脾胃、开胃进食达到扶助元气、扶羸起衰之功，是李东垣脾胃学说的丰富和发展。同时，他特别反对过用芩、栀、蒌实等苦寒诸药而损伤胃气，也体现了重视保护胃气的学术思想。

理冲丸

治同前证[2]。

水蛭不用炙，一两　生黄芪一两半　生三棱五钱　生

[1] 张锡纯治疗癥瘕积聚，主张用扶正祛邪，反对过用辛散理气诸药开破，反对过用苦寒诸药损伤胃气，防止贻害无穷。

[2] 前证是指妇女闭经或产后恶露不尽结为癥瘕、男子劳瘵、脏腑癥瘕积聚、气郁、脾弱、满闷、痞胀、不能饮食、阴虚作热、阳虚作冷等。理冲汤和理冲丸可视为姊妹方，理冲汤疗效不佳时配合应用理冲丸，则能提高有效。

莪术五钱　当归六钱　知母六钱　生桃仁带皮尖，六钱

上药七味，共为细末，炼蜜为丸，桐子大，开水送服二钱，早晚各一次。

仲景抵当汤、大黄䗪虫丸、百劳丸，皆用水蛭，而后世畏其性猛，鲜有用者，是未知水蛭之性也。《本经》曰："水蛭气味咸平，无毒，主逐恶血、瘀血、月闭，破癥瘕、积聚、无子，利水道。"徐灵胎注云："凡人身瘀血方阻，尚有生气者易治，阻之久则生气全消而难治。盖血既离经，与正气全不相属，投之轻药则拒而不纳，药过峻又转能伤未败之血，故治之极难。水蛭最善食人之血，而性又迟缓善入。迟缓则生血不伤，善入则坚积易破，借其力以消既久之滞，自有利而无害也。"观《本经》之文与徐氏之注，则水蛭功用之妙，为何如哉！特是徐氏所谓迟缓善入者，人多不解其理。盖水蛭行于水中，原甚迟缓。其在生血之中，犹水中也，故生血不伤也。着人肌肉，即紧贴善入。其遇坚积之处，犹肌肉也，故坚积易消也[1]。

水蛭破瘀血，而不伤新血，徐氏之论确矣。不但此也，凡破血之药，多伤气分，惟水蛭味咸专入血分，于气分丝毫无损。且服后腹不觉疼，并不觉开破，而瘀血默消于无形，真良药也。愚治妇女月闭癥瘕之证，其脉不虚弱者，恒但用水蛭轧细，开水送服一钱，日两次。虽数年瘀血坚结，一月可以尽消[2]。

水蛭、虻虫皆为破瘀血之品。然愚尝单用以实验之，虻虫无效，而水蛭有效。以常理论之，凡食血之物，皆能破血。然虻虫之食血以嘴，水蛭之食血以身。其身与他物紧贴，即能吮（shǔn，聚拢嘴唇吸）他物之血。故其破瘀血之功独优。至破瘀血而不伤新血者，徐氏之注详矣，而犹有剩义。盖此物味咸气腐，与瘀血气味相近，有同气相求之妙。至新血虽亦味咸，却无腐气，且其质流通似水。水蛭之力，在新血之中，若随水荡漾（dàngyàng，一起一伏地动）而毫无着力之处，故不能伤新血也[3]。

[1] 张锡纯盛赞水蛭功用之妙，善攻坚破瘀，非他药可比。

[2] 水蛭味咸专入血分、不伤气分，对妇女月闭癥瘕之证有良效。注意张锡纯用水蛭粉的方法。

[3] 张锡纯通过取类比象法阐释水蛭破瘀血而不伤新血的机理，并突出强调临床不能以虻虫代替水蛭。

《本经》水蛭文中"无子"二字，原接上文主字，一气读下，言能主治妇人无子也。盖无子之病，多因血瘀冲中，水蛭善消冲中瘀血，故能治之。而不善读《本经》者，恒多误解。友人韩鳌廷治一少妇，月信不通，曾用水蛭。后有医者谓，妇人服过水蛭，即终身不育，病家甚是懊悔（后悔）。后鳌廷闻知，向愚述之。愚曰：水蛭主治妇人无子，《本经》原有明文，何医者之昧昧（mèimèi，昏暗貌）也。后其妇数月即孕，至期举一男，甚胖壮[1]。

近世方书，多谓水蛭必须炙透方可用，不然则在人腹中能生殖若干水蛭害人，诚属无稽之谈（wújīzhītán，毫无根据的说法）。曾治一妇人，经血调和，竟不产育。细询之，少腹有癥瘕一块。遂单用水蛭一两，香油炙透，为末。每服五分，日两次，服完无效。后改用生者，如前服法。一两犹未服完，癥瘕尽消，逾年即生男矣。此后屡用生者，治愈多人，亦未有贻害于病愈后者[2]。

或问：同一水蛭也，炙用与生用，其功效何如此悬殊？答曰：此物生于水中，而色黑水色味咸水味气腐水气，原得水之精气而生。炙之，则伤水之精气，故用之无效。水族之性，如龙骨、牡蛎、龟板大抵皆然。故王洪绪《证治全生集》谓用龙骨者，宜悬于井中，经宿而后用之，其忌火可知，而在水蛭为尤甚。特是水蛭不炙，为末甚难，若轧之不细，晒干再轧或纸包置炉台上令干亦可。此须亲自检点，若委之药坊，至轧不细时，必须火焙矣[3]。西人治火热肿疼，用活水蛭数条，置患处，复以玻璃杯，使吮人毒血，亦良法也。

方中桃仁不去皮尖者，以其皮赤能入血分，尖乃生发之机，又善通气分。杨玉衡[4]《寒温条辨》曾有斯说。愚疑其有毒，未敢遽信。遂将带皮生桃仁，嚼服一钱，心中安然，以后始敢连皮尖用之。至于不炒用，而生用者，凡果中之仁，皆含生发之气，原可藉之以流通既败之血也。徐氏《本经百种注》曰："桃得三月春和之气

[1] 张锡纯阐释了水蛭能治疗妇女不孕的机理。

[2] 张锡纯强调水蛭临床必须生用，炙用无效。

[3] 张锡纯阐释了水蛭生用有效、炙则无效的机理。

[4] 杨玉衡：杨璿（璇），字玉衡，号栗山，清代医家，著《伤寒温疫条辨》，简称《寒温条辨》。

《医学衷中参西录》临证助读系列 方论分册

476

以生，而花鲜明似血，故凡血瘀、血枯之疾，不能调和畅达者，此能入于其中而和之、散之。然其生血之功少，而去瘀之功多者，盖桃核本非血类，实不能有所补益。若癥瘕，皆已败之血，非生气不能流通，桃之生气在于仁，而味苦又能开泄，故能逐旧而不伤新也。"夫既借其生气以流通气血，不宜炒用可知也。若入丸剂，蒸熟用之亦可。然用时须细心检点，或说给病家检点，恐药坊间以带皮之生杏仁伪充，则有毒不可服矣[1]。

【附方】 秘传治女子干病方：用红蛐螺榆树内红虫大如蚕二个，樗树此树如椿而味臭，俗名臭椿荚二个，人指甲全的，壮年男子发三根。用树荚夹红蛐螺、指甲以发缠之，将发面馒头如大橘者一个，开一孔，去中瓤俾可容药。纳药其中，仍将外皮原开下者杜孔上，木炭火煨存性为细末，用黄酒半斤炖开，兑童便半茶盅送服。忌腥冷、惊恐、恼怒。此方用过数次皆验，瘀血开时必吐衄又兼下血，不必惊恐，移时自愈。以治经水一次未来者尤效[2]。

按语： 理冲汤和理冲丸可视为姊妹方。理冲汤治疗妇女闭经或癥瘕等顽固病证疗效不佳时，配合应用理冲丸有助于提高疗效。为什么理冲汤无效时，理冲丸则有效呢？关键在于生水蛭一味药。张锡纯盛赞生水蛭功用之妙，破瘀血而不伤新血，专入血分而不损气分，善攻坚破癥，非他药可比。尤其是他从长期临床实践中发现水蛭宜生用不宜炙用的经验，弥足珍贵。

生水蛭毕竟是一味化瘀的峻品，临床应用时对正气充足而有瘀血顽疾者，短期内可不用配伍扶助正气的药物；对有瘀血癥积而正气不足者，临床必须配伍扶助正气之药物方为稳妥。而理冲丸治疗的是气血亏虚、瘀血内阻证，所以用生水蛭配伍生黄芪、当归扶正祛邪。

现代药理研究发现，水蛭的主要成分是蛋白质、多肽、微量元素和脂肪酸等。水蛭具有抗凝血、改善微循环等作用。《朱良春用药经验集》说："水蛭主要含有蛋白质，其新鲜唾液中含有水蛭素（Hirudin），能阻止

[1] 详解桃仁生用和不去皮尖有助于流通气血。

[2] 张锡纯详细记载了治妇女闭经（干病）尤其是经水一次未来的秘方。他称自己亲自用过以证明该方有效。

凝血酶作用于纤维蛋白原，阻碍血液凝固。水蛭分泌的一种组胺样物质，能扩张毛细血管，缓解小动脉痉挛，减退血液黏着力。其活血化瘀的作用，殆与此药理机制攸关。"

安冲汤

治妇女经水行时多而且久，过期不止或不时漏下[1]。

白术炒，六钱　生黄芪六钱　生龙骨六钱，捣细　生牡蛎六钱，捣细　大生地六钱　生杭芍三钱　海螵蛸捣细，四钱　茜草三钱　川续断四钱

友人刘干臣其长郎（旧时尊称他人长子）妇，经水行时，多而且久，淋漓八九日始断。数日又复如故。医治月余，初稍见轻，继又不愈。延愚诊视，观所服方，即此安冲汤去茜草、螵蛸。遂仍将二药加入，一剂即愈。又服一剂，永不反复。干臣疑而问曰：茜草、螵蛸治此证如此效验，前医何为去之？答曰：彼但知茜草、螵蛸能通经血，而未见《内经》用此二药雀卵为丸，鲍鱼汤送下，治伤肝之病，时时前后血也。故于经血过多之证，即不敢用。不知二药大能固涩下焦，为治崩之主药也。海螵蛸为乌贼鱼骨，其鱼常口中吐墨，水为之黑，故能补益肾经，而助其闭藏之用。友人孙阴轩夫人，曾患此证甚剧。阴轩用微火将海螵蛸煨至半黑半黄为末，用鹿角胶化水送服，一次即愈，其性之收涩可知。茜草一名地血，可以染绛，《内经》名茹芦，即茹芦根也。蒲留仙《聊斋志异》载，有人欲乌其须，或戏授以茜草细末，其须竟成紫髯，洗之不去。其性之收涩，亦可知也。干臣又问曰：二药既收涩若此，而又能通经络者何也？答曰：螵蛸可以磋物，故能消瘀。茜草色赤似血，故能活血。且天下妙药，大抵令人难测，如桂枝能升元气，又能降逆气；山萸肉能固脱，又能通利九窍。凡若此者，皆天生使独，而不可以气味形色推求者也。曾游东海之滨，见海岸茜草蕃生。其地适有膈上瘀血者，

[1]　玉烛汤治疗经少，理冲汤、理冲丸治疗闭经，安冲汤则治疗漏证，下方固冲汤则治疗崩证，由月经量少到闭止，由漏证到崩证，张锡纯循序谈调理月经的思路非常清晰。

俾剖取茜草鲜根煮汁，日日饮之，半月而愈[1]。

一妇人，年三十余。夫妻反目，恼怒之余，经行不止，且又甚多。医者用十灰散加减，连服四剂不效。后愚诊视，其右脉弱而且濡。询其饮食多寡，言分毫不敢多食，多即泄泻。遂投以此汤，去黄芪，将白术改用一两。一剂血止，而泻亦愈。又服一剂，以善其后[2]。

一妇人，年二十余。小产后数日，恶露已尽，至七八日，忽又下血。延医服药，二十余日不止。诊其脉，洪滑有力，心中热而且渴。疑其夹杂外感，询之身不觉热，又疑其血热妄行，遂将方中生地改用一两，又加知母一两，服后血不止，而热渴亦如故。因思此证，实兼外感无疑。遂改用白虎加人参汤以山药代粳米。方中石膏重用生者三两。煎汤两盅，分两次温饮下。外感之火遂消，血亦见止。仍与安冲汤，一剂遂全愈。又服数剂，以善其后[3]。

按语： 崩漏是指妇女非周期性子宫出血，其发病急骤，暴下如注，大量出血者为"崩"；病势缓，出血量少，淋漓不绝者为"漏"。从张锡纯安冲汤治疗妇女经水行时多而且久，过期不止或不时漏下来看，该方的适应证以漏为主。

根据"急则治其标，缓则治其本"的原则，张锡纯采用了标本兼治的措施，既澄源治本，又塞流止血，更贯穿着复旧理脾益肾、调理善后的思想。治疗方法是健脾补肾、固涩安冲。张锡纯创制安冲汤加以治疗，塞流、澄源、复旧兼而有之。方中重用白术健脾益气，以续断滋补肾气，为澄源求因治本之举，使漏证得到根本上的治疗；龙骨、牡蛎、海螵蛸、茜草固冲止血，为塞流止血之法，与澄源治本相辅相成。漏证既久，出血必多，阴血必然亏虚，故用生地、白芍滋补阴血。血为气之母，长期失血必然导致气虚甚至气陷，故用生黄芪补气升提。

张锡纯认为龙骨、牡蛎最能摄血之本源，二者并用，能使血之未离经者永安其地。不但如此，龙骨善化

[1] 张锡纯通过《黄帝内经》古方、前后对比实例、取类比象强调乌贼骨、茜草二药大能固涩下焦，为治崩之主药。两药为安冲汤中不可挪移之品，不可因其有活血化瘀作用而随意去掉。

[2] 右脉弱而且濡，说明该病机主要为脾不统血，故伴有脾虚纳呆泄泻，所以安冲汤去黄芪重用白术加强运化统血。由于前医辨证不明，只知用十灰散止血，犯"见血休止血"之戒。

[3] 该病初为脾肾亏虚所致崩漏，脉象当为沉弱无力；后复加外邪入里化热，故脉临时表现为洪滑有力。故先用白虎加人参汤治其标，后再用安冲汤治疗本。体现了张锡纯以脉为重心进行辨证治疗和治病分次第先后、标本缓急的学术思想。

瘀血，牡蛎善消坚积，收涩之中大具开通之力，故收敛止血之中无留瘀为患之虑。乌贼骨与茜草配伍应用最早见于《黄帝内经》，二药配以雀卵、鲍鱼汁治疗血枯经闭，称"四乌鲗骨一藘茹丸"。二药相配，既能止血固经，又能行血通经。张锡纯认为乌贼骨、茜草二药，大能固涩下焦，为方中不可挪移之品，为治崩之主药。同时，二药又具有化瘀活血通经之作用，收摄之中也大具开通之力，故收敛止血之中也无留瘀为患。

固冲汤

[1] 安冲汤以治漏证为主，固冲汤以治崩证为主，属于急证重证。芍药原有白、赤两种，以白者为良，白芍出于南方，杭州产者最佳。

治妇女血崩[1]。

白术炒，一两　生黄芪六钱　龙骨煅，捣细，八钱　牡蛎煅，捣细，八钱　萸肉去净核，八钱　生杭芍四钱　海螵蛸捣细，四钱　茜草三钱　棕边炭二钱　五倍子五分，轧细，药汁送服

脉象热者，加大生地一两；凉者，加乌附子二钱。大怒之后，因肝气冲激血崩者，加柴胡二钱。若服两剂不愈，去棕边炭，加真阿胶五钱，另炖，同服。服药觉热者，宜酌加生地[2]。

[2] 临证灵活加减之经验。

从前之方，龙骨、牡蛎皆生用，其理已详于理冲丸下。此方独用煅者，因煅之则收涩之力较大，欲借之以收一时之功也[3]。

[3] 龙骨、牡蛎功能固涩滑脱，兼可开通，煅用则涩力稍胜。

一妇人，年三十余。陡然下血，两日不止。及愚诊视，已昏愦不语，周身皆凉，其脉微弱而迟。知其气血将脱，而元阳亦脱也。遂急用此汤，去白芍，加野台参八钱、乌附子三钱。一剂血止，周身皆热，精神亦复。仍将白芍加入，再服一剂，以善其后[4]。

[4] 脉微弱而迟，周身皆凉，昏愦不语，为阳气暴脱证，故加参附汤回阳救逆。

长子荫潮曾治一妇人，年四十许。骤得下血证甚剧，半日之间，即气息奄奄，不省人事。其脉右寸关微见，如水上浮麻，不分至数，左部脉皆不见。急用生黄芪一两，大火煎数沸灌之，六部脉皆出。然微细异常，血仍不止。观其形状，呼气不能外出，又时有欲大便之意，知其为大气下陷也大气下陷，详第四卷升陷汤下。遂

为开固冲汤方，将方中黄芪改用一两。早十一点钟，将药服下，至晚三点钟，即愈如平时[1]后荫潮在京，又治一血崩证，先用固冲汤不效，加柴胡二钱，一剂即愈，足见柴胡升提之力，可为治崩要药。

或问：血崩之证，多有因其人暴怒，肝气郁结，不能上达，而转下冲肾关，致经血随之下注者，故其病俗亦名之曰气冲。兹方中多用涩补之品，独不虑于肝气郁者，有妨碍乎？答曰：此证虽有因暴怒气冲而得者，然当其血大下之后，血脱而气亦随之下脱，则肝气之郁者，转可因之而开。且病急则治其标，此证诚至危急之病也。若其证初得，且不甚剧，又实系肝气下冲者，亦可用升肝理气之药为主，而以收补下元之药辅之也[2]。

【附方】《傅青主女科》[3]有**治老妇血崩方**，试之甚效。其方用生黄芪一两，当归一两酒洗，桑叶十四片，三七末三钱药汁送下，水煎服，二剂血止，四剂不再发。若觉热者，用此方宜加生地两许[4]。

按语：崩证来势急，出血量多，常可引起元气虚脱，甚至元阳虚脱，出现气息低微、眩晕昏仆、不知人事、面色苍白、四肢冰冷、汗出淋漓、气短喘促、脉浮大无根或沉伏不见的危重证候，如不及时抢救则有生命危险。

张锡纯在安冲汤的基础上加以化裁为固冲汤加以治疗。因为崩证病情比漏证急重，故治疗方面有3种突出的变化：一是更加重视止血，所以在龙骨、牡蛎、乌贼骨、茜草收涩止血的基础上，变生龙骨、生牡蛎为煅龙骨、煅牡蛎，再加棕边炭、五倍子、真阿胶、山萸肉、白芍收敛止血。二是重用健脾益气药加强脾主统血和脾主升清之功。安冲汤中炒白术用六钱，固冲汤中则将炒白术变为一两，其用意明显可辨。虽然方中生黄芪用量仍为六钱未变，但在具体处理问题时，他常常将黄芪用量加大，甚至加人参、炮附子、桔梗、柴胡等药，都彰显了张锡纯治疗出血重视从脾论治的学术思想。三是重视酸敛固脱。方中山萸肉、白芍不仅具有酸敛止血之

[1] 血崩急症，气随血脱，故气息奄奄，不省人事，脉右寸关微见，如水上浮麻，不分至数，左部脉皆不见，先重用黄芪取其补气升提之力以挽救生命，后才赢得时间加以处置。生黄芪能补气，兼能升气，善治胸中大气下陷。柴胡禀少阳生发之气，功能升阳举陷。

[2] 阐释了肝气下冲所致崩证不忌补涩的机理和缓急不同的处理方法。

[3] 《傅青主女科》：傅山著。傅山，字青主，明末清初医家。

[4] 介绍了《傅青主女科》老妇血崩经验方。此方和固冲汤都重视补气升提和止血，临床可将该方和固冲汤合用。

功，更重要的是具有酸敛补肝固脱之功。张锡纯认为，元气虚脱，皆脱在肝。他认为由于大量出血，必然导致肝血严重亏虚，肝之疏泄反而愈加过亢，导致元气虚脱。他特别喜用重用山萸肉补肝敛肝、固摄元气。

本病可见于西医的功能性子宫出血、女性生殖器炎症出血、放环或人工流产后阴道出血等疾病。有人也将此方灵活应用于消化性溃疡出血、腹泻、多汗症等。

温冲汤

治妇人血海虚寒不育[1]。

生山药八钱　当归身四钱　乌附子二钱　肉桂去粗皮，二钱，后入　补骨脂炒捣，三钱　小茴香炒，二钱　核桃仁二钱　紫石英煅，研，八钱　真鹿角胶二钱，另炖，同服。若恐其伪，可代以鹿角霜三钱

人之血海，其名曰冲。在血室之两旁，与血室相通。上隶于胃阳明经，下连于肾少阴经。有任脉以为之担任，督脉为之督摄，带脉为之约束。阳维、阴维、阳跷、阴跷，为之拥护，共为奇经八脉。此八脉与血室，男女皆有。在男子则冲与血室为化精之所，在女子则冲与血室实为受胎之处。《内经·上古通天论[2]》所谓"太冲脉盛，月事以时下，故有子"者是也。是以女子不育，多责之冲脉。郁者理之，虚者补之，风袭者祛之，湿胜者渗之，气化不固者固摄之，阴阳偏胜者调剂之。冲脉无病，未有不生育者。而愚临证实验以来，凡其人素无他病，而竟不育者，大抵因相火虚衰，以致冲不温暖者居多。因为制温冲汤一方。其人若平素畏坐凉处，畏食凉物，经脉调和，而艰于生育者，即与以此汤服之。或十剂，或数十剂，遂能生育者多矣[3]。

一妇人，自二十出嫁，至三十未育子女。其夫商治于愚。因细询其性质禀赋，言生平最畏寒凉，热时亦不敢食瓜果。至经脉则大致调和，偶或后期两三日。知其下焦虚寒，因思《神农本草经》谓紫石英"气味甘温，治女子风寒在子宫，绝孕十年无子"。遂为拟此汤，方

[1] 本方治疗脾肾阳虚、冲脉虚寒之不孕症。

[2] 上古通天论：当为"上古天真论"。

[3] 张锡纯认为冲脉血海对生育有重要作用，不孕主要是由于相火虚衰、血海虚寒所致。

中重用紫石英六钱，取其性温质重，能引诸药直达于冲中，而温暖之。服药三十余剂，而畏凉之病除。后数月遂孕，连生子女。益信《神农本草经》所谓治十年无子者，诚不误也[1]。

按语： 女性不孕症指女子婚后，夫妇同居1年以上，配偶生理功能正常，未避孕而未受孕者；或曾生育过，未避孕又1年以上未再受孕者。前者称为原发性不孕症，后者称继发性不孕症。西医学把夫妇一方或双方有先天或后天解剖生理方面的缺陷，无法纠正而不能妊娠者，成为绝对不孕症。若夫妇一方或双方因某种原因阻碍受孕，导致暂时不孕，称为相对不孕症。相对不孕症的原因大致有排卵障碍、输卵管不通、子宫内膜容受性异常等。

中医所治不孕症一般是指相对性不孕症。不孕症非常的重要一个病机是肾精亏虚、相火虚衰、冲脉虚寒以致不能摄精受孕，可谓是"寒水之地不生草木，重阴之渊不长鱼龙"。其临床主要表现为平素畏坐凉处，畏食凉物，小腹冷痛坠胀，得热则缓和，白带清稀，痛经，舌薄白多津，脉沉紧无力或沉迟无力。

温冲汤中重用紫石英，治女子风寒在子宫绝孕无子，且能直达冲脉而为君药；附子、肉桂、补骨脂、小茴香温壮肾阳，暖丹田；山药、鹿角胶、核桃仁、当归滋养精血。诸药配伍，滋肾精、助命火、暖胞宫、固冲任，则胎孕乃成。

紫石英甘辛温，归心、肝、肺、肾经，具有镇心安神、降逆气、暖子宫等作用，主治心悸怔忡、惊痫、肺寒咳逆上气、女子宫寒不孕等证。张锡纯在该方中极力推崇紫石英为治疗女子血海虚寒不孕的要药。他说："方中重用紫石英六钱，取其性温质重，能引诸药直达于冲中，而温暖之。"《本草经疏》也说："此药填下焦，走肾及心包络，辛温能散风寒邪气，故为女子暖子宫之要药。"古代医籍记载该药无毒，但紫石英主含氟化钙 CaF_2，服用过多对牙齿、骨骼、神经系统、肾、

[1] 通过本案，说明紫石英为治疗下焦虚寒不孕之要药。

心及甲状腺有损害作用。因此，不可多服、久服。《本草经疏》称紫石英"止可暂用，不宜久服，凡系石类皆然，不独石英一物也"。

清带汤

治妇女赤白带下[1]。

生山药一两　生龙骨捣细，六钱　生牡蛎捣细，六钱
海螵蛸去净甲，捣，四钱　茜草三钱

单赤带，加白芍、苦参各二钱；单白带，加鹿角霜、白术各三钱。鹿角霜系鹿角沉埋地中，日久欲腐，掘地而得者。其性微温，为补督任冲三脉之要药。盖鹿角甚硬，埋久欲腐，服之转与肠胃相宜，而易得其气化也。药房鬻者，多系用鹿角煅透为霜，其性燥，不如出土者。至谓系熬鹿角胶所余之渣者，则非是[2]。

带下为冲任之证。而名谓带者，盖以奇经带脉，原主合同束诸脉，冲任有滑脱之疾，责在带脉不能约束，故名为带也。然其病非仅滑脱，也若滞下。然滑脱之中，实兼有瘀滞。其所瘀滞者，不外气血，而实有因寒因热之不同。此方用龙骨、牡蛎以固脱，用茜草、海螵蛸以化滞，更用生山药以滋真阴、固元气。至临证时，遇有因寒者，加温热之药；因热者，加寒凉之药，此方中意也。而愚拟此方，则又别有会心也。尝考《神农本经》龙骨善开癥瘕，牡蛎善消鼠瘘，是二药为收涩之品，而兼具开通之力也。又考轩歧《内经》四乌贼鱼骨一茹芦丸，以雀卵泡鲍鱼汤送下，治伤肝之病，时时前后血。乌贼鱼骨即海螵蛸，茹芦即茜草，是二药为开通之品，而实具收涩之力也。四药汇集成方，其能开通者兼能收涩，能收涩者兼能开通，相助为理，相得益彰。此中消息之妙，有非言语所能罄（qìng，说尽）者[3]。

一妇人，年二十余，患白带甚剧，医治年余不愈。后愚诊视，脉甚微弱。自言下焦凉甚，遂用此方，加干姜六钱、鹿角霜三钱，连服十剂全愈[4]。

[1] 张锡纯治疗带下病之基本方。

[2] 张锡纯将带下病分为两种，一为赤带，一为白带。赤带加白芍、苦参清热利湿；白带加鹿角霜、白术健脾补肾。并详细论述了鹿角霜的真伪和功效。

[3] 张锡纯认为带下也若滞下，其病机中有瘀血阻滞之一端。故其强调治疗带下需重视开通瘀滞之法，值得重视。

[4] 该案病机为脾肾阳虚，故加干姜、鹿角霜。

又一媪年六旬。患赤白带下，而赤带多于白带，亦医治年余不愈。诊其脉甚洪滑，自言心热头昏，时觉眩晕，已半载未起床矣。遂用此方，加白芍六钱，数剂白带不见，而赤带如故，心热、头眩晕亦如故。又加苦参、龙胆草、白头翁各数钱。连服七八剂，赤带亦愈，而诸疾亦遂全愈。自拟此方以来，用治带下，愈者不可胜数。而独载此两则者，诚以二证病因，寒热悬殊。且年少者用此方，反加大热之药；年老者用此方，反加苦寒之药。欲临证者，当知审证用药，不可拘于年岁之老少也[1]。

按： 白头翁不但治因热之带证甚效也。邑治东二十里有古城址基，愚偶登其上，见城背阴多长白头翁，而彼处居人固不识也，遂剖取鲜根，以治血淋、溺血与大便下血之因热而得者甚效，诚良药也。是以仲景治厥阴热痢有白头翁汤也。愚感白头翁具此良才，而千年埋没于此不见用，因做俚语以记之："白头翁住古城阴，埋没英才岁月深；偶遇知音来劝驾，出为斯世起疴沉。"[2]

带证，若服此汤未能除根者，可用此汤送服秘真丹[3]在第二卷一钱。

按： 带下似滞下之说，愚向持此论。后观西法，亦谓大肠病则流白痢，子宫病则流白带，其理相同。法用儿茶、白矾、石榴皮、没石子[4]等水洗之。若此证之剧者，兼用其外治之法亦可。又其内治白带法，用没石子一两捣烂，水一斤半，煎至一斤，每温服一两，日三次。或研细作粉，每服五分，日二次亦可。又可单以之熬水洗之，或用注射器注射之。按：没石子味苦而涩，苦则能开，涩则能敛，一药而具此两长，原与拙拟清带汤之意相合。且其收敛之力最胜，凡下焦滑脱之疾，或大便滑泻、或小便不禁、或男子遗精、或女子崩漏，用之皆效验。今之医者，多忽不知用，惜哉！又东人中将汤，治白带亦甚效。玉烛汤下载有其方，可采用。若以治赤带，方中官桂、丁香，宜斟酌少用，苦参宜多用[5]。

按语： 《傅青主女科》认为带下俱是湿证。而湿邪

[1] 该案与上案诊断的关键在于脉象。上案脉甚微弱，兼有下焦凉甚，故诊为脾肾阳虚，带脉不固，所以加干姜、鹿角霜；本案脉甚洪滑，兼有心热头晕，故诊为肝胆湿热下注，所以加白芍、苦参、龙胆草、白头翁。

[2] 白头翁不但擅长治疗湿热带下证，对湿热所致的淋证、溺血、便血也有良效。

[3] 秘真丹：当为"秘真丸"，在第三卷。

[4] 没石子：又称没食子，苦，温，无毒，入肺、脾、肾经，具有固气涩精、敛肺止血之功。

[5] 张锡纯从中西医汇通角度反复阐述带下为滞下之说，主张治疗带下要重视开通瘀滞，是对带下病机的丰富和发展，具有创新性贡献。

产生的根本原因在脾虚不运、水湿下注所致，故带下的基本病机是脾虚湿盛。但是要看到，水湿下注是从中焦向下焦侵袭的一个过程，病位不仅仅在脾，还涉及肾。若下焦肾气充足，则气化功能和收敛固涩功能充盛，即使水湿下注也不会轻易发生带下病。可见，带下病是脾肾双亏、湿盛不固所致。所以，张锡纯治疗带下病的学术思想是脾肾并治，兼以收敛固摄带下。不仅如此，张锡纯从中西医汇通角度阐述了带下为滞下之说，认为带下病机中有瘀血阻滞之一端。脾虚湿盛则湿邪下注，湿邪停滞于中焦和阻滞于下焦，最易阻滞气机，气机阻滞日久则导致瘀血内生。所以，张锡纯主张治疗带下要重视开通瘀滞。可见，张锡纯认为带下病的病机是脾肾两虚、湿邪下注、瘀血内阻、下焦不固，这是对带下病机的极大丰富和发展，具有开拓性和创新性贡献，应该深入研究，发扬光大。

　　清带汤中重用怀山药为君药，能补脾、能补肾、能除湿、能固涩，一药多能，为治疗带下之要药。海螵蛸性涩可收敛止血、固经止带、生肌祛湿，以收为主；茜草味苦性寒，入血分，止血化瘀，以行为要，与海螵蛸相伍行血止血又无留瘀之弊；龙骨、牡蛎性味涩，能收涩止带，且又兼具开通之力。四药合用，通中有涩，涩中有通，集通涩于一体，特别是彰显了张锡纯治疗带下要活血化瘀的新思想。

　　张锡纯在该方中还特别赞成外洗治疗带下病，经验药为儿茶、白矾、石榴皮、没食子等。其中，没食子收涩开通兼具，他提醒为医者要注意应用。

加味麦门冬汤

　　治妇女倒经[1]。

　　干寸冬带心，五钱　野台参四钱　清半夏三钱　生山药四钱，以代粳米　生杭芍三钱　丹参三钱　甘草二钱　生桃仁二钱，带皮尖，捣　大枣三枚，掰开

《医学衷中参西录》临证助读系列　方论分册

486

[1] 本方由《金匮要略》麦门冬汤去粳米加生山药、生杭芍、丹参、生桃仁而成，用以治疗倒经。

妇女倒经之证，陈修园《女科要旨》借用《金匮》麦门冬汤，可谓特识。然其方原治"火逆上气，咽喉不利"。今用以治倒经，必略为加减，而后乃与病证吻合也^[1]。

或问：《金匮》麦门冬汤所主之病，与妇人倒经之病迥别，何以能借用之而有效验？答曰：冲为血海，居少腹之两旁。其脉上隶阳明，下连少阴。少阴肾虚，其气化不能闭藏以收摄冲气，则冲气易于上干。阳明胃虚，其气化不能下行以镇安冲气，则冲气亦易于上干。冲中之气既上干，冲中之血自随之上逆，此倒经所由来也。麦门冬汤于大补中气以生津液药中，用半夏一味，以降胃安冲，且以山药代粳米，以补肾敛冲，于是冲中之气安其故宅，冲中之血自不上逆，而循其故道矣。特是经脉所以上行者，固多因冲气之上干，实亦下行之路有所壅塞。观其每至下行之期，而后上行可知也。故又加芍药、丹参、桃仁以开其下行之路，使至期下行，毫无滞碍。是以其方非为治倒经而设，而略为加减，即以治倒经甚效，愈以叹经方之函盖无穷也^[2]。

按：用此方治倒经大抵皆效，而间有不效者，以其兼他证也。曾治一室女，倒经年余不愈，其脉象微弱。投以此汤，服药后甚觉短气。再诊其脉，微弱益甚。自言素有短气之病，今则益加重耳。恍悟其胸中大气，必然下陷，故不任半夏之降也。遂改用拙拟升陷汤在第四卷，连服十剂，短气愈，而倒经之病亦愈^[3]。

一少妇，倒经半载不愈。诊其脉微弱而迟，两寸不起，呼吸自觉短气，知其亦胸中大气下陷。亦投以升陷汤，连服数剂，短气即愈。身体较前强壮，即停药不服。其月经水即顺，逾十月举男矣^[4]。

或问：倒经之证，既由于冲气、胃气上逆，大气下陷者，其气化升降之机正与之反对，何亦病倒经乎？答曰：此理甚微奥，人之大气，原能斡旋全身，为诸气之纲领。故大气常充满于胸中，自能运转胃气使之下降，镇摄冲气使不上冲。大气一陷，纲领不振，诸气之条贯

[1] 张锡纯说明创制加味麦门冬汤是受陈修园的启发。

[2] 从冲脉上隶阳明、下连少阴入手，分析倒经形成的机制和加味麦门冬汤的配方原理。

[3] 通过前后治疗的对比，说明大气下陷之倒经和肾气亏虚之倒经截然不同。

[4] 再举胸中大气下陷之倒经，说明本证临床也不少见。

多紊乱，此乃自然之理也。是知冲气、胃气之逆，非必由于大气下陷，而大气下陷者，实可致冲胃气逆也。致病之因既不同，用药者岂可胶柱鼓瑟（jiāozhùgǔsè，比喻固执拘泥，不知变通）哉[1]。

[1] 张锡纯阐释了大气下陷之闭经的奥妙之理为冲胃气逆，并再次强调治疗倒经要辨证论治，不可胶柱鼓瑟于加味麦门冬汤。

按语：倒经是指月经期或经期前后，在子宫以外部位如鼻黏膜、胃、肠、肺、乳腺、外耳道、眼结膜等部位定期发生出血。临床上最常见的是经期出现鼻出血和吐血，中医将这种倒经称作经行吐衄。

中医临床一般将倒经分为肝经郁火、肝肾阴亏、胃火炽盛3种证型进行辨证施治。张锡纯所创制的加味麦门冬汤适用于上述3种类型中肝肾阴亏虚证。对于肝肾阴亏虚证所致的倒经，张锡纯非常重视从冲脉上隶阳明、下连少阴入手分析倒经形成的机制，这与从肝肾阴亏、虚火上炎阐释倒经是有所区别的，随之产生的治疗方法也是有所不同的，这是张锡纯治疗妇科疾病重视冲脉学术思想的具体体现。

张锡纯借用《金匮》麦门冬汤化裁治疗，作为其治疗倒经的经验方。方中怀山药、芍药滋补肝肾之阴，收敛冲气安其故宅，冲中之血自不上逆。肝肾阴亏日久，则胃之气阴也易亏损，冲气上干更易导致胃气上逆，故方中麦冬、野台参、大枣、甘草滋补胃之气阴。用半夏一味，以降胃安冲。张锡纯认为每至月经期下行之时才发生倒经，同时伴有月经量少甚至闭经、精神不畅、烦躁不安、下腹部胀痛等症状，认为伴有下焦瘀血证，故于麦门冬汤中加丹参、桃仁活血通经。

张锡纯在长期的临床实践中发现，胸中大气下陷可以引发倒经，而且临床并不少见。他指出，大气下陷之倒经和肝肾阴亏之倒经截然不同，不可混淆误诊误治。这是对中医妇科学倒经证型新的补充和完善，是对中医妇科学又一个新的贡献。他详细阐释了大气下陷导致闭经的机理是大气下陷不能震慑冲胃之气逆所致，治疗方法是用升陷汤升阳举陷、镇摄冲胃，使读者茅塞顿开。

寿胎丸

滑胎[1]。

菟丝子炒熟，四两　桑寄生二两　川续断二两　真阿胶二两

上药将前三味轧细，水化阿胶和为丸一分重干足一分。每服二十丸，开水送下，日再服。气虚者加人参二两，大气陷者加生黄芪三两大气陷证详第四卷升陷汤下，食少者加炒白术二两，凉者加炒补骨脂二两，热者加生地二两[2]。

菟丝无根，蔓延草木之上，而草木为之不茂，其善吸他物之气化以自养可知。胎在母腹，若果善吸其母之气化，自无下坠之虞。且男女生育，皆赖肾脏作强。菟丝大能补肾，肾旺自能荫胎也。寄生根不着土，寄生树上，又复隆冬茂盛，雪地冰天之际，叶翠子红，亦善吸空中气化之物。且其寄生于树上，亦犹胎之寄母腹中。气类相感，大能使胎气强壮，故《本经》载其能安胎。续断亦补肾之药，而其节之断处，皆有筋骨相连，大有连属维系之意。阿胶系驴皮所熬，驴历十二月始生，较他物独迟，以其迟，挽流产之速，自当有效；且其胶系阿井之水熬成，阿井为济水之伏流，以之熬胶，最善伏藏血脉，滋阴补肾，故《本经》亦载其能安胎也。至若气虚者，加人参以补气。大气陷者，加黄芪以升补大气。饮食减少者，加白术以健补脾胃。凉者，加补骨脂以助肾中之阳补骨脂善保胎，修园曾详论之。热者，加生地黄以滋肾中之阴。临时斟酌适宜，用之无不效者[3]。

友人张洁泉善针灸，其夫人素有滑胎之病。是以洁泉年近四旬，尚未育麟（lín，孩子）。偶与谈及，问何以不治？洁泉谓每次服药，皆无效验，即偶足月，产下亦软弱异常，数日而疬。此盖关于禀赋，非药力所能挽回也。愚曰：挽回此证甚易，特视用药如何耳。时其夫人受孕三四月，遂治以此方，服药两月，至期举一男，甚强壮[4]。

按：此方乃思患预防之法，非救急之法。若胎气已

[1] 张锡纯基本上是按照妇女经带胎产乳的顺序来设计的，前面首先是调经方，其次是止带方，当前则是安胎方。

[2] 寿胎丸的制法、服法和临证经验加减方法。尤其要注意加减法。

[3] 张锡纯用取类比象法阐释了菟丝子、桑寄生、续断、阿胶四药特有的补肾安胎功效。张锡纯称临时斟酌适宜用之无不效，可见为其得意之方。

[4] 用验案证明该方用之必效。

动，或至下血者，又另有急救之方。曾治一少妇，其初次有妊，五六月而坠。后又有妊，六七月间，忽胎动下血，急投以生黄芪、生地黄各二两，白术、山萸肉去净核、龙骨煅捣、牡蛎煅捣各一两，煎汤一大碗，顿服之，胎气遂安。将药减半，又服一剂。后举一男，强壮无恙[1]。

按语： 滑胎是指自然流产连续 3 次以上者，西医学称为习惯性流产。滑胎主要因先天不足、房劳过度、孕后纵欲损伤肾气，胎失所系；或素体气血不足，大病久病失血耗气，胎失所养；或素体阴虚内热，胞络不固等引起。所以在临床上一般将其分为肾气亏虚、气血虚弱、阴虚内热、肾阳亏虚等证型。

张锡纯创制的寿胎丸具有补肾安胎之功，主要用于肾气亏虚型滑胎。方中菟丝子补肾益精，肾旺自能荫胎；桑寄生、续断补肝肾、强筋骨，大能使胎气强壮；阿胶滋养阴血，使冲任血旺，则胎气自固。《神农本草经》载桑寄生、阿胶皆能安胎。全方仅 4 味药，组方严谨，配伍精炼。张锡纯用取类比象法阐释了菟丝子、桑寄生、续断、阿胶四药特有的补肾安胎功效。其中，菟丝子为方中不可挪移之品。张锡纯说："愚于千百味药中，得一最善治流产之药，乃菟丝子是也。"

寿胎丸为张锡纯平生得意之方，不仅适用于肾气亏虚型。如果加减得当，则可应用于气血亏虚、阴虚内热、肾阳亏虚等证型。张锡纯临床治疗滑胎，主张用甘寒或甘温之品，反对用药苦寒和辛温燥烈，特别反对用黄芩进行保胎。

张锡纯称此方为预防流产之方，凡受妊之妇于怀孕两月之后徐服一料，则无流产之虑。若胎气已动，或至下血者，则需用滋补肝肾、益气升提、固脱止血等救急之法。

安胃饮

治恶阻[2]。

清半夏一两，温水淘洗两次，毫无矾味，然后入煎　净

[1] 张锡纯称此方为预防流产之方。若胎气已动，或至下血，则需用急救之方。救急之方法为滋补肝肾、益气升提、固脱止血，方剂组成与固冲汤有类似之处。

[2] 安胃饮具有降逆止呕之功，用于妊娠恶阻。

《医学衷中参西录》临证助读系列 · 方论分册

490

青黛三钱　赤石脂一两

　　用作饭小锅，煎取清汁一大碗，调入蜂蜜二两，徐徐温饮下。一次只饮一口，半日服尽。若服后吐仍未止或其大便燥结者，去石脂加生赭石轧细一两。若嫌青黛微有药味者，亦可但用半夏、赭石[1]。

　　或问：《本经》谓赭石能坠胎，此方治恶阻，而有时以赭石易石脂，独不虑其有坠胎之弊乎？答曰：恶阻之剧者，饮水一口亦吐出，其气化津液不能下达。恒至大便燥结，旬余不通。其甚者，或结于幽门胃下口、阑门大小肠相接处，致上下关格不通，满腹作疼，此有关性命之证也。夫病既危急，非大力之药不能挽回。况赭石之性，原非开破。其镇坠之力，不过能下有形滞物。若胎至六七个月，服之或有妨碍；至恶阻之时，不过两三个月，胎体未成，惟是经血凝滞，赭石毫无破血之性，是以服之无妨。且呕吐者，其冲气、胃气皆上逆，借赭石镇逆之力，以折其上逆之机，气化乃适得其平，《内经》所谓"有故无殒，亦无殒也"。愚治恶阻之证，遇有上脘固结，旬日之间勺饮不能下行，无论水与药，入口须臾即吐出，群医束手诿谓不治。而愚放胆重用生赭石数两，煎汤一大碗，徐徐温饮下。吐止、结开、便通，而胎亦无伤。拙拟参赭镇气汤在第二卷下，载有详案可考也[2]。

　　半夏辛温下行，为降逆止呕之主药。坊间皆制以白矾，服之转令人呕吐。清半夏其矾虽较少，然亦必淘洗数次，始无矾味。特是既经矾煮，致半夏降逆止呕之力大减。遇病之剧者，恒不能胜病，故必须以他药辅之。愚有鉴于此，恒自制半夏用之。法用生半夏数斤，日换水三四次，约浸二十余日。试爵服半粒，觉辣味不甚猛烈，乘湿切开，晒干囊装，悬于透风之处。每用一两，煎汤两茶盅，调入净蜂蜜二两，徐徐咽之。无论呕吐如何之剧，未有不止者。盖古人用半夏，原汤泡七次即用。初未有用白矾制之者也[3]。

　　西人治恶阻，习用臭剥。此药之性质及用量，皆详于加味磁朱丸下在第七卷。然愚尝试之，有效有不效。大抵恶阻之轻者，用之即效。而其剧者，徒用此药，仍不能止呕吐也。若用铁氧汤在第七卷送服，则其效验较大[1]。

按语：妊娠恶阻是指妇女怀孕以后 1~3 个月间，出现恶心、呕吐、眩晕、胸闷，甚至恶闻食味、食入即吐等症状而言。有的孕妇呕吐非常剧烈和持久，会继发气阴两虚重症，甚至诱发流产，所以临床上要及时治疗妊娠呕吐。对于重症患者，可采用中西医结合治疗，避免意外发生。

张锡纯的安胃饮为治标之法，主要是针对当前的胃气上逆和冲气上逆而设，用于妊娠恶阻之剧者。方用清半夏辛温下行，为降逆止呕之主药；赤石脂重坠降胃安冲，加强半夏的镇降之力；青黛性寒味咸，归肝经，清泻肝火，治疗肝火横逆犯胃所致呕吐。若无肝火郁结者，或嫌青黛微有药味者，可去之。所以，安胃饮的主药是清半夏、赤石脂，所以称其为治标之剂当无疑义。

安胃饮药味精少、药汁清、药味淡，再加以调入蜂蜜，易于为病人所接受。尤其是"徐徐温饮下，一次只饮一口，半日服尽"服药方法尤为重要。

若服后吐仍未止或其大便燥结者，去赤石脂，加生赭石。这是为什么呢？因为赤石脂性温酸涩，有涩肠之功，所以仅适用于妊娠恶阻大便畅通者。可是，妊娠恶阻之重症往往因为胃气上逆导致大便燥结、多日不通，甚至出现关格不通、满腹作疼，危及生命。代赭石苦甘凉，具有平肝镇逆、凉血止血、降胃安冲、通便之功，用于治疗妊娠恶阻无涩肠之弊，所以在呕吐未止或大便燥结时以代赭石替换赤石脂。

张锡纯认为，代赭石无坠胎之弊，主要有两点原因：一是在妊娠早期孕胎尚属无形之物，在血分而不在气分，代赭石重坠之力仅推荡气分有形之物，故对胎元无损伤；二是根据《黄帝内经》"有故无殒，亦无殒也"之说，患者现在存在严重的胃气上逆，故需用代

[1] 张锡纯指出西医治疗妊娠恶阻药用奥剥的优缺点。用铁养汤送服则体现了他中西医汇通的学术思想。

赭石以降逆开壅，使脏腑气机逆乱归于和平，非但不会发生堕胎之弊，反能起到去病即以安胎之效。张锡纯治早期妊娠反应，擅长重用代赭石屡见奇效，大胆突破前人划定的禁区，体现了其创新通变的革新思想。但注意用量不宜过大，证缓则少用或停用，不宜持续应用。

大顺汤

治产难，不可早服，必胎衣破后，小儿头至产门者，然后服之[1]。

野党参一两　当归一两　生赭石轧细，二两

用卫足花子炒爆一钱作引，或丈菊花瓣一钱作引皆可，无二物作引亦可[2]。

或疑赭石乃金石之药，不可放胆重用。不知赭石性至和平，虽重坠下行，而不伤气血。况有党参一两以补气，当归一两以生血。且以参、归之微温，以济赭石之微凉，温凉调和愈觉稳妥也。矧产难者非气血虚弱，即气血壅滞，不能下行。人参、当归虽能补助气血，而性皆微兼升浮，得赭石之重坠，则力能下行，自能与赭石相助为理，以成催生开交骨之功也。至于当归之滑润，原为利产良药，与赭石同用，其滑润之力亦愈增也[3]。

族侄妇，临盆两日不产。用一切催生药，胎气转觉上逆。为制此汤，一剂即产下[4]。

一妇人，临产交骨不开，困顿三日，势甚危急。亦投以此汤，一剂而产。自拟得此方以来，救人多矣。放胆用之，皆可随手奏效[5]。

卫足花即葵花，其子即冬葵子。缘此花若春日早种，当年即可结子。而用以催生，则季夏种之，经冬至明年结子者尤效，故名曰冬葵子。今药坊所鬻者，皆以丈菊子为冬葵子，殊属差误。孔子曰："鲍庄子之智不如葵，葵犹能卫其足。"诚以此花叶茂丛生，自叶中出茎，茎下边皆被丛叶卫护，故也名卫足花。俗呼为守足花，音虽异而义则同。有如促织，北方亦呼为趣织也。又名一丈红，为其茎高一丈，而花色红也。其花如木

[1] 大顺汤为治难产之方，其适应证为胎衣破后小儿头至产门者。

[2] 该方的引经药为炒爆的卫足花子或丈菊花瓣，无二物作引亦可说明大顺汤的主药是党参、当归、生代赭石。

[3] 重在阐述本方君药代赭石治难产的机理。

[4] 用案例说明大顺汤之良效。

[5] 张锡纯称本方经得起验证，随手奏效。

槿，叶如木芙蓉，故高丽咏一丈红诗有"花与木槿花相似，叶共芙蓉叶一般；五尺栏杆遮不住，犹留一半与人看"之句。结实大如钱，作扁形，其中子如榆荚。至于茎长丈许，干粗如竹，叶大如茼，花大如盘盂，单瓣黄色，其花心成窠如蜂房。迨中心结子成熟，而周遭花瓣不凋枯。一名迎阳花，一名西番葵，俗呼为向日葵。不知向日葵之名，古人原属之卫足花，非属之丈菊也。司马温公诗曰："四月清和雨乍晴，南山当户转分明；更无柳絮因风起，惟有葵花向日倾。"夫丈菊原无宿根，季春下种，四月苗不盈尺。而卫足花正开，温公诗中所谓葵花向日倾者，确指卫足花无疑矣。或谓《群芳谱》谓丈菊花有毒，能坠胎，孕妇忌经其下。子得花之余气，自当长于催生。答曰：丈菊之花，虽有坠胎之弊，催生却有功效，其子则用之无效，惟治淋有效。至于卫足之子，用锅炒爆其甲。朝种之，暮即生出土外。物生之神速，以此为最，故尤为催生之妙品也。且丈菊子春种秋收，不能经冬。若以其花向日，亦呼之曰葵则可，而断不可名之曰冬葵也[1]。

按：葵菜，以其宿根年年生长，且又发生最早，性甚耐旱，即不堪种植之处，种之无不蕃生。其叶春夏秋三时皆可食。且含汁黏滑，又能养人。八口之家，有葵二亩，荒年可以无饥。葵之关乎民命者如此，所以论荒政者，以种葵为要图。而"马践园葵，鲁之民为之经岁不饱"也。今人不知种之以备荒荐，果何故耶[2]。

按语：难产是指孕妇分娩过程缓慢，甚或停止。胎儿能否经阴道顺利分娩，取决于产力（包括分娩时子宫的收缩力和产妇向下屏气的力量）、产道（孕妇骨盆大小的情况是否能让胎儿通过）和胎儿状况（主要看胎儿的大小、胎位）三大因素。如果其中1个或1个以上的因素出现异常，即可导致难产。难产易造成孕妇及胎儿发生疾病甚至死亡，对母婴健康危害甚大。因此，孕妇生产时要给予高度重视。

对于产力因素所造成的难产，正是中医发挥优势所

[1] 对卫足花和丈菊花、卫足花子和丈菊子进行了详细鉴别，以防误用。卫足花子和丈菊花，皆有催生功效。丈菊子治淋有效，无催生之功。

[2] 葵菜为百菜之长，可以无饥。

在。中医将其分为虚实两种情况。虚证为气血虚弱，孕妇表现为分娩时阵痛微弱、宫缩时间短、间歇时间长、下血量多而色淡、面色苍白、神疲肢软、心悸气短，舌淡苔薄，脉沉细而弱，治当大补气血，药物可用党参、黄芪、当归、白芍、川芎、茯神、枸杞、龟板等。实证为气滞血瘀，孕妇表现为分娩时腰腹疼痛剧烈、宫缩虽强但间歇不匀、下血黯红量少、面色紫黯、精神紧张、胸闷脘胀、时欲呕恶，舌红苔腻，脉弦大而至数不匀，治当理气活血、化瘀催产，药物可用当归、川芎、益母草、大腹皮、枳壳等。

张锡纯创制的大顺汤主要由野党参一两、当归一两、生赭石二两组成，适用于气血亏虚所致的难产。方中重用野党参大补元气，重用当归补血，则气血旺盛，宫缩有力。但是，党参、当归虽能大补气血，但弊病是性兼升浮，有碍气机之下降，不利于促进胎儿分娩。《名医别录》曾称代赭石主"产难，胞衣不出，堕胎"。张锡纯根据古人理论，把代赭石应用到实践中，不但能降气促进胎儿分娩，更重要的是与党参、当归配伍，使其大补气血之力专注于下行推动，以成催生开交骨之功。

向日葵，本名丈菊，各种本草皆未载，唯《群芳谱》称其花瓣能堕胎。张锡纯则借用其副作用，配伍到大顺汤中作引，用其堕胎之力以催生诚有效验。这反映了大医张锡纯广收博采的治学思想，也反映了其师古不泥古的创新精神。

随着科学技术的发展，剖宫产手术的有效应用，使得过去属于难产的，现在却变成了安全顺产。但现在有滥用剖宫产手术的倾向，这也是需要注意克服的。张锡纯在科学技术落后的年代，努力探寻难产有效方药，救产妇胎儿于水火之中，体现了"大医精诚"的高尚品质。其创制的著名方剂大顺汤，如果在孕妇保守自产出现产力不足辨证为气虚亏虚证时，仍然急需加减灵活应用，这在当今并不过时。衷中参西，中西结合，中医找准自己的位置，发挥自己的特色，其前途是大放光明的，是用不着自行惭愧的。

和血熄风汤

治产后受风发搐[1]。

当归一两　生黄芪六钱　真阿胶不炒，四钱　防风三钱　荆芥三钱　川芎三钱　生杭芍二钱　红花一钱　生桃仁带皮尖，钱半，捣

此方虽治产后受风，而实以补助气血为主[2]。盖补正气，即所以逐邪气，而血活者，风又自去也血活风自去，方书成语。若产时下血过多或发汗过多，以致发搐者，此方仍不可用，为其犹有发表之药也。当滋阴养血，以荣其筋，熄其内风，其搐自止。若血虚而气亦虚者，又当以补气之药辅之。而补气之药以黄芪为最，因黄芪不但补气，实兼能治大风也《本经》谓黄芪主大风。

一妇人，产后七八日发搐，服发汗之药数剂不效，询方于愚。因思其屡次发汗不效，似不宜再发其汗，以伤其津液，遂单用阿胶一两，水融化，服之而愈[3]。

一妇人，产后十余日，周身汗出不止，且发搐。治以山萸肉去净核、生山药各一两，煎服两剂，汗止而搐亦愈[4]。

东海渔家妇，产后三日，身冷无汗，发搐甚剧。时愚游海滨，其家人造寓求方。其地隔药局甚远，而海滨多产麻黄，可以采取。遂俾取麻黄一握，同鱼鳔胶一具，煎汤一大碗，乘热饮之，得汗而愈。用鱼鳔胶者，亦防其下血过多，因阴虚而发搐，且以其物为渔家所固有也[5]。

一妇人，产后发汗过多，复被三层皆湿透，因致心中怔忡，精神恍惚，时觉身飘飘上至屋顶，此虚极将脱，而神魂飞越也。延愚诊视，见其汗出犹不止，六脉皆虚浮，按之即无。急用生山药、净萸肉各一两，生杭芍四钱，煎服。汗止精神亦定。翌日药力歇，又病而反复。时愚已旋（回，归）里，病家复持方来询，为添

[1] 此处产后受风发搐，仅指产后外感风寒证。

[2] 产后破伤风治疗的关键不是以治外风为主，而是以补助气血为主。药用生黄芪。

[3] 本案已无表证，重在滋阴养血。

[4] 产后周身汗出不止，为元气虚脱之证。张锡纯认为元气虚脱，脱在肝。故用山萸肉酸敛补肝固摄元气和收敛汗液，兼以生山药补养元气。

[5] 产后身冷无汗发搐甚剧，为感受风寒所致，故用麻黄发汗。但产后阴血亏虚，必加鱼鳔胶大补精血，以防汗出虚脱。

《医学衷中参西录》临证助读系列

方论分册

496

龙骨、牡蛎皆不用煅各八钱，且嘱其服药数剂，其病必愈。孰意药坊中，竟谓方中药性过凉，产后断不宜用，且言此证系产后风，彼有治产后风成方，屡试屡验，怂恿（sǒngyǒng，鼓动别人去做某事）病家用之。病家竟误用其方，汗出不止而脱。夫其证原属过汗所致，而再以治产后风发表之药，何异鸩毒（zhèndú，毒酒）。斯可为发汗不审虚实者之炯戒矣[1]。

《傅青主女科》曰：产后气血暴虚，百骸少血濡养，忽然口紧牙紧，手足筋脉拘挛，类中风痫痉，虽虚火泛上有痰，皆当以末治之。勿执偏门，而用治风消痰方，以重虚产妇也。当用生化汤，加参、芪以益其气。又曰：产后妇人，恶寒恶心，身体颤动，发热作渴，人以为产后伤寒也，谁知其气血两虚，正不敌邪而然乎。大抵人之气不虚，则邪断难入。产妇失血过多，其气必大虚，气虚则皮毛无卫，邪原易入。不必户外之风来袭体也，即一举一动，风可乘虚而入。然产后之风，易入亦易出，凡有外感之邪，俱不必祛风。况产后之恶寒者，寒由内生也；发热者，热由内弱也；身颤者，颤由气虚也。治其内寒，外寒自散。治其内弱，外热自解。壮其元气，而身颤自除也[2]。

按： 傅氏之论甚超特。其"虽有外感""不必祛风"二句，不无可议。夫产后果有外感，原当治以外感之药，惟宜兼用补气生血之药，以辅翼（fǔyì，辅佐，辅助）之耳。若其风热已入阳明之府，表里俱热，脉象洪实者，虽生石膏亦可用。故《金匮》有竹皮大丸，治妇人乳中虚，烦乱呕逆，方中原有石膏。《神农本经》石膏治产乳，原有明文。特不宜与知母并用，又宜仿白虎加人参汤之意，重用人参，以大补元气。更以玄参代知母，始能托邪外出，则石膏之寒凉，得人参之温补，能逗留胃中，以化燥热，不至直趋下焦，而与产妇有碍也。拙拟仙露汤在第六卷后详论之，且有名医治验之案可参[3]。

【附方】《医林改错》治产后风，有**黄芪桃红汤**，

[1] 产后忌过汗伤耗元气。该产妇发汗过多，故致虚极将脱。元气虚脱，脱在肝。故用山萸肉酸敛补肝固摄元气和收敛汗液，兼以生山药补养元气。后加生龙骨、生牡蛎以加强收敛元气和汗液。

[2] 傅青主详细阐述了产后受风在于产后气血大虚所致，治疗重在补气养血。扶正则邪自去，不主张发散外风，唯恐伤耗正气。

[3] 张锡纯非常推崇傅青主治疗产后重在补养气血之高见，可谓是英雄所见略同。但对其虽有外感不必祛风之观点，不予苟同。认为若果有外感风寒，还是要兼顾的。若风寒入里化热，脉象洪实，还需配生石膏、玄参等以清阳明之热，体现了张锡纯不固守成见、人云亦云的精神。

方用生黄芪半斤，带皮尖生桃仁三钱捣碎，红花二钱，水煎服。按产后风项背反张者，此方最效[1]。

【附方】 俗传治产后风方，当归五钱，麻黄、红花、白术各三钱，大黄、川芎、肉桂、紫菀各二钱，煎服。按此方效验异常，即至牙关紧闭，不能用药者，将齿拗开灌之，亦多愈者。人多畏其有大黄而不敢用。不知西人治产后风，亦多用破血之药。盖以产后有瘀血者多，此证用大黄以破之，所谓血活风自去也。况犹有麻、桂之辛热，归、术之补益以调燮之乎[2]。

按语： 产后感受风寒，俗称"月子病"。妇女生产时由于大量出血等原因，导致产后常常存在严重的气血亏虚。气血亏虚，腠理疏松不固，易被风寒侵入，导致产后外感风寒证。

张锡纯和血熄风汤乃当归补血汤、荆防四物汤、桃红四物汤、生化汤加阿胶化裁而成。黄芪补气生血；当归、白芍、阿胶滋阴养血；当归、桃仁、红花、川芎行气活血，取血行风自灭之义；荆芥、防风祛风解表。方中重用当归一两，一补血，二活血祛风。

产后受风治疗的要点在于补益气血为主，疏风解表为辅。切不可发汗过多、如水流漓，徒伤正气，甚至导致元气虚脱。对于产后受风抽搐屡屡发汗不愈者，或汗出过多，甚至出现精神恍惚、心中怔忡、大汗淋漓不止者，不宜再发其汗，而当首先以酸敛固摄元气药加以治疗，如山萸肉、怀山药、生龙骨、生牡蛎、乌梅、五味子等。正气充足，则邪气也往往会随之自然消散。即使没有消除，待正气充足后再徐徐解表也未迟。

本方灵活加减也可用于产后发痉证。产后数日内妇女突然发生四肢抽搐，项背强直，两目天吊，甚则口噤、角弓反张等，称为产后痉证，又称产后发痉，俗称"产后惊风"，为《金匮要略·妇人产后病脉证并治》所论新产三病之一。临床应用时可以合用张锡纯在中风篇中创制的逐风汤，因其明确提出逐风汤用于破伤后受风抽掣。本病主要见于西医学的产后破伤风，由感染邪

[1] 王清任治疗产后受风，更是独重补气，生黄芪用量竟达半斤，可谓有胆有识。

[2] 张锡纯指出西人治产后风，亦多用破血之药，体现了参西的思想。民间验方中麻黄、紫菀辛温解表宣肺、疏散风寒，当归、川芎、红花、大黄活血化瘀，白术、肉桂健脾温中。适用于脾胃虚寒、瘀血阻滞、感受风寒者。

毒所致。该病变化迅速，若不及时治疗，常可危及产妇生命。所以，临床需要配合西医学方法给予抢救。首先应控制痉挛抽搐及感染，尽早注射破伤风抗毒素。

滋阴清胃汤

治产后温病，阳明府实，表里俱热者[1]。

玄参两半　当归三钱　生杭芍四钱　甘草钱半　茅根二钱

上药五味，煎汤两盅，分二次温服，一次即愈者，停后服。

产后忌用寒凉，而温热入阳明府后，又必用寒凉方解，因此医者恒多束手。不知石膏、玄参《本经》皆明载治产乳。是以热入阳明之重者，可用白虎加人参以山药代粳米汤在第六卷，更以玄参代知母方后有案。其稍轻者，治以此汤，皆可随手奏效。愚用此两方，救人多矣。临证者当笃信《本经》，不可畏石膏、玄参之寒凉也。况石膏、玄参，《本经》原皆谓其微寒，并非甚寒凉之药也[2]。

按语： 产后温病在病因、传变、伤津方面与一般温病相同，不同之处即是产后气血两虚，对温邪抵抗能力降低。不可偏执产后概属诸虚不足，皆投温补滋腻之剂，闭门留寇使邪无出路；也不可一见温热，则过用苦寒伤耗气血、损伤胃气。对于产后温病的治疗应本着"勿拘于产后，勿忘于产后"的原则，在辨证求因的前提下活法治之。

滋阴清胃汤中重用玄参两半为君药。张锡纯在清热剂中常用玄参，但重用玄参45g并不常见，这是为什么呢？主要原因有三点：一是玄参在重用的情况下与金银花、连翘有相似之处，具有辛凉透发火热之性，疏散外感邪热之功。玄参味甘苦咸，性微寒，很少有书记载其具有辛性。但有些医家富有创见，最具有代表性的是《本草正义》。该书明确指出玄参具有辛味，具有辛凉宣散外感火热之性。书中说："味又辛而微咸，故直走

[1] 产后温病为产后感受温热邪气或外感风寒入里化热所致。阳明腑实为火热伤耗津液所致。

[2] 产后忌用寒凉，但辨证果系阳明经证或阳明腑实证，也不可缩手缩脚。张锡纯对产后阳明经证或阳明腑实证，很是推崇生石膏、玄参。

血分而通血瘀；亦能外行于经隧，而消散热结之痈肿。"二是又能滋补阴液。玄参为咸寒之品，质润多液，具有清热滋阴之功，对于温热病伤阴劫液所致身热烦渴、口干口渴、大便秘结等具有良好效果。三是润肠通便。阳明温病不大便，不外热结、液干两端。若阳邪炽盛之热结实证，则用承气汤急下存阴；若热病阴亏液涸，《温病条辨》所谓"水不足以行舟，而结粪不下者"，当增水行舟。玄参苦咸而凉，具有清热滋阴润燥之功，故能治疗热病耗损阴津，不能濡润大肠所致大便干燥秘结。综上所述，玄参宣通、清补、通便，用于温病伤阴便秘，尤其是产后温病为不可多得之药。

当归味甘微辛液浓，其生血补血之功既可补血和润肠通便，其活血之功又可宣通气分、透发火热外出，与大量玄参相伍其温性归于和平；杭芍性凉多液，善滋阴养血，退热除烦，助玄参滋阴退热；茅根味甘性凉，中空有节，既善透发脏腑郁热，又具有利小便之功导热外出；生甘草解一切热毒。诸药配伍，咸寒苦甘同用，集清热、养阴、增液、补血、活血、通便于一方，祛邪而不伤正，为治疗产后温病、阳明腑实、表里俱热之良方。

滋乳汤

治少乳，其乳少由于气血虚或经络瘀者，服之皆有效验[1]。

生黄芪一两　当归五钱　知母四钱　玄参四钱　穿山甲炒捣，二钱　六路通大者，三枚，捣　王不留行炒，四钱　用丝瓜瓤作引，无者不用亦可。若用猪前蹄两个煮汤，用以煎药更佳[2]。

按语：中医在治疗产后缺乳方面具有独特的优势。中医认为，本病有虚实之分，临床需结合全身症状全面观察，以辨虚实。虚者多为气血虚弱，乳汁化源不足所致，表现为乳汁清稀量少、乳房松软不胀等。实者则因肝气郁结，或气滞血凝，乳汁不行所致，表现为乳汁稠

[1] 张锡纯开首即点明产后缺乳的病机为气血亏虚或经络瘀阻，虚实皆有。

[2] 滋乳汤的引药和最佳应用方法。

浓量少、乳房胀硬或痛，或伴身热为辨证要点。

滋乳汤中重用生黄芪一两，配伍当归五钱，为著名的当归补血汤，作为治疗缺乳的基本方剂。乳汁为气血所化，故补气生血为治疗缺乳之关键。穿山甲、六路通、王不留行疏通气血而通乳。上述五药配伍，既补气血，又活血通乳，故对于气血亏虚或经络瘀滞所致乳少，皆有良好效果。

丝瓜瓤即丝瓜络，药源丰富，性凉味甘，入肺、胃、肝经，具有清热活血、化痰通络之功，为治疗缺乳的要药。所以，在用本方时最好遵照张锡纯原方组成，以配伍丝瓜络为好。

知母、玄参在滋乳汤中也有多层深意。首先，两药配伍生黄芪、当归，制约二药温性；其次，血虚之人，多易导致阴虚生热，知母、玄参皆具有滋阴清虚热之功；再次，肝郁气滞所致缺乳，不仅存在血瘀阻络，同时往往存在痰热阻滞之病机，知母、玄参皆具有清热化痰之良效，故对痰气壅滞导致乳汁不行者，为不可多得之品。

张锡纯说："若用猪前蹄两个煮汤，用以煎药更佳。"中医认为，猪蹄味甘咸，性平，具有补气血、填肾精、壮腰膝、通乳等功能，可用于肾虚所致的腰膝酸软和产后气虚不足所致的缺乳症。

消乳汤

治结乳肿疼或成乳痈新起者，一服即消。若已作脓，服之亦可消肿止疼，俾其速溃。并治一切红肿疮疡[1]。

知母八钱　连翘四钱　金银花三钱　穿山甲炒捣，二钱　瓜蒌切丝，五钱　丹参四钱　生明乳香四钱　生明没药四钱

在德州时，有军官张宪臣之夫人，患乳痈，肿疼甚剧。投以此汤，两剂而愈。然犹微有疼时，怂恿其再服一两剂，以消其芥蒂。以为已愈，不以为意。隔旬日，

[1] 该方用治红肿疼痛之乳痈，并治一切红肿疮疡。

又复肿疼，复求为治疗。愚曰：此次服药不能尽消，必须出脓少许，因其旧有芥蒂未除，至今已溃脓也。后果服药不甚见效。遂入西医院中治疗，旬日后，其疮外破一口，医者用刀阔之，以期便于敷药。又旬日，内溃益甚，满乳又破七八个口，医者又欲尽阔之使通。病人惧，不敢治。强出院还家，复求治于愚。见其各口中皆脓乳并流，外边实不能敷药。然内服汤药，助其肌肉速生，自能排脓外出，许以十日可为治愈。遂将内托生肌散在后，作汤药服之，每日用药一剂，煎服二次，果十日全愈[1]。

表侄刘子韫（yūn），从愚学医，颖悟异常，临证疏方，颇能救人疾苦。曾得一治结乳肿疼兼治乳痈方。用生白矾、明雄黄、松萝茶各一钱半，共研细，分作三剂，日服一剂，黄酒送下，再多饮酒数杯更佳。此方用之屡次见效，真奇方也。若无松萝茶，可代以好茶叶[2]。

按语：乳痈，俗称奶疮，以乳房红肿疼痛为特征，可伴有发热、寒战、头痛骨楚、食欲不振等全身症状。本病多发于产后哺乳的产妇，尤其初产妇更为多见。

乳痈的病机为火热痰瘀互结，阻滞于乳房，故治疗的重点在于化痰散结、活血通络、清热解毒。张锡纯消乳汤中重用知母配以瓜蒌化痰散结，用穿山甲、乳香、没药、丹参活血通络，用金银花、连翘清热解毒。全方相配，以通为主，以清为辅，通清结合，故有捷效。

升肝舒郁汤

治妇女阴挺[3]，亦治肝气虚弱，郁结不舒。

生黄芪六钱　当归三钱　知母三钱　柴胡一钱五分
生明乳香三钱　生明没药三钱　川芎一钱五分

肝主筋，肝脉络阴器，肝又为肾行气。阴挺自阴中挺出，形状类筋之所结。病之原因，为肝气郁而下陷无疑也[4]。故方中黄芪与柴胡、芎并用，补肝黄芪补肝之理详第四卷醒脾升陷汤下即以舒肝，而肝气之陷者可升。当

[1] 通过该案说明，在红肿疼痛的乳痈初期，治疗要及时彻底，防止溃脓后缠绵难治。

[2] 治疗乳痈之民间验方。张锡纯善于吸收民间验方，善于虚心学习。

[3] 阴挺：子宫下垂。

[4] 阴挺多由中气下陷或肾气亏虚，胞宫失于维系所致。但张锡纯认为本病是由于肝气虚弱，郁结不舒所致，观点甚为新颖。

归与乳香、没药并用，养肝即以调肝，而肝气之郁者可化。又恐黄芪性热，与肝中所寄之相火不宜，故又加知母之凉润者，以解其热也[1]。

一妇人，年三十余，患此证，用陈氏[2]《女科要旨》治阴挺方，治之不效。因忆《傅青主女科》有治阴挺之方，其证得之产后，因平时过怒伤肝，产时又努力太过，自产门下坠一片，似筋非筋，似肉非肉，用升补肝气之药，其证可愈。遂师其意，为制此汤服之。数剂即见消，十剂全愈[3]。

一室女，年十五。因胸中大气下陷，二便常觉下坠，而小便尤甚。乃误认为小便不通，努力强便，阴中忽坠下一物，其形如桃，微露其尖，牵引腰际下坠作疼，夜间尤甚，剧时号呼不止。投以理郁升陷汤，将升麻加倍，二剂疼止，十剂后，其物全消。盖理郁升陷汤，原与升肝舒郁汤相似也。

按语：阴挺指妇人阴中有物突出，甚至脱出阴道口外，为妇科常见疾病之一。阴挺包括西医所称的子宫脱垂及阴道前后壁膨出，但子宫脱垂多见。古今医家大多认为阴挺的形成原因为脾肾亏虚。但是，张锡纯从不人云亦云，且一贯从临床实际出发独立思考。他从肝经的走行路线和阴挺的外形，明确提出阴挺病位在肝，病机为肝气虚弱下陷兼以郁结不舒，治疗以补肝为主、疏肝为辅，令人耳目一新，对我们今后治疗阴挺很有启迪作用。

升肝舒郁汤重用黄芪补肝升肝。张锡纯认为生黄芪为补肝气之要药。少佐柴胡、川芎理气疏肝，少佐当归、乳香、没药活血疏肝，配以生黄芪补肝，肝气不足下陷者则更易升举。知母凉润，监制黄芪之热性。

临床上要注意给予恰当加减。如肾阴亏虚者，加枸杞、菟丝子、桑寄生、杜仲、续断等；肾阳不足者，选加炮附子、肉桂、补骨脂、炮姜、鹿角胶等；脾虚中气下陷者，选加党参、白术、升麻、葛根、荆芥、防风等；滑脱不固者，选加山萸肉、乌梅、五味子、金樱

[1] 张锡纯从养肝疏肝入手，则肝气条达，郁结可化。

[2] 陈氏：陈修园。

[3] 张锡纯自言受傅青主启发，诚实虚心之品德跃然纸上。

子、芡实等。湿热下注见子宫外露部分红肿溃烂、黄水淋漓、带下色黄量多、小便短赤，可加龙胆草、苦参、生地榆、白头翁等。外可用黄柏、黄芩、蒲公英、蛇床子、白矾等煎水熏洗。

西医学将子宫脱垂的程度分3度：Ⅰ度，子宫颈下移至处女膜阴道口内，但不越出阴道口。ⅡA度，子宫颈脱出阴道口外，子宫体仍在阴道内；ⅡB度，子宫颈及部分子宫体，大部分阴道前壁脱出阴道口外。Ⅲ度，整个子宫体脱出阴道口外，全部阴道壁外翻。一般认为Ⅰ度及ⅡA度可服中药治疗，ⅡB度及Ⅲ度常须手术治疗。所以，在应用张锡纯升肝舒郁汤加减治疗子宫脱垂ⅡB度及Ⅲ度长期不见明显效果时，要考虑中西医结合治疗。

资生通脉汤

治室女月闭血枯，饮食减少，灼热咳嗽[1]。

白术炒，三钱　生怀山药一两　生鸡内金二钱，黄色的　龙眼肉六钱　山萸肉去净核，四钱　枸杞果四钱　玄参三钱　生杭芍三钱　桃仁二钱　红花钱半　甘草二钱

灼热不退者，加生地黄六钱或至一两。咳嗽者，加川贝母三钱、米壳二钱嗽止去之。泄泻者，去玄参，加熟地黄一两、云苓片二钱，或更酌将白术加重。服后泻仍不止者，可于服药之外，用生怀山药细末煮粥，搀入捻碎熟鸡子黄数枚，用作点心，日服两次，泻止后停服。大便干燥者，加当归、阿胶各数钱。小便不利者，加生车前子三钱袋装、地肤子二钱，或将芍药善治阴虚小便不利加重。肝气郁者，加生麦芽三钱，川芎、莪术各一钱。汗多者，将萸肉改用六钱，再加生龙骨、生牡蛎各六钱[2]。

室女月闭血枯，服药愈者甚少，非其病难治，实因治之不得其法也。《内经》谓："二阳之病发心脾，有不得隐曲，在女子为不月。"夫二阳者，阳明胃腑也。

[1] 理冲汤治妇女经闭不行，该方治室女月闭血枯。室女和已婚妇女闭经既有相同之处，也有不同之处，故另立一方独自阐发治疗。

[2] 资生通脉汤的灵活加减法，也是张锡纯临床用药经验，不可小觑。

《医学衷中参西录》临证助读系列　方论分册

504

胃腑有病，不能消化饮食，推其病之所发，在于心脾。又推其心脾病之所发，在于有不得隐曲凡不能自如者，皆为不得隐曲。盖心主神，脾主思，人有不得隐曲，其神思郁结，胃腑必减少酸汁化食赖酸汁，欢喜则酸汁生者多，忧思则酸汁生者少，不能消化饮食，以生血液，所以在女子为不月也。夫女子不月，既由于胃腑有病，不能消化饮食。治之者，自当调其脾胃，使之多进饮食，以为生血之根本。故方中用白术以健胃之阳，使之瞤动有力饮食之消亦仗胃有瞤动。山药、龙眼肉以滋胃之阴，俾其酸汁多生。鸡内金原含有酸汁，且能运化诸补药之力，使之补而不滞。血虚者必多灼热，故用玄参、芍药以退热。又血虚者，其肝肾必虚，故用萸肉、枸杞以补其肝肾。甘草为补脾胃之正药，与方中萸肉并用，更有酸甘化阴之妙。桃仁、红花为破血之要品，方中少用之，非取其破血，欲借之以活血脉、通经络也。至方后附载，因证加减诸药，不过粗陈（粗略陈述）梗概（大概）；至于证之更改多端，尤贵临证者因时制宜耳[1]。

沧州城东，曹庄子曹姓女，年十六岁，天癸犹未至。饮食减少，身体羸瘦，渐觉灼热。其脉五至，细而无力。治以资生通脉汤，服至五剂，灼热已退，饮食加多。遂将方中玄参、芍药各减一钱，又加当归、怀牛膝各三钱。服至十剂，身体较前胖壮，脉象亦大有起色。又于方中加樗鸡俗名红娘虫十枚，服至七八剂，天癸遂至。遂减去樗鸡，再服数剂，以善其后[2]。

奉天马氏女，自十四岁月事已通，至十五岁秋际，因食瓜果过多，泄泻月余方愈，从此月事遂闭。延医诊治，至十六岁季夏，病浸增剧。其父原籍辽阳，时充奉天兵工厂科长。见愚所著《衷中参西录》，因求为诊治。其身形瘦弱异常，气息微喘，干嗽无痰，过午潮热，夜间尤甚，饮食减少，大便泄泻。其脉数近六至，微细无力。俾先用生怀山药细末八钱，水调煮作粥，又将熟鸡子黄四枚，捻碎搀粥中，再煮一两沸，空心时服。服后须臾，又服西药百布圣二瓦，以助其消化。每

[1] 详细阐明了室女月闭血枯的病因病机为忧思日久损伤脾胃，不能生化阴血。阴血亏虚不能涵养肝肾，则又导致肝肾阴虚、虚热内生。脾虚、肾虚、血虚、阴虚、虚火，共同构成了室女月闭血枯的基本病机。

[2] 用资生通脉汤治疗室女闭经，其诊断要点是有饮食减少、身体羸瘦、脉细数而无力等脾肾亏虚指征。注意樗鸡的应用。

日如此两次，用作点心，服至四日，其泻已止。又服数日，诸病亦稍见轻。遂投以资生通脉汤，去玄参，加生地黄五钱、川贝三钱，连服十余剂，灼热减十分之八，饮食加多，喘嗽亦渐愈。遂将生地黄换作熟地黄，又加怀牛膝五钱，服至十剂，自觉身体爽健，诸病皆无，惟月事犹未见。又于方中加䗪虫即土鳖虫，背多横纹者真，背光滑者非是五枚、樗鸡十枚，服至四剂，月事已通。遂去䗪虫、樗鸡，俾再服数剂，以善其后[1]。

甘肃马姓女，十七岁。自十六岁秋际，因患右目生内障，服药不愈，忧思过度，以致月闭。自腊月服药，直至次年孟秋月底不愈。其兄向为陆军团长，时赋闲家居，喜涉阅医书。见愚新出版五期《衷中参西录》，极为推许（推崇赞许）。遂来寓问询，求为延医。其人体质瘦弱，五心烦热，过午两颧色红，灼热益甚，心中满闷，饮食少许，即停滞不下，夜不能寐。脉搏五至，弦细无力。为其饮食停滞，夜不能寐，投以资生通脉汤，加生赭石研细四钱、熟枣仁三钱，服至四剂，饮食加多，夜已能寐，灼热稍退，遂去枣仁，减赭石一钱，又加地黄五钱、丹皮三钱，服药十剂，灼热大减。又去丹皮，将龙眼肉改用八钱，再加怀牛膝五钱，连服十余剂，身体浸壮健。因其月事犹未通下，又加䗪虫五枚、樗鸡十枚。服至五剂，月事已通。然下者不多，遂去樗鸡、地黄，加当归五钱，俾服数剂，以善其后[2]。

按语： 室女和已婚妇女闭经的相同之处在于都有忧思郁结，日久常常会向两方面发展：一是导致脾胃虚弱，无力运化气血，致血虚经闭；二是导致气滞血瘀。所以，本方与理冲汤治妇女经闭不行一样，仍然用生怀山药、白术、生鸡内金补养脾胃，滋生气血；而本方用桃仁、红花，理冲汤用三棱、莪术，无非都是活血化瘀，促进血液运行，促使月经来潮。至于理冲汤中有生黄芪、党参，本方中有龙眼肉，乃根据患者具体情况相互化裁应用，无不可也。

室女和已婚妇女闭经的不同之处在于室女闭经有肝

肾精亏之前提，而已婚妇女未必有也。《素问·上古天真论》曰："女子七岁，肾气盛，齿更发长。二七而天癸至，任脉通，太冲脉盛，月事以时下，故有子。"可见，室女月经正常来临的前提是肝肾精血之充盛。所以，室女闭经多伴有肝肾精血不足。所以，在资生通脉汤中特别注意山萸肉、枸杞子补养肝肾精血，这是与理冲汤的不同之处。当然，已婚妇女也会有肝肾精亏，若临床伴有腰膝酸软、眼睛干涩、耳鸣、发脱、牙齿松动、健忘等，治疗闭经时也需要滋补肝肾，这就与治疗室女闭经相同了。

本文中 3 个验案，张锡纯最后都用到樗鸡，可见樗鸡为治疗顽固闭经之专药。樗鸡古代本草又称红娘子。所以，张锡纯在本文中也将樗鸡称作红娘子。但是，在现代动物学上樗鸡和红娘子是两种不同科属的昆虫。目前药材只用红娘子，樗鸡未见入药。所以，张锡纯用的是红娘子还是樗鸡，有待考证明确。樗鸡味苦辛，性平，入肝经，具有活血通经、攻毒散结之功，主治血瘀经闭、腰伤疼痛、阳痿、不孕、瘰疬、癣疮、狂犬咬伤。张锡纯用本药的目的很明确，就是活血化瘀治疗闭经。《本草衍义》就称本药"行瘀血、月闭"。但本品有毒，现代药理研究表明，红娘子含斑蝥素，所以内服每日一次 0.1g 为宜。因为本品有毒，故建议可用生水蛭代替。张锡纯在理冲汤中说："瘀血坚甚者，加生水蛭（不用炙）二钱。"

治眼科方

蒲公英汤

治眼疾肿疼，或胬肉（nǔròu，中医指眼球结膜增生而突起的肉状物。未遮掩住角膜的称胬肉，遮掩住角膜的称胬肉攀睛）遮睛，或赤脉络目，或目睛胀疼，

[1] 蒲公英汤适用于红肿疼痛的眼科疾病，虚火实热证皆可。

鲜蒲公英四两，根叶茎花皆用，花开残者去之，如无鲜者可用干者二两代之

上一味，煎汤两大碗，温服一碗。余一碗乘热熏洗。按：目疼连脑者，宜用蒲公英二两，加怀牛膝一两煎汤饮之[2]。

[2] 目疼连脑者，为火热上冲之甚，导致血瘀阻于上，故配伍重剂怀牛膝引血下行。

此方得之姻兄（yīnxiōng，姻亲中同辈弟兄的互称）于俊卿。言其令堂尝患眼疾，疼痛异常，延医调治，数月不愈，有高姓媪，告以此方，一次即愈。愚自得此方后，屡试皆效，甚是奇异，诚良方也。夫蒲公英遍地皆有，仲春生苗，季春开花色正黄，至初冬其花犹有开者，状类小菊，其叶似大蓟。田家采取生啖，以当菜疏。其功长于治疮，能消散痈疔毒火。然不知其能治眼疾也。使人皆知其治眼疾，如此神效，天下无瞽（gǔ，瞎，盲）目之人矣[3]。

[3] 张锡纯介绍了蒲公英汤的来历，反映了其善于收集民间简便廉验方的可贵品质。张锡纯盛赞蒲公英不仅长于清热解毒治疮，更擅长治疗火热上攻之眼疾。

古服食方，有还少丹。蒲公英连根带叶取一斤，洗净，勿令见天日，晾干。用斗子解盐即《本经》大盐晒于斗之中者，出山西解池一两，香附子五钱，二味为细末，入蒲公英，水内淹一宿，分为十二团，用皮纸三四层裹扎定，用六一泥即蚯蚓泥如法固济，灶内焙干。乃以武火煅通红为度，冷定取出，去泥为末。早晚擦牙漱之，吐咽任便，久久方效。年未及八十者，服之须发反黑，齿落更生。年少服之，至老不衰。由是观之，其清补肾经之功可知。且其味苦，又能清心经之热。所以治眼疾甚效者，或以斯欤？[4]

[4] 张锡纯通过还少丹蒲公英延年益寿之功，反推蒲公英具有清补肾经之功；据其味苦，推其具有清心经火热之功。这是对中药学的补充完善和丰富发展。

按语： 眼科疾病以红肿疼痛为特征，或胬肉遮睛，或赤脉络目，或目疼连脑，或羞明多泪，乃火热上攻所致。火热上攻有实火上攻和虚火上攻两种情况。蒲公英是临床常见的一味中药，味微苦性凉，具有清热解毒、消肿散结等功效。若实火上攻，用蒲公英清热泻火解毒，并不难理解。但虚火上攻，再用蒲公英治疗就令人费解了。这是为什么呢？古服食方还少丹以蒲公英为主药，古人记载长期服食有乌须发、固牙齿、防止早衰之

功。《本草纲目》称蒲公英"乌须发，壮筋骨"。张锡纯通过长期临床经验，结合分析古方还少丹，明确提出蒲公英具有清补肾经之功，是对《中药学》蒲公英功效的一个新补充。蒲公英性凉味微甘苦，又能补养肾精，故能滋阴降火治疗虚火上攻所致的眼科疾病。

张锡纯认为蒲公英可入心经。蒲公英汤所治眼疾胬肉遮睛，或赤脉络目，或羞明多泪，发病部位多涉及大眼眦，而大眼眦部位在五轮属心，所以张锡纯认为蒲公英具有良好的清心经之火的功效。这也可以说是张锡纯对《中药学》蒲公英功效的一个新补充。

磨翳水

治目翳遮睛（胬肉遮掩住角膜）[1]。

生炉甘石一两　硼砂八钱　胆矾二钱　薄荷叶三钱
蝉蜕带全足，去翅土，三钱

上药五味，将前三味药臼（yàojiù，舂药的器具，用石头或木头制成，中间凹下）捣细。再将薄荷、蝉蜕煎水一大盅，用其水和所捣药末，入药钵内研至极细，将浮水者随水飞出，连水别贮一器。待片时，将浮头清水，仍入钵中，和所余药渣研细，仍随水飞出。如此不计次数，以飞净为度。若飞过者还不甚细，可再研再飞，以极细为度。制好连水贮瓶中，勿令透气。用时将瓶中水药调匀，点眼上，日五六次。若目翳甚厚，已成肉螺（眼生翳膜积厚如螺）者，加真藏硇砂（náoshā）二分，另研调和药水中。此方效力全在甘石生用，然生用则质甚硬，又恐与眼不宜，故必如此研细水飞，然后可以之点眼[2]。

按语：目翳是指眼内所生遮蔽视线之目障。病机为火热上攻日久、气血凝滞。治疗方法有汤剂、针灸疗法、外用疗法。张锡纯吸取古人治疗眼疾简便廉验的思想，创制磨翳水外用点眼，凸显了中医特色。

磨翳水的精华在于炉甘石一药，这是因为炉甘石为

[1] 张锡纯治疗目翳遮睛之外用方，与内服蒲公英汤相互补充。

[2] 张锡纯强调生炉甘石、硼砂、胆矾三药务必研成极细，否则易伤目。这是此方应用时特别注意的问题。

治疗目病的要药。故张锡纯说："此方效力全在甘石生用。"炉甘石，性味甘平，归肝、胃经，具有解毒明目、去翳收湿、止痒敛疮等功效。无目翳时可用于目赤肿痛、眼缘赤烂、溃疡不敛等，有翳膜胬肉时则明目退翳。张锡纯把该方作为治疗目翳遮睛之外用方，与内服蒲公英汤相互补充，说明古代医学大家内服外用治疗眼病的学术思想是一脉相承的。

硼砂为五官科疾患的常用药，但其有毒，急性中毒症状为呕吐、腹泻、红斑、循环系统障碍、休克、昏迷甚至死亡等硼酸症，故内服日用量以 1.0g 以下为宜，且不宜长期服用，以免出现蓄积中毒。胆矾功能解毒收湿，祛腐蚀疮，主治眼赤烂、口疮等疾。蝉蜕为眼科要药，对于目赤肿痛、翳膜遮睛等具有良好的治疗效果，无论内服外用皆可。

张锡纯所说真藏硇砂是指紫硇砂，具有消积软坚、破瘀散结之功，主治癥瘕痃癖、目翳、息肉、疣赘等证。内服用量为 0.3～1.0g。外用适量，研末或水化，点敷患处。《本草经疏》称硇砂"柔金化石之性，故能烂胎及去恶肉也"。可见，硇砂退翳、消胬、除恶肉之功甚强，所以张锡纯将硇砂用于目翳遮睛之重者。

磨翳散

治目睛胀疼，或微生云翳，或赤脉络目，或目眦溃烂，或偶因有火视物不真[1]。

生炉甘石三钱　硼砂二钱　黄连一钱　人指甲五分，锅焙脆，无翳者不用

上药先将黄连捣碎，泡碗内，冷时两三日，热时一日，将泡黄连水过罗，约得清水半茶盅。再将余三味捣细，和黄连水入药钵中研之，如研前药之法，以极细为度。研好连水带药，用大盘盛之。白日置阴处晾之，夜则露之。若冬日微晒亦可。若有风尘时，盖以薄纸。俟干，贮瓶中，勿透气。用时凉水调和，点眼上，日三四次。若有目翳，人乳调和点之。若目翳大而厚者，不可

[1] 该方治疗重点在眼睛红肿胀痛方面，即使生目翳也较轻，这是与磨翳水的区别所在。

用黄连水研药，宜用蝉蜕带全足、去翅土一钱，煎水研之。盖微茫之翳，得清火之药即退。若其翳已遮睛，治以黄连成冰翳（瞳色坚实，白亮如冰之状，即白内障）而不能消矣[1]。

　　按语：该方治疗重点在眼睛红肿胀痛方面，即使生目翳也较轻，这是与磨翳水的区别所在。眼睛红肿胀痛的主要原因在于火热上攻，即使生目翳也较轻，尚处在疾病的萌芽阶段。所以，该病的治疗重点是清热泻火，而不主要是退翳明目。所以，尽管张锡纯称该方为磨翳散，但其重点实际不在退翳，故其说该方"治目睛胀疼，或微生云翳，或赤脉络目，或目眦溃烂，或偶因有火视物不真"。

　　磨翳散是在磨翳水的基础上变化而来，去掉了胆矾、薄荷叶、蝉蜕，加用人指甲、黄连。方中仍用炉甘石解毒明目退翳、收湿止痒敛疮，仍用硼砂清热解毒、消肿。该方与磨翳水的主要区别在于应用了黄连，凸显了该方清热泻火之功。

　　指甲也称筋退、人退。在1000多年前孙思邈的《备急千金要方》中就有指甲入药的记载，指甲味甘咸，性平、无毒，有清热、解毒、化腐、生肌的功效。把指甲剪下，洗净晒干，锅焙脆，研成细末，可治疗视物不清的角膜云翳。将指甲烧成灰，与冰片一起研成粉末，然后吹入耳道中，能排脓、收敛和消炎，对治疗慢性化脓性中耳炎极为有效。指甲还有催生、下胞衣、利小便等作用。

明目硼硝水

　　治眼疾暴发红肿疼痛，或眦多胬肉，或渐生云翳及因有火而眼即发干昏花者[2]。

　　硼砂五钱　芒硝三钱，硝中若不明亮，用水化开，澄去其中泥土

　　上药和凉水多半盅，研至融化。用点眼上，一日约点三十次。若陈目病一日点十余次。冬日须将药碗置热

［1］磨翳散的制备方法、适用证、加减方法、注意事项。

［2］此方所治眼疾暴发红肿疼痛，很类似当今红眼病（流行性角结膜炎）。也治疗眦多胬肉。

水中，候温点之。

按语：眼疾暴发红肿疼痛，多见当今之红眼病，中医称为天行赤眼。如果发现红眼病，应及时隔离，控制传染源。患者所用毛巾、手帕、脸盆、眼镜等物需不能接触使用，以免交叉感染。同时，可使用张锡纯创制的明目硼硝水。

明目硼硝水中的硼砂又名月石，性味甘咸凉，归肺、胃经，经提炼精制后可做清热解毒药，治咽喉肿痛、牙疳、口疮，亦可和冰片等制成眼药，治疗目赤肿痛、目生翳障等证。该方的突出特点是应用了芒硝一药。既然也是火热上攻，为什么换用芒硝而不用黄连呢？这主要与该病特点有关。红眼病的突出特点是眼睛红肿胀痛，所以消肿止痛是当前治疗的重点。磨翳散虽然也是火热上攻所致，但仅仅是白睛上红丝缕缕，病人自我感觉眼睛肿胀疼痛，其外观不会有明显的肿大变化，更不会有传染性。而芒硝性味辛苦咸寒，具有良好的清热、软坚、消肿功效，可使肿大的眼睛迅速回缩，这是张锡纯选用芒硝而不用黄连的原因。

清脑黄连膏

治眼疾由热者[1]。

黄连二钱为细末，香油调如薄糊，常常以鼻闻之，日约二三十次。勿论左右眼患证，应须两鼻孔皆闻。

目系神经连于脑。脑部因热生炎，病及神经，必生眼疾。彼服药无捷效者，因所用之药不能直达脑部故也。愚悟得此理，借鼻窍为捷径，以直达脑。凡眼目红肿之疾，及一切目疾之因热者，莫不随手奏效[2]。

按语：张锡纯所说治眼疾由热者，此热是指实热。凡眼目红肿之疾，及一切目疾之因实热者，皆可应用清脑黄连膏，配合前面蒲公英汤、磨翳水、磨翳散、明目硼硝水诸方使用，以提高疗效。

黄连性味苦寒，功效清热燥湿、泻火解毒；善清上焦热，外用研末治疗口疮及眼科疾病效果显著。本方中黄连研末加入清润香浓的香油，通过鼻闻的方法治疗热性眼科疾病，使药物通过鼻窍直达病所，发挥迅捷之功。鼻闻疗法治疗眼疾，可谓是张锡纯的一大发明，闪耀着张锡纯中西医汇通学术思想的光芒，值得临床高度重视和中药新药开发应用。

益瞳丸

治目瞳（黑睛中央的圆孔，又称瞳孔）散大昏耗（即昏眊，hūnmào，眼睛昏花）或觉视物乏力[1]。

萸肉去净核，二两　野台参六钱　柏子仁炒，一两玄参一两　菟丝子一两，炒　羊肝一具，切片，焙干

上药共为细末，炼蜜为丸，桐子大。每服三钱，开水送下，日两次。

一妇人，年三旬。瞳子散大，视物不真，不能针黹（zhǐ，缝纫，刺绣）。屡次服药无效。其脉大而无力。为制此丸，服两月全愈[2]。

按语：本方证的病机是肝肾精血不足，元气耗散。治法不仅要补益肝肾，更要收敛元气。

益瞳丸中重用山萸肉为君药。山萸肉味酸涩，性微温，归肝、肾经，既能补益肝肾精血，又能收敛元气而固脱，故为治目瞳散大昏耗之要药。

柏子仁甘平，归心、大肠经。现在临床主要应用该药养心安神、润肠通便，治疗虚烦不眠、心悸怔忡、肠燥便秘等。张锡纯特别推崇该药善补肝血。因为柏子仁能补养肝血，故具有良好的明目作用。查诸本草，尚未有明确谓柏子仁有明目作用者。可见，张锡纯将柏子仁创造性地用于明目，补充了本草学之未备。

菟丝子在《神农本草经》中为上品，甘平无毒，具有补肾益精、养肝明目之功，适用于肝肾不足所致的头晕眼花、视物不清、耳鸣耳聋等症。

羊肝性凉，味甘苦，具有养肝明目之功。据营养学家分析，每100g羊肝中，含维生素A 29900U。可见羊

[1] 肝肾精血不足所致目疾。

[2] 脉大而无力，为精血不足、元气耗散。

肝属于一种富含维生素A的食品，为其补肝明目提供了科学依据。

玄参味甘、微苦，性凉多液，为清补肾经之药。但张锡纯在该方中取其明目作用。他说："《本经》又谓玄参能明目，诚以肝窍于目，玄参能益水以滋肝木，故能明目。且目之所以能视者，在瞳子中神水充足，神水固肾之精华外现者也，以玄参与柏实、枸杞并用，以治肝肾虚而生热，视物不了了者，恒有捷效也。"现代药理研究表明，玄参富含胡萝卜素、维生素A类物质，为其明目作用提供了药理依据。

羊肝猪胆丸

治同前证，因有热而益甚者[1]。

羊肝一具，切片，晒干，冬日可用慢火焙干

上一味轧细，用猪胆汁和为丸，桐子大，朱砂为衣。每服二钱，开水送下，日再服[2]。

按： 此方若用熊胆为丸更佳。而内地鲜熊胆不易得，至干者又难辨其真伪，不如径用猪胆汁为稳妥也[3]。

西人治瞳子散大，用必鲁加儿必涅点之，瞳子立时收缩。然历一日夜之后，则收缩仍复散大。日点一次，旬日之外，自能不散大矣[4]。

按： 必鲁加儿必涅一名波路加便，一名匹克边。其原质出巴西所产芸香科耶仆兰日叶中。若以盐酸制之，为白色中性之结晶，名盐酸必鲁加儿必涅。其功用尤良，能收缩平滑肌，缩小瞳孔，增加唾液分泌，能泄泻排除身体中蓄积之水分自小便出。在耳科用于鼓室及迷路内有渗出物者，而改良其所觉。在眼科，不但缩小瞳子，且能退炎清热。然系猛悍之药，不可多用。内服一次之极量，为百分瓦之二。一日之极量，为百分瓦之五温水溶服。若外用为点眼药，宜溶解于百倍蒸馏水中，或五十倍蒸馏水中此为至浓之液用之。

[1] 益瞳丸治视物昏花，属肝肾精血不足之虚寒者；羊肝猪胆丸治视物昏花，属肝胆火热上攻之实证者。

[2] 羊肝猪胆丸的配制和服用方法。

[3] 熊胆汁清肝明目功效较猪胆汁更好，但因难辨真伪，故张锡纯采用猪胆汁。

[4] 西医治疗瞳子散大之方法。

《医学衷中参西录》临证助读系列　方论分册

514

按语：目睹散大昏耗、视物乏力，有虚实之分。虚者为肝肾精血不足，元气耗散所致，益瞳丸主之；实者为肝火上功所致，则宜用羊肝猪胆丸主之。

《本草经疏》记载："凡胆皆苦寒、能走心胆二经，泻有余之热。"猪胆汁因其药源广泛，为临床常用；其味苦咸寒，具有退热、清心、平肝、利胆、溶石、明目、杀虫之功。张锡纯用其治疗肝火上炎所致的视物昏花、目赤肿痛等症。

羊肝性味甘苦凉，入肝经，具有补肝明目之功，治疗肝虚目暗昏花、雀目、青盲、障翳等。自古以来，很多医家应用羊肝治疗眼科疾病。张锡纯在前人用药基础上亦认为羊肝是治疗眼科疾病的良药。他不但将其应用到肝肾精血不足证中，还将其配伍猪胆汁应用到肝火上炎的目病中，进一步扩大了羊肝的药用范围。

朱砂性微寒味甘，归心经，具有安神定惊、明目、解毒之功。但是，朱砂的主要成分硫化汞可导致汞中毒。研究表明，每日从药物中口服硫化汞超过 262mg 即可导致慢性中毒，出现肝肾损害、胃肠道反应、神经系统中毒、溶血性贫血、过敏反应等。因此，该药不宜久服多服，以免汞中毒。张锡纯用朱砂为衣可谓巧妙，即取其明目，又用量较小，不至于导致朱砂中毒。

文中提到的西药必鲁加儿必涅，有收缩平滑肌、缩小瞳孔、增加唾液分泌等作用，在眼科不但缩小瞳子，且能退炎清热。足见张锡纯不但重视中药治疗疾病，对于西药的作用也加以肯定，能够正确对待中西药的作用，很好地结合应用，其思想在当时是很先进、很有突破性的。

【附方】 护眉神应散

治一切眼疾。无论气蒙、火蒙、内螺、云翳，或瞳人反背（瞳仁偏倾一侧之病证），未过十年者，皆见效。方用炉甘石一两煅透，童便淬七次，珍珠二颗，大如绿豆以上者，纳通草中煅之，珠爆即速取出，血琥珀三分，真梅片二分，半两钱、五铢钱俗名马镫钱、开元钱各一个，皆煅红醋淬七次，共为细末，乳调涂眉上，日二三次[1]。

一室女，病目年余，医治无效，渐生云翳。愚为出方，服之见轻，停药仍然反复。后得此方，如法制好。涂数次即见轻，未尽剂而愈。妙哉！按：此方若加薄荷冰二分更效[2]。

瞳人反背之证，最为难治，以其系目系神经病也。盖目系神经，若一边纵、一边缩，目之光线必斜，视物即不真。若纵缩之距离甚大，其瞳人即可反背。治此证者，当以养其目系神经为主。此方多用金石珍贵之品，其中含有宝气。凡物之含有宝气者，皆善能养人筋肉，使筋肉不腐烂。目系神经即脑气筋之连于目者。以此药涂眉上，中有冰片之善通窍透膜者，能引药气直达脑部，以养目系神经，目系神经之病者自愈。而瞳人反背及一切眼疾，亦自愈矣[3]。

按语： 通过涂眉间接而不是直接治疗眼病真是神妙巧思，若非有神助哉！整本《医学衷中参西录》处处闪耀着张锡纯创新思想的光芒。

涂眉何以能治疗眼病呢？张锡纯从中西医汇通角度出发，认为目系神经系于脑，而用药涂眉可达脑部，进而可影响到眼神经而达治疗眼病的目的。

护眉神应散中炉甘石甘平，归肝、胃经，具有解毒明目退翳、收湿止痒敛疮之功，为眼科外用要药。珍珠具有安神定惊、明目去翳、解毒生肌等功效。琥珀性味甘平，归心、肝、膀胱经，具有镇惊安神、活血化瘀、利尿通淋、去翳明目等功效。真梅片即冰片，因冰片为半透明似梅花瓣块状、片状的结晶体，故称"梅片""梅冰"。冰片辛凉，芳香宣散，性走而不守，因而其突出功效是开闭通窍醒脑。

半两钱、五铢钱、开元钱都是铜钱，日久产生铜绿。铜绿酸涩平，入肝、胆经，具有退翳、去腐、敛疮、杀虫、吐风痰等功效。《本草纲目》称："铜青乃铜之液气所结，酸而有小毒，能入肝胆，故吐利风痰，

[1] 通过涂眉治疗眼病，真是神妙。

[2] 护眉神应散外涂治疗眼病之验案。

[3] 阐释该方治疗瞳人反背及一切眼疾的机理。

明目杀疳，皆肝胆之病也。"《圣济总录》《卫生易简方》《奇效良方》等都有铜绿外用治疗眼疾的记载。

张锡纯说："此方若加薄荷冰二分更效。"薄荷冰即薄荷脑，由薄荷提制而得，目前亦能人工合成，具有消炎、止痒、止痛等功效。其特点类似冰片，辛凉走窜，开闭通窍醒脑。

【附方】 治暴发眼便方

其眼疾初得肿疼者，用生姜三四钱，食盐一大撮，同捣烂，薄布包住，蘸新汲井泉水擦上下眼皮，屡蘸屡擦，以擦至眼皮极热为度。擦完用温水将眼皮洗净。轻者一次即愈，重者一日擦两次亦可愈。然擦时须紧闭其目，勿令药汁入眼中。

按语：暴发火眼俗称红眼病，即西医学流行性角结膜炎。西医学治疗该病主要采用局部点抗病毒和抗生素眼药，口服抗病毒药和多种维生素促进角膜上皮修复，重症病例可考虑注射干扰素。

中医治疗暴发火眼的方法多种多样，较西医有明显优势。在眼科疾病附方中，张锡纯应用日常生活中最常见的生姜、食盐捣烂用布包住，蘸新汲井泉水，擦上下眼皮。新汲井水清热凉血，食盐解毒，生姜辛散透热外出，合用则清透火热、解毒凉血，外擦眼皮又能使药效直达病所，所以效果甚佳。所以，他说："轻者一次即愈，重者一日擦两次亦可愈。"因为生姜辛辣，食盐也对眼睛有刺激作用，故擦时一定要闭目，勿令药汁流入眼中。该方法非常独特，简便廉验，可能是张锡纯从民间挖掘而来，值得推广应用。

【附案】《晋书》[1]盛彦母氏失明，躬自侍养。母食，必自哺之。母病既久，至于婢（bì，被役使的女子）使，数见捶鞭。婢愤恨。伺（sì，找到合适的时机）彦（指盛彦）暂行，取蚯蚓炙饴（sì，喂养）之。母食以为美，然疑是异物，密藏以示彦。彦见之，抱母恸哭（tòngkū，放声痛哭），绝而复苏。母目豁然，从此遂愈。

又陆定圃曰：余在曲江，有将官以瞽（gǔ，瞎）

[1]《晋书》：房玄龄等著，包括西晋和东晋的历史，并用载记的形式兼述了十六国割据政权的兴亡。

[1] 张锡纯例举蛴螬治疗失明的两个医案。

[2] 张锡纯指出蛴螬善治内外障。

[3] 皓矾和硼酸皆有杀菌抗病毒、防腐等作用。

[4] 张锡纯在服药方法上十分讲究，常根据病位而灵活变通服药之法。

离军。嘱其子，俾馐（xiū，美味的食品）事供蛴螬，须秘之，防其父知。旬日后目明，趋庭申谢（shēnxiè，表示谢意）[1]。

按：蛴螬生粪土中，形状如蚕俗名地蚕，遍处皆有。《本经》谓主目中淫肤、青翳、白膜。其善治目翳可知。内障宜油炙服之，外障宜取其汁滴目中[2]。

西人点眼药水，恒用皓矾和水为之。

按：皓矾一名硫酸亚铅，一名锌磺氧四。其状为透映棱柱形结晶，有苛烈不快之味，乃亚铅化合物中最通用之药物。其性微凉，善收敛，微有蚀腐作用。每用一瓦，融化以一百二十瓦之温水，作点眼药，能清火。治目眦溃烂。久之，亦能消翳若用皓矾两瓦，加硼酸一瓦，同融水，点眼更佳[3]。

按语：蛴螬是金龟甲的幼虫，生粪土中，形状如蚕（俗名地蚕），遍处皆有，为民间常见之物。其性味咸微温，入肝经，具有破血消瘀、消肿止痛、明目退翳之功。内服 2～5g，主治血瘀经闭、癥瘕、折伤瘀痛、痛风、破伤风、喉痹、痈肿、丹毒、痔漏、目翳等。研末外用调敷，可治小儿脐疮、小儿唇紧等。张锡纯在该文中特别指出该药擅长治疗眼疾，他说："其善治目翳可知。内障宜油炙服之，外障宜取其汁滴目中。"但如此良药，临床应用并不广泛，殊为可惜。

治咽喉方

咀华清喉丹

治咽喉肿疼。

大生地黄切片，一两　硼砂研细，钱半

将生地黄一片，裹硼砂少许，徐徐嚼细咽之。半日许宜将药服完[4]。

生地黄之性能滋阴清火，无论虚热、实热，服之皆宜。硼砂能润肺，清热化痰，消肿止疼。二药并用，功力甚大。而又必细细嚼服者，因其病在上，煎汤顿服，恐其力下趋，而病转不愈。且细细嚼咽，则药之津液常清润患处也。此方愚用之屡矣，随手奏效者不胜纪（jì，记数）矣[1]。

咽喉之证，有热、有凉，有外感、有内伤。《白喉忌表抉微》[2]一书，此时盛行于世。其所载之方，与所载宜用宜忌之药，皆属稳善。惟其持论，与方中所用之药，有自相矛盾处：谆谆言忌表矣，而其养阴清肺汤，用薄荷二钱半，岂非表药乎？至于他方中，所用之葛根、连翘亦发表之品也。盖白喉之证，原亦温病之类。人之外肤，肺主之；人之内肤，三焦主之。盖此证心肺先有蕴热，外感之邪又袭三焦，而内逼心肺，则心肺之热遂与邪气上并，而现证于喉。三焦色白，故喉中作白色。既有外邪，原宜发表；因有内热，实大忌用辛热之药发表。惟薄荷、连翘诸药，辛凉宣通，复与大队凉润之药并用，既能散邪，尤能清热，所以服之辄效也[3]。若其内热炽盛，外感原甚轻者，其养阴清肺汤亦可用。特其薄荷，宜斟酌少用，不必定用二钱半也。至谓"其喉间肿甚者加煅石膏四钱"，微有可议。夫石膏之性，生则散、煅则敛，第一卷例言中，论之甚详。炽盛之火，散之则消，敛之则实，此又不可不知也。况石膏生用，原不甚凉，故《本经》谓微寒，又何必如此之小心乎？今将其养阴清肺汤，详录于下，以备采用[4]。

【附方】 养阴清肺汤

大生地一两　寸麦冬六钱　生白芍四钱　薄荷二钱半　玄参八钱　丹皮四钱　贝母四钱　生甘草二钱

喉间肿甚者，加生石膏原用煅石膏四钱。大便燥结者，加清宁丸二钱、玄明粉二钱。胸下胀闷，加神曲、焦山楂各二钱。小便短赤者，加木通、泽泻各一钱，知母二钱。燥渴者，加天冬、马兜铃各三钱。面赤身热，或舌苔黄色者，加金银花四钱、连翘二钱[5]。

白喉之证，间有《忌表抉微》诸方不效，而反加

[1] 该方甚效，注意效仿。

[2] 《白喉忌表抉微》：喉科专著，清代耐修子著。推崇养阴清肺法治疗白喉，反对用发表之剂，切合临床实际。

[3] 张锡纯认为白喉属伏气温病，是"心肺先有蕴热，又受外感"所致，并据此对《白喉忌表抉微》中养阴清肺汤的配伍机制进行了合理阐发。这不但有益于白喉的治疗，而且对其他咽喉疾病的治疗也有重要指导意义。

[4] 张锡纯纠正了用煅石膏之误。

[5] 介绍了养阴清肺汤的组成和加减法。清宁丸由大黄、陈皮、半夏、厚朴、香附、白术、麦芽、绿豆、黑豆、桑叶、侧柏叶、车前草、桃枝、牛乳组成。

剧者。曾治一贵州人，孙拚九，年二十，肄业（yìyè，修习课业）于奉天高等师范学校，得白喉证。屡经医治，不外《忌表抉微》诸方加减。病日增重，医者诿谓不治。后愚为诊视，其脉细弱而数，黏涎甚多，须臾满口，即得吐出。知系脾肾两虚，肾虚气化不摄，则阴火上逆，痰水上泛。而脾土虚损，又不能制之若脾土不虚，不但能制痰水上泛，并能制阴火上逆，故其咽喉肿疼，黏涎若是之多也。投以六味地黄汤，加於术，又少加苏子。连服十剂全愈[1]。

咽喉之证，热者居多。然亦兼有寒者，不可不知。王洪绪曰："咽喉之间，素分毫无病，顷刻之间，或疼或闷，此系虚寒、阴火之证。用肉桂、炮姜、甘草各五分，置碗内浸以滚水，仍将碗置于滚水中。饮药一口，徐徐咽下立愈。或用乌附之片，涂以鲜蜜，火炙透至黑，取一片口含咽津，至片不甜时，再换一片，亦立愈。"按王氏之说，咽喉陡然疼闷者，皆系因寒。然亦有因热者：或其人素有蕴热，陡然为外感所束，或劳碌过度，或暴怒过度，皆能使咽喉骤觉疼闷。斯在临证者，于其人之身体、性情、动作之际，细心考验，再参以脉象之虚实凉热，自无差谬。若仍恐审证不确，察其病因似寒，而尤恐病因是热，可用蜜炙附子片试含一片，以细验其病之进退亦可[2]。

赵晴初曰：鸡蛋能去喉中之风。余治一幼童喉风证，与清轻甘凉法，稍加辛药，时止时发。后有人教服鸡蛋：顶上针一孔，每日生吞一枚，不及十枚，病愈不复发[3]。

友人齐自芸曰：平阳何汉卿游戎患喉疼。医者治以苦寒之药，愈治愈甚，渐至舌硬。后有人教用棉子油煎生鸡蛋，煎至外熟，里仍微生，日服二枚。未十日，遂大愈。

咽喉肿疼证，有外治异功散方，甚效。其方用斑蝥一钱、真血竭、制乳香、制没药、上麝香、全蝎、大玄参、上梅片各分半。将斑蝥去翅足，糯米拌炒，以米色

[1] 治病不可囿于常法，否则就失去了中医辨证论治的意义。本案不是心肺蕴热证，而是脾肾两虚证，故用六味地黄汤加白术补肾健脾，而用苏子滑利之性以除痰涎。脉细弱而数，为辨证关键。

[2] 咽喉热证居多，但也有寒证。寒热证的辨析要四诊合参，尤其根据脉象之虚实寒热细心考验。若是虚寒证，则用炙附子、肉桂、炮姜、甘草治疗。

[3] 生鸡蛋具有清热养阴之功，不但能养肺阴，还能养肾阴，故能略胜一筹。

微黄为度。去糯米，用诸药。共研细，瓶收贮，勿令透气。遇有咽喉肿疼证，将药捏作小块，如黄豆粒大，置在小膏药上。左肿贴右，右肿贴左。若左右俱肿，均贴在结喉项间高骨旁边软处。阅五六时，即揭去膏药。有水泡，用银针挑破，拭净毒水，能消肿止疼，真救急之良方也[1]。

按语：咽喉疼痛又称"喉痹"，可见于西医学的急性扁桃体炎、急性咽炎和单纯性喉炎、扁桃体周围脓肿等。咽喉疼痛并不一定咽喉红肿，所以临床诊治咽喉疾病时一定要进行咽喉望诊。

咀华清喉丹可适用于肺胃实热证和肺肾阴虚证两种证型。方中生地黄既可清火，又可滋阴。硼砂清热化痰，消肿止疼。二药并用，清热滋阴化痰，肺胃实热证和肺肾阴虚证皆可适用。该方的煎服法对发挥疗效非常重要。方法是用生地黄一片，裹硼砂少许，徐徐嚼细咽之。这样，可使药物在咽喉局部发挥疗效。张锡纯不主张用煎法，容易药过病所。

张锡纯说："咽喉之证，热者居多。然亦兼有寒者，不可不知。"也就是说，咽喉疼痛有脾肾阳虚证。张锡纯在治疗方法上推崇王洪绪之法，用炮附子、肉桂、炮姜、甘草等温阳散寒。但反对其根据咽喉陡然疼闷这一症状，就贸然诊断为虚寒之证。他主张要四诊合参，尤其根据脉象之虚实寒热细心考验。若仍恐审证不确，察其病因似寒，而尤恐病因是热，可用蜜炙附子片试含一片，以细验其病之进退亦可。

治牙疳方

古方马乳饮

治青腿牙疳[2]。

用青白马乳，早午晚随挤随服甚效。如无青白马，

[1] 咽喉肿痛者不仅可内治，也可外治。外治异功散方由攻毒拔毒、活血化瘀、芳香走窜、清热消肿等药组成，外贴颈部外散火毒，故能有良效。

[2] 牙疳指牙龈红肿，溃烂疼痛，流腐臭脓血等症。青腿牙疳即牙龈肿痛溃烂和下肢疼痛青肿并见之证。

杂色马亦可。若马乳自他处取来，可将碗置于开水盆中温之[1]。

此方出于《医宗金鉴》[2]。其原注云：此证自古方书罕载其名。仅传于雍正年间，北路随营医官陶起鳞谓：军中凡病腿肿色青者，其上必发牙疳；凡病牙疳腐血者，其下必发青腿。二者相因而至。推其病原，皆因上为阳火炎炽，下为阴寒闭郁，以至阴阳上下不交，各自为寒为热，凝结而生此证也。相近内地亦间有之。边外虽亦有，而不甚多。惟内地人初居边外，得此证者十居七八。盖内地之人，本不耐边外严寒，更不免坐卧湿地，故寒湿之痰生于下，致腿青肿。其病形如云片，色似茄黑，肉体顽硬，所以步履艰难也。又缘边外缺少五谷，多食牛羊等肉，其热与湿合蒸，瘀于胃中，毒火上熏，致生牙疳。牙龈浮肿出血，若穿腮破唇，腐烂色黑，即为危候。惟相传有服马乳之法，用之颇有效验云云[3]。

按：此证愚未见过，友人毛仙阁曾遇此证治愈。其方愚犹记其大概。爰列于下，以备采用[4]。

金银花五钱　连翘三钱　菊花三钱　明乳香四钱　明没药四钱　怀牛膝五钱　山楂片三钱　真鹿角胶四钱，捣为细末，分两次用头煎、二煎汤药送服

按：此方若服之出汗，即可见愈。然方中连翘、菊花发汗之力甚微，恐服之不能出汗。当于服药之后，再服西药阿斯必林一瓦，则无不出汗矣。至汗后服第二剂时，宜将菊花减半[5]。

按语：青腿牙疳即牙龈肿痛溃烂和下肢疼痛青肿并见之证。这种上下并见的典型证候，临床少见，就连临证大家张锡纯也自称从未见过，体现了其实事求是、虚怀若谷的精神。

本病的病因病机是过食牛羊肉等肥甘厚腻之品，导致脾胃湿热内生，湿热毒火循胃经上熏致生牙疳；湿热下注阻滞经络，致气血瘀滞于下肢则导致下肢青紫疼痛。若再兼以风寒侵袭下肢，内则湿热阻滞，外则风

[1] 青白马乳的服用方法，并强调不必拘于青白马。

[2]《医宗金鉴》：清乾隆年间，由政府组织，吴谦等主编的大型医学丛书。

[3] 首先追溯了古方马乳饮的来龙去脉，进而将其原注附后，体现了张锡纯尊重古人的精神。

[4]"知之为知之，不知为不知。"正是张锡纯实事求是、虚怀若谷的精神，成就了一代宗师。

[5] 张锡纯对友人毛仙阁的处方进行了点评，指出临证时孜孜以求汗出为向愈。

寒外束，则更易导致下肢气血凝滞青紫疼痛。治当以清热利湿、活血通络止痛为大法。若兼有外寒者，再配以解散风寒为法。药物可选用张锡纯友人毛仙阁之处方（金银花、连翘、菊花、明乳香、明没药、怀牛膝、山楂片，送服真鹿角胶末）加减。分析其处方当为五味消毒饮合张锡纯活络效灵丹加减而成。笔者以为，该方中除湿通络药不足，还可选加黄连、黄芩、生栀子、木瓜、生薏苡仁、晚蚕砂、土茯苓、草薢、虎杖、络石藤、伸筋草、丝瓜络等药。若兼有外寒，可选加羌活、独活、防风、防己、麻黄、桂枝、威灵仙等。

古方马乳饮用青白马之乳服用治疗青腿牙疳。马乳性味甘凉，有解毒、止血凉血、益肝健脾、强筋通血的功效。若将马乳作为辅助治疗青腿牙疳这样的重病犹可，若将其作为主要药物治疗并称其甚效，实令人有所怀疑。笔者建议，临床若遇到此等病证，还是以上述方药为主，辅以马乳解毒凉血活血补养，既符合实际，也符合张锡纯记载该病证的初衷。

敷牙疳散药方

煅甘石二钱　镜面朱砂二分　牛黄五厘　珍珠五厘，煅

共研细，日敷三次[1]。

按语：牙疳是以牙龈红肿、溃烂疼痛、流腐臭脓血为主要特征的疾病。《儒门事亲》云："牙疳者，龋也。龋者，牙龈腐烂也。"本病根据病因及其发病特点分为风热牙疳、青腿牙疳、走马牙疳3种。

无论何种牙疳，都宜同时配合外用之法。张锡纯所创制的敷牙疳散药方可以选用。方中朱砂、牛黄、珍珠、煅甘石配伍，共奏清热解毒、去腐生肌、收敛收口等作用。牙疳为重证急证，故张锡纯强调早期治疗、内外夹攻，对我们也很有启发指导意义。

[1] 古方马乳饮为牙疳内服法，此方为牙疳外用方。内外兼治，取效尤捷。

牙疳敷藤黄法

己巳春，阅沪上《幸福医学报》，载有时贤章成之言，有误用藤黄治愈走马牙疳之事，甚为奇异。兹特录其原文于下，以供医界之研究。

《幸福报》原文：丁卯三月，余偕友数人，偶至仁溏观优（观看杂戏）。有潘氏子，年四岁，患走马牙疳[1]。起才三日，牙龈腐化，门牙已脱数枚，下唇已溃穿，其势甚剧。问：尚有可救之理否？询其由，则在发麻（麻疹）之后。实为邪热入胃，毒火猖狂，一发难遏，证情危险。告以只有白马乳凉饮，并不时洗之，涂以人中白，内服大剂白虎汤，或有可救。但势已穿唇，效否不敢必耳。因书生石膏、生知母、生打寒水石、象贝等为方与之。其时同游者，有老医倪君景迁。因谓之曰：牛黄研末，外掺腐烂之处，亦或可治。遂彼此各散。后数日，则此儿竟已痊愈，但下唇缺不能完。因询其用何物疗治，乃得速效若斯。则曰：用倪先生说，急购藤黄屑而掺之。果然一掺腐势即定，血水不流，渐以结靥（yè，面颊上的微窝）落痂，只三日耳。内服石膏等一方，亦仅三服。此儿获愈，诚二位先生再造之恩也云云。因知乡愚无识，误听牛黄为藤黄。然以此一误，而竟治愈极重之危证，开药学中从古未有之实验，胡（文言疑问词，为什么，何故）可以不志（zhì，记载）也？尝考李氏[2]《纲目》蔓草中曾载藤黄，而功用甚略。至赵恕轩[3]《本草纲目拾遗》言之甚详。虽曰有毒，而可为内服之品。且引《粤志》谓其性最寒，可治眼疾，味酸涩，治痈肿，止血化毒，敛金疮，能除虫。同麻油、白蜡熬膏，敷金疮汤火等伤，止疼收口，其效如神。而其束疮消毒之用又甚多。可知此药，竟是外科中绝妙良药。而世多不知用者，误于李氏[4]《海药本草》有毒之两字。而张石顽[5]更以能治蛀齿，点之即落，而附会为毒，损骨伤肾。于是，畏之甚于蛇蝎。实不知石顽不可信。今之画家，常以入口，虽曰与花青并用，可解其毒，余以为亦理想之谈耳。既曰性

[1] 走马牙疳：牙疳指牙龈红肿、溃烂疼痛、流腐臭脓血等症。走马牙疳，形容病情发展迅速。

[2] 李氏：李时珍。

[3] 赵恕轩：赵学敏，字恕轩，号依吉，清代医家，著《本草纲目拾遗》《串雅内篇》《串雅外篇》等。

[4] 李氏：李珣，字德润，唐末本草学家，著《海药本草》。

[5] 张石顽：张璐，字路玉，号石顽，清代医家，著《张氏医通》等。

寒，毒于何有？然后知能愈牙疳，正是寒凉作用。且其味酸涩，止血、止疼、收口、除虫皆其能治牙疳之切实发明也[1]。

按：走马牙疳之原因，有内伤外感之殊。得于由内伤者轻而缓，由外感者重而急。此幼童得于麻疹之后，其胃中蕴有瘟毒上攻。是以三日之间，即腐烂如此。幸内服石膏、寒水石，外敷藤黄，内外夹攻，皆中要肯（要害）。是以其毒易消，结痂亦在三日内也。若当牙疳初起之时，但能用药消其内蕴之毒热，即外不敷药，亦可治愈。曾治天津竹远里于氏幼童，年六七岁，身出麻疹。旬日之外热不退，牙龈微见腐烂。其家人惧甚，恐成走马牙疳，急延愚为诊视。脉象有力而微弦，知毒热虽实，因病久者，气分有伤也。问其大便，三日未行。遂投以大剂白虎加人参汤。方中生石膏用三两，野党参用四钱，又加连翘数钱，以托疹毒外出。煎汤三茶盅，俾分三次温饮下。又用羚羊角一钱，煎水一大茶盅，分数次当茶饮之。尽剂，热退而病愈。牙龈腐烂之处，亦遂自愈[2]。

按语：张锡纯善于吸收借鉴医界同仁的经验为其所用，不拘于门户之见。他通过阅读时贤章成之在《幸福医学报》上报道的误用藤黄治愈小儿牙疳病例，进一步介绍了藤黄是治疗牙疳的良药，丰富补充了牙疳的外用药物，使我们懂得在学习过程中不能完全拘泥于前人的论述，要结合临床实践有所发展、有所创新。

藤黄主要为藤黄科植物藤黄的胶质树脂，性味寒凉酸涩，具有消肿、止血、化毒、杀虫等功效，主治痈疽肿毒、牙疳蛀齿、顽癣恶疮、烫伤等证。《海药本草》认为其"酸涩有毒"，导致后世医者不敢擅用、广用，良药被埋没久矣。正如《幸福医学报》章成之文中所说："可知此药，竟是外科中绝妙良药。而世多不知用者，误于李氏《海药本草》有毒之两字。"今后对于外科火毒病证，当将藤黄作为一良药试用为是。

[1] 详细记载了误用藤黄治愈走马牙疳的前前后后，纠正了前人对藤黄的不正确认识。

[2] 张锡纯借此案分析了走马牙疳的病因病机，强调早期治疗、内外夹攻治疗的重要性。

治疮科方

消瘰丸

治瘰疬[1]。

牡蛎煅，十两　生黄芪四两　三棱二两　莪术二两　朱血竭一两　生明乳香一两　生明没药一两　龙胆草二两　玄参三两　浙贝母二两

上药十味，共为细末，蜜丸，桐子大。每服三钱。用海带五钱，洗净切丝，煎汤送下，日再服。

瘰疬之证，多在少年妇女。日久不愈，可令信水不调，甚或有因之成劳瘵者。其证系肝胆之火上升，与痰涎凝结而成。初起多在少阳部位，或项侧，或缺盆，久则渐入阳明部位。一颗垒然高起者为瘰，数颗历历不断者为疬。身体强壮者甚易调治。曾治一少年，项侧起一瘰疬，其大如茄，上连耳，下至缺盆。求医治疗，言服药百剂，亦不能保其必愈。而其人家贫佣力，为人芸（除掉杂草。同"耘"）田，不惟无钱买如许多药，即服之亦不暇。然其人甚强壮，饮食甚多。俾于一日三餐之时，先用饭汤送服煅牡蛎细末七八钱。一月之间，消无芥蒂。又治一妇人，在缺盆起一瘰疬，大如小橘。其人亦甚强壮无他病，俾煮海带汤，日日饮之。半月之间，用海带二斤而愈。若身体素虚弱者，即煮牡蛎、海带，但饮其汤，脾胃已暗受其伤。盖其咸寒之性，与脾胃不宜也。此方重用牡蛎、海带，以消痰软坚，为治瘰疬之主药。恐脾胃弱者，久服有碍，故用黄芪、三棱、莪术以开胃健脾三药并用能开胃健脾，第一卷十全育真汤下曾详之言，使脾胃强壮，自能运化药力，以达病所。且此证之根在于肝胆，而三棱、莪术善理肝胆之郁。此证之成，坚如铁石，三棱、莪术善开至坚之结。又佐以血竭、乳香、没药，以通气活血，使气血毫无滞碍，瘰疬自易消散也。而犹恐少阳之火炽盛，加胆草直入肝胆以泻之，玄参、贝母清肃肺金以镇之。且贝母之性，善于

疗郁结，利痰涎，兼主恶疮；玄参之性，《名医别录》谓其散颈下核，《开宝本草》谓其主鼠瘰。二药皆善消瘰疬可知。族侄女患此证，治数年不愈。为制此方，服尽一料而愈[1]。按：方书谓牡蛎左顾者佳，然左顾右顾辨之颇难。此物乃海中水气结成，亿万相连，或覆或仰，积聚如山，古人谓之蚝（háo，牡蛎）山。覆而生者其背凸，仍覆置之，视其头向左回者为左顾。仰而生者其背凹，仍仰置之，其头亦向左回者为右顾。若不先辨其覆与仰，何以辨其左右顾乎？然瘰疬在左边，左顾者佳。若瘰疬在右边，用左顾者未必胜于右顾者也[2]。

血竭，色赤、味辣。色赤，故入血分；味辣，故入气分。其通气活血之效，实较乳香、没药为尤捷。诸家本草，未尝言其辣。且有言其但入血分者，皆未细心实验也。然此药伪者甚多，必未研时微带紫黑，若血干之色；研之红如鸡血，且以置热水中则溶化，须臾复凝结水底成块者，乃为真血竭[3]。

按语： 瘰疬是指在颈部皮肉间可扪及大小不等的核块，互相串连，溃烂后流脓，不易愈合的病症，西医称颈项或腋窝的淋巴结结核。

张锡纯认为，该病多发于少年妇女，是因为少年妇女易忧愁思虑，导致肝郁气滞。肝郁气滞、气滞化火、痰瘀互结，是形成本病的最终病机。该病日久，肝胆火炽，伤耗真阴，则可影响月经或形成劳瘵。

消瘰丸重用煅牡蛎、海带消痰软坚，为治瘰疬之主药。玄参、贝母，一则咸寒助煅牡蛎、海带化痰消瘰疬，一则清肝胆之火。另外，贝母还具有疏解肝郁的作用。三棱、莪术、乳香、没药、血竭理气活血。龙胆清肝胆之火以治本。辅以黄芪扶助正气，防止咸寒化痰和活血理气药用久损伤元气。

张锡纯在消瘰丸中用三棱、莪术，有画龙点睛之妙。三棱、莪术不仅具有活血化瘀之功，张锡纯用三棱、莪术，一则取其善于调畅气机之功，与浙贝母相配有疏肝解郁治本之功；二则取三棱、莪术与黄芪并用，

[1] 张锡纯先谈瘰疬的病因、病机，再谈牡蛎、海带丝为治疗瘰疬的要药，最后谈消瘰丸的配伍组成，娓娓道来，一气呵成。

[2] 张锡纯批驳了古方书拘泥于牡蛎左顾者佳之说。

[3] 张锡纯对血竭的真伪进行鉴别，认为血竭通气活血较乳香、没药为尤，为长期临床经验所获。

开胃健脾、运化药力、扶助正气。张锡纯用三棱、莪术配伍黄芪、党参、白术等药开胃进食、运化药力、扶助正气，是建立在大量临床实践基础之上的经验总结，是在补土派学术思想基础上的重大发展和创新。

消瘰膏

消瘰疬。

生半夏一两　生山甲三钱　生甘遂一钱　生马钱子剪碎，四钱　皂角三钱　朱血竭二钱

上药，前五味用香油煎枯，去渣，加黄丹收膏。火候到时，将血竭研细，搀膏中熔化，和匀，随疮大小摊作膏药。临用时，每药一贴加麝香少许[1]。

友人之女，年五岁。项间起瘰疬数个，年幼不能服药。为制此药，贴之全愈[2]。

凡膏药中用黄丹，必以火炒过，然后以之熬膏，其胶黏之力始大。而麝香不早加入膏药中者，以麝香忌火也[3]。

按语： 张锡纯善于应用外治法治疗疾病，与内服药有相得益彰之妙。消瘰膏为瘰疬的外治方，简便方便，临床可与消瘰丸同时应用，有提高疗效之作用。同时，更适合不能服药之小儿，所以他在方中特别举5岁小儿外贴全愈之验案。

该方的突出特点是大量应用生药、毒药，生药取其辛烈走窜之性，毒药取其解毒消肿散结之功。方中生半夏、生甘遂、生马钱子侧重解毒化痰、散结消肿，生山甲、皂角、朱血竭侧重行气活血、散结消肿。

黄丹即铅丹、丹粉、朱粉、铅华，系由铅、硫黄、硝石等合炼而成。其性味辛微寒，有毒，内服具有坠痰、杀虫、截疟之功，可用于治疗惊痫、癫狂、吐逆反胃、消积、杀虫、下痢、疟疾等。因其有毒，目前主要以外用为主。该药具有解热、拔毒、生肌、去瘀之功，可用于治疗恶疮肿毒，是外科常用的药物。

[1] 消瘰膏的制作方法。

[2] 善于根据疾病需要灵活变通。

[3] 特别提醒制作药膏时的注意事项。

化腐生肌散

治瘰疬已溃烂者，用此药擦之。他疮破后者亦可用之[1]。

炉甘石煅，六钱　乳香三钱　没药三钱　明雄黄二钱　硼砂三钱　硇砂二分　冰片三分

共研细，收贮瓶中，勿令透气。日擦患处三四次，用此药长肉。将平时收口不速者，可加珍珠一分，煅，研细掺入。其煅法详护眉神应散后。

西药之防腐生肌者，首推沃度仿谟。以之和于十倍或二十倍之脂肪油中，日涂疮上二三次。或作药棉塞疮孔，其防腐生肌之力甚优[2]。

又治皮肤疮疡毒痤火毒，恒用海碘酒涂之，两三次即消。海碘酒者，用海碘、沃剥等分，而溶以二十五倍之烧酒也[3]。

沃度仿谟，一名黄碘，为有光泽、黄色、小叶形或小板形之结晶，有烧臭味，为防腐生肌之要品，系用沃度制成。沃度即海碘也。其原质存于海草中，若昆布、海带、海藻之类。其形状为灰黑色菱角形小板形状，或叶状之干燥结晶，有金属样光泽，放特异之臭气。其性善变物质，以之接触于皮肤，皮肤即变褐色，二三日后作屑脱落。故善消皮肤之毒[4]。

沃剥即沃度加留谟之省文，一名沃度加里。其原质存于海水之海产动物、植物或矿泉中。其人工的制法：于加里卤液中溶解沃度，同时其生成之沃度酸盐，以木炭还原之，即成白色干燥骰形之结晶，有特异之辛咸味。其功用近于沃度，而无沃度之腐蚀性，故宜与沃度同用[5]。

按语：瘰疬未溃破者外贴消瘰膏，溃破者用化腐生肌散外擦。外涂的目的是去掉腐烂之物，更好地促进肌肉生长，以便能尽快收口。临床最好配以内服药，内外兼治，可以收到更好地疗效。其他疮疡溃破后，也可以用该散配以内服药治疗。

中医很多外用中药具有去腐生肌、促进破口愈合之

[1] 瘰疬未溃破者外贴消瘰膏，溃破者用化腐生肌散外擦。

[2] 防腐生肌西药沃度仿谟的用法。

[3] 西药海碘酒可治疗皮肤疮疡毒痤火毒。

[4] 沃度仿谟的别名及制法。

[5] 沃剥与沃度的区别。

作用。方中硼砂、硇砂侧重去腐生肌；雄黄侧重解毒消肿；乳香、没药侧重活血定痛；炉甘石侧重收湿敛疮止痒；冰片辛香走窜引上述药物直达病所。诸药合用，共奏解毒消肿、去腐生新、止痒定痛、收湿敛疮、生肌收口之功。

尽管张锡纯创制了化腐生肌散治疗破溃之瘰疬和其他疮疡，但其并不排斥当时防腐生肌的西药，而是详细介绍这些药的名称、来源、外观、制法、功效、用法、区别等，以方便中医临床应用。张锡纯崇倡衷中参西，积极吸收当时西医学的研究成果，这种开放包容、与时俱进的精神永远值得我们学习发扬。当时西药虽为化学药品，但多有产生之原质。张锡纯认识西药，寻流溯源，多从其原质入手分析药物的功效。这样，也有利于在中医理论的指导下从性味归经方面对西药有所认识，以便西药能更好地为我所用，这种治学方法值得我们今后加以借鉴。

内托生肌散

治瘰疬疮疡破后，气血亏损不能化脓生肌。或其疮数年不愈，外边疮口甚小，里边溃烂甚大，且有串至他处不能敷药者[1]。

生黄芪四两　甘草二两　生明乳香一两半　生明没药一两半　生杭芍二两　天花粉三两　丹参一两半

上七味，共为细末，开水送服三钱，日三次。若将散剂变作汤剂，须先将花粉改用四两八钱，一剂分作八次煎服，较散剂生肌尤速[2]。

从来治外科者，于疮疡破后不能化脓生肌者，不用八珍即用十全大补。不知此等药若遇阳分素虚之人服之犹可，若非阳分素虚或兼有虚热者，连服数剂有不满闷烦热、饮食顿减者乎？夫人之后天，赖水谷以生气血，赖气血以生肌肉，此自然之理也。而治疮疡者，欲使肌肉速生，先令饮食顿减，斯犹欲树之茂而先戕其根也。虽疮家阴证，亦可用辛热之品。然林屋山人阳和汤，为

《医学衷中参西录》临证助读系列

方论分册

[1] 化腐生肌散外用治疗瘰疬疮疡溃破，内托生肌散内服治疗瘰疬疮疡溃破，一外用一内服，相得益彰。

[2] 内托生肌散的用法，可用散，也可用汤剂，且以汤剂为尤。

治阴证第一妙方，而重用熟地一两以大滋真阴，则热药自无偏胜之患。故用其方者，连服数十剂而无弊也。如此方重用黄芪补气分以生肌肉，有丹参以开通之，则补而不滞；有花粉、芍药以凉润之，则补而不热。又有乳香、没药、甘草化腐解毒，赞助黄芪以成生肌之功。况甘草与芍药并用，甘苦化合，味同人参，能双补气血，则生肌之功愈速也。至变散剂为汤剂，花粉必加重者，诚以黄芪煎之则热力增，花粉煎之则凉力减，故必加重而其凉热之力始能平均相济也。至黄芪必用生者，因生用则补中有宣通之力，若炙之，则一于温补，固于疮家不宜也[1]。

林屋山人《证治全生集》黄芪、甘草皆忌炙用。集中载：治一王姓媳，颈内瘰疬数个，两腋恶核三个。又，大腿患一毒，不作肿疼。百日余渐发大，形大如斗，按之如石，皮现青筋，常作抽疼。经治，数人皆称曰瘤。余曰：瘤乃软者，世无石硬之瘤，而此是石疽也。问可治否？答曰：初起时皆可消，日久发大，上现青筋纹，虽按之如故，然其根下已成脓矣。如偶作一抽之疼，乃有脓之证也。上现青筋者，其内已作黄浆可知。如上现小块，高低如石岩者，不治。如现红筋者，其内已通血海不治。倘生斑点即自溃之证，若溃即放血，三日内毙。今患处现青筋者，医至半软为半功，溃后脓浓厚，可冀收功也。遂外以鲜商陆捣涂，内服阳和汤。十日则一抽之疼止，十三剂里外作痒，十六剂顶软，十八剂连根皆软，其颈项之瘰疬、两腋之恶核皆消。止剩石疽高起，内脓垂下。令服参一钱。因在筋络之处，先以银针刺穿，后以刀阔其口，以纸钉塞孔内。次日，两次流水斗许。大剂滋补托里，则去人参倍增生黄芪，连服十剂亦见愈。适有伊戚亦外科家，令其芪、草换炙者。服不三日，四围发肿，内作疼痛。复延余治，仍令照前方服二十剂，外以阳和膏随其根盘贴满，独留疮口，且以布条紧束。人问：因何用膏贴又加布束？答曰：凡属阴疽，外皮活，内膜生，开深伤膜，膜烂则无治。所出之脓在皮里膜外，仅似空弄。又不能以生肌药放入，故内服温补滋阴活血之剂，外贴活血温暖膏药，加之以紧束，使其皮膜相连，易于脓尽，且易于接连生肌。果束后数日，内腔浓厚。加参服两月收功[1]。

一人，年二十余。因抬物用力过度，腰疼半年不愈。忽于疼处发出一疮，在脊梁之旁，微似红肿，状若覆盂，大径七寸。疮医以为腰疼半年，始现此疮，其根蒂必深而难治。且其内外发热，饮食懒进，舌苔黄厚，脉象滑数。知其证兼外感实热。投以白虎加人参汤，热退能食。数日，又复虚汗淋漓，昼夜不止，遂用龙骨、牡蛎皆不用煅、生杭芍、生山药各一两为方，两剂汗止。继治以清火、消肿、解毒之药，若拙拟消乳汤，去瓜蒌，加金线重楼、三七冲服之类，更加鹿角霜钱许以引经。惟消乳汤以知母为君，重八钱，兹则所用不过五六钱。外用五倍子、三七、枯矾、金线重楼、白及为末，以束其根；乳香、没药、雄黄、金线重楼、三七为末，以敷其顶。皆用醋调之。旬日疮消三分之二，其顶甚软。遂以乌金膏以雄黄炒巴豆仁至黑色，研细，名乌金膏调香油敷其软处。二日，疮破，出稠脓若干。将此内托生肌散改作汤剂投之，外敷拙拟化腐生肌散。七八日间，疮口长平，结痂而愈。自言其疮自始至终未尝觉疼。盖因用药节节得着也。然徒精外科者，又何能治此疮乎?[2]

徐灵胎治疮最重围药。以围药束住疮根，不使毒势散漫，又能阻隔周身之热力不贯注于疮，则疮必易愈。愚治此疮所用束根之药，实师徐氏之意也[3]。

按语：疮疡溃破后不能收敛生肌的常见原因是脾胃虚弱，不能化生气血所致，临床常以八珍汤或十全大补汤治疗。但是血虚之人则易内热，这时若仍执八珍汤或十全大补汤机械治疗，则辛温助热，热盛耗伤气血，反致脾胃更加虚弱。

内托生肌散是针对临床气血亏虚、阴虚内热型而设。方中重用黄芪补气生肌，以天花粉、芍药清热滋阴生肌，并以其凉润监制生黄芪之温性，使其补而不热。丹参、乳香、没药活血生肌。生甘草清热解毒，调和诸药。生甘草配伍白芍，既能甘苦化合补气，又能酸甘化合补阴，气阴双补，为张锡纯的独特认识。本方颇具特色，不同于单纯温补之剂，而是气阴双补、补通结合、温凉兼用，更加符合临床实际。

张锡纯治疗疮疡病证重视外治。他非常推崇徐灵胎治疮最重围药的临床经验。因为以围药束住疮根，不使毒势散漫，又能阻隔周之热力不贯注于疮，则疮必易愈。在腰疼发疮案中，张锡纯用五倍子、枯矾、白及、三七、金线重楼为末，醋调之以束其根，即是围药的具体应用。同时，用乳香、没药、雄黄、金线重楼、三七为末，醋调之以敷其顶，促其变软化脓，然后用乌金膏调香油敷其软处促其溃破。溃破后又用化腐生肌散收敛生肌。上述外用药应用得得心应手、炉火纯青，正说明张锡纯不仅是一内科大家，也是一外科大家。

洗髓丹

治杨梅疮[1]毒蔓延周身，或上至顶，或下至足，或深入骨髓，无论陈、新、轻、剧，服之皆有奇效。三四日间疮痂即脱落。

净轻粉二钱，炒至光色，减去三分之二，研细。盖此药炒之则烈性少缓，若炒之过度，又恐无力，火候宜中，用其大片即净轻粉 净红粉一钱，研细，须多带紫黑片者用之，方有效验 露蜂房如拳大者一个，大者可用一半，小者可用两个，炮至半黑半黄色，研细，炮时须用物按之着锅 核桃十个，去皮捣碎，炮至半黑半黄色，研细，纸包数层，压去其油，盖油多即不好为丸用

上诸药用熟枣肉为丸，黄豆粒大，晒干，分三次服之。服时须清晨空心，开水送下，至午后方可饮食。忌腥半月。服后口含柳棍。有痰涎即吐出，愈多吐愈好。睡时将柳棍横含：两端各系一绳，两绳之端结于脑后，防睡着

[1] 杨梅疮：即梅毒。其疮外形似杨梅，故名。

掉落。又须将柳棍勤换，即将药服完仍须如此。必待不吐痰涎时，方可不含柳棍。其药日服一次。若恶心太甚者，可间日一服。制此药时，须自经手，将轻粉、红粉称极准。其秤当以库秤为定法，轻粉须称准后再炒[1]。

此方，人多有疑其服之断生育者，非也。轻粉虽烈，煅之则烈性顿减。红粉虽性近轻粉而止用一钱，且分作三日服之。又有枣肉之甘缓以解毒，核桃仁多用至十枚、峻补肾经以防患，配合得宜，服之自有益无害。此方愚用屡矣。服后生男女者，不胜纪也[2]。

杨梅之毒先中于精室之中。其处在大肠之前、膀胱之后，有脂膜两片相并。在男子为精室，女子为血室。原男以化精，女以系胞之所。此与下焦脂膜相连。其毒即可由下焦蔓延于中焦、上焦以外达于周身。且下焦脂膜与肠相连，其毒可由下焦而入肠。中焦脂膜络脾连胃，其毒可由中焦脂膜入脾以达于胃，或由与胃相连处直达于胃。夫毒在肠胃可用降药下之，而其散漫于周身者不能下也。且精室通肾，肾原主骨，而其毒之由肾入骨者愈不能下也。惟轻粉系水银同矾石升炼而成，红粉亦系水银同矾石、硝石诸药升炼而成，其质本重坠，故能深入；其成于升炼，故能飞扬。是以内浃（jiā，透、深入）骨髓、中通脏腑、外达皮肤，善控周身之毒涎，借径于阳明经络，自齿龈上龈属足阳明，下龈属手阳明而出也。蜂房乃蜂采取窗纸、腐木与其口中毒涎黏结而成，故仍能引人身之毒涎透出口齿，且有以毒攻毒之妙用，为轻粉、红粉之佐使。毒涎之出者愈多，即内毒之消者愈速矣。核桃乃果核最大者。夫果之有核，犹人之有骨。是以骨称骸骨，其字旁皆从亥也。核桃之核若是其大，其仁且又润而多脂，性能补骨益髓可知。且又善解疥癣之毒，其能解他疮之毒亦可知。加于此药之中，补正兼以逐邪，毒之深入骨髓者亦不难消除矣。至于丸以枣肉，取其甘缓之性，能缓二粉之猛悍，又能补助肠胃使不为毒药所伤也[3]。

服药之后，其牙龈必肿，间有烂者。因毒涎皆从此

［1］轻粉、红粉等均为有剧毒之品，故须亲自经手，秤量精当，防止中毒。

［2］张锡纯通过阐释该方炮制、配伍打消患者服后断生育的顾虑。

［3］张锡纯阐释了梅毒的发生、发展和洗髓丹的治疗原理。特别是分析了轻粉、红粉、露蜂房治疗该病的机理。

《医学衷中参西录》临证助读系列

方论分册

出故也。然内毒既清，外证不治自愈，或用甘草、硼砂、金银花熬水漱之亦可[1]。

蜂房有三种：有黄色大蜂，其房上下恒作数层，其毒甚大不宜用。曾见有以之煎水漱牙疼者，其牙龈遂皆溃烂，脱牙十余枚。有黄色小蜂，其房甚小，房孔仅如绿豆，虽无大毒而力微，又不堪用。惟其蜂黄而兼红，大近寸许，恒在人家屋中垒房，俗呼为马蜂，其房入药最宜。然其房在树上者甚少。若无在树上之露蜂房，在屋中者亦可用，特稍宜加重耳[2]。

按语：杨梅疮又名霉疮、广疮、时疮、棉花疮，即梅毒；因疮的外形似杨梅，故名。明崇祯五年（1632），海宁陈司成在总结家传治疗经验及各家秘授的基础上，撰著了现存最早的梅毒专著《霉疮秘录》，对梅毒的治疗，大量运用了砷剂和汞剂，如生砒、轻粉、水银、雄黄、朱砂等，成为世界上最早使用砷剂治疗梅毒的医家。

洗髓丹中使用了轻粉、红粉，虽不是张锡纯首用，但通过他丰富的临床经验印证了此类中药为治疗该病的特效药。轻粉、红粉能深入骨髓、中通脏腑、外达皮肤，善控周身之毒涎。蜂房有以毒攻毒之妙用，为轻粉、红粉之佐使。核桃肉补肾壮骨益髓，兼以解毒。熟枣肉甘缓，能缓轻粉、红粉之猛悍毒性，又能补助肠胃、保护胃气，使不为毒药所伤。核桃肉和熟枣肉的应用，脾肾双补，充分体现了先后二天兼顾的思想。

为了该方应用时的安全，要注意五点：①严格剂量：轻粉、红粉须亲自称量极准。轻粉须称准后再炒。②严格炮制：净轻粉炒至光色减去三分之二，研细。此药炒之则烈性少缓；若炒之过度，又恐无力。火候宜中，用其大片，即净轻粉。净红粉一钱，研细，须多带紫黑片者用之，方有效验。露蜂房炮时须用物按之着锅，炮至半黑半黄色，研细。核桃十个，去皮捣碎，炮至半黑半黄色，研细，纸包数层，压去其油，盖油多即不好为丸。③严格服法：其药日服一次。若恶心太甚

[1] 对服药之后牙龈肿烂的认识及处理方法。

[2] 对入药蜂房的辨识。不惜笔墨，其心可鉴。

者，可间日一服。服时须清晨空心，开水送下，至午后方可饮食。④严格服后口含柳棍：服后口含柳棍。有痰涎即吐出，愈多吐愈好。睡时将柳棍横含，两端各系一绳，两绳之端结于脑后，防睡着掉落。又须将柳棍勤换，即将药服完仍须如此。必待不吐痰涎时，方可不含柳棍。⑤严格饮食禁忌：忌腥半月。

杂录

服硫黄法

尝观葛稚川《肘后方》，首载扁鹊玉壶丹，系硫黄一味九转而成[1]。

治一切阳分衰惫之病。而其转法所需之物颇难备具，今人鲜有服者。愚临证实验以来，觉服制好之熟硫黄，犹不若径服生者，其效更捷。盖硫黄制熟则力减，少服无效，多服又有燥渴之弊。服生硫黄，少许即有效，而又无他弊也。十余年间，用生硫黄治愈沉寒锢冷之病不胜计。盖硫黄原无毒。其毒也即其热也，使少服不令觉热，即于人分毫无损，故不用制熟即可服，更可常服也。且自古论硫黄者，莫不谓其功胜桂、附。惟径用生者系愚之创见，而实由自家徐徐尝验，确知其功效甚奇，又甚稳妥，然后敢以之治病。今邑中日服生硫黄者数百人，莫不饮食加多，身体强壮，皆愚为之引导也[2]。今略举生硫黄治验之病数则于下：

一孺子，三岁失乳。频频滑泻，米谷不化，瘦弱异常。俾嚼服生硫黄如绿豆粒大两块，当日滑泻即愈。又服数日，饮食加多，肌肉顿长。后服数月，严冬在外嬉戏，面有红光，亦不畏寒[3]。

一叟，年近六旬，得水肿证。小便不利，周身皆肿，其脉甚沉细。自言素有疝气，下焦常觉寒凉。愚曰：欲去下焦之寒，非服硫黄不可。且其性善利水，施

[1] 硫黄被晋代葛洪称作扁鹊玉壶丹，言其神妙也。

[2] 硫黄以常法论当用熟者，然张锡纯经亲自尝验且久用于临床后，认为硫黄可生服而无他弊，突显了其勇于实践和创新的精神。

[3] 生硫黄温壮元阳，擅长治疗脾肾阳虚之滑泻。

之火不胜水而成水肿者尤为对证。为开苓桂术甘汤，加野台参三钱、威灵仙一钱，一日煎渣再服，皆送服生硫黄末二分。十日后，小便大利，肿消三分之二。下焦仍觉寒凉。遂停汤药，单服硫黄。试验渐渐加多。一月共服生硫黄四两，周身肿尽消，下焦亦觉温暖[1]。

一人，年十八九，常常呕吐涎沫，甚则吐食。诊其脉象，甚迟濡。投以大热之剂毫不觉热，久服亦无效验。俾嚼服生硫黄如黄豆粒大，徐徐加多，以服后移时觉微温为度。后一日两次服，每服至二钱，始觉温暖。共服生硫黄四斤，病始除根[2]。

一数月孺子，乳汁不化，吐泻交作，常常啼号，日就羸瘦。其啼时蹙眉，似有腹疼之意。俾用生硫黄末三厘许，乳汁送服，数次而愈[3]。

一人，年四十许。因受寒，腿疼不能步履。投以温补宣通之剂愈后，因食猪头猪头咸寒，与猪肉不同反复甚剧，疼如刀刺，再服前药不效。俾每于饭前嚼服生硫黄如玉秫粒大，服后即以饭压之。试验加多。后每服至钱许。共服生硫黄二斤，其证始愈[4]。

一叟，年六十有一，频频咳吐痰涎，兼发喘逆。人皆以为劳疾，未有治法。诊其脉甚迟，不足三至。知其寒饮为恙也。投以拙拟理饮汤在第三卷加人参、附子各四钱，喘与咳皆见轻，而脉之迟仍旧。因思脉象如此，非草木之品所能挽回。俾服生硫黄少许，不觉温暖，则徐徐加多。两月之间，服生硫黄斤余。喘与咳皆愈，脉亦复常[5]。

一妇人，年五旬，上焦阳分虚损，寒饮留滞作嗽，心中怔忡，饮食减少，两腿畏寒，卧床不起者已二年矣。医者见其咳嗽怔忡，犹认为阴分虚损，复用熟地、阿胶诸滞泥之品。服之，病益剧。后愚诊视，脉甚弦细，不足四至。投以拙拟理饮汤，加附子三钱。服七八日，咳嗽见轻，饮食稍多，而仍不觉热。知其数载沉疴，非程功（推断需要的时间量）半载不能愈也。俾每日于两餐之前服生硫黄三分，体验加多。后服数月，

[1] 生硫黄温壮元阳，擅长治疗脾肾阳虚之水肿和下焦寒凉。

[2] 生硫黄温壮元阳，擅长治疗脾肾阳虚所致的呕吐涎沫，甚则吐食。

[3] 生硫黄温壮元阳，擅长治疗脾肾阳虚所致的完谷不化、吐泻交作和腹痛。

[4] 生硫黄温壮元阳，擅长治疗脾肾阳虚所致的腿痛。

[5] 生硫黄温壮元阳，擅长治疗脾肾阳虚所致的寒饮咳喘。

[1] 生硫黄温壮元阳，擅长治疗心脾肾阳虚所致的心悸、寒饮咳嗽、纳呆。

[2] 临床药用生硫黄的标准、具体服法。

其病果愈[1]。

按：古方中硫黄皆用石硫黄。而今之硫黄皆出于石，其色黄而亮，砂粒甚大，且无臭气者，即堪服食。且此物燃之虽气味甚烈，嚼之实无他味。无论病在上在下，皆宜食前嚼服，服后即以饭压之。若不能嚼服者，为末开水送服亦可。且其力最长，即一日服一次，其热亦可昼夜不歇[2]。

按语：硫黄在《神农本草经》中即有记载，认为其性酸温，但对其用法未作明示。葛稚川即葛洪，著有《肘后方》，创制扁鹊玉壶丹，系硫黄一味九转而成，方中硫黄为炮制后的熟硫黄。

张锡纯认为临床用生硫黄为其创见。但是查《本草纲目》中硫黄多以生用为主，如脾虚下白，用硫黄一两、炒面粉一分，共研为末，滴水糊成丸子，如梧子大。每服五十九，米汤送下。因此，张锡纯认为临床用生硫黄为其创见之说似有不妥，但其力推硫黄生用之法和阐释硫黄生用无毒说，功莫大焉。

关于药用生硫黄的标准、生用剂量和服法，张锡纯是详细阐述的第一人。药用硫黄需选用色黄而亮，砂粒甚大，且无臭气者。成人生硫黄用量如黄豆粒大，一般一日服一次，徐徐加多，以服后移时觉微温为度，小儿用量酌减。无论病在上在下，皆宜食前嚼服，服后即以饭压之。若不能嚼服者，为末开水送服亦可。

关于生硫黄的毒性问题，张锡纯是明确其无毒的第一人。他否定了《本草纲目》有毒之说，认为其毒性即其热性，正是其发挥疗效的关键。

生硫黄具有温壮元阳之功，张锡纯抓住其温补心脾肾阳气之关键，用于治疗一切阳分衰惫之病。其为石质，非草木之品可比，功效在附子、干姜之上。他的验案中既有数月孺子，也有六十老叟，且无男女之别，病证涉及滑泻、水肿、下焦寒凉、呕吐涎沫、吐食、完谷不化、吐泻交作、腹痛、腿痛等，为我们临床效仿应用提供了典范。

尽管生硫黄无毒，但临床应用时一定要严格按照张锡纯确定的生硫黄的剂量和服法，应由少而渐加，不可鲁莽用药。

解砒石毒兼解洋火毒方

初受其毒者，在胃上脘。用生石膏一两，生白矾五钱，共轧细。先用鸡子清七枚调服一半，即当吐出。若犹未吐或吐亦不多，再用生鸡子清七枚调服余一半，必然涌吐。吐后若有余热，单用生石膏细末四两，煮汤两大碗，将碗置冰水中或新汲井泉水中，俾速冷分数次饮下，以热消为度[1]。若其毒已至中脘，不必用吐药，可单用生石膏细末二三两，如前用鸡子清调服，酌热之轻重，或两次服完，或三次四次服完，毒解不必尽剂，且热消十之七八即不宜再服石膏末，宜仍如前煮生石膏汤饮之，以消其余热。若其毒已至下脘，宜急导之下行自大便出，用生石膏细末二两、芒硝一两，如前用鸡子清调服，毒甚者一次服完，服后若有余热，可如前饮生石膏汤[2]。此方前后虽不同，而总以石膏为主，此乃以石治石，以石之凉者治石之热者。愚用此方救人多矣。虽在垂危之候，放胆用之，亦可挽救[3]。

按语：砒石为大辛大热之剂，中毒症状表现为面色潮红、眼睛红赤、口吐白沫、胃中烧灼、口渴口干、舌红苔黄干燥、脉滑数等。张锡纯根据以上指征，确定该证属于阳明经证。故他并未走古人应用生甘草、贯众、生绿豆、赤小豆等治疗该中毒之老路，而是用擅长清阳明热炽的生石膏治疗该病并贯穿始终，这是在中医理论指导下治疗毒物中毒之创举。

砒石服用中毒后，毒物有在上脘、中脘和下脘之分，因而根据病位之不同采用不同的方法。毒物在上脘者，因势利导采用吐法；毒物在中脘者，采用清泄阳明火热之法；毒物在下脘者，因势利导采用下法。解砒石毒兼解洋火毒方治疗的是初受其毒者，毒物尚停留在胃上脘。方中生石膏清阳明热以治本，生白矾酸涩催吐以

[1] 该方中生白矾为催吐药，故用于毒物尚在胃上脘。

[2] 张锡纯根据毒物在人体的位置不同给予不同治疗，在上脘用吐法，在中脘用消法，在下脘用下法，强调及时治疗，方法灵活变通，使病人邪去正安。

[3] 用生石膏解毒，是张锡纯新的创见，值得认真研究学习。

治标。鸡子清，《本草纲目》认为"其气清，其性微寒"，用其调服有四点好处：①清热解砒石毒；②养阴生津扶正；③保护胃气；④性滑利于吐泻毒邪。若毒物已经到中脘，则单用生石膏配鸡子清即可。若毒物已经到下脘，则用生石膏配芒硝加鸡子清调服。

当毒物砒石尚在上脘时，治疗务求催吐为效。但催吐过甚，则容易损伤正气，正所谓"吐下之余，定无完气"。所以，张锡纯在使用吐法时非常谨慎，先用解砒石毒兼解洋火毒方中药物的一半剂量调服鸡子清7枚，若吐则停后服；若犹未吐或吐亦不多，再用生鸡子清7枚调服余一半，必然涌吐。

无论是在上脘、中脘，还是在下脘，张锡纯治疗砒石中毒时都是先用生石膏细末一至三两以鸡子清调服，若余热未清者用生石膏四两煎汤分数次服下以热消为度。这是因为生石膏细末的清泄火热作用强于生石膏煎汤数倍，且服用方便，利于急救。

治梦遗运气法

语有之：心病难医。少年梦遗之病，所谓心病也。故治此病者，用药颇难见功。曾见方书载有人患此病，百药不效，有僧教以自尾闾脊骨尽处将气提起如忍大便之状，且耸肩缩颈如用力顶重物，其病遂愈[1]。

按：人之脑髓神经，循脊下行，而后人有梦遗之患。僧所云云，仿佛若道家逆转河车工夫，是以有效。然此僧特约略言之，今若更能借呼吸之外气，以运内气之升降，其法始备，而以治此证尤验。欲行其法者，当收视返听，一志凝神，使所吸之气下行归根。当其吸气下行之时，即以意默运真气，转过尾闾，循夹脊而上贯脑部。略停一停，又乘气外出之机，以意送此气下归丹田。真气之升降，借助于呼吸之外气，而实与呼吸外气之升降，息息逆行。《丹经》所谓异风倒吹也。如此呼吸如环，督任流通，气化团结，梦遗自除也[2]。

或问：《道书真诠》[3]谓通督任之法，当默默凝神，

[1] 首先提出少年梦遗有情志因素，所以单纯药物治疗效果可能不佳，若配合运气方法治疗效果会更好。

[2] 通过呼吸如环，督任流通，气化团结，以治疗梦遗。

[3]《道书真诠》：可能是《仙学真诠》。道教炼养著作，明代阳道生传，清代彭定求校刻。此书对内丹修炼的认识颇有独到之处。

常照气穴《丹经》云凝神入气穴。迨至元气充满，自能冲开督脉，循脊上行至脑，复转而下行与任脉相通。由是观之，当精勤内炼以听督任之自通，而非有所矫强（jiǎoqiáng，勉强，矫情）于其间也。今谓通督任之法如此，果真能通督任乎？若非督任真通，何以谓小周天乎？答曰：道家有以气通督任之法，有以意通督任之法。气通督任者，纯凭先天内炼工夫，一毫不着后天迹象。迨至日积月累，元气充足，勃然而动，冲开督脉以通任脉，有水到渠成之妙。诚有如子所云者。然若此则金丹基础已立，功候不易到也。至于意通督任者，即愚上所云云者是也。此道家因向道者不能尽除其欲心，致有梦遗之病，乃设此意通督任之法。遵而行之，可以清心寡欲，可以秘气藏真，虽系后天有迹象工夫，以之修道规不足，以之治病则有余也。亦名之小周天者，美其名以动人之信仰，而厚其笃行（dǔxíng，切实履行，专心实行）之力也[1]。

或问：意通督任之法，必藉呼吸之气以升降矣。至气通督任者，亦有藉于呼吸之气否？答曰：子所问者，乃道家至要至秘之处，各丹书皆未明揭，因非其人不敢传也。愚原门外汉，何能道其精详，然可为子约略言也。方元气之通督脉也，恒在人不及防备之时。其气陡然起于虚危（指丹田），过尾闾、透夹脊、循督、贯脑，此时无所借于呼吸，亦不暇用其呼吸也。迨积之又久，此气发动十余次，不能自通于任脉，转有蓄极下行之势。于斯知其火候已到，默默静候。迨其气又发动，即可助以呼吸之气，立定天心之主宰，借异风倒吹以默运法轮，其气自能由督脉而达任脉。然此乃随元气自然发动之机而默为辅相，非有所矫强于其间也。有志之士，由此约略者而深求之，自能得其精详矣。

梦遗之证，若治以药饵，宜于临睡时，浓煎龙骨牡蛎汤，送服抱水三物丸附载于第七卷一味铁氧汤后二十丸，颇有效验。连服一月，可以除根[2]。

按语：张锡纯不但精于医术，而且通于道家功夫。

[1] 张锡纯称自己创制的运气法为意通督任之法，可以清心寡欲，可以秘气藏真，故可治病。

[2] 气通督任之法，也需借助于呼吸之气。治疗梦遗证，除默炼意通督任之法外，药物治疗可浓煎龙骨牡蛎汤送服抱水三物丸。

其治病的观点与思路不但源自缜密的思辨，亦受道家认识的影响。因此在治疗上张锡纯常结合道家方法以丰富治疗手段。

张锡纯根据道家主张清心寡欲、秘气藏真的原理，运用自己创制的意通督任之运气法治疗梦遗，实际上是起到了交通心肾的作用。如果再配合以药物治疗，药物疗法和运气疗法相结合，更为相得益彰。张锡纯主张在临睡前浓煎龙骨牡蛎汤，送服抱水三物丸。生龙骨、生牡蛎具有良好的镇心安神、收敛元气作用，张锡纯对两药非常推崇。抱水三物丸为张锡纯根据临床运用西药经验创制而成，有催眠镇静之功，可迅速发挥治标作用，"以治痫痉、不睡、梦遗甚效"。这是张锡纯中西药并用和中西医汇通学术思想的又一体现。需要注意的是，无论是中药龙骨牡蛎汤，还是西药抱水三物丸，都归治标之属，临床需要针对梦遗患者辨证论证以治本。

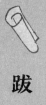

跋

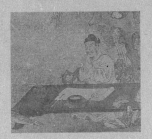

《医学衷中参西录》八卷，益山张君寿甫著。余与君素不识，戊午榷税沈阳，斯书由天地新学社出版印行。购而阅之，喜其所立各方，附以论说、医案，多有发前人所未发者，洵医中巨擘也。会友人妻，患癥瘕数年未愈，叠更多医，浸至食少疼剧，缠绵床褥者一月，向余索方。录书中理冲汤方与之，与十余剂，饮食日进，疼止魂消，病遂愈。益信君之方诚历试不爽，确有心得者也。以奉省良医之少也谋之，刘君海泉乃介天地新学社友人，聘君来奉开办立达医院，为拯数一方疾苦计。果治愈垂危之证多人，声誉大起。今春斯书再版行印，余任校雠之役，爰将与君相知及用君方获效之故，缀数语于卷末。

己未暮春宛平齐福田自芸敬跋于沈阳榷税公所

民国九年于役运城，维新医院院长姚君汇川，出盐山张寿甫先生所著《医学衷中参西录》，见赠曰：此作医中济世慈航也。受而读之，觉语语具有至理，脉脉无不贯通，遵古更与古为新，喜新更独辟机缄。欣忭之余，恨未一见其人。戊辰春游津沽，闻人传四大名医，寿甫先生其一，追念曩事，益用神往，然犹未悉悬壶所在也。及卜居东门内，乃稍稍知中西汇通医社为先生著书传道之地，斯社去蜗居非遥遥，久乃得知，岂景仰不诚耶？抑天之悭缘我缘耶？喜极趋谒，即日订交。慨自先君理亭公，心精农轩，玉札丹砂待用无遗，翼不能肯构，顾一行作吏，遑遑交城、平陆间。俄而从戎，俄而司侯，医国不称，并先人所传，医人者亦俱坠焉，宁不愧颜！今邂逅先生于海角，虽迟之又久，终邀天假，或者先人之泽之未泯钦。夫医理至微也，中西得其一已不易，况融会贯通，更独出己见，先生诚医界之伟人乎！兹值先生重印《医学衷中参西录》前三期将竣，因缀数行于末，以志平素景仰之忱云。

民国十八年秋晋城桐皋张凤翼谨跋于天津特别市公安局

方剂索引

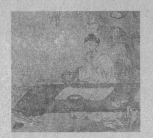